Travail des Services et des Laboratoires du Dʳ Mosny à l'Hôpital Saint-Antoine
et du Dʳ Œttinger à l'Hôpital Broussais

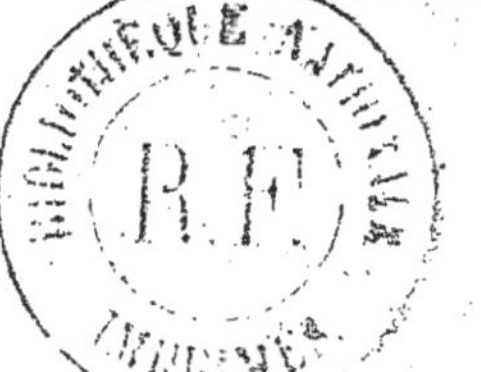

RECHERCHES ANATOMO-CLINIQUES

SUR LES

RÉACTIONS PLEURO-CORTICALES

PAR

le Dʳ Lucien MALLOIZEL

Docteur ès-sciences
Ancien Interne des Hôpitaux

PARIS

LIBRAIRIE MÉDICALE ET SCIENTIFIQUE
Jules ROUSSET

1, RUE CASIMIR-DELAVIGNE ET RUE MONSIEUR-LE-PRINCE, 12
Anciennement : 36, rue Serpente

1907

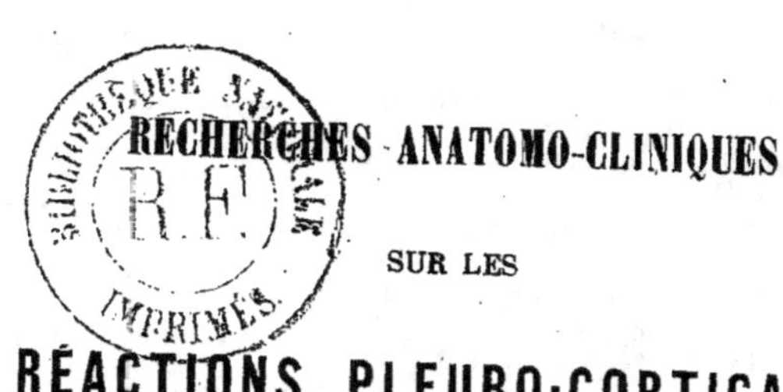

RECHERCHES ANATOMO-CLINIQUES

SUR LES

RÉACTIONS PLEURO-CORTICALES

DU MÊME AUTEUR

— Etude de la sécrétion salivaire réflexe. *Th.Doct. Paris*, 1905

— Sur un cas d'endocardite végétante liée au rhumatisme. *Soc. An.*, 1903.

— Endocardite végétante ancienne de la tricuspide. *Soc. Anat.*, 1903.

— Un cas de pleuro-typhus (avec le Dr LÉOPOLD LÉVI). *Soc. Méd. Hôp. Nov.* 1903.

— Sur un cas de syndrôme de Basedow associé au syndrôme d'Addison (avec le Dr MOUTARD MARTIN). *Soc. Méd. Hôp.*, 1903.

— Un cas de tumeur myéloïde du sternum avec généralisation (avec le Dr MOUTARD-MARTIN). *Trib. Méd.*, 1904.

— Sarcome du testicule avec généralisation épithélio-sarcomateuse dans le poumon (avec M. CLARET). *Trib. Méd.*, 1904).

— Un cas de pseudo-rhumatisme éberthien au décours d'une fièvre typhoïde (avec le Dr MOUTARD-MARTIN), *Soc. Méd. Hôp.*, 1904.

— Anévrysme de l'aorte thoracique développé sur toute la longueur de l'artère (avec PAPPA). *Soc. Anat.*, 1904.

— Un cas de tuberculose aiguë des séreuses. *Soc. Anat.*, 1904.

— Un cas d'anévrysme de l'aorte thoracique ouvert dans l'œsophage. *Soc.Anat.*, 1904.

— Agglutination du bac. typhique par l'hydrate ferrique colloïdal. *Soc. Biol.*, 1904 (avec V. HENRI).

— Saturnisme et lymphocytose rachidienne (avec M. le Dr MOSNY). *Soc. Biol. et Trib. Méd.*, 1904.

— Adéno-sarcome du sein à myéloplaxes, épithéliome ganglionnaire (avec AUTEFAGE et BORNAIT). *Soc. anat.*, 1904.

— Lymphadénome diffus de l'appendice. *Soc. Anat.*, 1904.

— Hystéro-traumatisme ou foyers hémorrhagiques bulbo-protubérantiels (avec le Dr LÉOPOLD LÉVI), *Soc. Neur.*, 1903.

— Syndrôme polynévritique avec lymphocytose rachidienne suivi d'un syndrôme de sclérose combinée de la moelle (avec le Dr MOSNY).*Soc. Neur.*, 1904.

— Les hydrothorax bacillifères (avec M. LAMUNIÈRE). *Trib. Méd.*, 1906.

— Deux cas de septicémie tétragénique avec pseudo-rhumatisme (avec le Dr OETTINGER). *Soc. Méd. Hôp.*, 1906.

— Méningite séro-purulente à streptocoques. Guérison (avec le Dr OETTINGER). *Soc. Méd., Hôp.* 1906.

— La méningite saturnine aiguë précoce. *Ac. Méd.* 1906 (avec le Dr MOSNY).

— Un cas de méningite saturnine subaiguë tardive (avec le Dr OETTINGER).*Trib. Méd.*, 1906).

— Epithéliome de l'S iliaque chez une femme de 26 ans. Mort par perforation d'une ulcération coprostatique de l'angle colique droit. *Soc. An.*, 1906, (avec M. LAMUNIÈRE).

— Méningo-radiculite consécutive à un abcès froid transversaire de la première lombaire. *Soc. Méd. Hôp.*, 1907 (avec le Dr MOSNY).

— La pleuropathie syphilitique secondaire (avec le Dr OETTINGER). *Ann. mal. vén.* 1906.

— Sur la maladie d'Hallopeau (pyodermite végétante) avec le Pr GAUCHER. *Soc. Derm.*, 1906.

— Sur les éruptions dues au formol chez les vanilleurs (avec le Pr GAUCHER). *Soc. Derm.*, 1907.

La méningite saturnine (avec le Dr MOSNY). *Revue de médecine*, 1907.

Travail des Services et des Laboratoires du Dr Mosny à l'Hôpital Saint-Antoine
et du D^r Œttinger à l'Hôpital Broussais

RECHERCHES ANATOMO-CLINIQUES

SUR LES

RÉACTIONS PLEURO-CORTICALES

PAR

le Dr Lucien MALLOIZEL

Docteur ès-sciences
Ancien Interne des Hôpitaux

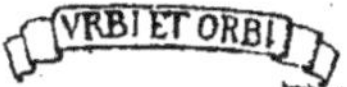

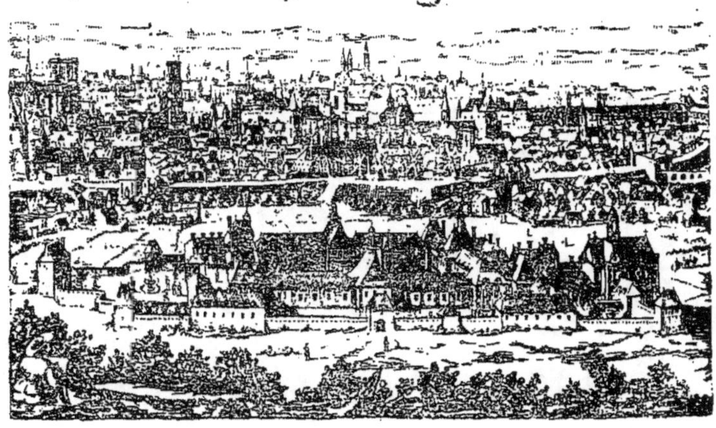

L'Hofpital Saint-Louis en 1620

Jules ROUSSET

1, RUE CASIMIR-DELAVIGNE ET RUE MONSIEUR-LE-PRINCE, 12
Anciennement : 36, rue Serpente

1907

A LA MÉMOIRE DE MA TANTE

A son dévouement de tous les instants

A MA FEMME ET A MES ENFANTS

A MES PARENTS ET AMIS

A MON CHER MAITRE ET PRÉSIDENT DE THÈSE

Monsieur le Professeur GAUCHER

*En témoignage de ma profonde et respec-
tueuse reconnaissance.*

AVANT-PROPOS

Depuis les recherches de ces dernières années, on ne peut plus considérer la pleurésie comme une entité morbide définie. L'inflammation de la plèvre est *fonction de maladie et non maladie.*

Toute inflammation pleurale n'est que la traduction, exprimée par l'anatomie et la clinique, de phénomènes par lesquels la séreuse réagit au contact d'une irritation quelconque.

D'un autre côté, les lésions pleurales sont le plus souvent inséparables de lésions pulmonaires, plus ou moins localisées à la corticalité. Il s'ensuit qu'au point de vue de la pathologie générale, étant donné un agent pathogène toxique, ou toxi-infectieux, il est nécessaire d'étudier les *réactions pleuro-corticales*, provoquées par cet agent. Les diverses réactions peuvent être comparées par la suite.

C'est à ce point de vue que nous nous sommes placé quand, durant deux années, nous avons examiné systématiquement, en détail, les malades pulmonaires qu'il nous a été donné d'observer.

Ce n'est pas les sujets qui manquent dans nos hôpitaux, et, en particulier dans les beaux services du Dr Mosny, à l'hôpital St-Antoine, et du D^r Œttinger, à l'hôpital Broussais, où nous avons été interne.

Nous avons appliqué à notre étude, non seulement les ressources de la clinique, l'examen journalier complet du malade, mais les méthodes anatomiques usuelles, l'autopsie, les coupes microscopiques et enfin les examens cytologiques en série.

Ainsi documenté, nous avons pu faire quelques remarques que nous exposons ici.

Nous serons forcé de répéter des choses déjà dites, si peu que nous ayons à les modifier : les pleurésies sont sans doute des maladies classiques, malgré leur grande variété.

Nous nous sommes attaché en particulier à savoir si la clinique associée à l'anatomie pathologique, à la biopsie en série, pouvait renseigner sur l'étiologie des affections qu'il nous était permis d'observer. Beaucoup d'accidents pleuro-pulmonaires aigus, passagers, relèvent certainement de la tuberculose, et il est important pour le malade comme pour le médecin de rattacher d'emblée ces épisodes bénins au bacille de Koch : on peut ainsi peutêtre prévenir d'autres accidents plus graves.

A un point de vue plus général, les analogies que nous avons constatées dans toutes les réactions pleurales vis-à-vis des divers agents morbides, sont dignes d'intérêt. Bien des pleuropathies qui, à priori, semblent très spéciales, telles la pleurésie tardive éosinophilique post-pneumonique, la pleurésie de la période des taches rosées de la dothiénentérie, ont leurs analogues dans les autres infections, et ne paraissent spécifiques que quand on les connaît mal.

Enfin, l'œdème pleural, qui est le substratum anatomique de toute irritation de la séreuse, encore qu'il ait ses lieux d'élection, les lésions pulmonaires corticales, qui l'accompagnent toujours, nous ont paru être, dans la majorité des cas, perceptibles et diagnostiquables par la clinique, quelles que soient leurs causes. Les signes souvent légers et fugaces, qui correspondent à ces lésions, permettent d'affirmer qu'il se passe quelque chose d'*aigu* du côté de la corticalité, ce qui, en l'espèce, peut avoir une grande importance, quand les autres symptômes sont nuls ou douteux.

Çà et là, nous avons approfondi quelques questions de détail.

Nous dirons avant tout que ce qu'il y a d'essentiel dans notre travail ce sont les *faits* : aussi avons-nous rapporté intégralement les observations détaillées.

Chaque observation représente un type anatomo-clinique, que nous avons vu et suivi personnellement, d'une manifestation pleuro-pulmonaire dont nous parlons dans le texte. Mieux qu'une description didactique, l'histoire et l'examen d'un malade bien choisi peuvent définir une entité morbide et exprimer son évolution.

Nous n'avons multiplié les exemples que pour les cas peu connus où des documents sont nécessaires pour établir une conviction, ou pour montrer le polymorphisme de certaines cortico-pleurites.

Restent les conclusions que nous avons tirées de ces documents et que nous rapportons aussi succinctement que possible : reposant sur de très nombreux faits, exposées sans aucun parti-pris, nous espérons qu'elles présenteront quelque intérêt.

Nous tenons à exprimer ici notre sincère reconnaissance à tous nos maîtres. C'est grâce à leurs leçons, à leurs conseils, à l'excellent accueil qu'ils nous ont toujours fait que nous devons ce travail. Qu'il nous soit permis de le leur offrir en témoignage de notre inaltérable attachement.

Nous ne ferons pas ici d'historique : il faudrait un volume pour énumérer simplement tous les travaux relatifs à la question des pleurésies. Nous indiquerons seulement à la fin de cet ouvrage, les livres et les articles essentiels relatifs à notre sujet, et de plus les données récentes ayant rapport à certains points de détail, traités dans notre thèse d'une manière plus approfondie.

Il n'est cependant pas possible, étant donné que notre

travail comporte beaucoup de données cytologiques, de ne pas rendre hommage ici à WIDAL dont les travaux bien connus sont essentiels en la matière, et ont permis toutes les recherches ultérieures.

—

La ponction exploratrice : Elle doit, pour donner des renseignements exacts, être faite avec une seringue à piston de verre, munie d'une aiguille en platine iridié, solide, courte, et d'assez gros calibre. C'est la seule seringue qui produise un vide assez parfait, pour qu'on puisse recueillir l'exsudat quand il n'en existe que quelques gouttes. Elle doit être stérilisée en milieu humide pour favoriser l'adhérence du piston au corps de pompe.

La ponction doit se faire à des niveaux différents suivant les cas : Quand on pense être en présence d'un hydrothorax minime ou d'une petite pleurésie *au début*, on doit introduire l'aiguille dans le dixième espace intercostal, sur la ligne du bord spinal de l'omoplate, et tirer le piston à mesure qu'on retire l'aiguille ; à un moment donné, la seringue se remplit d exsudat. — Quand la pleurésie est un peu plus ancienne, le sinus costal inférieur est souvent rempli par des fausses membranes, et il se peut qu'on ne retire pas de liquide dans le dixième espace. — Il faut remonter peu à peu, d'un, de deux espaces, pour le rencontrer. Les pleurésies purulentes sont celles qui, par suite du grand développement des fausses membranes oblitèrent le plus vite le sinus inférieur. Il faut quelquefois aller jusqu'au septième espace pour tomber sur le pus. Ces faits sont nécessaires à connaître pour éviter de graves erreurs.

Ponctions multiples. Elles sont utiles dans les épanchements à plusieurs loges ; dans les cas complexes où on a besoin, par exemple, de donner des indications précises pour une intervention chirurgicale.

Ponction interlobaire. Difficile à pratiquer, parce qu'on n'a pas toujours la chance d'atteindre de suite le foyer, elle se fait avec une longue aiguille de 8 centimètres. Quand la poche interlobaire donne des signes cavitaires, on doit ponctionner à l'endroit, déterminé avec le stéthoscope, où on entend le maximum des signes. Sinon, le bras du malade, du côté de la pleurésie étant placé sur l'épaule opposée, on doit enfoncer profondément l'aiguille à un centimètre du bord spinal de l'omoplate, dans le quatrième espace intercostal. On aspire à mesure qu'on retire l'aiguille et on s'arrête quand le liquide apparaît.

Inconvénients de la ponction exploratrice. Bien faite, avec une seringue stérile, la ponction exploratrice est tout-à-fait inoffensive. Certains malades disent même qu'elle les soulage. — Nous signalerons cependant deux petits points auxquels il faut prêter attention :

1° Il faut regarder l'état de la peau du malade et se méfier des petits furoncles, des vésicatoires souvent intempestifs et secondairement infectés. Même si elle paraît saine, la peau avoisinante peut contenir à distance des germes pathogènes qu'on peut inoculer dans la plèvre et qui peuvent produire du pus. Ces faits sont exceptionnels. Nous avons fait plusieurs centaines de ponctions, sans avoir le moindre accident ; mais M. Mosny nous a signalé un cas de ce genre.

2° Si on ponctionne à travers une plèvre cartilagineuse, même avec une aiguille fine, le petit orifice fait dans le cartilage ne s'oblitère pas spontanément, et comme il y a presque toujours symphyse pleurale, l'air contenu dans les alvéoles passe peu à peu dans le tissu cellulaire sous-cutané. Il produit un emphysème qui peut être assez développé et ne se résorber qu'en quatre ou cinq jours. — Dans un cas qui nous a été rapporté verbalement par M. Gaucher, l'emphysème, succédant à une ponction de plèvre cartilagineuse avec un trocart, a été si développé, qu'on a dû intervenir chirurgicalement (1).

En règle générale on ne doit pas enfoncer le trocart avant d'avoir fait une ponction exploratrice : on risque soit de ne rien retirer, soit d'entrer dans un kyste hydatique ou même dans un abcès sous-phrénique.

Méthodes de coloration. Coupes : Nous avons employé les fixations au liquide de Dominici ou simplement au formol à 5 %. Cette dernière a l'avantage de pouvoir se faire sur de gros morceaux ; c'est la meilleure pour conserver la forme et le volume des gros œdèmes.

Les colorations à l'hématéine-éosine-orange, à l'hématoxyline au fer, Van Gieson, sont très suffisantes. La seconde permet de distinguer facilement sur les coupes la fibrine et le tissu conjonctif, que l'éosine colore un peu trop uniformément.

Examens cytologiques. Les techniques que nous avons employés sont les suivants :

1er Fixation au Dominici ou à l'alcool-éther ; — Coloration à l'éosine orange-hématéine, ou à l'éosine-orange-bleu de toluydine.

2e Méthode à l'éocyanine méthylique : voici comment nous procédons :

A. On ne fixe pas.

B. Verser sur la lame quelques gouttes de colorant (solution α) qu'on y laisse quelques secondes.

C. Laver avec une solution faible d'éosine (solution β) à deux reprises, en versant le liquide sur la lame inclinée.

D. Laver sous un courant d'eau distillée, très rapidement.

E. Laisser sécher.

Les préparations sèches se conservent indéfiniment. Cette

(1) Il s'agissait dans l'observation de M. GAUCHER d'un pyo-pneumo-thorax tuberculeux. Il n'y avait pas de symphyse-pleurale ; les gaz du tissu cellulaire provenaient directement de la plèvre. L'empyème a arrêté tous les accidents.

coloration si rapide à pratiquer donne une très belle élection des granulations protoplasmiques. Les noyaux sont incolores, les grains éosinophiles sont colorés en rouge cerise vif, les grains neutrophiles en violet, enfin certaines granulations, sur lesquelles nous reviendrons, en bleu intense. Les hématies sont roses quand la préparation est bien réussie. — Il ne doit y avoir aucun précipité sur les lames.

Voici comment nous préparons les solutions :

Mélanger dans un tube
$\begin{cases} \text{Eosine à l'eau 1 }^{o}/_{o}. & \text{5 centimètres cubes} \\ \text{Bleu Borrel}\dots\dots & 10 \quad — \quad\quad — \\ \text{Eau distillée},\dots\dots & 25 \quad — \quad\quad — \end{cases}$

Il se forme peu après un précipité qui est totalement formé en une demi-heure. On filtre, on lave le précipité à l'eau distillée; on le laisse sécher. Il est ensuite redissous dans $15^{c.c}$ d'alcool méthylique pur. Cette solution constitue la solution α.

Solution β
$\begin{cases} \text{Eau distillée} \dots\dots & \text{250 gr.} \\ \text{Eosine à 1 }^{o}/_{o}\dots\dots & \text{V gouttes} \end{cases}$

PREMIÈRE PARTIE

PARTIE ANATOMIQUE

CHAPITRE PREMIER

Les réactions pleurales cytologiques individuelles

SOMMAIRE : Aperçu général de la constitution de la plèvre.

Le macrophage pleural : Son identité avec la cellule conjonctive. — Les plasmodes. — Rôle actif des cellules desquamées. — Bourgeonnement plasmodial. — Morphologie. — Mononucléaires granuleux. — Karyokinèse. — Phagocytose. — Evolution. — Rôle du macrophage dans l'histogénèse du tubercule. — Transformation néoplasique du macrophage.

Polynucléaires : Origine. — Morphologie. — Evolution.

Eosinophiles : Eosinophilie locale. — Preuves. — Transformation directe du mononucléaire embryonnaire en éosinophile ou par l'intermédiaire du stade myélocytaire. — Evolution de l'éosinophile adulte.

Lymphocytes : Leur apparition tardive.

§ I. — Aperçu général de la constitution de la plèvre

La plèvre est un tissu conjonctif recouvert d'un endothélium. Ce tissu comprend des fibres conjonctives, des fibres élastiques et des cellules conjonctives étoilées ; il est parcouru par des vaisseaux sanguins et lymphatiques et des terminaisons nerveuses. L'endothélium à l'état normal ou de répos est constitué par des cellules polyédriques, aplaties, limitables par l'imprégnation argentique, mais communiquant entre elles par des ponts protoplasmiques, si bien que la surface pleurale est en réalité recouverte par une vaste association cellulaire *plasmodiale*.

Certaines cellules conjonctives étoilées présentent des rapports de contact et même de continuité protoplasmique avec les cellules endothéliales. Ces relations vont plus loin, et à la faveur d'irritations légères de la plèvre, on a pu établir l'identité anatomique et physiologique des cellules fixes et des cellules endothéliales qui sont toutes des équivalents de la cellule conjonctive, qui peuvent, à la faveur de certaines circonstances, changer de forme et de rôle, se mobiliser, se fixer à nouveau, contribuer à l'édification des néo-vaisseaux et des cicatrices. Ces cellules peuvent en outre englober des corps étrangers, parfois des micro-organismes : ce sont de véritables *macrophages*.

Depuis les travaux de METCHNIKOFF , de DOMINICI on est habitué à connaître les transformations variées de la cellule lympho - conjonctive, son polymorphisme, ses évolutions. Nous désignerons dorénavant, sous le nom de macrophages les éléments cellulaires uninucléés, volumineux, dont l'origine est dans l'endothélium pleural, ou, par mobilisation, dans le tissu conjonctif sous-endothélial. Ces éléments ne se présentent pas toujours avec la réaction phagocytaire qui leur a valu leur nom, mais nous savons qu'ils peuvent devenir des phagocytes à un moment de leur existence. Certains d'entre eux viennent peut-être du sang ; certaines cellules fixes ne sont en effet que des *hémomacrophages* (mononucléaires gros ou moyens), secondairement fixés dans le tissu conjonctif où leur pouvoir phagocytaire est plus manifeste. En tous cas, les éléments venus du sang sont en infime minorité ; et l'on peut dire que toute réaction pleurale macrophagique est née dans la plèvre : *c'est une réaction locale*. Cette réaction est *constante* dans toute pleurésie, si minime soit-elle ; c'est aussi la *première en date*, quelles que soient ses associations ultérieures.

Tous les auteurs qui ont étudié la cytologie des épanchements pleuraux, ont reconnu dans les liquides l'existence en proportions variables d'éléments différents appelés cellules endothéliales, polynucléaires, éosinophiles, lymphocytes.

§ 2. — Le Macrophage pleural.

Les cellules endothéliales ne forment qu'une partie des grands éléments uninucléés qu'on rencontre dans les liquides. Nous venons de voir et nous verrons encore souvent par la suite que les cellules conjonctives mobilisées dans l'œdème pleural sont identiquement analogues par leur forme et par leur rôle aux cellules endothéliales. Sauf quand la cellule fait partie d'un fragment de plasmode endothélial, il est impossible de dire si un gros mononucléaire vient de la surface ou du tissu conjonctif. Nous préférons donc appeler ces éléments des « *macrophages* », terme qui indique leur rôle phagocytaire possible, qui permet de comprendre leur évolution, sans rien préjuger de leur origine.

Quand on examine ces éléments dans les liquides pleuraux, ils ont des aspects assez variés. Souvent isolés, ils sont parfois réunis en placards véritables dans lesquels on voit une limitation entre les cellules ; parfois aussi dans une masse protoplasmique indivise, on trouve de nombreux noyaux. D'autres fois, au milieu d'un placard où les cellules sont généralement distinctes, on peut trouver trois ou quatre noyaux dans la même cellule. A vrai dire, ces agrégats cellulaires, véritables plasmodes, ont une constitution très variable si on considère leur production, beaucoup plus analogue si on ne voit que le résultat.

Ces plasmodes, appelés placards endothéliaux par les auteurs, ne sont pas uniquement le résultat *d'une desquamation de la surface de recouvrement*. Il faut d'abord spécifier qu'on a au moins affaire à une « *desquamation* » *de tissu vivant*, capable de végéter par la suite, de se multiplier, d'avoir des rôles physiologiques variés, et non à une *desquamation mécanique*, résultant de la mort cellulaire. Ce rôle *actif* des cellules desquamées est d'autant plus nécessaire à signaler, que c'est dans les épanchements dits « *mécaniques* » où encore « *passifs* » qu'on rencontre souvent les plus beaux placards.

De plus, si certains plasmodes sont formés au début, par des cellules desquamées, ils ne tardent pas à se modifier : le protoplasma cellulaire s'hypertrophie, puis les éléments se pédiculisent, bourgeonnent comme des levures, donnent naissance latéralement à des saillies protoplasmiques où pénètrent par division directe des parties des noyaux primitifs ; les cellules du centre du plasmode se divisent aussi directement, si bien que, rapidement, le placard n'a plus le même aspect. Végétant sur les bords, il présente au milieu plus de noyaux que de cellules, car la division protoplasmique n'a pas accompagné celle du noyau. Finalement, il se désagrège par sa partie périphérique, donnant des cellules filles vivantes, capables d'exercer les divers rôles, de revêtir les diverses formes du macrophage. Les plasmodes eux-mêmes sont capables de devenir phagocytaires et il est très fréquent d'y trouver des débris cellulaires en voie de digestion.

D'autres macrophages isolés se multiplient trois et quatre fois par division directe sans diviser leur protoplasma ; il en résulte de petits plasmodes dont une seule cellule a été l'origine, où il n'y a pas de limites cellulaires : c'est un placard qui n'est pas d'origine desquamative. Si cette multiplication survient dans le tissu conjonctif et non en surface, elle aboutit à la constitution de cellules géantes particulières, intrapleurales, sur lesquelles nous reviendrons.

Le bourgeonnement des plasmodes est plus ou moins marqué suivant les cas ; il l'est davantage au début des réactions ; il n'est jamais plus beau que dans les hydrothorax passagers, ceux qu'on rencontre dans la néphrite aiguë par exemple (Obs. I). Dans ce cas, on voit des figures rappelant absolument la multiplication des cellules de levures ; on voit aussi des macrophages isolés donner naissance à une de leurs extrémités, parfois aux deux, à un petit bourgeon protoplasmique, qui devient bientôt nucléé, grossit, puis se sépare du macrophage générateur. Cette division par bourgeonnement existe aussi dans les pleurésies d'origine microbienne, mais on la voit seulement au début, car rapidement tous les macrophages *s'isolent* ; dans les hydrothorax chroniques, elle persiste plus longtemps mais devient de moins en moins nette.

Qu'ils se présentent en placards ou isolés, les macrophages pleuraux ont toujours certains caractères morphologiques spéciaux. Leur taille est sans doute très variable : il en est d'énormes, et d'autres qui ne dépassent pas le volume d'un lymphocyte ; mais ils sont toujours reconnaissables à leur protoplasma teinté en rose violacé par l'hématéine-éosine et à leur noyau clair, contenant un peloton chromatique serré et deux ou trois nucléoles. Quand la cellule est vivante, le noyau prend vivement l'hématéine. Le protoplasma n'est pas homogène, il présente un réticulum irrégulier qui se colore en bleu très pâle par l'éocyanine. On n'y trouve aucune granulation.

Mononucléaires granuleux. Dans certains épanchements cependant, on trouve çà et là des mononucléaires analogues aux macrophages, de taille variable, très granuleux. Les granulations, de taille moyenne, intermédiaire entre celle des grains éosinophiles et des grains des polynucléaires neutrophiles, prennent vivement le bleu par la coloration à l'éocyanine. Elles fixent donc d'une façon très intense la couleur basique, mais leurs affinités chimiques sont différentes de celles de de la chromatine, puisque par le même réactif, les noyaux restent incolores. Nous reviendrons sur ces cellules granuleuses, que nous appelons *cyanophiles* sans rien préjuger

de leur nature. Elles se rencontrent dans des cas assez particuliers et sont souvent associées à une réaction éosinophilique. A priori, puisqu'elles sont granuleuses, ce ne sont pas
des macrophages.

Chez une seule malade (cirrhose avec hémorrhagies abondantes. (Ob. 2), nous avons rencontré, dans certains macrophages des liquides pleuraux et ascitiques, des granulations
qui, jaunâtres sans coloration, prenaient le violet de méthyle
après fixation par l'acide osmique, et se coloraient en vert par
l'éocyanine. Ces grains étaient de taille variable, de forme
irrégulière, plus analogues à des inclusions pigmentaires qu'à
des granulations protoplasmiques. Ils ne présentaient aucune
des réactions du pigment ferrique. Nous ne dirons rien sur
leur nature.

Enfin, il n'est pas rare de trouver dans les liquides des
cellules chargées de grains de *charbon*. Le fait n'a d'intérêt
que parce qu'il montre d'une façon évidente l'origine intra-
pleurale de certains macrophages de l'épanchement.

Karyokinèse des macrophages. Une autre preuve de la vita-
lité des éléments endothéliaux est donnée par la constatation
dans les liquides de figures de karyokinèse. Ces figures sont
toujours rares. On les observe souvent d'une façon précoce,
vers le troisième ou quatrième jour, dans les pleurésies aiguës
ou subaiguës, ; elles y sont toujours peu abondantes, on les voit
quelquefois dans les placards. A cette période, si la karyokinèse est une curiosité, elle a très peu d'importance et son
rôle est presque nul à côté de l'énorme prolifération qui résulte de la division directe. — Dans les épanchements
subaigus, comme la pleuro-tuberculose primitive commune,
on voit assez fréquemment vers le dizième ou douzième jour,
quelquefois même plus tardivement, alors que les lymphocytes abondent dans le liquide, une karyokinèse très notable
des macrophages moyens isolés, bien colorés. Sur 10 macrophages, on peut en voir 6 en karyokinèse.

Ce fait a, selon nous, une certaine importance, non pas que nous cherchions à expliquer ce qui se passe, mais à plusieurs reprises, nous avons remarqué dans des cas analogues une augmentation brusque de l'épanchement, malgré 90 °/. de lymphocytes dans l'exsudat. Chez un de nos malades qui présentait une formule analogue, nous fûmes obligé de ponctionner d'urgence un épanchement qui l'avant-veille était minime et dont l'augmentation brusque s'était faite d'une façon latente. Nous retirâmes d'un seul coup 3 litres 500 par le siphon, sans que le malade tousse une fois, et la matité postérieure atteignait encore l'épine de l'omoplate. Cette coïncidence, constatée plusieurs fois, sans qu'il nous soit loisible de l'expliquer, nous paraît utile à signaler.

Phagocytose. Les macrophages pleuraux sont dans certains cas phagocytaires. On les trouve bourrés de globules rouges, de débris de polynucléaires. Leur volume peut devenir considérable, on en trouve qui contiennent plus de cinquante débris colorables. Le noyau devient excentrique et le protoplasma limite les vacuoles digestives. La fréquence de cette macrophagocytose est très grande. Elle existe presque toujours au début des affections pleuro-corticales. Son absence est souvent d'un fâcheux pronostic. Dans les épanchements dits mécaniques, elle est peu marquée, et on l'y rencontre seulement quand il y a derrière une légère inflammation pulmonaire ; dans les vraies pleurésies elle manque rarement. La phagocytose est un phénomène précoce, qui ne se prolonge guère au-delà du huitième jour de l'évolution morbide.

Les macrophages pleuraux peuvent aussi englober des micro-organismes. Ce fait a de nombreux analogues dans l'histoire de ces cellules. On sait la microphagie du bacille du rouget du porc, du bacille de Hansen, par l'endothélium vasculaire, du bacille de Koch par les cellules géantes, enfin du treponema par les macrophages de l'alvéole pulmonaire. Néanmoins, le fait est assez rarement constaté dans les examens

cytologiques. Nous l'avons vu trois fois en tout et toujours
y avait microphagocytose concomitante par les polynucléaires.
Dans deux cas, il s'agissait du pneumocoque, dans le troisième
d'un diplocoque mal déterminé.

Evolution des macrophages. L'évolution du macrophage est
très variable. Certains auteurs admettent la néofixation de
certains d'entre eux à la surface de la plèvre pour reconstituer
l'endothélium. Le fait doit être rare. D'autres macrophages
dirigent, puis constituent les adhérences, les néo-vaisseaux
(Etude détaillée de Vermorel) ; enfin, d'autres meurent, tombent dans le liquide, où ils se détruisent peu à peu. Ce sont
ces derniers seuls qu'on peut étudier par la cytologie. Leur
protoplasma devient pâle, se colore mal ; il se crible de vacuoles résultant des anciennes vacuoles digestives ou d'un
état hydropique spécial ; certains éléments présentent un véritable aspect fenêtré. Le réticulum protoplasmique des vieux
macrophages devient colorable par le bleu de toluydine qui
permet de mettre en évidence leurs squelettes. Dans les
épanchements anciens, le noyau se tuméfie, devient irrégulier,
frangé et peu colorable. La cellule totalement dégénérée n'est
bientôt plus qu'une masse pâle, irrégulière, légèrement
teintée en rose par l'hématéine-éosine.

En résumé, le macrophage se présente à nous comme un
élément extrêmement utile et précieux pour les réactions
défensives de la plèvre. Polymorphe, mobilisable, puis pouvant se fixer à nouveau, se multipliant activement, capable
de détruire les éléments inutiles, les débris cellulaires, quelquefois les microbes, ne succombant pas toujours et susceptible
d'une nouvelle existence dans un autre tissu, le macrophage
pleural méritait une étude spéciale. Mais il nous reste encore
à parler de son rôle important dans la production du tissu de
granulation, et de sa transformation en cellule néoplasique
dans l'endothéliome primitif de la séreuse.

Rôle du macrophage dans l'histogénèse du tubercule. Nous ne reprendrons pas ici les différentes théories de l'histogénèse du tubercule résumées dans le travail de Broden d'une manière très complète. Il est actuellement admis en particulier par M. Cornil, que les cellules conjonctives jouent un rôle considérable dans la formation des cellules épithélioïdes et des cellules géantes. MM. Dominici et Rubens-Duval ont également montré le rôle capital du macrophage dans l'histogénèse du tubercule de la rate du cobaye.

Or, il suffit de jeter les yeux sur une coupe de pleuro-tuberculose, pour imaginer la quantité énorme de macrophages nécessaire à l'édification du tissu de granulation. Là, l'importance de la réaction macrophagique *intra-pleurale* est incontestable. Or, dans l'épanchement, il y a peu de macrophages, sauf au début quand la réaction pleurale tuberculeuse est une réaction inflammatoire banale. On peut se demander si la pauvreté ultérieure du liquide en macrophages et l'abondance concomitante des éléments jeunes, embryonnaires, qui donnent aux épanchements tuberculeux une formule assez spéciale, n'est pas en rapport avec ce fait que les éléments conjonctifs sont employés autre part, à l'édification des tubercules. Quoi qu'il en soit, on est forcé d'admettre qu'il n'est pas de réaction pleurale où le rôle du macrophage soit plus important, contrairement à ce qu'à l'air d'indiquer la formule cytologique.— Les cellules géantes tuberculeuses, dérivent des cellules conjonctives par deux procédés : Ou bien, le corps protoplasmique se tuméfie et le noyau bourgeonne secondairement, ou bien les macrophages confluent en un plasmode où les noyaux se divisent ultérieurement. Quant aux cellules épithélioïdes, elles dérivent directement de l'élément conjonctif; leur protoplasma est seulement plus acidophile, leur noyau plus large et plus clair.

Il est à peine besoin de rappeler le rôle microphagocytaire des cellules géantes vis-à-vis du bacille de Koch. Ces cellules se comportent d'ailleurs comme de vrais macrophages, et con-

Malloizel2

tiennent souvent du charbon, quelquefois des débris cellulaires. La cellule géante n'est pas spécifique de la tuberculose.
Des éléments analogues, beaucoup plus volumineux même, se
développent autour des corps étrangers introduits dans la séreuse (CORNIL, VERMOREL). Cependant, il est rare que la disposition des noyaux soit aussi nettement hémicirculaire que dans
la tuberculose.

D'autres cellules géantes, sinon analogues, du moins de
même origine, se rencontrent dans des affections pulmonaires,
très diverses (broncho-pneumonies, syphilis). Extra-pleurales,
elles sont représentées par un corps cellulaire avec cinq ou six
noyaux. Rien ne les distingue d'un petit plasmode, mais on
voit les mêmes éléments dans le tissu conjonctif pleural, dans
les alvéoles pulmonaires ; ils résultent d'une division directe
in situ ou d'une synthèse de macrophages, lesquels sont les
cellules conjonctives de la trame pleurale, ou les cellules endothéliales de l'alvéole. Ces cellules diffèrent des cellules tuberculeuses par la disposition irrégulière, le nombre moins grand
des noyaux. Elles sont isolées et non accompagnées de cellules
épithélioïdes. Néanmoins elles ont la valeur morphologique
d'une cellule géante.

*Transformation néoplasique du macrophage. Endothéliome
primitif de la plèvre.* — Nous n'avons pas à parler ici du
cancer secondaire de la plèvre. Les éléments de la tumeur
reproduisent d'une façon plus ou moins atypique la tumeur
primitive. Presque toujours sous-pleural, le cancer peut envahir
la séreuse, donner naissance à une pleurésie où l'on peut
retrouver, assez exceptionnellement du reste, des cellules néoplasiques. Mais une question plus intéressante, est celle du
cancer primitif de la séreuse, endothéliome né dans le revêtement ou dans les lymphatiques pleuraux, où le macrophage
subit une transformation néoplasique.

Sans revenir sur les questions d'histogénèse exposées dans
la thèse de Maurice BLOCH, il est bon de rappeler que la plupart

des auteurs font débuter le néoplasme dans les canaux lymphatiques. Il n'y a que deux cas où l'on ait vu la transformation cancéreuse des cellules endothéliales. Dans le cas de M. BLOCH, nous avons pu, grâce à son obligeance, faire des coupes et un examen cytologique du liquide hémorrhagique contenu dans la plèvre. Ces coupes, nous n'avons songé à les étudier complètement qu'après la publication de son ouvrage. L'aspect de la plupart des points est celui qu'il a décrit : une plèvre très fibreuse, adulte, avec quelques amas lymphocytaires et des cavités bordées de cellules qui paraissent être des lymphatiques dont l'endothélium est cancérisé. Mais dans plusieurs points, au début de la réaction néoplasique, nous avons pu voir des cellules de l'endothélium, isolées d'ailleurs des boyaux plus profonds, devenir nettement cancéreuses. Ces cellules se retrouvent dans la fibrine en assez grande abondance avec quelques polynucléaires et lymphocytes et des macrophages ordinaires.

C'est en comparant l'état du noyau dans l'endothélium des lymphatiques proliféré, dans la plèvre, et dans l'épanchement (fibrine et examen cytologique), qu'on arrive à surprendre le processus de transformation néoplasique. Le noyau en effet ne contient plus le filament pelotonné du macrophage pleural normal ; ce filament est plus lâche, les nucléoles sont plus gros et prennent bien la couleur, mais là où la différence est plus marquée, c'est quand ce noyau dégénère : On y trouve alors des blocs prismatiques de chromatine, très colorés, parfois orientés régulièrement, que nous n'avons jamais rencontrés dans les autres macrophages en dégénérescence.

L'aspect de ces noyaux est assez spécial pour nous avoir permis de diagnostiquer avec raison l'endothéliome chez un autre malade dont nous n'avions pu voir que le liquide pleural. En dehors de cette dégénérescence nucléaire spéciale, il est très difficile d'affirmer en voyant une cellule en transformation cancéreuse, si elle est, oui ou non, déjà transformée. Certaines de ces cellules en karyokinèse sont identiques à des macrophages en division.

§ 3. — Polynucléaires.

Le second élément blanc qu'on rencontre en abondance dans les liquides pleuraux, est le polynucléaire. Il diffère du macrophage à bien des points de vue : 1° C'est un élément *exogène*, amené par le *sang*, à la faveur de la *congestion* qui accompagne toute inflammation, sorti, par *diapédèse*, des vaisseaux. 2° C'est un élément *adulte, intransformable,* qui ne varie d'aspect que pour disparaître et mourir.

Son *apparition* dans la plèvre est souvent très précoce, mais toujours postérieure au début de la réaction macrophagique. Certaines réactions pleurales se font sans la présence des polynucléaires, le macrophage, au contraire, y est constamment représenté.

Sa *présence* et la durée de cette présence semblent souvent subordonnées à l'existence dans la plèvre de certains microorganismes sur lesquels il exerce son pouvoir microphagocytaire bien connu. Quelquefois, si les microbes sont trop nombreux, trop virulents, ou dans des conditions spéciales d'infériorité de l'organisme, les polynucléaires, malgré leur afflux imposant, succombent à la lutte et contribuent à la formation du pus. Le pus est formé presque exclusivement de polynucléaires en dégénérescence granulo-graisseuse avec tuméfaction de tout l'élément, parfois pycnose nucléaire. Il contient en outre les macrophages du début de la réaction, également dégénérés, mais peu de nouveaux éléments uninucléés. Cela tient, dans la pleurésie purulente, à ce que les macrophages sont occupés profondément à l'édification de la néo-membrane. Il est néanmoins vrai de dire que toute polynucléose abondante arrête, au moins en apparence, la réaction macrophagique.

L'*évolution* du polynucléaire est brève ; il peut, quand il reste sain, rentrer dans la circulation. Après sa mort, il est lui-même phagocyté par les macrophages, ou disparaît par histolyse progressive ; mais auparavant, il peut subir des modifications morphologiques intéressantes : ce peut être une tuméfaction de tout l'élément (noyau et protoplasma) qui devient moins facilement colorable. Cet état se rencontre surtout dans le pus. La *pycnose* est une dégénérescence spéciale du noyau qui se fragmente en boules chromatiques d'inégal volume, régulièrement sphériques, prenant vivement la couleur. Cette pycnose s'accompagne fréquemment de vacuolisation du protoplasma qui devient légèrement basophile et de disparition progressive des granulations neutrophiles. Le début de cette pycnose se voit bien dans les affections aiguës, fugaces, où les polynucléaires ne jouent qu'un rôle éphémère, (rhumatisme, certaines pneumonies). Le noyau des polynucléaires commence à végéter, il contient 4, 5 lobes réunis par des filaments grêles ; la chromatine peut former des figures curieuses, arborisées, frondiformes, (noyau feuillu), ou une poussière colorée extrêmement fine (noyau poussiéreux). A côté de ces figures, on voit des types nets de pycnose.

La pycnose a, dans certains cas, une valeur seméiologique assez considérable : Observée dès le début d'un épanchement, elle est *souvent* d'un pronostic défavorable, car elle montre l'infériorité de la réaction. Plus tard, elle a bien moins de valeur ; elle indique souvent la fin d'un épanchement séreux, parapneumonique par exemple et extrêmement bénin. De règle dans certaines variétés de pleuro-tuberculoses secondaires (véritable caséification pleurale), on l'observe aussi dans certains pus, mais rien n'explique pourquoi dans des pus pneumoniques semblant identiques, tantôt elle existe, tantôt elle fait défaut.

Enfin, une dégénérescence assez spéciale des polynucléaires s'observe dans les pleurésies tuberculeuses chroniques hémorrhagiques, qui sont en réalité des pleurésies purulentes froides atténuées. L'élément double de volume, son noyau est irrégulier et diffus, le protoplasma est criblé de vacuoles très bien limitées par les granulations neutrophiles admirablement conservées.

En dehors de la phagocytose, des actions chimiques résultant des ferments de son protoplasma, le polynucléaire joue aussi un rôle accessoire dans la formation du tissu de granulation.

§ 4. — Éosinophiles

Il est assez fréquent de rencontrer quelques éosinophiles, isolés, dans les épanchements pleuraux ; souvent ils manquent totalement ; dans quelques cas, au contraire, ils sont nombreux et peuvent dépasser 60 0/0 du nombre total des éléments cellulaires.

Ces éosinophiles se présentent au premier abord comme des polynucléaires ; mais, quand on regarde avec attention les préparations faites au début des réactions éosinophiliques abondantes, on voit au milieu des polynucléaires typiques, des éléments à noyau incurvé *unique ou bilobé*, bien coloré par l'hématéine. Ce sont des *mononucléaires* éosinophiles ; il y a d'ailleurs toutes les formes de passage entre ceux-ci et les polynucléaires. Ces éléments n'ont pas les caractères des myélocytes ; ils sont de la taille d'un polynucléaire neutrophile, jamais plus gros ; d'autres sont même plus petits ; leur noyau est condensé et riche en chromatine.

La lecture des travaux de Dominici sur la transformation des lymphocytes en éléments granuleux polynucléés, les préparations lumineuses d'épiploon que cet auteur a bien voulu nous montrer, nous donnaient à penser qu'il pouvait sans doute se faire dans certains cas des éosinophiles dans la plèvre même, sans qu'il soit nécessaire d'invoquer un apport de ces éléments par le sang. Rien de plus logique a priori que cette manière de voir ; on connaît de telles réactions dans le péritoine (Dominici), dans les glandes intestinales (Simon), où elles sont d'ordre physiologique (éosinophilie locale sécrétoire). Le sang peut d'ailleurs contenir une proportion normale d'éosinophiles.

S'il est vrai que la transformation des lymphocytes en éosinophiles se produit dans la plèvre, il est naturel de trouver les
formes de passage dans le liquide pleural, et de les trouver
d'autant plus nombreuses que l'examen est plus rapproché du
début de la réaction. Or, il est certain qu'on trouve plus de
mononucléaires au début qu'à la fin. On ne doit pas s'étonner
non plus de trouver dans le liquide surtout les formes adultes
ou les formes voisines, puisque la transformation se fait dans
le tissu pleural ; cependant, à force de chercher, on trouve,
dans certains cas, des éléments uninucléés, de la taille d'un
gros lymphocyte, bourrés de grains acidophiles. Dans un
champ de microscope, nous avons pu rencontrer une fois trois
phases différentes de la transformation. Ajoutons que le nombre des grains éosinophiles augmente avec la grosseur de la
cellule.

La coloration à l'éocyanine devait nous montrer aussi une
confirmation de l'origine locale des cellules acidophiles. Par
ce réactif, les éosinophiles vrais ont leurs granulations fortement teintées en rouge cerise, leur noyau est incolore. Or,
au début des réactions éosinophiliques, nous avons toujours
constaté la présence à côté des éosinophiles vrais, de cellules
généralement plus petites, d'une taille intermédiaire entre le
lymphocyte et le polynucléaire ordinaire, bourrées de granulations allongées se colorant en bleu vif par l'éocyanine. — Plus
la cellule est grosse, plus les grains sont pâles ; plus elle est
grosse, plus son noyau se rapproche de celui du polynucléaire.
Nous avions d'abord considéré ces cellules comme spéciales ;
mais après examen de nombreux cas, où nous avons toujours
vu ces cellules diminuer, puis disparaître au cours de la réaction éosinophilique, nous nous sommes demandé s'il ne
s'agissait pas là d'une transformation d'éléments granuleux
cyanophiles en éosinophiles. Dans certains cas, on peut suivre
très nettement cette transformation. Dans un même champ
d'immersion, où vraisemblablement la coloration et la décoloration ont été identiques, on voit côte à côte des éléments

purement cyanophiles, ou purement éosinophiles et d'autres qui sont à la fois éosinophiles et cyanophiles. Dans ces derniers éléments, les granulations s'arrondissent et se colorent en rose en commençant par la périphérie de la cellule ; au centre, autour du noyau, elles sont encore légèrement allongées et bleues. Cette transformation *excentrique* nous a paru très nette et identiquement la même chez quatre malades très différents.

Il nous semble donc actuellement possible d'affirmer qu'au moins dans certaines éosinophilies durables et quelque peu abondantes, il y a transformation *in situ* des mononucléaires en éosinophiles.

Mais il est fort possible que bien des éosinophiles pleuraux aient une autre origine, tels que ceux qu'on observe en petit nombre tout à fait au début de certains épanchements tuberculeux. Pour étudier avec fruit cette réaction, il faudrait le faire sur des coupes, et on sait que le plus souvent, sinon toujours, les malades atteints de pleurésie avec éosinophilie abondante guérissent, ce qui a fait jusqu'à un certain point considérer l'éosinophilie pleurale comme étant d'un bon pronostic. Chez deux malades, morts d'une autre affection que leur pleurésie, nous avons pu faire l'autopsie, mais tous deux sont morts au moment où la réaction avait presque disparu et n'était plus visible sur les coupes.

Cependant, chez deux autres malades, atteints d'embolie pulmonaire avec légère réaction pleurale, il nous a été donné d'étudier, dans l'œdème pleuro-diaphragmatique une éosinophilie relativement discrète. La réaction était identique dans les deux cas ; et semblait différente du processus indiqué plus haut : A côté d'éléments normaux, cellules fixes ou macrophages libres, polynucléaires ordinaires, on voyait des éléments de la taille d'un gros macrophage, bourrés de grains éosinophiles. Ces éléments étaient le plus souvent uninucléés, à noyau clair, peu coloré ; et, par le fait, très analogues à des myélocytes. A côté d'eux, d'autres cellules plus petites, égalementm'ent granuleuses, avaient un noyau incurvé ou bilobé et se rapprochaient des polynucléaires éosinophiles ordinaires ; il nous semble donc loisible de conclure (il serait auparavant utile de multiplier les exemples), que dans certains cas l'évolution locale de l'éosinophile se fait *in situ*, en passant par le stade *myélocyte éosinophile* comme dans la moëlle osseuse. Ce fait n'a rien de surprenant, puisque la plèvre est une dépendance du tissu conjonctif ; il peut être rapproché des réactions myéloïdes observées parfois dans les taches laiteuses de l'épiploon, dans les ganglions, la rate, qui ne contiennent pas à l'état normal d'éléments de la série myéloïde. On sait aussi que certaines éosinophilies peuvent se former sur place en passant par le stade myélocytaire, au dépens de cellules amenées par la circulation, qui sont des myélocytes larvaires (myélocytes basophiles). (CORNIL, DOMINICI).

Une autre coïncidence, fréquemment constatée par nous, est la coexistence dans certains épanchements d'éosinophiles et des mononucléaires granuleux cyanophiles, gros et moyens, que nous avons signalée plus haut. Ces éléments ne sont pas à priori des macrophages, puisqu'ils sont granuleux ; on pourrait les considérer comme des myélocytes, mais sur plusieurs centaines d'éléments analogues que nous avons vus, un seul avait ses grains légèrement roses et les autres étaient tous d'un bleu vif. De plus, nous n'avons saisi aucun stade intermédiaire entre ces éléments et les éosinophiles.

D'un autre côté, ces mononucléaires peuvent exister, sans qu'il y ait éosinophilie notable. Ils diminuent généralement quand les éosinophiles augmentent. Nous avons tenu toutefois à signaler cette coïncidence qui demandera d'autres recherches avec d'autres méthodes de coloration. Nous ne voulons en tirer aucune conclusion.

L'*évolution* de l'éosinophile est sensiblement analogue à celle du polynucléaire neutrophile. Certains éléments peuvent sans doute rentrer dans la circulation ; la plupart se vacuolisent, perdent la colorabilité de leur noyau, puis éparpillent leurs granulations et disparaissent. Souvent, ils sont phagocytés par les macrophages.

A côté des vrais éosinophiles, on voit quelquefois des éléments polynucléés granuleux dont les granulations sont un peu plus grosses que celles des polynucléaires neutrophiles ordinaires. Elles se colorent en rose vif par l'éosine orange, en violet rouge par l'éocyanine. Ces éléments sont différents des vrais éosinophiles ; ils n'en sont pas une forme évolutive ; comme eux ils peuvent être englobés par les phagocytes : on doit plutôt les rapprocher des polynucléaires neutrophiles

§ 5. — Lymphocytes.

Les lymphocytes sont des éléments *petits, embryonnaires, indifférenciés*, capables d'après les travaux récents d'évolutions ultérieures très différentes. Ce sont presque des éléments normaux de la plèvre; car on en trouve toujours de disséminés dans le tissu conjonctif, sans tenir compte de ceux qui circulent dans les lymphatiques. Toute réaction pleurale au début s'accompagne d'une lymphocytose légère, sinon insignifiante. Au contraire, à mesure que l'épanchement vieillit, on observe constamment, quelle que soit la cause de la réaction, l'apparition d'un nombre croissant de lymphocytes qui peuvent arriver à prédominer sur tous les autres éléments. La lymphocytose pleurale est donc toujours un phénomène relativement tardif. Il se fait, vers la plèvre irritée, un appel d'éléments jeunes comme si les autres éléments blancs étaient épuisés ou devenus incapables de prêter concours à la réaction.

L'évolution ultérieure de ces éléments a été assez peu étudiée, néanmoins, il est possible de prévoir que leurs rôles sont multiples et importants. Ils précèdent l'édification du tissu de sclérose, aident à la constitution des tubercules, (beaucoup d'auteurs admettent leur transformation possible en cellules épithélioïdes), peuvent se transformer *in situ* en éléments d'organisation plus élevée (macrophages, leucocytes granuleux).

Ces lymphocytes apparaissent dans la plèvre et dans les liquides, qu'il y ait ou non de fausses membranes fibrineuses,
formant à l'union de la séreuse et du poumon, dans la couche
charbonneuse, de véritables lymphomes rappelant les folli-
cules clos. A ce moment, les macrophages sont morts, à nouveau fixés, concourent à l'édification des cicatrices ou des tubercules ; les polynucléaires ont disparu ou régressent ; la réaction amène alors dans la plèvre des éléments embryonnaires,
qui, comme de jeunes recrues, accourent pour prêter main-
forte aux anciens agents de la réaction.

Le lymphocyte est toujours bien reconnaissable ; toutefois,
il est bon de signaler qu'au début de la réaction endothéliale,
on voit souvent naître des macrophages ou des plasmodes par
bourgeonnement des éléments très petits qui se séparent de la
cellule mère et sont absolument identiques à des lymphocytes.
La confusion est presque inévitable avec la coloration ordinaire.
Le fait importe peu ; il est simplement bon de signaler ces
pseudo-lymphocytes d'origine *endothéliale*..

CHAPITRE II

—

Les réactions pleurales cytologiques associées. — Formules cytologiques

—

SOMMAIRE : Définition de la formule cytologique. — Formules avec macrophagie pure dans les hydrothorax et dans les pleurésies. — Association de la macrophagie et de la polynucléose : symptômes anatomiques précoces de l'infériorité de la réaction.—Pseudo-pus pneumonique, transformation purulente.— Le polynucléaire dans la tuberculose. — Formules lymphocytaires : variations dans les lymphocytoses tardives. — Formules avec éosinophilie : Eosinophilie minime précoce de la pleuro-tuberculose..Eosinophilie, abondante permanente Eosinophilie tardive ou de convalescence. Cas où se rencontre l'éosinophilie.

§ 6. — La formule cytologique

Nous venons d'examiner les modifications subies individuellement par les éléments cellulaires variés, endogènes ou exogènes, qui se rencontrent dans la plèvre à la faveur des irritations morbides. La proportion relative de ces diverses cellules constitue la *formule cytologique* de l'épanchement.

S'il existe un rapport déterminé entre l'affection initiale et la formule cytologique, on conçoit la possibilité d'un diagnostic cytologique, d'un « cyto-diagnostic ». Mais on conçoit aussi que les proportions relatives des éléments peuvent changer suivant le moment où on examine par la biopsie la lésion pleurale. D'autre part, une même affection peut déterminer dans certains cas, question de temps mise à part, des formules distinctes, tandis que deux maladies d'origine différente peuvent très bien donner des formules identiques.

Pour essayer de faire un diagnostic sur la simple vue de l'examen cytologique. il faut souvent tabler sur des particularités de la formule, sur l'évolution dans le temps de cette formule, et même avec l'expérience que donne l'habitude, même avec les ressources de la clinique, il est souvent impossible de trancher la question. Mais l'étude des particularités doit être précédée d'une étude générale des réactions cytologiques d'après leur évolution, qu'il est possible d'approfondir par la *biopsie en série*.

Les formules cytologiques sont donc les diverses combinaisons des réactions cellulaires individuelles que nous avons plus haut passées en revue. Parmi elles, il en est une qui ne fait jamais défaut ; c'est la réaction *macrophagique*. Elle peut être *pure*, et rester pure pendant toute la durée de l'affection, et cela, non seulement dans l'hydrothorax, mais dans certaines pleurésies infectieuses. A cette réaction indispensable et toujours primitive dans le temps, s'en joint le plus souvent d'autres ; la plus fréquente est la *polynucléose* qui peut être variable d'intensité et aller jusqu'à voiler, à un examen superficiel, l'existence des macrophages. *L'éosinophilie pleurogène* peut être associée à la macrophagie pure ou avec polynucléose. Enfin, tardivement, un afflux *lymphocytaire* peut compléter ces diverses réactions.

§ 7. — Formules cytologiques avec macrophagie pure

En dehors de l'hydrothorax aigu, récent, ces formules sont relativement rares, mais elles existent si on recherche avec soin les épanchements minimes dans les affections aiguës. Dans l'*hydrothorax éphémère*, consécutif par exemple à une néphrite aiguë, on voit uniquement, à l'examen des macrophages isolés ou en plasmodes, bourgeonnants, bien vivants, dans la proportion de 98 0/0. Leur noyau et leur protoplasma sont généralement très vivement colorés. Si l'hydrothorax tend à la chronicité, la macrophagie n'est plus pure mais reste longtemps prédominante. S'il y a peu d'altérations pulmonaires sous-jacentes, on rencontre quelques lymphocytes, s'il y a des lésions parenchymateuses notables, on trouve souvent des polynucléaires.

Le fait dominant de ces formules, est la persistance des placards dans l'épanchement. Ces placards sont de moins en moins actifs et au bout d'un temps, paraissent des éléments morts. La séparation des cellules se fait davantage, s'il y a une infection pulmonaire, si légère soit-elle. Néanmoins, la persistance des placards dans un épanchement n'indique pas forcément un hydrothorax, et on l'observe fréquemment dans certaines bronchopneumonies où la réaction pleurale est peu intense, où les foyers corticaux sont petits et ont peu de tendance à suppurer. Il en est de même dans certaines pleurésies rhumatismales où la formule presque exclusivement macrophagique peut contenir pendant toute la durée de l'affection des plasmodes endothéliaux.

Dans toutes les *pleurésies infectieuses*, on trouve au début une formule presque exclusivement macrophagique, mais immédiatement ces macrophages ont tendance à *s'isoler* les uns des autres, de sorte que les placards ne persistent que si l'infection est peu intense ou si l'épanchement est à la fois infectieux et mécanique (congestion pulmonaire aiguë chez un hydropique, par exemple). Le même fait s'observe dans les polysérites banales ou tuberculeuses.

Les liquides pleurétiques qui contiennent uniquement des éléments endothéliaux sont le plus souvent pâles, un peu troubles à cause de leur richesse en éléments. Ils ressemblent à de l'eau sale ou à de l'urine nerveuse; quelquefois, après centrifugation, le liquide surnageant ressemble à de l'eau de roche tant il est clair. Le culot est abondant, d'un blanc pur et particulièrement gluant, d'aspect graisseux.

Dans ces épanchements, les macrophages sont le plus souvent isolés, mais peuvent être aussi, surtout au début, réunis en grands placards dont les éléments s'isolent à la périphérie. Les figures de bourgeonnement sont peut-être moins nettes que dans l'hydrothorax ; surtout, les cellules sont bien moins colorées : Si le réticulum nucléaire est très net, le protoplasma est plus rosé, plus pâle que dans les macrophages de l'hydro-thorax.

Les figures de macrophagie sont très rares, étant donné que les éléments endothélio-conjonctifs sont presque seuls ; si peu qu'il y ait d'autres cellules, on voit des inclusions dans quelques macrophages.

Nous avons vu les cellules pleurales atteindre et dépasser 95 0/0 dans certaines splénopneumonies simples ou tuberculeuses, dans certaines fluxions pleurales survenant au cours des maladies générales (érysipèle, fièvre typhoïde à la période des taches rosées), dans la pleurésie des syphilitiques secondaires. On trouve encore 90 0/0 de macrophages et cela pendant toute la durée de l'affection, dans certaines pleurésies rhumatismales, certaines pleurésies tardives de la fièvre typhoïde (période de déclin), certaines pleurésies tuberculeuses.

Dans la polysérite tuberculeuse, la réaction macrophagique prédominante au début et presque pure, reste longtemps très abondante. Répétons enfin qu'aussi bien dans la tuberculose que dans les autres infections, il y a macrophagie presque pure le premier jour de l'épanchement, si cet épanchement succède rapidement à la lésion pulmonaire nécessaire à sa production. Elle est bien moins nette, si la réaction pleurale, tout en existant *dans la plèvre*, ne se manifeste pas, dès le début, par un épanchement liquide.

§ 8. — Formules cytologiques avec macrophagie et polynucléose

Dans ces formules, polynucléaires et macrophages sont associés en proportions variables. Les liquides qui contiennent beaucoup de polynucléaires sont généralement troubles, opalescents, semblables à du pus homogène dilué. Dans quelques cas même, le liquide revêt l'aspect véritable du pus verdâtre bien lié. Ces liquides troubles laissent déposer par centrifugation un culot abondant qu'il faut bien mélanger, si on ne veut pas que tous les polynucléaires restent en haut et les macrophages au fond.

D'autres liquides riches en polynucléaires ont un autre aspect rouge jaune foncé dû à la présence de globules sanguins en abondance. On les observe par exemple à la suite des embolies pulmonaires.

Les polynucléaires, à l'examen microscopique, ne sont jamais purs, il y a toujours des macrophages. Ces derniers peuvent être vacuolaires, peu colorés, rares, quand une embolie sous-pleurale se produit au cours d'un vieil hydrothorax ; le plus généralement, ils sont colorés, isolés, *riches en inclusions*.

Toute pleurésie au début qui présente une pareille formule et dont les macrophages ne sont pas phagocytaires doit attirer l'attention : Dans certains cas, l'absence de gigantophagocytose ne nous a pas paru avoir de conséquences fâcheuses ; mais, la plupart du temps, elle s'observe au début d'affections graves (pneumonies qui vont suppurer) et souvent chez des débilités (alcooliques, tuberculeux anciens, cachectiques, cardiaques asystoliques). Elle nous a paru habituelle au cas où les épanchements séreux devaient tourner à la purulence.

Ces données ne sont évidemment applicables que si l'on a affaire à une polynucléose intense, à ces épanchements dont le type est celui de la pneumonie. C'est en effet dans la pneumonie qu'on rencontre le plus habituellement un fort afflux de polynucléaires ; il y en a souvent 10, 15, 20 pour un macrophage.

Contrastant avec cette mobilisation formidable d'éléments blancs, la quantité de liquide exsudé peut être minime ; et c'est ce qui produit l'aspect purulent de certains liquides pneumoniques qui n'ont de la purulence que l'apparence. Il n'est pas rare de voir ce pseudo-pus se résorber en quelques jours. La vue du liquide fait porter un pronostic sombre, et il n'en est rien. Du reste, la clinique nous montre des malades peu atteints, à bon faciès, qui n'ont pas l'air de faire de la suppuration. Il faut dire aussi que ces épanchements peu abondants, difficiles à diagnostiquer si on ne les recherche pas de parti pris, n'attirent pas l'attention du médecin comme la pleurésie purulente.

L'examen cytologique de ces liquides montre au début des macrophages phagocytaires et des polynucléaires sains très abondants ; c'est du pus à leucocytes *intacts* ; du moins, c'est le cas le plus fréquemment observé.

Deux ou trois jours après, un nombre considérable de figures de *pycnose* peuvent apparaître, sans aucun fâcheux pronostic ; souvent la résorption se fait rapidement ; on voit alors le nombre relatif des macrophages augmenter à nouveau, montrant l'affleurement en surface du travail réparateur effectué dans la néo-membrane.

Le pronostic est loin d'être aussi favorable, si, même avec un épanchement minime, de même aspect, l'examen cytologique, fait *au début*, 15 heures après le frisson dans un cas personnel, montre de nombreuses figures de pycnose avec absence de phagocytose des macrophages. On voit souvent alors sur les frottis quelques pneumocoques, qui font défaut, même à la culture et à l'inoculation, dans le cas précédent. Les jours suivants, le liquide peut reprendre un aspect séreux, un peu trouble ; beaucoup de microbes sont phagocytés par de nouveaux polynucléaires ; mais la règle est que le liquide tourne à la purulence vraie.

Nous avons suivi, chez le même malade, deux épanchements qui avaient le même aspect purulent ; mais l'un contenait quelques microbes, de nombreuses figures de pycnose dès le début, on n'y voyait pas de macrophages phagocytaires ; l'autre était riche en macrophagocytes, en polynucléaires sains ;

il était amicrobien. — Or le premier épanchement suppura et nécessita un empyème, le second se résorba en 8 jours.

Ces épanchements *pseudo-purulents* sont une transition entre la pleurésie séreuse et la pleurésie purulente vraie. Ils montrent que dans ces deux variétés d'épanchement le processus réactionnel est identique *qualitativement*. La présence de microbes plus nombreux et plus virulents, l'insuffisance personnelle des éléments blancs mis en réaction, *insuffisance qui peut être purement locale*, sont les seules causes de purulence.

Des formules analogues se rencontrent dans les broncho-pneumonies, la fièvre typhoïde, le rhumatisme, certaines spléno-pneumonies pneumococciques, l'embolie pulmonaire septique sous-pleurale.

Dans la *pleuro-tuberculose* primitive commune, une formule analogue existe les 2e et 3e jours de l'épanchement, quand cette pleurésie débute brusquement ; ce qui est loin d'être la règle. Le liquide a l'aspect du pus dilué, il contient jusqu'à 80 % de polynucléaires sains et des macrophages presque toujours phagocytaires. Quelquefois, ces derniers sont nombreux et bourrés d'inclusions ; 2 jours après, la formule a généralement changé et les lymphocytes prédominent. Il n'empêche qu'au début la pleuro-tuberculose est identique à une pleurésie infectieuse quelconque ; et le fait se comprend aisément, puisqu'en dehors des granulations spécifiques qui constituent les tubercules et nécessitent quelque temps pour leur édification, la pleuro-tuberculose présente aussi des lésions inflammatoires banales.

Certaines spléno-pneumonies tuberculeuses avec quelques centimètres cubes d'épanchement ont aussi une formule analogue avec macrophagie et polynucléaires le plus souvent sains. Ces réactions sont généralement fugaces, souvent on n'y rencontre aucun lymphocyte et pourtant ces liquides peuvent tuberculiser le cobaye.

S'il s'agit de broncho-pneumonies infectieuses discrètes, à petits noyaux, avec peu de tendance à la suppuration, le liquide est nettement séreux et l'affluence des polynucléaires est bien moindre. Il y a autant de macrophages que de polynucléaires et souvent les placards persistent. Rien ne différencie en somme ces derniers épanchements d'un hydrothorax avec bronchite où l'on rencontre les mêmes éléments.

La même formule se retrouve aux cas de granulie pleurale, d'hydrothorax infecté par le bacille de Koch. L'inoculation au cobaye permet seule dans ce cas un diagnostic exact.

Enfin la polynucléose est de règle dans certaines pleuro-tuberculoses secondaires qui ne sont qu'une variété d'abcès caséeux de la plèvre. Nous verrons plus loin qu'il y a lieu d'établir différentes variétés de pleuro-tuberculoses secondaires. Quand la polynucléose existe, les leucocytes sont le plus souvent en pycnose typique ; ils sont associés encore à des macrophages, mais de ces derniers, il ne reste plus que des squelettes. Le fond de la préparation est semé de débris caséeux avec des granulations chromatiques diffuses. Quand l'abcès guérit, il ne reste plus à la fin, au milieu de fragments sans forme, qu'une poussière de chromatine. Le liquide peut contenir alors des paillettes de cholestérine.

La pleuro-tuberculose chronique hémorrhagique est une variété d'abcès pleural ; sa formule diffère de celle de l'abcès caséeux par l'abondance du sang et la dégénérescence assez spéciale des polynucléaires décrite plus haut. Ces deux pleurésies se rapprochent beaucoup des pleurésies purulentes.

Nous ne décrirons pas ici ces dernières, nous réservant d'en parler un peu quand nous étudierons quelques points bactériologiques.

En résumé, l'association du macrophage et du polynucléaire en proportions variables caractérise la plupart des réactions pleurales, au moins à un moment donné de leur évolution. Quand la polynucléose est abondante, elle voile la macrophagie qui d'ailleurs se prolonge peu, au moins dans la fausse membrane et dans l'épanchement : elle est au contraire importante en profondeur et ne semble réellement retardée qu'en cas d'inflammation suppurative.

§ 9. Formules lymphocytaires.

Il est rare de ne trouver aucun lymphocyte dans une préparation cytologique de liquide pleural, si on en excepte les pus et les liquides d'abcès tuberculeux. Le nombre des cellules migratrices errantes dans la plèvre à l'état normal augmente à la suite des irritations de toute nature, et il est normal de les retrouver dans les liquides, mais ces lymphocytes, peu nombreux, ne dépassent guère 2 à 5 °/. des éléments. Il en est tout autrement quand les épanchements sont durables. *Progressivement, les lymphocytes augmentent de nombre, en même temps que les autres éléments disparaissent, ce qui tend doublement à accroître leur proportion relative.* Il est peu d'exceptions à cette règle si on la comprend avec les restrictions suivantes :

1° La lymphocytose s'accroît dans des proportions *variables*, ce qui tient à deux causes : la persistance plus ou moins longue des éléments primitifs de la réaction, la variabilité du nombre absolu des lymphocytes affluant dans la séreuse.

2ᵉ Cette lymphocytose est plus ou moins précoce.

Avec ces restrictions, on comprendra par exemple les faits suivants :

Une pleuro-tuberculose primitive dont l'épanchement dure 10 jours n'est lymphocytaire que tardivement et le nombre relatif des lymphocytes à la fin est moindre que si elle dure 3 semaines.

La polynucléose est de règle dans la pleurésie séreuse parapneumonique ; cependant, si elle se prolonge, les lymphocytes peuvent prédominer nettement sur les autres éléments.

Un vieil hydrothorax, une vieille pleurésie tuberculeuse pourront avoir tous deux une formule lymphocytaire presque pure; le liquide est souvent fibrineux dans les 2 cas, foncé, contenant des hématies. Que conclure si l'hydrothorax survient chez un diabétique avec sclérose du rein, qui ne fait de liquide que dans sa plèvre droite et si l'inoculation au cobaye est négative ? Des faits analogues ne sont pas rares : ces conditions sont celles d'un malade de ville vu en mars 1906 par M. ŒTTINGER.

La lymphocytose par elle-même n'est aucunement fonction de tuberculose. Disons en passant que certaines pleurésies tuberculeuses primitives, tuberculisant le cobaye, ne contiennent jamais plus de 20 °/₀ de lymphocytes. Néanmoins, il n'est pas douteux que dans la plupart des pleuro-tuberculoses communes, la lymphocytose est plus précoce que dans la plupart des autres affections. Le brusque afflux de polynucléaires, afflux éphémère, voile au début la lymphocytose pleurale ; leur disparition permet de constater non seulement la lymphocytose nouvelle qui se produit chaque jour, mais aussi la lymphocytose primitive, précoce, existant parfois au premier jour de l'épanchement, où nous avons vu le nombre des éléments embryonnaires atteindre 40 °/₀. La lymphocytose précoce a beaucoup d'importance, au point de vue du diagnostic de l'étiologie tuberculeuse d'une pleurésie ; il faut savoir cependant qu'on peut la rencontrer dans d'autres affections en particulier dans certaines infections puerpérales. Ces derniers faits sont rares ; en réalité, toute formule lymphocytaire précoce doit donner l'éveil.

§ 10. — Formules cytologiques éosinophiliques.

Beaucoup de formules cytologiques ne contiennent pas d'éosinophiles, il en est peu qui en renferment une forte proportion ; fréquemment on y en trouve quelques-uns.

On ne sait au juste à quoi attribuer l'éosinophilie pleurale.

Tout ce qu'on peut faire avec beaucoup de documents, c'est

déterminer l'époque d'apparition de l'éosinophilie, ses variations avec le temps, son abondance relative, la maladie ori-
ginelle et ses particularités cliniques.

Nous distinguerons 3 variétés d'éosinophilie suivant leur
époque d'apparition :

1re Il existe des éosinophilies, *minimes, précoces,* fugaces ou
durables, dans un grand nombre de *pleuro-tuberculoses primitives*. On peut rencontrer les cellules acidophiles dans l'examen
cytologique fait le premier jour de l'épanchement. Plus tard,
elles diminuent relativement, à cause de l'afflux des polynucléaires, peuvent persister ou disparaître complètement, sans
que la maladie paraisse influencée. On les rencontre dans toutes
les formes ; elles persistent généralement plus longtemps dans
les formes rapides.

2e. Il existe des éosinophilies *permanentes* pendant toute la
durée de l'épanchement ; celles-là sont souvent *abondantes*.
Le nombre des éosinophiles augmente progressivement les
premiers jours, reste ensuite stationnaire, puis diminue. Dans
ces épanchements l'éosinophilie coïncide avec la polynucléose et
la macrophagie du début et se prolonge pendant l'afflux lymphocytaire. L'éosinophile semble donc être un élément plus résistant que le polynucléaire neutrophile et le macrophage : A
la période de lymphocytose, les polynucléaires ont disparu, les
macrophages sont pâles et fenêtrés ; les éosinophiles sont encore
bien colorés avec un simple début de vacuolisation. Les polynucléaires cyanophiles qui précèdent les éosinophiles, existent
dans presque tous les cas au début, diminuent progressivement, pour disparaître ensuite complètement. Quand l'éosinophilie est permanente, on ne trouve jamais les mononucléaires cyanophiles (myélocytes ?) que nous avons signalés plus
haut. La proportion des éléments acidophiles permanente varie
de 10 à 80 pour 100 leucocytes. Les liquides éosinophiliques
sont toujours très *toxiques* et tuent 2 cobayes sur 3 à la dose de
20 cmc. Ils ont toujours tué les femelles pleines dans nos observations personnelles. Généralement, *ils ne cultivent pas.* Faut-

il voir dans cette toxicité une réaction défensive plus marquée
vis-à-vis de la cause provocatrice ? Ils est certain que la plupart de ces épanchements guérissent, mais s'il est vrai que
l'éosinophilie agit, on ne peut dire comment.

3° Il existe enfin des éosinophilies *tardives*, qu'on pourrait
appeler *de convalescence*. Il est intéressant de les rapprocher de
l'éosinophilie sanguine qui précède et accompagne la guérison
de nombre de maladies aiguës. Ce sont de toutes les plus fréquentes.

Les cellules acidophiles sont en nombre variable et généralement d'autant plus abondantes qu'il y a moins de liquide.
Elles persistent plus ou moins suivant la quantité de liquide à
résorber. Ces faits n'ont rien d'absolu mais donnent l'explication
d'un certain nombre d'observations journalières : Dans un
hydrothorax chronique, l'apparition d'éosinophiles est généralement un indice que le liquide se résorbera spontanément ;
il pourra d'ailleurs reparaître plus tard sans éosinophilie concomitante. Si l'hydrothorax est double, plus abondant à droite
qu'à gauche et s'il y a éosinophilie bilatérale, généralement, il
y a plus d'éosinophiles à gauche, et le liquide gauche sera résorbé le premier. — Si l'éosinophilie apparaît au cours d'une
pleurésie séreuse parapneumonique ordinaire à liquide abondant elle sera souvent minime et relativement persistante ; si elle
succède au contraire à un exsudat insignifiant, pseudo-purulent par exemple, quelquefois avec un intervalle plus ou moins
long où on ne retire rien de la cavité séreuse, elle sera abondante dans le liquide épanché qui lui-même se résorbera très
vite. De même, au cours du rhumatisme articulaire aigu, où
une éosinophilie assez légère terminale, est fréquente, il y a
plus d'éosinophiles dans les épanchements minimes que dans
les épanchements abondants.

En règle générale, on peut dire que les épanchements éosinophiliques de convalescence se résorbent vite, et s'ils sont
minimes, encore plus rapidement.

L'origine locale des éosinophilies tardives est pour nous tout à fait manifeste ; non seulement à cause des formes de passage observées dans ce cas comme du reste dans les éosinophilies permanentes, et à cause des renseignements fournis par la coloration à l'éocyanine ; mais le sang peut avoir une teneur normale en cellules acidophiles, et si l'épanchement est double il peut se faire que ces cellules n'apparaissent que d'un seul côté.

La formule cytologique peut varier dans les divers cas : si l'éosinophilie apparaît d'une façon précoce dans une affection où on observe à la fois des polynucléaires et des macrophages, il y aura concomitance des cellules polynucléées neutrophiles et acidophiles ; si elle survient plus tardivement à la période lymphocytaire, il y aura à la fois lymphocytes et éosinophiles sans polynucléaires. Si la réaction primitive ne comportait que des macrophages, ceux-ci pourront s'associer seuls aux éosinophiles ou avec quelques lymphocytes. On voit par là que l'éosinophilie peut compliquer toutes les variétés de réactions pleurales communes.

Dans cette variété d'éosinophilies, on observe aussi d'une manière presque constante, à côté des polynucléaires cyanophiles, les mononucléaires à petits grains cyanophiles cités précédemment. Toutefois ils sont rares dans la pneumonie, qui, comme nous le verrons, présente fréquemment une réaction éosinophilique plus ou moins tardive, succédant à une réaction pleurale si minime qu'elle a pu passer inaperçue.

Quant aux affections où on rencontre le plus souvent l'éosinophilie de convalescence, elles sont *si nombreuses* et *si disparates* qu'elles défient jusqu'à nouvel ordre toute interprétation. Cette lésion est très rare dans la pleuro-tuberculose commune, plus fréquente dans certaines polysérites tuberculeuses atténuées. Voici d'ailleurs le résumé des maladies où nous l'avons rencontrée : hydrothorax subaigu ou chronique, hydrothorax bacillifère, hémothorax traumatique aseptique, hydropneumothorax chez un emphysémateux, pleurésie consécutive à un traumatisme, pneumonie, spléno-pneumonie, fièvre typhoïde, syphilis secondaire, rhumatisme articulaire aigu, pleuro-péritonite tuberculeuse, pleurésie tuberculeuse commune.

On peut presque dire qu'on la trouve partout.

Les éosinophilies permanentes se rencontrent aussi dans des cas très différents : dans certaines pleuro-tuberculoses, dans certaines pleurésies liées à des congestions pulmonaires indéterminées probablement pas tuberculeuses, enfin dans le kyste hydatique du poumon.

Quoi qu'il en soit, il est un fait intéressant à noter, c'est que tous les malades que nous avons vus ont guéri sauf deux : L'un est mort de sa pleurésie tuberculeuse, il était âgé de 78 ans et myocardiaque avéré ; son épanchement était presque résorbé ; l'autre qui avait un hydrothorax bacillifère et était en même temps cardio-rénal, est mort après avoir résorbé son épanchement éosinophilique, puis l'avait reproduit sans éosinophilie notable, et il est mort d'asystolie progressive.

Les examens cytologiques résument donc les seuls renseignements anatomiques que nous pouvons avoir sur ces réactions pleurales.

Ces réactions, il faut les considérer jusqu'à nouvel ordre comme subaiguës, bénignes, le plus souvent favorables, sans rien préjuger de leur cause provocatrice, ni de leur manière d'agir.

CHAPITRE III

———

Les réactions pleurales histologiques. — L'œdème pleural.

———

A côté des réactions *cytologiques* que nous venons de passer en revue, il existe des modifications de la *trame pleurale*. La réaction du tissu cellulaire de la plèvre est identique à celle de tout tissu conjonctif ; elle se traduit par une exsudation de liquide qui distend les fibres conjonctives, par *un œdème*. En dehors de cette exsudation, on sait qu'il se produit de la *fibrine*, par un véritable mécanisme de sécrétion.

Les réactions pleurales sont donc des œdèmes, où l'exsudation de liquide, la sécrétion de fibrine sont variables, où l'on rencontre des éléments anatomiques différents selon la cause morbide, selon l'individu, enfin selon l'époque où on fait l'étude anatomique de ces œdèmes.

Au point de vue histologique, il y a autant d'œdèmes pleuraux qu'il y a de formules cytologiques. Nous commencerons par décrire leur aspect sur les coupes en prenant des types morbides définis.

11. — Œdèmes avec macrophagie pure.

Il n'est pas de plus beau type de ces œdèmes, que la réaction pleurale qui accompagne certaines *pneumonies blanches syphilitiques*. En certains points, les polynucléaires sont présents, dans la plèvre comme dans les alvéoles ; mais en d'autres, les macrophages existent à l'état de pureté :

Le tissu conjonctif est distendu par un exsudat peu abondant ; on trouve en surface et même entre les amas conjonctifs de la fibrine sous forme de pelotons ou de réticulum fin.

L'endothélium est incomplètement conservé, mais on voit encore quelques cellules isolées plus ou moins pédiculisées. Dans le tissu conjonctif, on trouve un nombre considérable de macrophages de toutes tailles ; il n'y a plus de cellules fixes. Les macrophages se divisent dans le tissu par division directe, certains d'entre eux contiennent plusieurs noyaux et constituent une variété particulière de cellules géantes. Les autres éléments sont exceptionnels.

Dans certaines bronchopneumonies subaiguës où on rencontre en clinique le syndrôme pseudo-pleurétique sans qu'il y ait d'exsudation marquée, on trouve un aspect analogue : il y a parfois une couche notable de fibrine dans laquelle on rencontre, aussi bien que dans la trame conjonctive, les mêmes macrophages.

Des cas bien intéressant à étudier anatomiquement seraient les pleuropathies de la période secondaire de la syphilis, de la fièvre typhoïde à l'époque des taches rosées, où la biopsie nous montre le type de la réaction endothéliale pure. Malheureusement, il sera exceptionnel de pouvoir faire cet examen.

Quand l'affection se prolonge, les *lymphocytes* affluent dans la plèvre et surtout dans la plèvre profonde, entourant de nombreux vaisseaux dilatés. C'est le début de la création d'un tissu de sclérose cicatricielle. Même après cette apparition,

l'œdème peut subsister encore, par places, avec les mêmes
caractères et les mêmes éléments figurés.

§ 12. — Œdèmes avec macrophagie et polynucléose.

Ces œdèmes peuvent avoir un aspect très différent suivant
l'abondance de la polynucléose.

Dans les types inflammatoires *aigus, subits*, tels que la pneumonie, l'afflux des polynucléaires est tel qu'il masque presque
la réaction macrophagique. On voit un œdème avec exsudation
généralement peu intense, au milieu de laquelle existent de
très nombreux éléments blancs, pressés les uns contre les autres, presque tous polynucléés : il y a cependant, si on regarde
attentivement, un nombre notable de macrophages libres dans
l'œdème et aussi dans la couche fibrineuse. — La réaction œdémateuse de la plèvre est parfois moins marquée au niveau du
foyer d'hépatisation qu'autour de ce foyer. C'est dans les
zones *périphériques*, qu'on peut le mieux étudier les débuts de
la réaction, surtout quand le malade, pour une cause quelconque, meurt dans les premiers jours de sa pneumonie :

L'isolement des cellules endothéliales de surface est le premier phénomène : ces cellules augmentent de volume, se pédiculisent, en même temps que les cellules fixes de la plèvre
perdent leurs prolongements et deviennent identiques aux macrophages endothéliaux. Il y a déjà à ce moment une légère
exsudation fibrineuse. Puis apparaissent les polynucléaires,
bientôt extrêmement nombreux.

Ces lésions avec beaucoup de cellules et peu d'exsudat sont
corrélatives des petits épanchements pseudo-purulents étudiés
plus haut et même de la pleurésie dite sèche.

— Quand la pneumonie s'accompagne de pleurésie séro-fibrineuse, l'œdème pleural est beaucoup plus marqué : les polynucléaires sont toujours très abondants, mais les macrophages

sont plus nombreux que s'il y a des fausses membranes sans liquide.

Ces réactions sont très analogues à la réaction purulente, elles en diffèrent surtout par l'absence de microbes, au moins en quantités notables. De plus, les polynucléaires sont dégénérés frappés de mort, quand ils produisent le pus. — En réalité, l'aspect d'une coupe de pleurésie purulente, rappelle celle d'un œdème séro-fibrineux parapneumonique. La membrane fibrineuse, dite pyogénique, est peut-être plus épaisse : on y trouve presque exclusivement des polynucléaires malades : il y a très peu de macrophages en surface. Mais les macrophages existent, très nombreux, dans la plèvre *profonde* où ils attendent le moment propice pour travailler à l'édification de la cicatrice. Tout ce qu'on peut dire, c'est qu'il se produit comme un arrêt dans le processus réactionnel en ce qui concerne l'élément conjonctif. Tardivement, son rôle est au moins aussi important que dans la pleurésie séreuse : au début, sur une coupe de plèvre farcie de pneumocoques, la réaction macrophagique est aussi nette qu'en l'absence de ces microbes.

Si on examine une coupe de plèvre au moment de la transformation purulente (et cela quel que soit l'agent pathogène), l'aspect général est encore très analogue à celui d'une pleurésie séreuse amicrobienne. L'œdème est très notable, riche en polynucléaires : Parmi ceux-ci, les uns sont sains, d'autres en karyo et plasmolyse ou en pycnose, qu'ils aient ou non des microbes à leur intérieur. La phagocytose est de règle dans ce cas, elle est généralement très manifeste, peut-être davantage dans l'exsudat que dans l'œdème, mais on ne doit pas oublier que les cellules de l'exsudat viennent de l'œdème. Les macrophages peuvent exister en quantité notable ; fait important, *ils sont très rarement gigantophagocytes.*

En dehors des affections pneumococciques, on trouve des œdèmes mixtes avec macrophagie et polynucléose dans des cas très nombreux : ce sont certainement les plus communs.

Dans certains hydrothorax avec bronchite, où primitivement

la réaction macrophagique était pure et l'œdème insignifiant, on peut trouver par la suite un œdème plus notable qui accompagne la polynucléose légère observée dans les examens cytologiques : En surface, de larges plasmodes se détachent de la surface pleurale à laquelle, sur la coupe, ils ne semblent plus tenir que par une cellule. Le reste de l'endothélium paraît absent. Dans l'œdème, on voit une disposition assez spéciale des macrophages. Ceux-ci s'acheminent progressivement vers la surface, où ils forment des strates régulières donnant à l'œil l'aspect d'un nouvel endothélium ; mais ce *pseudo-endothélinm est encore intra-pleural*. Çà et là on trouve quelques polynucléaires disséminés.

Dans les broncho-pneumonies infectieuses discrètes, on peut observer aussi des œdèmes peu intenses dont la structure anatomique rappelle celle du cas précédent. D'autres fois, la réaction est un peu plus accentuée. Il existe en surface un léger dépôt fibrineux avec quelques macrophages isolés et polynucléaires. Dans l'œdème même, on voit à côté de cellules encore fixées, des macrophages typiques, souvent phagocytaires : Certains d'entre eux polynucléés prennent l'aspect de cellules géantes intrapleurales. Les polynucléaires sont en quantité variable, jamais très abondants, ils avoisinent la surface. Si peu que la polynucléose soit marquée, les *vaisseaux pleuraux sont toujours dilatés* et gorgés de sang.

Tels sont les principaux types de réactions mixtes ; nous étudierons plus loin les cas particuliers.

§ 13. — Œdémes avec éosinophilie.

Comme nous l'avons dit, l'histoire anatomo-pathologique des pleurésies à éosinophiles reste encore à faire. Nous n'avons pu étudier que deux fois une réaction éosinophilique légère sur les coupes. L'œdème était surtout développé dans la région diaphragmatique ; les deux malades avaient des infarctus pulmonaires sous-pleuraux.

Dans un œdème banal, à côté de cellules fixes, de macrophages et de polynucléaires, on voit de gros éléments à noyau clair unique bourrés de grains acidophiles et d'autres, plus petits, polynucléés ou mononucléés, également granuleux. Il semble là que la formation locale des éosinophiles se fasse par l'intermédiaire du stade myélocytaire.

§ 14. Œdèmes avec lymphocytose.

Dans toute pleurésie un peu ancienne, on trouve des lymphocytes dans la plèvre. Les amas se rencontre d'abord dans la plèvre profonde, au niveau de la couche riche en charbon, sous formes de *nodules lymphomateux* prédominant autour des vaisseaux dilatés et dans les points où le tissu conjonctif interlobulaire se confond avec la trame pleurale. Dans les vieux hydrothorax, où la plèvre épaissie est très peu œdémateuse, où la fibrine est généralement peu abondante, les lymphomes sont habituels et expliquent la richesse de l'épanchement en lymphocytes. Dans la pleuro-pneumonie chronique, la lymphocytose est aussi très abondante ; mais considérable en profondeur, elle est moins marquée en surface. Enfin, dans la pleuro-tuberculose commune, que les fausses membranes soient épaisses ou non, dans l'intervalle des tubercules, les lymphocytes abondent en surface et en profondeur, associés ou non à quelques polynucléaires et macrophages. L'histologie de la pleuro-tuberculose n'est plus à faire, au moins en ce qui concerne ses formes habituelles.

**15. —Réactions pleurales chez les sujets dont la plèvre a déjà
subi des atteintes morbides.**

Chez les malades qui ont déjà eu une atteinte pleuro-corticale, sauf s'il s'agit d'épanchements particulièrement fugaces
ou d'hydrothorax de faible durée, il reste toujours des cicatrices.

La réparation est surtout sous la dépendance d'un processus
de *sclérose* d'abord jeune, puis adulte, s'édifiant en suivant la
fibrine comme guide. Elle aboutit à l'épaississement pleural,
à l'adhérence symphysaire des deux feuillets séreux, parfois à
la disparition complète de la cavité pleurale. Dans quelques
cas, le processus est très intense ; il est des pachypleurites de
2 cm. d'épaisseur, fibreuses, cartilagineuses, voire même
ossifiées.

Il est intéressant de voir comment se comportent ces plèvres
déjà pathologiques dans les inflammations récentes.

S'il s'agit d'adhérences fibreuses, *lâches*, *peu épaisses*, ou
d'épaississement peu marqué des feuillets séreux pariétal et
viscéral, il n'y a rien de changé quant à la réaction. Il y a
souvent une exsudation plus abondante de liquide dans la
membrane, et c'est alors que l'œdème est très visible à l'œil.
Il peut dépasser 1 centimètre d'épaisseur. Au point de vue histologique, il n'y a pas non plus grand changement ; les adhérences cicatricielles réagissent de la même façon que la séreuse.
Dans une pneumonie, par exemple, les cellules endothéliales
de l'adhérence s'isolent, s'hypertrophient, se pédiculisent, puis
se divisent par division directe, donnant naissance à des macrophages ; dans l'œdème sous-endothélial on voit d'autres
macrophages se mobiliser et des polynucléaires apparaître. Si
on compare cette réaction avec celle de la paroi viscérale, on
voit qu'elle est identique.

S'il s'agit d'une *adhérence intime*, tout dépend de l'épaisseur du tissu conjonctif ; si ce dernier est *lâche*, il se fait toujours une exsudation de liquide, les éléments conjonctifs mobilisés y sont moins nombreux, mais on retrouve toujours des macrophages libres et souvent quelques polynucléaires au milieu des cellules fixes. Si le tissu est *plus adulte*, *fibreux*, l'exsudation de liquide est à peine sensible et il n'y a guère de réaction cellulaire. Cependant, il peut se faire qu'une symphyse pleurale, avec fibrose des deux plèvres, soit incomplète, et qu'il subsiste dans le plan d'accolement de petites *loges* recouvertes d'un endothélium, cloisonnées par des adhérences fibreuses. Or si une nouvelle poussée inflammatoire survient dans les 2 poumons, on peut trouver à gauche par exemple une pleurésie banale, et à droite, dans chacune des loges ci-dessus décrites un exsudat séro-fibrineux avec des blocs de fibrine coagulée. Les adhérences anciennes qui divisent ces loges donnent à ces petites pleurésies localisées un aspect aréolaire. *L'aréolisation* est ici un phénomène *primitif* qui préexiste à l'épanchement, et non secondairement développé, comme dans les vraies pleurésies aréolaires.

Dans chacune de ces petites poches, on voit l'endothélium de surface seul entrer en réaction, le tissu sous-jacent étant souvent entièrement fibreux ; l'évolution des macrophages est la même qu'à l'ordinaire, elle peut se terminer par de nouvelles adhérences.

Il est enfin un processus intéressant à signaler, c'est la tuberculisation *granulique* des vieilles adhérences inter-pleurales. La tuberculisation des adhérences récentes est bien connue au cours de la granulie et même de la pleuro-tuberculose commune où elle est plus discrète. Elle l'est moins en ce qui concerne les brides cicatricielles. A l'œil nu, les granulations sont très apparentes, sous forme de petites taches grises ou déjà jaunâtres, faisant une légère saillie papuleuse.

L'intérêt de ces granulations repose surtout sur le mécanisme de leur production. Les adhérences flottent dans un liquide bacillifère, et il est vraisemblable d'admettre que l'ino-

culation du tissu peut se faire par l'intermédiaire du liquide ;
le tissu conjonctif réagit alors autour de la colonie comme à
l'habitude par la granulation miliaire. La production de ces
greffes bacillaires par l'épanchement, touche à la question importante des hydrothorax bacillifères que nous étudierons plus
loin. Il serait intéressant de pouvoir prouver que le liquide
pleural peut être tuberculeux avant la plèvre.

§ 16. — Localisations de l'œdème pleural.

La réaction œdémateuse du tissu conjonctif pleural, réaction primordiale et essentielle de toute pleurésie est unilatérale ou souvent *bilatérale*. Mais l'œdème peut ne pas exister sur
toute la surface de la séreuse ; il peut être *localisé*, et même
s'il est généralisé, il est plus net et plus accusé en certains
points.

Si on suppose une lésion en *foyer* telle qu'un infarctus sous-
pleural, l'œdème peut très bien être uniquement localisé à la
zone pleurale tangentielle qu'il dépasse généralement de quelques centimètres.

Dans d'autres cas, le même infarctus peut donner lieu à un
œdème bien plus généralisé et même à une exsudation notable de liquide. Il en est de même pour un bloc de pneumonie ;
dans certains cas l'œdème dépasse peu le foyer pneumonique,
encore qu'il soit habituellement plus développé autour du foyer
qu'à son niveau, et l'exsudat est minime ; dans d'autres circonstances, l'œdème est plus intense, *diffus*, et il existe un
épanchement séro-fibrineux.

En règle générale, la *fluxion pleurale*, réaction de défense
de la séreuse vis-à-vis de l'affection pulmonaire corticale,
dépasse en surface la localisation parenchymateuse ; bien plus,
il est très fréquent de voir un œdème diffus correspondre à une
lésion pulmonaire peu étendue.

Ce type fluxionnaire des réactions pleurales n'est jamais plus eau que dans le rhumatisme articulaire aigu.

Quand les œdèmes sont généralisés, ils sont plus accusés en ertains points qu'en d'autres, et ces points sont loin d'être toujours en rapport avec la lésion pulmonaire primitive. Il est bien de règle de trouver dans toute la zone œdémateuse une légère réaction du parenchyme pulmonaire cortical ; mais la prédominance en certaines régions de l'exsudation liquidienne dans le tissu conjonctif de la séreuse tient à d'autres raisons qu'à l'existence des lésions corticales sous-jacentes.

De même que l'épanchement pleural produit par une pneumonie du lobe moyen du poumon droit se localise d'abord à la base par le fait de la pesanteur, de même les « carrefours d'œdème », comme nous les avons appelés, sont régis par des lois physiques et surtout par la *configuration anatomique des plèvres* :

Sur la plèvre *pariétale*, il n'y a pas de raison pour que l'exsudation soit plus abondante à un endroit qu'à un autre, sauf à la partie inférieure dans le cul-de-sac par le fait de sa déclivité. Cette remarque est facile à vérifier à l'autopsie de n'importe quelle pleurésie aiguë. La plèvre *diaphragmatique* est souvent aussi très œdémateuse pour des raisons analogues : a déclivité et son contact incessant avec le liquide de la cavité quand il existe.

Pour ce qui est de la plèvre viscérale, la déclivité explique aussi la fréquence vérifiable de l'œdème sur toute la face pulmonaire inférieure et surtout sur son contour. Mais c'est surtout là où la plèvre pariétale devient viscérale que l'œdème est plus accusé. Dans ces régions le tissu cellulaire pleural est très lâche et se laisse facilement distendre par l'exsudat. L'œdème peut y atteindre un demi-centimètre.

Deux de ces *carrefours* sont surtout importants : 1er La région *scissurale* et particulièrement la région hilaire où le tissu pleural est très lâche et est un rendez-vous de tous les lymphatiques pleuro-corticaux. Le long des scissures mêmes, deux plèvres sont accolées et la supérieure est en position déclive ; de plus ajoutons qu'il est fréquent de voir la lésion pulmonaire affleurer l'une ou l'autre des deux feuillets séreux.

2ᵉ *La région latéro-vertébrale, médiastinale*, qui s'étend du hile au cul-de-sac inférieur. Là encore le confluent des deux plèvres se fait sur un coussin de tissu conjonctif lâche ; de plus deux feuillets séreux sont accolés sur toute la hauteur des ligaments triangulaires. Dans cette région, l'œdème est souvent d'autant plus marqué qu'on descend plus bas ; la déclivité donne encore là la raison de sa prédominance dans le cul-de-sac inférieur, le long du rachis.

En résumé, il y a trois points d'élections pour l'œdème (considéré surtout comme exsudation liquidienne intra-membraneuse), dans les fluxions pleurales généralisées ; la région *hilo-scissurale*, la région *médiastinale*, la région *diaphragmatique*. Ce sont *les carrefours d'œdème ;* ils correspondent assez exactement aux carrefours pleuraux anatomiques, en tenant compte de l'influence de la déclivité et de la pesanteur.

Quand l'œdème pleural revêt nettement un caractère fluxionnaire aigu, il est très fréquent de voir la fluxion se faire à la fois *dans les deux plèvres*, être fugace d'un côté et persister du côté de la lésion pulmonaire essentielle. Si on a la chance de faire une autopsie dans ces conditions, et si on cherche les localisations anatomiques de l'œdème du côté le moins atteint, on trouve partout une réaction pleurale mais elle sera surtout nette à la région hilaire et dans le cul-de-sac inférieur près de la colonne. De telles fluxions disparaissent souvent sans laisser de traces. Nous verrons leur fréquence, quand nous étudierons la clinique.

Comment expliquer la bilatéralité de la fluxion ? Chez le chien de pareilles lésions s'expliquent facilement, bien que comme on l'a dit souvent à tort, il soit rare de voir les plèvres communiquer, mais elles sont séparées par une membrane tellement mince, formée par un adossement de 2 feuillets séreux qu'on s'explique très bien une propagation d'un côté à l'autre.

La membrane de séparation est si fragile qu'un pneumothorax unilatéral devient immédiatement double , la pression atmosphérique suffisant à faire éclater la cloison. De fait, chez le chien, une pleurésie n'est jamais unilatérale.

Chez l'homme, les plèvres sont plus isolées que chez l'animal. Cependant, quand elles s'insinuent entre les organes du médiastin et particulièrement autour de l'œsophage, elles sont très proches l'une de l'autre, surtout à la partie inférieure. Soit en avant, soit surtout en arrière du canal digestif, les deux culs-de-sac pleuraux se touchent et ne sont séparés que par une quantité insignifiante de tissu conjonctif. On conçoit à la rigueur que la propagation puisse se faire à ce niveau.

D'autres fois, les fluxions bilatérales s'expliquent par des lésions bilatérales ; d'autres fois, parce que, plus pleurales que pulmonaires, elles accompagnent des généralisations microbiennes hémo-lymphatiques ; il n'en est pas moins vrai que ces fluxions passagères, hétérolatérales par rapport à la lésion pulmonaire dominante, fugaces et latentes s'expliqueraient bien mieux par la contiguité, et c'est probablement ce qui a souvent lieu par l'intermédiaire des *lymphatiques*.

Quoi qu'il en soit, ces lésions sont très fréquentes et par là même dignes d'intérêt. Quelle que soit leur pathogénie, l'essentiel sera de bien connaître leur évolution.

Une question qui se rapproche du dernier point que nous venons d'étudier, est la propagation des lésions pleurales aux autres séreuses voisines, péritoine et péricarde. Ces lésions peuvent n'être que concomitantes, la même cause provoquant en même temps une péricardite et une pleurésie gauche par exemple : c'est surtout le cas quand ces affections sont simultanées. Mais souvent, les diverses sérites sont successives ; il est certain que la propagation peut se faire d'une séreuse à l'autre et généralement de proche en proche.

Dans les pleurésies aiguës métapneumoniques où tuberculeuses, il est fréquent de voir une réaction ébauchée du péritoine avec léger œdème intra-séreux et macrohagie. Sans qu'il soit besoin de faire intervenir les puits lymphatiques de RANVIER, on voit sur les coupes de plèvre diaphragmatique les réactions conjonctives se propager de la plèvre vers le péritoine entre les faisceaux musculaires, qui peuvent être atteints de myosite dégénérative aiguë (pneumonie), de myosite scléreuse atrophique (tuberculose).

Il y a longtemps que cette propagation est connue, surtout celle qui se fait en sens inverse.

Dans certains cas, il ne s'agit plus seulement d'irritation de la séreuse voisine, mais d'inflammation aiguë, qui peut aboutir à la purulence. On peut de même voir à la suite d'une granulie d'abord exclusivement pleuropulmonaire, se développer quelques granulations péritonéales localisées à la face inférieure du diaphragme. Nous avons vu ce cas autrefois à la Charité.

Si maintenant nous résumons les données acquises jusqu'ici sur les réactions pleurales, nous voyons qu'elles se manifestent toutes par un *œdème* plus ou moins développé, plus ou moins riche en exsudat, et en cellules de types variés. Cet œdème *dépasse souvent la topographie de la lésion corticale initiale*, et se développe surtout en certains points *(carrefours d'œdème)*, régis par des dispositions *anatomiques*.

Cet œdème peut être *bilatéral*, surtout quand il est aigu, *fluxionnaire*. La propagation de l'irritation peut même se faire jusqu'aux séreuses voisines.

Avant d'étudier les particularités concernant l'œdème pleural dans les diverses affections morbides, nous devons dire quelques mots de la fibrine, des globules rouges, de la bactériologie, dans les réactions pleuro-corticales, en insistant seulement sur quelques points.

CHAPITRE IV

Réactions pleurales histologiques (suite).— La fibrine et les globules rouges.

SOMMAIRE. — Les fausses membranes fibrineuses. — Variétés de structure anatomique. — La néo-membrane empêche-t-elle l'afflux des macrophages dans le liquide ? — Le rôle tardif des macrophages, qu'on ne voit pas par la cytologie. — Structure cytologique des fausses membranes. — Localisations de la fibrine. — La congestion vasculaire précoce. — La néovascularisation tardive. — Le sang dans les liquides séreux. — La polynucléose et la congestion vasculaire sont concomitantes, mais la polynucléose est le fait d'un processus actif surajouté.
Liquides hémorrhagiques : hémo-hydrothorax de la cirrhose et du mal de Bright. — Rapports entre le sang et la purulence future. — Pleurésies hémorrhagiques tuberculeuses : hémothorax précoce. — Hémorrhagies par dégénérescence vasculaire. — Cancer. — Hémothorax traumatique.

§ 17. — Fibrine et fausses membranes fibrineuses

La production de la fibrine, véritable sécrétion, est constante à un degré variable dans toutes les affections pleuro-corticales ; il n'y a d'exception que pour les hydrothorax aigus où la transsudation séreuse reste pure et où l'œdème n'existe pas. Sitôt d'ailleurs que l'hydrothorax vieillit. il s'accompagne de lésions irritatives pleuro-corticales et la fibrine apparaît, quelquefois en quantité.

La fausse membrane est très développée au cas de pleurésie purulente ; il est de règle de la trouver dans la pleuro-tuberculose primitive : mais, quoi qu'on en ait dit, elle est souvent aussi très notable dans les pleurésies séreuses infectieuses, comme la pleurésie parapneumonique, par exemple.

Le travail *d'édification des cicatrices* est commandé en grande
partie par la *fibrine* qui dirige les éléments réparateurs en
même temps qu'elle les nourrit. Toute inflammation fibrineuse
à moins d'être extrêmement discrète et fugace laisse toujours une cicatrice. L'état sous lequel se présente la fibrine
sur les coupes varie, mais dérive d'un même type primitif.

La fibrine prend naissance par des jalons normaux à la paroi pleurale, pointus à leur extrémité distale, en forme de vil-
losité,espacés par 2 ou 3 épaisseurs de macrophages pleuraux;
entre ces jalons perpendiculaires à la surface, s'étendent des
lames parallèles à cette surface et parallèles entre elles, plus
grêles que les points d'appui. Le long de ces filaments fibrineux
grimpent les cellules endothéliales. C'est là le type initial du
dépôt fibrineux cortical quand la réaction de l'œdème est à prédominance macrophagique. C'est le type *villeux* qui donne à
l'œil nu l'aspect classique de la langue de chat.

A mesure que de nouvelles couches de fibrine se forment de
la plèvre vers la cavité, les jalons s'allongent et le nombre de
lames parallèles augmente. Si l'exsudation est peu marquée
et l'inflammation très aiguë, sans qu'il y ait toutefois suppuration, ces lames fibrineuses s'accolent presque de façon à
montrer une lamelle unique : c'est le type *lamelleux*. Si l'exsudation est plus forte, et l'inflammation très subaiguë à prédominance macrophagique, les lames restent espacées par des
rectangles réguliers contenant des couches de macrophages
d'autantplus récentes qu'elles sont plus profondes.L'aspect de la
fibrine rappelle alors une série d'échelles accolées : c'est le
type *scalariforme*. Enfin quand l'épanchement est riche en polynucléaires, la fibrine augmente beaucoup et forme en surface
des lames épaisses, quelquefois rubanées, qui n'ontplus aucune
régularité. Elles sont d'autant plus informes que l'épanchement
tourne davantage à la purulence : dans ce dernier cas elles
ressemblent à des flocons mous : c'est le type *floconneux*.

Nous ne décrirons pas la cicatrisation de la plèvre dans les
différents cas. Nous rappellerons seulement que si l'inflamma-

tion est légère, la cicatrice est dirigée par la fibrine et accomplie par les macrophages.

Dans les pleurésies purulentes, la réparation est encore la même mais se fait plus tardivement en commençant par la fibrine.la plus récemment formée. Enfin dans la tuberculose, la lutte contre le bacille transforme la membrane en un tissu de granulation, où les macrophages jouent encore un rôle prépondérant, transformation qui s'étend de plus en plus vers la cavité. Plus tardivement, dans certains cas, il ne reste plus qu'une cicatrice fibreuse.

Disons que ce néo-tissu est toujours extrêmement *vasculaire* et cela aussi bien dans la pleurésie purulente, la pneumonie que dans la tuberculose. Le rôle des macrophages est encore primordial dans la constitution des néo-vaisseaux.

L'existence d'une pseudo-membrane, épaisse, est-elle suffisante pour empêcher l'afflux des macrophages dans le liquide ? Cela semble possible a priori. On sait que c'est dans la tuberculose et les pleurésies purulentes que la réaction macrophagique disparaît le plus vite dans les liquides, mais si on regarde une coupe de pleuro-tuberculose à une période un peu avancée, on ne voit plus guère de macrophages que dans les tubercules ; il n'y en a guère de libres sous la fausse membrane fibrineuse. On ne peut donc pas savoir si c'est la fibrine qui les empêche de passer dans le liquide, ce qu'elle ne fait pas pour les lymphocytes, qui accourent en grand nombre de la profondeur.

Dans la pleurésie purulente récente, la polynucléose est telle qu'elle cache les macrophages primitifs, qui ne manquent, pourtant jamais et dont on retrouve les cadavres.

Plus tard ces éléments ne reparaissent pas ; mais, sur une coupe, on voit aisément que les macrophages qui sont à la limite de la plèvre et de la fausse membrane ne sont plus mobiles : ils poussent des prolongements et envahissent la fibrine par sa partie pleurale ; il n'y a aucune raison pour qu'ils affleurent en surface avant la cicatrisation de la profondeur. De nombreux polynucléaires sains, au contraire, peuvent nettement apparaître en surface au milieu des formes de dégénérescence : on les voit dans les examens cytologiques et sur les coupes.

Nous croyons donc que l'absence de macrophages dans les pus ou les liquides tuberculeux à une période relativement précoce, absence relative bien entendu (car dans ces derniers épanchements on peut trouver des éléments isolés et de petits plasmodes jusqu'à la fin) est due bien plus au *processus d'organisation de la néo-membrane qui immobilise les macrophages*, qu'à *l'existence* de la fausse membrane.

D'ailleurs, il n'y a pas que dans les pleurésies à fausses membranes épaisses qu'on constate l'absence relative des macrophages dans l'exsudat. Dans certains cas d'infarctus pulmonaire simple sous-pleural, les macrophages sont en nombre minime parce que le travail de réparation n'exige pas d'eux grand effort au moins au début Supposons d'autre part une de ces plèvres dépolies, fibreuses, quoique peu épaisses, qui existent dans les vieux *hydrothorax chroniques* parce que la séreuse a subi des atteintes multiples et des récidives, si l'on peut dire, de cicatrisation : Une fois les éléments superficiels tombés dans le liquide, leur renouvellement se fait très lentement dans la plèvre fibreuse, leur origine étant dans le tissu conjonctif sous-endothélial, peu riche en cellules fixes. On trouvera bien alors dans le liquide de vieux macrophages dégénérés comme dans les pleuro-tuberculoses anciennes, mais peu d'éléments nouveaux ou de placards ; les lymphocytes et les globules rouges peuvent être comme dans la tuberculose les seuls éléments cellulaires de l'épanchement. Dans ce cas, il ne peut y avoir de cytodiagnostic possible.

La sécrétion de la fibrine peut se faire non seulement en surface, mais dans l'épaisseur même de l'œdème, sous forme d'amas volumineux ou d'un réseau réticulaire fin. Cette sécrétion intrapleurale s'observe assez souvent chez des sujets morts en pleine période aiguë, c'est là seulement qu'on peut affirmer sa localisation primitive dans la séreuse. Ultérieurement, les amas fibrineux de la plèvre ne sont souvent que les blocs inclus dans la cicatrice et non encore résorbés.

Quelle que soit l'épaisseur de la couche fibrineuse, on y retrouve les mêmes éléments que dans l'œdème pleural ; il n'y a d'exception que pour les affections où la polynucléose est considérable. Comme la polynucléose dépasse la réaction macrophagique, les leucocytes extra-pleuraux deviennent bientôt si nombreux dans la fausse membrane, que les cellules conjonctives deviennent proportionnellement très rares. Si la purulence se produit, le fait est encore plus net, les macrophages restent intra-pleuraux, sauf ceux du début de la réaction qui dégénèrent rapidement. Si l'afflux des polynucléaires est de courte durée (pseudo pus pneumonique), la réaction macrophagique réparaît cependant au moment de la résorption et la signale au clinicien.

Dans la tuberculose, à la période de déclin de la pleurésie, la fibrine ne contient guère que des lymphocytes ; on sait qu'il s'y développe couramment aussi des tubercules.

La *localisation* des fausses membranes fibrineuses n'est pas toujours uniquement celle des foyers pulmonaires corticaux. Comme l'œdème pleural, la fibrine *dépasse le foyer*, est même souvent plus développée autour de lui qu'à son niveau. Elle a le plus fréquemment, les mêmes lieux de prédilection que l'œdème.

Il n'est pas rare, dans une pneumonie, de voir un simple dépoli pleural sur le foyer, ou une lamelle fibrineuse extrêmement mince, tandis que des membranes plus épaisses existent le long des bords qui circonscrivent la base du poumon, sur les lèvres de la scissure interlobaire ou dans la scissure même, enfin dans le médiastin et sur le diaphragme.

Comme les localisations du pus sont celles de la fibrine, on comprendra facilement l'existence de poches purulentes localisées (médiastinales, interlobaires, diaphragmatiques). Ces poches sont limitées par des adhérences extrèmement œdémateuses contenant parfois de petits foyers microscopiques de suppuration.

Ce sont ces manifestations graves, nettement déterminées de l'inflammation, qui, localisées elles-mêmes en certains points d'élection, donnent de l'importance à la notion des carrefours d'œdème. Heureusement toute pleurésie ne tourne pas à la purulence ; dans les exsudations séreuses, c'est l'œdème qui prend la place du pus. Il n'empêche que si cet œdème prédomine en certains points, à supposer qu'il soit décelable par des signes cliniques, *c'est dans les carrefours que l'on doit entendre ces signes avec le plus de netteté* : C'est ce que nous vérifierons en clinique.

La fibrine ou le pus peuvent encore avoir des localisations spéciales par le fait d'adhérences récentes ou anciennes ; il en résulte des pleurésies localisées primitives, (par cicatrices anciennes) ou secondaires (par évolution anatomique spéciale récente), volumineuses ou petites, uniques ou multiples, parfois nettement aréolisées. Ces localisations qui dépendent de lésions anatomiques spéciales, variables avec chaque cas, ne peuvent être aucunement prévues d'avance comme on peut prévoir les localisations dans les carrefours d'œdème.

§ 17. — Les globules rouges dans les réactions pleurales.

— Toute inflammation s'accompagne de *congestion vasculaire*. Sur des coupes de plèvre au cours d'une affection aiguë, la dilatation vasculaire est extrêmement marquée, et souvent on trouve dans l'œdème des globules rouges issus des vaisseaux. Quelquefois il y a de véritables lacs sanguins microscopiques par effraction vasculaire. Le type de cette congestion pleurale est celui de la pneumonie. C'est surtout dans la couche profonde riche en charbon qu'on observe le plus de vaisseaux dilatés. C'est à la faveur de cette congestion que se fait la diapédèse énorme des polynucléaires, mais rien ne prouve, comme nous allons le voir, que la polynucléose soit uniquement le fait de la congestion.

A une période tardive des affections pleurales, les cicatrices récentes des lésions sont toujours extrêmement vascularisées et cela aussi bien dans la tuberculose que dans les autres affections. Les néo-vaisseaux ont des parois extrêmement fragiles et il n'y a rien d'étonnant que certains d'eux se rompent. Les globules rouges pourront passer dans le tissu conjonctif ou dans le liquide pleural.

De nos recherches multipliées sur les épanchements séro-fibrineux, et nous entendons par là ceux dont la teinte hémorrhagique n'est pas ou est à peine marquée à l'œil, il nous semble possible d'énoncer les résultats suivants :

1° Dans les épanchements *hydrothoraciques*, le sang s'observe d'une manière constante dans les vieux épanchements : il peut exister dès le début en quantités notables, mais peut varier dans le cours de l'évolution, de façon à disparaître presque complètement par périodes.

2° Dans les épanchements *inflammatoires*, le sang augmente à mesure que l'épanchement vieillit ; il est constant dans les vieux liquides, quoique peu abondant dans le pus et ses analogues (caséification pleurale) ; il peut faire totalement défaut au début. Il est même un phénomène remarquable, c'est que les épanchements où les hématies sont les plus rares, sont avec les épanchements macrophagiques purs, les liquides riches en polynucléaires observés dans la pneumonie. Dans les 4 premiers jours, on peut ne trouver que de très rares globules rouges sur les lames.

Ce fait est digne d'intérêt car il montre bien, si la congestion est à l'origine de la diapédèse *la polynucléose qui se fait à la faveur de la dilatation vasculaire, ne dépend pas uniquement d'elle et n'est pas un phénomène mécanique.* On comprendrait mal en effet pourquoi les polynucléaires affluent dans la plèvre en grand nombre d'une façon précoce, tandis qu'on y trouve à peine d'hématies.

Au contraire des pseudo-pus, les liquides *éosinophiliques de convalescence* sont toujours très riches en hématies qui leur donnent leur teinte jaune rouge foncé. C'est que l'éosinophilie tardive est contemporaine du processus de cicatrisation et de la formation des néo-vaisseaux.

Enfin, dans certains cas, la présence de globules rouges en abondance dans les liquides trouve une explication spéciale dans leur cause anatomique. On peut citer comme exemple les pleurésies consécutives aux embolies sous-pleurales.

§ 18. — Liquides hémorrhagiques.

A côté des épanchements séreux, qui contiennent presque toujours des hématies, il existe des liquides *hémorrhagiques*. Ces liquides ont tantôt la couleur rouge de l'oxyhémoglobine tantôt celle plus violacée de l'hémoglobine réduite. En règle générale, le sang n'est violacé que s'il séjourne dans la plèvre et on ne trouve guère cet aspect que dans les hémothorax traumatiques, et dans les pleurésies hémorrhagiques chroniques de la tuberculose et du cancer.

Si, à la faveur des infections aiguës, la polynucléose concomitante de l'afflux sanguin, précède les hématies dans le liquide pleural, il est des cas où le liquide épanché présente, outre des éléments conjonctifs, une formule analogue à celle du sang vasculaire. On peut retrouver dans ces hémorrhagies pleurales les éléments anormaux du sang (hématies nucléées). La polynucléose légère qui peut exister dans ce cas peut dépendre d'une polynucléose générale.

On observe de tels épanchements dans certaines granulies pleurales où le sang pénètre dans la plèvre à la faveur des bourgeons vasculaires faibles, extrêmement nombreux qui entourent les granulations, dans certaines septicémies généralisées graves (streptococcies), qui s'accompagnent d'une réaction infime de la séreuse. Dans certains cas, la cytologie traduit en même temps une réaction pleurale et la présence de sang épanché ; c'est un fait très fréquent dans le rhumatisme.

Enfin, dans certains liquides *hydrothoraciques*, on trouve des épanchements souvent doubles, fugaces, fortement hématiques, et où, si on ne rencontrait les éléments macrophagiques souvent au repos, on se croirait en présence de sang pur dilué dans un liquide de transsudat. Nous avons rencontré seulement deux de ces épanchements : le premier, chez un urémique, était unilatéral, assez abondant. On retira 1.500 gr. de liquide qui ne se reproduisit pas jusqu'à la mort du malade survenue 8 jours après. Le second, chez une cirrhotique, était double, peu abondant ; il se résorba en 10 jours spontanément en même temps que l'ascite, après être devenu de moins en moins hématique.

Dans ces deux cas, rien ne permettait de croire à une pleurotuberculose anormale, ni la clinique, ni la cytologie. L'inoculation fut négative dans les 2 cas.

Il faut donc admettre l'existence d'épanchements *hémohydrothoraciques*, dans le cours de la cirrhose et du mal de Bright, qui ne sont pas des tuberculoses pleurales. La présence du sang ne nous semble pas influer sur le pronostic ; elle peut dépendre d'une fragilité spéciale des vaisseaux, de l'hypertension vasculaire, de la facilité avec laquelle certains de ces malades font des hémorrhagies.

Dans certaines infections le liquide pleural peut être très riche en globules rouges, il y en a souvent beaucoup dans certains épanchements typhiques, rhumatismaux, streptococciques. Certains d'entre eux deviennent purulents, mais nous ne croyons pas qu'il y ait de rapport constant entre le sang et la purulence. Il y a des pleurésies hémorrhagiques non tuberculeuses qui ne deviennent jamais purulentes. Le milieu sanguin s'infecte facilement, très souvent dans l'hémothorax traumatique, et là, il n'y a aucun rapport d'évolution entre le sang épanché qui ne résulte d'aucune réaction pleurale et la purulence surajoutée.

Néanmoins, le caractère hémorrhagique de certains liquides semble avoir un rapport avec la purulence ultérieure. Ces liquides contiennent d'une façon précoce des polynucléaires altérés et nombreux, les macrophages sont peu riches en inclusions. Tout témoigne en faveur de l'infériorité de la réaction locale et générale vis-à-vis des microorganismes qui sont déjà visibles quelquefois sur les frottis. En réalité, ce liquide hémorrhagique est déjà du pus. Dans certaines septicémies avec bronchopneumonie, on peut trouver dans une plèvre du pus, dans l'autre ce liquide hémorrhagique spécial.

De même, il existe des pleurésies hémorrhagiques chroniques riches en polynucléaires altérés, dans la tuberculose. Ces cas sont rares. L'évolution est celle des abcès caséeux de la plèvre. C'est une affection toute locale qui guérit presque seule, et dans laquelle on ne trouve plus à la fin que des débris cellulaires abondants.

Très riches en éléments blancs, ces liquides ne diffèrent des pleurésies purulentes que par l'abondance du sang épanché. Ce sont des pleurésies purulentes attenuées histologiquement et, nous le verrons aussi, cliniquement. Le liquide est néanmoins très virulent pour l'animal.

Dans *le cancer*, l'hémorrhagie fréquente tient à la richesse en vaisseaux de la néo-membrane et à leur fragilité. La plèvre même est souvent fibreuse et peu vasculaire. Le liquide ne contient pas que les éléments du sang. En dehors des macrophages et des cellules cancéreuses (ces dernières rencontrées rarément), on y voit des lymphocytes témoins de l'irritation chronique, et des polynucléaires qui sont pour ainsi dire de règle dans le tissu des cancers jeunes.

La tuberculose présente *deux* types de pleurésie hémorrhagique : ce peut être une pleurésie primitive banale dont le liquide est d'emblée très riche en hématies ; c'est l'*hémothorax simple* des anciens auteurs qui n'a rien de particulier que l'existence du sang, qui guérit souvent très vite après une seule ponction. Nous avons toujours été frappé dans ce cas, quand on examine le malade au début, de la fréquence des signes de condensation pulmonaire, souffle presque tubaire, vibrations exagérées, témoins de la fluxion sanguine qui survient dans le poumon. Cette fluxion explique l'hémorrhagie pleurale. Dans ces affections à début brusque, souvent solennel, le diagnostic clinique peut rester plusieurs jours en suspens entre une pleuro-pneumonie et une pleuro-tuberculose primitive. Nous avons rencontré dans ces liquides d'assez nombreux éosinophiles.

Dans le second type, c'est une pleurésie d'abord *séreuse* qui devient *hémorrhagique* et reste telle presque jusqu'à sa résorption. Il est pourtant de règle qu'à mesure que le liquide vieillit, les globules rouges diminuent et par là même aussi le caractère hémorrhagique macroscopique. Le liquide est souvent d'un noir violacé.

On sait que ces liquides proviennent de pleuro-tuberculoses graves, avec lésions pulmonaires souvent diffuses. L'hémorrhagie tient à une dégénérescence particulière, vitreuse, des vaisseaux néo-formés. Il y a beaucoup de bacilles libres et peu de tubercules, ce qui témoigne d'un défaut de réaction. La fausse membrane est très mince et peu organisée. Malgré cette membrane peu épaisse, ces liquides ne contiennent pas plus de macrophages que ceux des pleuro-tuberculoses communes ; ils sont lymphocytaires, et d'ailleurs, le plus souvent, peu riches en éléments figurés. Si le liquide devient purulent, ce qui est l'exception, on voit la polynucléose succéder à la lymphocyose.

Il est bon de rappeler, à la suite de cette étude, que le caractère hémorrhagique du liquide n'est jamais diagnostiqué avant la ponction exploratrice. Le pronostic de pareils épanchements est, d'après ce que nous venons de voir, très variable suivant les cas.

L'hémothorax traumatique est un épanchement très différent de la pleurésie hémorrhagique. Son liquide est incoagulable quand l'hémothorax est stérile et même quand il est le siège d'une infection atténuée, sauf, dans ce dernier cas, au moment de la résorption où il a d'ailleurs perdu son caractère hématique.

Légèrement septique, ce liquide contient en abondance des polynucléaires, puis à la fin des lymphocytes purs. — Quand le liquide est aseptique, il est de règle de voir apparaître tardivement un nombre considérable d'éosinophiles.

CHAPITRE V

Quelques points de bactériologie.

La bactériologie a rendu les plus grands services dans l'étude des pleurésies purulentes, elle a démontré le rôle primordial en l'espèce de telle ou telle bactérie aérobie ou anaérobie. Dans les pleurésies séro-fibrineuses elle a rendu beaucoup moins de services pour de multiples raisons qui ont été en partie élucidées par des travaux récents :

1re Les microorganismes y sont *peu nombreux* et n'existent quelquefois que *temporairement* dans les liquides ; il n'y en a parfois que dans la membrane.

2e Ils subissent du fait de leur contact avec le liquide une *atténuation*. — Le liquide contient des substances qui gênent leur développement. Ils y perdent souvent leur virulence (fait démontré par les inoculations), et même la possibilité de pousser sur leurs milieux de culture habituels. (Surtout quand on ensemence trop de liquide pleural par rapport à la quantité de milieu nutritif).

3ᵉ En dehors des microorganismes qui sont la cause efficiente de la pleurésie, les liquides pleuraux contiennent souvent des *hôtes étrangers* de nature plus ou moins banale (B. coli, staphylocoques, streptocoques, pneumocoques, pneumobacilles etc.) qui existent dès le début de l'affection et persistent pendant sa durée, sans varier, en s'atténuant plutôt. Dans certains cas, ces microbes secondaires peuvent être virulents pour l'animal. L'ignorance de ces notions de connaissance récente a contribué longtemps à faire méconnaître l'étiologie tuberculeuse de la majorité des pleurésies. Aujourd'hui la fréquence même, universellement reconnue, de la pleuro-tuberculose ne permet plus au médecin d'affirmer la nature d'un épanchement séreux par celle des microbes qu'il y trouve; il faut absolument faire *l'inoculation de contrôle au cobaye*.

4ᵉ Cette inoculation, démonstrative quand elle tuberculise nettement l'animal, est souvent *négative*, même avec les épanchements tuberculeux. Avec M. Mosny, nous avons eu un nombre de résultats négatifs avec des pleuro-tuberculoses certaines atteignant 50 pour 100 des inoculations. (Inoculations au lit du malade de 20 c. c. de liquide dans le péritoine).

5° Les liquides inoculés peuvent être *septiques*, et tuer l'animal de septicémie avant le développement de la tuberculose. Ils peuvent être *toxiques* (liquides d'abcès caséeux, liquides éosinophiliques, d'autres liquides impossibles à reconnaître à priori) et tuer l'animal en 1 ou plusieurs jours. La preuve positive de la tuberculose ne peut être faite qu'en faisant des inoculations multiples, en multipliant les chances d'avoir des survivants.

Nous ajouterons à ces causes d'erreur la suivante qui nous paraît résulter de nos travaux :

6° Il y a des liquides qui, cliniquement et chimiquement, se comportent comme des transsudats, et qu'on considère comme des épanchements mécaniques ou passifs, par conséquent aseptiques.

En réalité, ces liquides, comme ceux des pleurésies vraies, peuvent être le siège d'une *infection microbienne atténuée, souvent pneumogène*. Ce fait serait sans grande importance pratique, si quelquefois ce germe pathogène n'était le bacille de Koch virulent, comme il est facile d'en faire la preuve par l'inoculation.

Il résulte de ces faits une conséquence importante : Il n'est presque aucun liquide pleural qui ne puisse être suspecté de contenir le bacille tuberculeux. La seule preuve, réellement certaine, que nous ayons de la nature tuberculeuse d'un épanchement est l'*inoculation positive au cobaye*. Si on la fait méthodiquement, on aura des cas négatifs qui ne permettront pas de conclure, mais aussi des cas positifs qui seront parfois une surprise pour le clinicien.

§ 20. — L'infection pleurale atténuée pneumogène.

L'infection atténuée des liquides pleuraux est très fréquente. Cette fréquence a été discutée parce que l'hôte habituel de ces liquides est le *staphylocoque blanc*, espèce banale s'il en fut, parasite habituel de la peau comme des cultures où l'on commet le moindre vice de technique, et parce qu'on a toujours des doutes quand il faut attribuer un rôle spécial à ce qu'on trouve partout.

Néanmoins, il est certain qu'avec une seringue stérilisée à l'autoclave, une ponction à travers une pointe de feu cutanée, ponction qui n'atteint pas le poumon, des cultures multiples chaque fois et répétées plusieurs fois, on trouve fréquemment le staphylocoque dans les épanchements pleuraux et non seulement dans certaines pleurésies, mais aussi dans certains hydrothorax. D'autres fois, on trouve du pneumocoque, du pneumobacille, du coli, du b. typhique, du tétragène — au cours d'une épidémie légère de grippe endémique en

mars-avril 1905, nous avons trouvé deux fois et constamment
à l'état de pureté dans des liquides de pleuro-tuberculose le
« micrococcus catarrhalis ».

Dans les *hydrothorax*, où il est plus rare de trouver des microbes, nous avons pu isoler une fois le pneumocoque et une
fois le pneumobacille. Tous deux étaient virulents et tuaient
la souris. Le premier cas avait rapport à une cirrhose de
Laënnec qui présentait de la fièvre et un épanchement droit ;
la fièvre diminua après la résorption du liquide. L'inoculation
fut négative.

Le deuxième cas concernait un cardio-brightique avec bronchite diffuse et hydrothorax. La mort eut lieu et on trouva
dans le poumon droit quelques petits foyers de broncho-pneumonie, restés latents pendant la vie. Il n'y avait que des ci
catrices de tubercules au sommet et l'inoculation fut d'ailleurs
négative.

La fréquence de ces micro-organismes dans la plèvre, contrairement à ce qu'on voit pour les autres séreuses, le péritoine
et surtout les méninges, est particulière, mais elle n'étonne pas
quand on voit les rapports intimes de la plèvre et du poumon ;
si, à la faveur d'une infection, des microbes peuvent traverser
la paroi intestinale et inoculer le péritoine, on conçoit aisément que la plèvre s'infecte fréquemment par le poumon qui
contient toujours des multitudes de germes assemblés dans
les alvéoles et surtout les bronchioles, germes peu virulents
d'habitude, mais qui peuvent aisément renforcer cette virulence. Ce réveil possible n'est-il pas souvent prouvé par les
accidents post-traumatiques ? La plèvre et son endothélium
sont identiques à l'épithélium alvéolaire avec la trame conjonctive sous-jacente. Ces tissus conjonctifs communiquent
entre eux par les lymphatiques qui, eux-mêmes, sont en continuité avec les cavités séreuses. Si les infections pleurales ne
sont pas plus fréquentes, c'est que la plèvre réagit à la moindre irritation tant par ses cellules que par l'exsudation d'un
liquide spécial où les microbes végètent mal.

Deux faits doivent dominer toute la pathologie pleurale : Les infections de la séreuse présentent un caractère *de bénignité, d'atténuation très spécial*. D'un autre côté, il est certain que ces infections se font *presque* toujours par la voie *pulmonaire*.

L'origine pulmonaire des réactions pleurales atténuées est encore marquée par ce fait que dans les épanchements mécaniques infectés, il y a toujours au moins de la bronchite concomitante, ou des accidents pulmonaires qui peuvent d'ailleurs être chez les cardio-rénaux une des causes des œdèmes et en particulier de l'épanchement.

Si on examine cytologiquement les liquides pleuraux de ces hydrothorax, on ne trouve jamais les macrophages isolés ou en placards à l'état de pureté. Outre quelques lymphocytes, on y trouve toujours plus ou moins *de polynucléaires* ainsi que *des macrophages phagocytaires*.

Cette polynucléose n'est pas, nous le savons, le fait d'une simple congestion passive ; elle est vraisemblablement en rapport avec l'infection atténuée pleuro-corticale. Il n'est pas rare aux autopsies de trouver dans ces cas un véritable œdème pleural, localisé ou diffus, contrairement à ce qui existe dans l'hydrothorax pur ; et, au voisinage, quelques nodules infectieux péri-bronchiques.

Nous savons que l'hydrothorax avec bronchite ne se distingue pas au point de vue cellulaire des broncho-pneumonies atténuées avec réaction pleurale. La raison en est peut-être dans des lésions pulmonaires comparables qui passent inaperçues, parce que l'évolution clinique est différente dans les deux cas.

En résumé, il nous semble exact de rattacher le plus souvent à une affection *pneumogène* l'infection pleurale atténuée et ses conséquences cytologiques.

Mais il y a des exceptions à cette règle : En particulier, il est des cas non douteux où l'inflammation est propagée du péritoine à la plèvre, à travers le diaphragme. Tels sont les

cas d'hydrothorax bacillifères sans tubercules pleuraux qui
coexistent avec une péritonite tuberculeuse ; tel est aussi le cas
d'un autre hydrothorax double observé par nous chez une
cirrhotique (pour ne parler que des épanchements dits mécaniques) qui a été momentanément le siège d'une infection
atténuée uniquement droite, à la suite d'une poussée d'angiocholite. Cette infection s'accompagna aussi d'une forte polynucléose qui disparut ensuite.

Enfin, il est certainement des cas où l'inoculation pleurale
se fait par voie *sanguine* ; tels les cas de granulie des séreuses ; telle l'infection tétragénique que le Docteur ŒTTINGER a
vu envahir à la fois le liquide céphalo-rachidien d'un malade
et un vieil épanchement pleural tuberculeux. Nous reviendrons sur ce dernier point en parlant de la surinfection du
pus.

Les épanchements sanguins de la plèvre d'origine *traumatique*, s'infectent secondairement avec une très grande facilité
même sans qu'il y ait effraction pulmonaire ; c'est un fait
bien connu des chirurgiens. Le traumatisme exalte la virulence des microbes pulmonaires qui cultivent ensuite dans le
sang. Il existe cependant des infections atténuées des hémothorax traumatiques ; c'est-à-dire qu'il y a des hémothorax,
dont on peut obtenir par culture des organismes virulents
sans que le liquide tourne à la purulence. Les microbes sur
lames sont extrêmement rares.

Nous avons observé un cas où l'infection atténuée était due
au pneumobacille de FRIEDLÆNDER ; il a guéri spontanément,
après deux ponctions évacuatrices. Ce pneumobacille tuait la
souris en 24 heures.

L'infection atténuée de l'hydrothorax *n'empêche pas son incoagulabilité*. Dans notre cas cependant, à la fin, le liquide
peu hématique est devenu brusquement très riche en fibrine.
La formule cytologique montrait une polynucléose prédominante ; bientôt ces éléments s'altérèrent et présentèrent des
lésions de tuméfaction protoplasmique et nucléaire sans pyc-

nose. A la période ultime, l'épanchement était purement lymphocytaire. Les éosinophiles qu'on observe toujours à la fin des hémothorax aseptiques ont fait totalement défaut.

Les liquides séro-fébrineux d'origine *infectieuse* sont plus souvent microbifères que les liquides hydrothoraciques ; que l'infection résulte du microbe qui a causé la pleurésie et la corticité sous-jacente, que ce soit un organisme surajouté, l'infection est toujours atténuée. Dans le cas où un liquide cultive une première fois, il peut très bien ne donner aucune culture deux jours après ; ce fait est surtout net avec le bacille d'Eberth. L'infection semble s'éteindre au contact du liquide.

Il n'y a d'exception à cette règle que quand le liquide devient purulent. Nous avons déjà indiqué que la pleurésie séreuse et la pleurésie purulente étaient un même processus à l'origine, qui se modifiait sous l'influence de la virulence microbienne et de l'infériorité réactionnelle. Les pseudo-pus pneumoniques sont un intermédiaire très net entre ces deux variétés pathologiques. En réalité, toute pleurésie purulente commence par être séreuse.

Il est des pleurésies séreuses qui deviennent purulentes par un autre processus. C'est le cas, par exemple, où on inocule le liquide pleural avec un trocart malpropre. C'est presque toujours une infection *hétérogène* qu'on y apporte et qui se développe d'emblée dans l'épanchement. Dans un cas que M. le docteur Mosny nous a signalé, il s'agissait d'une pleurésie séreuse tuberculeuse, devenue, à la suite d'une ponction évacuatrice une pleurésie purulente à staphylocoques. L'inoculation était due à ce qu'on avait appliqué en ville, sur le côté, un vésicatoire qui avait suppuré secondairement et s'était entouré de petits furoncles. A l'endroit de la ponction, il n'y avait pas de plaie, ni d'infection visibles ; mais il y avait des germes dans la peau. Les staphylocoques peuvent donc, dans certains cas, très bien pousser dans un liquide pleural où d'habitude ils végètent à peine. La question de virulence est essentielle en l'espèce.

Nous avons vu également un liquide aseptique de pleurésie séreuse accompagnant un kyste hydatique du poumon, s'infecter par la voie pulmonaire ; (il existait une pneumococcie de la poche kystique et du parenchyme avoisinant). L'infection semble là encore avoir commencé par le liquide, comme nous l'ont montré les examens cytologiques : L'épanchement touchait à sa fin et ne contenait que de rares lymphocytes, mais on voyait au milieu du liquide des pneumocoques libres extrêmement nombreux. Cultivés et inoculés, ils ne tuaient pas la souris. Quelque temps après, le liquide avait pris les caractères du pus pneumonique et était très virulent. Le développement du microbe dans le liquide semble avoir précédé la réaction pleurale.

Il n'est pas jusqu'aux liquides *purulents* eux-mêmes qui ne puissent se *surinfecter*. M. Mosny a constaté l'existence du pneumocoque au cours d'une pneumonie dans un vieil épanchement tuberculeux purulent que portait son malade.

Outre ces faits de surinfection hétéro-microbienne, il existe aussi des cas de surinfection *homomicrobienne*. Le fait n'est pas rare dans la pleurésie purulente parapneumonique, quand le malade fait des foyers pulmonaires successifs d'un même côté. Par la cytologie, on peut reconnaître ces épisodes : dans un pus ancien ne contenant que des polynucléaires en lyse et des microbes mal colorés, on voit tout à coup réapparaître des polynucléaires sains et des formes microbiennes jeunes (diplocoques dans la pneumonie, tandis que les vieux éléments sont souvent en chaînettes-streptopneumocoques). On peut aussi, dira-t-on, interpréter ce fait comme une reviviscence du microbe pathogène dans le pus. Ce qui est certain, c'est que le changement de formule cytologique est toujours contemporain d'un nouveau foyer pulmonaire, accessible par la clinique, et qu'il existe à ce moment une réaction nouvelle de la séreuse.

§ 21

La cicatrisation d'une poche purulente diffère tant qu'il y a du pus dans la plèvre du processus de guérison d'une pleurésie séreuse. Tandis que cette dernière guérit par adhérences et par sclérose, sans se soucier du liquide qui reste dans sa cavité, la pleurésie purulente ne donne lieu qu'à des adhérences insignifiantes.

Ces adhérences, en effet, sont l'œuvre *des macrophages*, et l'on sait que ceux-ci sont situés sous la membrane pyogénique; ils contribuent néanmoins à l'édification d'un tissu de sclérose profonde qui limite le pus comme la membrane d'un abcès et tend de plus en plus à l'enkyster.

Quand la pleurésie purulente est très ancienne, elle est presque complètement isolée et les germes qu'elle contient, qui peuvent rester virulents, sont devenus inoffensifs pour le reste de l'économie.

Les traces de la réaction pleurale se retrouvent dans ce liquide sous forme de squelettes cellulaires, de débris protoplasmiques et chromatiques. A la surface même de la plèvre, la membrane pyogénique subit un processus *d'histolyse*, se désagrège et s'énuclée peu à peu dans le liquide, si bien qu'au bout d'un temps, la cicatrice fibreuse apparaît en surface, sans qu'il reste de trace histologique qui montre la nature de l'ancienne atteinte. De règle dans les pleurésies purulentes banales et non ouvertes, ce fait se retrouve dans certains abcès caséeux de la plèvre qui s'enkystent, dont les masses caséeuses énucléées tombent dans le liquide et laissent à nu une plèvre cicatricielle et fibreuse. On peut sur une coupe de ces plèvres, méconnaître absolument la nature tuberculeuse de la lésion. Cependant il est un point où la désagrégation se fait moins vite, c'est dans *le cul-de-sac inférieur* ; il reste là en surface des vestiges des anciens amas caséeux, on peut y retrouver des cellules géantes en nécrose et y colorer parfois des bacilles. On conçoit l'importance de cet enkystement des abcès caséeux, qui les isole. Le processus fibreux qui résulte de toute réaction pleurale est salutaire quand il ne dépasse pas une certaine limite ; il diminue les chances de généralisation dans la pleurésie purulente ou ses analogues, comme il empêche souvent le pneumothorax.

Malheureusement, l'isolement n'est pas toujours complet, il existe pour ainsi dire des fuites par où la propagation inflammatoire peut se faire ainsi que la généralisation.

Les *voies lymphatiques* sont un des modes de cette propagation. A l'autopsie de pleurésies purulentes pneumococciques, on voit souvent du côté de la pleurésie les ganglions intercostaux mous, tuméfiés, violacés ; ils sont manifestement infectés et restent pourtant en dehors de la membrane enkystante. Ce fait qui a peu de valeur pour une affection aiguë dont la virulence cède à la longue, est très important dans l'abcès tuberculeux : là encore, les ganglions intercostaux sont souvent nettement tuberculeux et aussi ceux des logettes sternales. Les bacilles peuvent se conserver longtemps dans ces ganglions, et à l'occasion, se multiplier et propager l'infection tuberculeuse.

La *scissure interlobaire* est aussi un mode de propagation de l'infection : Adhérente, fibreuse il est vrai, elle peut contenir entre les fibres conjonctives, dans toute sa longueur, des petits nids caséeux avec des bacilles ; par cette voie l'infection se propage aux ganglions du hile qui constituent aussi une réserve d'agents pathogènes. Ces deux voies de généralisation, peu indiquées dans les traités classiques, méritent certainement d'attirer l'attention.

Dans d'autres cas aussi, le processus de sclérose enkystante est incomplet, la plèvre reste caséeuse, et cette masse caséeuse, véritable tuberculome envahit les tissus de proche en proche et généralise plus rapidement l'infection. C'est un fait communément observé.

Les *localisations* du pus, avons-nous dit plus haut, sont celles de l'œdème. Si dans la grande cavité pleurale le pus a tendance à se collecter, formant un volumineux abcès ; dans la scissure, le médiastin, sous le poumon, les adhérences peuvent enkyster des abcès plus petits. Difficilement diagnostiquables par la clinique, ces localisations spéciales peuvent cependant être reconnues et même prévues dans quelques cas, en raison de la particulière intensité des signes dus à l'œdème dans les carrefours que nous avons indiqués. La fréquence de ces localisations dans la pleurésie purulente tient à l'abondance particulière des fausses membranes.

Cette abondance a aussi une autre conséquence précoce, c'est *le comblement rapide du sinus* costal inférieur. Ce fait anatomique est très important à connaître pour le clinicien : souvent en effet, on fait des ponctions blanches parce qu'on ponctionne trop bas et on peut ainsi méconnaître des pleurésies purulentes abondantes qu'on avait même pu soupçonner par la clinique. Aussi est-il naturel, dans ce cas, de ponctionner de bas en haut jusqu'à ce qu'on trouve le pus ; et on n'aura pas à se reprocher trop tard, comme cela arrive, d'avoir manqué l'abcès d'un espace. Si la ponction basse révèle seule certains petits épanchements, elle expose, fait bien plus grave, à en faire méconnaître de grands. Il peut arriver qu'une poche interlobaire coexiste avec une pleurésie de la grande cavité ; il peut même se faire que le pus interlobaire soit plus jeune, plus virulent, plus riche en microbes que celui de la grande cavité. Dans ce cas, le diagnostic peut être fait par des ponctions exploratrices multiples, superficielles et profondes. Le renseignement qu'elles donnent est intéressant et utile pour le clinicien, mais nous croyons qu'il vaut mieux s'abstenir. On risque de surinfecter le poumon et l'un ou l'autre des deux épanchements. C'est un des rares cas où la ponction exploratrice peut avoir quelque danger. On peut faire néanmoins ces ponctions sans danger si l'empyème est décidé à bref délai.

Maintenant que nous avons étudié dans leurs grandes lignes les réactions pleurales, nous allons exposer avec quelques détails certaines particularités qu'elles présentent suivant leur étiologie, en comparant quand cela nous sera possible les coupes et les examens cytologiques en série.

CHAPITRE VI

Réactions pleuro-corticales dans les diverses affections étudiées d'après l'étiologie.

SOMMAIRE : Hydrothorax purs récents avec macrophagie active. — Hydrothorax chroniques. — Hydrothorax avec infection pneumogène. — Polynucléose et macrophagocytose.
Hydrothorax bacillifères. — Description cytologique et histologique. — La question des greffes pleurales secondaires. — Pleurésies chez les hydropiques : Pneumonie. — Splénisation chronique. — Infarctus pulmonaire. — Importance de la cytologie en série dans l'hydrothorax. — Pleuro-tuberculoses des hydropiques : granulie à type hydrothoracique, pleuro-tuberculose torpide.
Eosinophilie au cours de l'hydrothorax.

§ 22.

Une irritation pleuro-corticale minime suffit à provoquer une réaction pleurale active. Le passage d'un simple fil, la présence d'un corps étranger, la cautérisation localisée, faites dans les meilleures conditions d'asepsie, suffisent à faire entrer en jeu le macrophage pleural. CORNIL et VERMOREL qui ont étudié en grands détails l'histologie de ces réactions atténuées, ont toujours noté dans ce cas l'existence de lésions pulmonaires sous-jacentes à la plèvre, localisées à la corticalité. Ces faits expérimentaux montrent que même quand l'irritation est minime et *pleurogène*, il existe constamment une modification anatomique *pleuro-corticale*.

D'un autre côté, nous verrons que toute irritation parenchymateuse corticale entraîne une réaction de la séreuse voisine, pourvu que cette irritation affleure cette séreuse. Dans ces cas, la lésion pleurale *dépasse en surface* la lésion pulmonaire, tandis qu'elle peut ne pas exister si cette dernière siège à 1 centimètre seulement de la membrane.

Les lésions corticales, pleurales et pulmonaires coexistent donc toujours. Il n'existe d'exception à cette règle que quand l'irritation succède à une transsudation de liquide analogue au sérum sanguin, sans production de fibrine, dans les hydrothorax purs.

Mais, répétons-le encore, ces cas sont rares, ils ne s'appliquent qu'aux transsudats récents, et la moindre infection pulmonaire sous-jacente amène des lésions pleuro-corticales, si légères soient-elles. Il y a alors réellement pleurésie et non hydrothorax ; il est plus juste de dire qu'il y a à la fois hydrothorax et pleurésie, ce qui correspond davantage à la clinique.

C'est pour répondre aux besoins de la clinique que nous commencerons par étudier en bloc les hydrothorax vrais, certains épanchements qu'on rencontre chez les cardiaques, les brightiques, les cirrhotiques, malades porteurs le plus souvent d'autres œdèmes, et qui sont appelés tantôt pleurésies, tantôt hydrothorax, enfin les véritables pleurésies survenant chez les mêmes individus et qui simulent l'hydrothorax au moins au lit du malade.

La caractéristique clinique de ces affections est l'absence habituelle de signes révélant une atteinte du parenchyme sous-jacent.

§ 23. — Hydrothorax et affections cliniquement voisines.

1° L'hydrothorax *pur, aigu, récent*, est caractérisé anatomiquement par un œdème pleural *insignifiant* avec réaction *macrophagique pure*. Cette réaction macrophagique, qu'elle qu'en soit la cause (peut-être faut-il faire intervenir les variations de composition des humeurs en NaCl), est nettement *active* comme en témoignent l'hypertrophie cellulaire, puis la prolifération de ces cellules par bourgeonnement protoplasmique et division nucléaire directe. — Ce n'est donc pas encore une fois une desquamation pure et simple. Cependant, avec le temps, la réaction s'atténue : les macrophages isolés ou en plasmodes, au repos sont de plus en plus nombreux et l'aspect cytologique est différent de celui du début ; il est plus franchement mécanique, ce qui tend à faire admettre l'hypothèse d'irritation initiale par phénomènes osmotiques. Néanmoins, les cellules peuvent rester longtemps inaltérées et parfaitement colorables.

2° Dans les hydrothorax *purs* déjà un peu *anciens*, on trouve, outre les macrophages, d'autres éléments : ce sont pour la plupart des *lymphocytes*. Sur les coupes, en effet, on les voit progressivement s'amasser dans les couches profondes de la séreuse, surtout aux points de contact avec les travées interlobulaires, formant de petits lymphomes pleuraux. Il en existe d'autres, disséminés, dans toute la membrane.

3° A mesure que l'épanchement vieillit, les macrophages tombés dans le liquide dégénèrent, le nombre relatif et absolu des lymphocytes augmente, si bien qu'on peut trouver à la fin des liquides presque *purement lymphocytaires*. Ce fait s'explique, d'une part par le ralentissement de l'activité des cellules fixes qui ne se transforment plus en macrophages, et d'autre part, par la sclérose de la membrane qui tend à se transformer en un tissu conjonctif plus épais, plus adulte. La cicatrice pleurale peut être pourtant insignifiante si l'épanchement dure peu ; elle est proportionnelle à la chronicité de l'affection mais souvent aussi aux infections pulmonaires passagères sous-jacentes. Les polynucléaires sont rares dans les hydrothorax purs.

4° Dans les épanchements hydrothoraciques s'accompagnant de lésions pulmonaires minimes, l'aspect des coupes et des examens cytologiques diffère un peu. Sur les coupes, on voit un œdème plus marqué de la séreuse, avec des polynucléaires plus nombreux et une congestion vasculaire plus intense. Les macrophages du tissu conjonctif se mobilisent et viennent former à fleur de plèvre un pseudo-endothélium. Dans les examens cytologiques, on retrouve les mêmes *polynucléaires* et en plus des *macrophages phagocytaires*. Que les lésions corticales soient purement congestives (et le fait est bien rare) ou infectieuses atténuées, on trouve toujours cette formule qui est la plus fréquente de toutes dans les épanchements dits mécaniques, parce que les lésions pulmonaires sont presque constantes.

5° Dans les hydrothorax où l'on peut déceler par la bactériologie une infection atténuée du liquide à microbes plus ou moins virulents, la formule est la même, on y trouve des macrophages actifs et des polynucléaires assez nombreux.

6° Si, au cours d'un hydrothorax, survient une affection pulmonaire aiguë ou subaiguë, la formule de l'hydrothorax se modifie ; au lieu de macrophages au repos, on en trouve beaucoup de phagocytaires, et les polynucléaires peuvent être très nombreux. Après l'infection pulmonaire, les macrophagocytes se désagrègent, les polynucléaires restants deviennent pycnotiques, puis disparaissent : l'épanchement reprend une formule analogue à celle qu'il avait avant l'infection, sauf que les plasmodes sont plus rares, l'infection pulmonaire ayant eu pour premier effet *d'isoler les macrophages*.

Si le malade meurt, on trouve un œdème pleural assez marqué, avec mobilisation des cellules fixes et polynucléose. Il peut y avoir par endroits, un léger dépôt fibrineux en surface, à type villeux, dans lequel on retrouve des macrophages isolés et des polynucléaires. Les poumons sont congestionnés : il y a souvent de la bronchite et des nodules infectieux autour des bronchioles. Les alvéoles corticaux présentent une réaction endothéliale, (macrophagique). Il y a déjà là de la pleurésie minime sans doute, mais déjà manifeste sur les coupes par la lésion pleuro-corticale. Des épisodes aigus analogues ont lieu au cours d'autres infections de voisinage (infections hépatiques).

7° On a souvent affaire au cas suivant : Un malade atteint de cardiopathie ou de sclérose rénale fait une congestion pulmonaire aiguë, banale ; à l'occasion de cette affection aiguë, il dilate son cœur droit et fait de l'hyposystolie avec œdèmes. Un double hydrothorax peut en être la conséquence, mais parfois le liquide est localisé au côté de la congestion. La formule de l'épanchement est d'emblée active : on y trouve de très nombreux polynucléaires, des macrophages bourrés d'inclusions, peu de placards : c'est une formule de pleurésie : puis la congestion disparaît, mais il persiste du liquide à la base. Ce liquide examiné cytologiquement, ne montre plus que des macrophages au repos, avec quelques lymphocytes et de rares polynucléaires dégénérés : c'est une formule d'hydrothorax. La persistance du liquide et ses caractères nouveaux montrent tardivement qu'il y a eu au début à la fois *hydrothorax et pleurésie*.

En résumé, les épanchements dits mécaniques de la plèvre analogues aux œdèmes sous-cutanés et aux autres hydropisies, sont souvent modifiés par des lésions infectieuses de voisinage, le plus fréquemment d'origine pulmonaire. La réaction pleurale révèle avec beaucoup de fidélité les moindres lésions de voisinage, pourvu qu'elles soient *corticales*. Elle les révèle par l'apparition des polynucléaires, la présence des macrophages phagocytaires, l'isolement plus complet des cellules plasmodiales. Dans ces cas, et ceux-là seulement, la bactériologie peut montrer une infection atténuée latente du liquide. Mais si la réaction pleurale est très sensible, elle ne permet nullement de différencier l'étiologie de l'affection qui la produit.

8° Les poussées pulmonaires, bronchitiques ou congestives sont fréquentes au cours des hydrothorax chroniques ; les liquides auront donc des formules passagères différentes les unes des autres. Ces réactions successives aboutissent encore mieux à la sclérose pleurale (et aussi pulmonaire), que l'hydrothorax chronique simple, d'ailleurs exceptionnel. La réaction macrophagique s'atténue de plus en plus et les lymphocytes prédominent de beaucoup dans les liquides. Dans ce cas, le diagnostic cytologique est impossible entre les vieux hydrothorax et les vieilles pleurésies tuberculeuses.

§ **24.**— **Hydrothorax bacillifères.**

Sous ce nom, nous avons désigné avec M. LAMUNIÈRE, des épanchements cliniquement hydrothoraciques, survenant chez des malades porteurs d'autres hydropisies et d'une tuberculose plus ou moins localisée aux organes voisins (poumons, péritoine),et qui *sans qu'il y ait de pleuro-tuberculose histologique*, contiennent des bacilles virulents pour le cobaye.

L'infection tuberculeuse latente de ces liquides, impossible à déceler par la clinique, n'est pas moins révélée par l'examen cytologique : Placards endothéliaux et cellules isolées quelquefois macrophagiques, polynucléaires et lymphocytes en nombre variable ; telle est la formule générale de ces liquides, qui ne diffère en rien de celles que nous venons d'étudier plus haut.

Chez deux malades nous avons pu faire concurremment l'inoculation au cobaye, l'examen cytologique et l'autopsie. Le premier était un cardio-brightique qui, tout en restant constamment hyposystolique et hydropique, faisait de temps à autre des poussées d'œdème au cours de crises d'hypertension avec rétention chlorurée. Il avait un double hydrothorax, clinique et cytologique, variable, avec prédominance gauche. Rien ne permettait de penser à la tuberculose : apyrexie presque absolue, variation des épanchements avec les autres œdèmes, résorption temporaire de l'épanchement droit, cyanose, embolie pulmonaire, tout était là pour attribuer au cœur l'origine des accidents. Cependant, on avait entendu passagèrement, après une évacuation, quelques craquements au sommet gauche. L'épanchement gauche tuberculisa le cobaye. A l'autopsie, il n'y avait pas de tuberculose pleurale, ni de fausse membrane fibrineuse, mais seulement quelques tubercules dans les sommets.

La 2ᵉ malade a été vue par nous avec notre collègue et ami VILLARET dans le service du Professeur GILBERT. C'était une cirrhotique avec péritonite tuberculeuse qui dans les 15 derniers jours de sa vie, fit un gros épanchement pleural unilatéral (de l'autre côté, il y avait symphyse pleurale ancienne complète). Le liquide, assez hématique, était peu fibrineux et avait une formule banale d'hydrothorax ; il tua le cobaye de tuberculose. A l'autopsie, il n'y avait aucun tubercule pleural la plèvre était un peu épaissie, le poumon presque normal, sauf deux ou trois tubercules profonds. A l'examen histologique, l'œdème était peu marqué à cause de la fibrose ancienne ; en surface, l'endothélium prolifiait, se redressait, isolant ses cellules ; çà et là on trouvait quelques lymphocytes et polynucléaires. En somme, c'était une réaction tout à fait banale. La recherche des bacilles en montra de très rares en surface, aucun en profondeur. Dans ce dernier cas, on est tenté d'admettre l'infection primitive du liquide par le bacille de Koch, qui ne traduit sa présence par aucune néoformation spécifique, et seulement par une légère réaction banale.

La contamination du liquide s'est faite sans doute de proche en proche chez la première malade, par le diaphragme dans le second cas.

Le diagnostic ne peut être fait que par l'inoculation au cobaye. L'autopsie même ne révèle pas cette contamination.

Ainsi donc, il existe chez les hydropiques, des épanchements que la clinique, la chimie pathologique, la cytologie nous révèle comme des transsudats, où le bacille de Koch s'inocule secondairement, sans modifier notablement aucun des caractères de l'épanchement primitif. Ce bacille peut, comme les microbes ordinaires, exister à l'état latent dans un liquide hydrothoracique ; il ne provoque pas fatalement une pleurésie tuberculeuse, mais souvent une réaction minime, tout en gardant sa virulence. Ce fait montre bien que les différences entre la tuberculose et les autres infections ne sont ni constantes, ni essentielles.

Peut-il se faire au cours des hydrothorax bacillifères *des greffes* tuberculeuses sur la plèvre, avec production de tubercules reconnaissables ? L'anatomie pathologique nous a montré dans un cas la possibilité de cette hypothèse, mais nous ne pouvons affirmer le fait car nous n'avons pas inoculé au préalable le liquide : Chez une autre cirrhotique avec péritonite tuberculeuse, qui portait un hydrothorax double, nous avons trouvé à l'autopsie, d'un côté seulement, (celui où le liquide était le plus abondant), trois petits tubercules gris entre les deux lèvres de la scissure interlobaire. Examinés histologiquement ces tubercules n'occupaient que la plèvre, ils étaient riches en bacilles et en cellules géantes. Partout ailleurs, la plèvre était saine, il n'y avait pas de fausse membrane fibrineuse. La cytologie nous montrait des macrophages isolés et en petits placards, avec de nombreux lymphocytes. Cette lésion unique, récente, localisée entre deux plèvres au contact ressemble bien à une greffe. On pourrait expliquer, de la même façon, les granulations secondaires des adhérences pleurales dans certaines vieilles pleurésies tuberculeuses. Le fait n'est nullement prouvé ; c'est au contraire l'absence de greffe qui est évidente dans certains cas.

Les hydrothorax qui existent chez des tuberculeux pulmonaires ou viscéraux *ne se tuberculisent pas toujours ;* l'absence de bacilles de Koch dans l'épanchement est même plus fréquente que sa présence, si l'on en croit l'anatomie pathologique et l'inoculation, seuls procédés applicables en l'espèce et qui sont infidèles.

Il est bon de dire cependant que les deux épanchements qui nous ont donné des résultats positifs ont produit chez les cobayes une tuberculose généralisée rapide.

§ 25. — Pleurésies chez les hydropiques.

Différentes pleurésies peuvent survenir chez des malades porteurs d'œdèmes. Nous avons déjà vu comment les infections pulmonaires légères modifiaient la réaction pleurale ; il nous reste à voir comment agissent chez ces malades l'embolie pulmonaire, la pneumococcie, comment évolue enfin la pleuro-tuberculose.

1° la *pneumonie*, survenant chez un cardiaque porteur d'un hydrothorax, modifie rapidement la formule de l'épanchement ; on sait assez la gravité d'une pareille complication.

Un afflux énorme de polynucléaires se produit, trop souvent avec une tendance précoce à la dégénérescence pycnotique, en même temps que les macrophages de la séreuse se mobilisent. Ces macrophages sont peu phagocytaires, ils sont moins abondants que dans la pleuro-pneumonie normale. Un de leurs caractères, assez spécial, est leur taille moyenne. Ce fait résulte de l'altération primitive de l'endothélium qui dans les cas ordinaires fournit les plus gros macrophages. Les macrophages moyens, dans ce cas, proviennent presque tous du tissu conjonctif.

2° Il existe fréquemment chez les cardiaques des états de *splénisation chronique* du parenchyme pulmonaire, impossibles à diagnostiquer par la clinique de la congestion pulmonaire simple et même de certains infarctus. Ces splénopneumonies, caractérisées anatomiquement par un afflux de polynucléaires qui bourrent les alvéoles, avec un dépôt peu abondant de fibrine, s'accompagnent d'une réaction pleurale analogue à la réaction pulmonaire. La séreuse est œdémateuse, riche en polynucléaires et aussi en macrophages actifs. On retrouve ces éléments dans le liquide pleural où les polynucléaires dépassent souvent 80 pour 100 éléments. Ils sont sains pour la plupart ; les lymphocytes sont exceptionnels. Le reste des éléments est formé par des macrophages isolés phagocytaires. Un tel épanchement peut exister d'un côté et un épanchement hydrothoracique banal de l'autre.

3° *L'infarctus pulmonaire* du parenchyme, s'il est profond, ne provoque aucune réaction pleurale ; s'il est cortical, sous-pleural, il provoque, comme nous le verrons plus loin, une réaction pleurale variable. Dans les cas où elle est intense, on trouve dans la plèvre et dans le liquide de très nombreuses hématies et des polynucléaires qui peuvent atteindre 90 % du nombre des éléments. Ils sont sains pour la plupart ; il y a quelques macrophages isolés et de très rares lymphocytes, parfois quelques éosinophiles. Le diagnostic entre ce cas et le précédent ne peut se faire cliniquement que par l'existence de crachats hémoptoïques. Cependant l'abondance des hématies dans le liquide est en faveur de l'infarctus.

4° Un épanchement hydrothoracique, modifié temporairement par un de ces accidents, peut reprendre le caractère hydrothoracique ; les macrophages isolés plus ou moins dégénérés se rencontrent presque exclusivement, les placards sont exceptionnels ; la lymphocytose s'accentue peu à peu. Un deuxième épisode aigu pourra à nouveau modifier le liquide. Il n'est pas rare de voir la résorption se faire pendant la phase de polynucléose ; on voit alors apparaître fréquemment des éosinophiles.

En résumé, outre la pneumonie, deux causes provoquent chez les cardiaques, une polynucléose intense dans le liquide pleural, l'embolie et la splénisation chronique. En l'absence d'hémoptysies, le diagnostic différentiel est impossible ; mais ce qu'on peut affirmer et ce que nous avons toujours vérifié sur les coupes, c'est que jamais ni l'atélectasie, ni la congestion chronique simple des bases ne donnent lieu à de telles réactions pleurales.

La pleuro-tuberculose chez les hydropiques. La pleuro-tuberculose chez les hydropiques présente plusieurs formes anatomo-cliniques. Un cirrhotique avec péritonite granuleuse peut faire de la *granulie pleurale*. Dans ce cas, il est très difficile de dire cliniquement s'il s'agit d'un hydrothorax avec bronchite ou d'une granulie pleurale. Le liquide peut se résorber dans les deux cas. Retiré de la plèvre, le liquide, dans la granulie, est peu fibrineux, souvent hémorrhagique, mais souvent aussi séreux.

La formule cytologique ne contribue qu'à accentuer l'erreur de diagnostic. On trouve une réaction macrophagique, avec placards et nombreuses figures phagocytaires, et un nombre assez élevé de polynucléaires. Les lymphocytes sont exceptionnels. Dans les liquides hémorrhagiques la formule rappelle le sang pur, et cela n'a rien d'étonnant si on songe à l'énorme quantité de bourgeons fragiles, angiomateux, qui se développent dans ce cas, en surface, entourant les tubercules. L'inoculation au cobaye permet seule, dans ce cas encore, de faire un diagnostic certain.

Dans d'autres cas, les malades (cirrhotiques, cardiaques), ont une *pleuro-tuberculose banale, aiguë*. L'évolution anatomique et cytologique de l'affection ressemble beaucoup à celle de la pleuro tuberculose commune. Deux faits sont cependant à retenir : d'abord la fréquence de la caséification pleurale, soit en surface, soit sous formes de gros tubercules caséeux circulaires reproduisant certaines granulies du péritoine ; puis, la persistance dans le liquide de petits placards de 4,6,8 cellules, pendant un temps très long, et malgré une lymphocytose prédominante. De la présence de ces placards, il ne faudrait pas conclure à l'absence de tuberculose. Dans ce cas d'ailleurs, les signes physiques rappellent plus ceux de la pleurésie que ceux de l'hydrothorax.

Enfin, il existe, chez les hydropiques comme chez d'autres sujets, des *pleuro-tuberculoses torpides*, presque apyrétiques, à évolution lente, à signes physiques peu accusés ; la formule cytologique de ces épanchements révèle une lymphocytose prédominante avec quelques autres éléments isolés. Est-ce un hydrothorax chronique ou une pleurésie tuberculeuse ? Les autres œdèmes font souvent penser à la première hypothèse, la cytologie ne permet pas de conclure. L'inoculation au cobaye est d'autant plus infidèle qu'on a affaire à des pleuro-tuberculoses très torpides. On fait le plus souvent le diagnostic à l'autopsie, où on trouve parfois des formes anatomiques très curieuses de tuberculose pleurale.

Dans un cas que nous avons observé, il n'y avait pas de fausse membrane développée. Dans la région diaphragmatique et surtout dans le médiastin, on voyait faire saillies dans la cavité pleurale des bourgeons en forme de franges, d'un blanc jaunâtre, à la surface desquels on voyait des granulations tuberculeuses. Ces franges étaient formées d'un tissu adéno-graisseux, contenant des tubercules, en surface et en profondeur, riches en cellules géantes, mais très pauvres en bacilles. Sur les coupes, l'infiltration lymphocytaire était considérable, même en dehors des tubercules. Les macrophages, isolés et pâles, très rares en surface, commençaient en profondeur l'organisation de la néo-membrane. Le liquide pleural fut inoffensif pour le cobaye.

Cette forme de pleuro-tuberculose, très atténuée, nous paraît rare ; elle rappelle par certains côtés les tuberculoses articu-laires et par d'autres, certaines tuberculoses pleurales des animaux.

§ 26. — Eosinophilie pleurale au cours des hydrothorax.

On trouve assez souvent des éosinophiles dans les hydrothorax. Il n'y en a jamais au début de l'épanchement mais ils peuvent faire leur apparition à une époque relativement précoce et persister jusqu'à la résorption, presque toujours spontanée. Ils existent dans l'hydrothorax aigu, comme dans l'hydrothorax chronique.

Dans l'hydrothorax aigu éosinophilique, la plupart des macrophages sont isolés, souvent phagocytaires ; les plasmodes sont petits ; il y a des polynucléaires neutrophiles : L'activité de la réaction pleurale est manifeste.

Dans l'hydrothorax chronique éosinophilique, les macrophages sont aussi isolés ; il y a quelques polynucléaires peu abondants ; les lymphocytes augmentent à mesure que l'épanchement vieillit. Les éosinophiles augmentent d'abord de quantité, puis diminuent peu à peu. Ils disparaissent avec le liquide.

En résumé, l'éosinophilie pleurale au cours des hydrothorax n'apparaît jamais dans les cas purs ; il y a toujours une *légère infection concomitante* ; son apparition se prolonge plus ou moins jusqu'à la résorption complète du liquide.

On ne sait au juste à quoi l'attribuer et on ne peut prédire à l'avance quand on la trouvera. Son origine est souvent *locale*: Elle peut, au cas d'épanchement double, être beaucoup plus abondante d'un côté que de l'autre ; on trouve au début des éosinophiles mononucléés, et,à l'éocyanine, des polynucléaires ou mononucléaires granuleux,cyanophiles, futurs éosinophiles. Dans quelques cas,on y voit aussi les gros mononucléaires cyanophiles signalés plus haut, comme dans certaines pleurésies.

Les épanchements riches en polynucléaires neutrophiles (embolie), peuvent au moment de leur résorption s'accompagner d'éosinophilie.

Malgré que la résorption spontanée du liquide soit habituelle au bout d'un temps variable ; ce liquide peut se reproduire plus tard, sous une influence quelconque. La nouvelle formule ne sera plus éosinophilique du moins au début.

Enfin certains hydrothorax chroniques éosinophiliques ont une évolution identique à certaines pleuro-tuberculoses torpides avec peu de réaction thermique, où on trouve aussi une éosinophilie prolongée. Nous avons rapproché à dessein deux observations, l'une d'un vieux myocardiaque emphysémateux l'autre d'un vieillard de 78 ans également myocardiaque. Ces deux malades eurent l'un et l'autre un épanchement pleural cliniquement hydrothoracique, de longue durée (2 à 3 mois), apyrétique ou presque, avec une formule éosinophilique si semblable pendant toute l'évolution qu'on confondrait à coup sûr les préparations. Or l'épanchement du premier était un hydrothorax banal avec splénisation sous-jacente, celui du second, une pleurésie tuberculeuse primitive torpide, reconnue par l'inoculation et vérifiée à l'autopsie. Rien ne pouvait faire faire le diagnostic différentiel.

Un de nos hydrothorax bacillifères a eu aussi, momentanément de l'éosinophilie pleurale.

Ces faits prouvent bien l'ignorance dans laquelle nous sommes de la valeur de la réaction éosinophilique et de sa pathogénie. Nous savons seulement qu'on la rencontre dans les **infections atténuées**

Ajoutons que les liquides hydrothoraciques riches en éosino
philes sont très toxiques, comme ceux des pleurésies analogues, et qu'il faut inoculer plusieurs animaux pour avoir des
survivants. D'ordinaire aussi, ces liquides ne cultivent pas.

CHAPITRE VII

Réactions pleuro-corticales dans les pleurésies vraies.

§ 27. — Pleurésies accompagnant les généralisations microbiennes hémo-lymphatiques.

Dans les affections que nous venons d'étudier, en dehors des complications qui viennent les modifier, nous assistons uniquement à une transsudation de liquide analogue au sérum sanguin dans la cavité pleurale, accompagnée d'une réaction endothélio-conjonctive de la séreuse. Dans les cas purs, il n'y a pas de lésions pulmonaires sous-jacentes, l'œdème pleural est insignifiant, la réparation de la lésion ne laisse pas de cicatrice. Dans les cas légèrement compliqués, qui sont les plus nombreux, nous avons vu une légère altération corticale, un léger œdème pleural, un liquide qui est à la fois un transsudat et un exsudat.

Dans les pleurésies vraies, que nous allons maintenant étudier, il y a toujours une exsudation du liquide si légère soit-elle, avec sécrétion de fibrine ; les lésions pleurales consistent au moins au début en un œdème contenant des éléments cellulaires variés ; elles sont accompagnées d'une façon constante de lésions corticales, plus ou moins accentuées, qui en sont inséparables. Toute pleurésie, si minime soit-elle, est une *cortico-pleurite*.

Dans certains cas cependant, les lésions corticales sont assez discrètes pour ne pas donner des signes physiques au lit du malade. La séméiologie de ces cas se rapproche de celle des hydrothorax peu abondants : nous commencerons par leur étude.

Ces pleurésies comprennent les pleuropathies accompagnant les généralisations microbiennes hémo-lymphatiques et les polysérites primitives ou au moins pseudo-primitives.

Parmi les premières, on peut citer les fluxions pleurales de la *fièvre typhoïde*, survenant à la période des taches rosées, les pleurésies de la *syphilis secondaire*, celle qu'on observe au cours de *l'érysipèle*, certaines pleurésies *rhumatismales*. Parmi les polysérites, la plus importante est la *pleuro-péritonite tuberculeuse subaiguë*.

Des caractères spéciaux, en dehors de leur évolution clinique, rapprochent ces diverses manifestations morbides : elles sont généralement *bénignes* au moins primitivement, *atténuées*, relativement fugaces ; elles atteignent presque toujours les *deux* plèvres, à un degré variable, ensemble ou l'une après l'autre. Enfin, elles accompagnent des affections à point de départ local mais bientôt diffusées dans l'organisme par les vaisseaux sanguins et lymphatiques. Pour peu qu'elles soient légères, ce qui est fréquent, ces manifestations ne se révèlent au clinicien que par un examen approfondi, voilées quelles sont par les autres troubles qui dominent la scène. Souvent méconnues, elles sont par là même plus fréquentes qu'on ne l'a cru ; bénignes et fugaces, elles sont difficiles à étudier anatomiquement parce qu'elles n'entraînent pas la mort du malade ; mal étudiées, elles sont discutées parce qu'on discute toujours ce qu'on ne connaît pas.

La cytologie pleurale seule nous a permis d'étudier anatomiquement et aussi de rapprocher ces divers phénomènes morbides.

1°. Pleuropathie de la période des taches rosées dans la fièvre typhoïde. Elle débute au commencement du deuxième septénaire, est le plus souvent double, peu abondante et se résorbe vite.

Le liquide retiré par la ponction pleurale est blanchâtre, couleur d'eau trouble ou légèrement teint en jaune, comme une urine très diluée. Il contient très peu de fibrine ; par centrifugation, on obtient un dépôt blanc, abondant, gluant.

Au microscope, on voit de très nombreux macrophages bourgeonnants, isolés ou encore réunis en plasmodes, contenant rarement des inclusions. Leur protoplasme est peu teinté, le réticulum nucléaire est net et bien coloré. L'évolution de cet épanchement est simple, les macrophages s'isolent peu à peu : à la fin, on voit apparaître quelques rares lymphocytes et éosinophiles avec quelques mononucléaires cyanophiles. Fait intéressant, un tel épanchement peu réapparaître au 3e ou 4e jour de la rechute, avec des caractères cytologiques absolument identiques. Dans les cas que nous avons observés, le liquide ne cultivait pas. Ces épanchements présentent quelques analogies cytologiques avec certaines pleurésies unilatérales plus tardives qu'on observe fréquemment dans la dothiénentérie et que nous étudierons plus loin. Ils n'ont pas du tout pour nous la même pathogénie, ni la même allure clinique.

2°. *Pleurésies précoces dans l'érysipèle*. Ces pleurésies dont nous n'avons observé qu'un cas, probablement parce que les érysipèles sont rares dans les services généraux, sont identiques à celles de la fièvre typhoïde. Bilatérales, peu abondantes, fugaces, elles sont aussi purement macrophagiques.

3°. *Pleurésies de la période secondaire de la syphilis*. Nous avons observé au contraire beaucoup de ces pleurésies : et nous en avons étudié anatomiquement 5 cas. Unilatérales ou souvent bilatérales, leur abondance varie de quelques gouttes de liquide à plusieurs centaines de grammes. Dans les épanchements minimes, on ne trouve que des macrophages isolés en abondance. Quand le liquide est notable, son aspect est celui des pleurésies typhiques étudiées plus haut. Anatomiquement il contient une majorité considérable d'éléments macrophagiques, le plus souvent isolés, bien colorés, de taille moyenne, renfermant quelques inclusions. Les autres éléments sont rares : les polynucléaires neutrophiles sont exceptionnels, on y trouve quelques lymphocytes, quelques éosinophiles, quelques mononucléaires cyanophiles gros ou moyens, à grains de grosseur variable. L'épanchement peut rester tel jusqu'au moment de la résorption ; dans d'autres cas, se développe tardivement une réaction éosinophilique qui peut être abondante. Son origine locale est prouvée nettement par l'existence des formes cellulaires de passage habituelles et aussi par ce fait que l'éosinophilie peut être unilatérale au cas d'épanchement bilatéral. Ces pleurésies peuvent ne pas aboutir à l'adhérence et après la résorption du liquide, nous avons pu retirer chez un malade quelques cellules pleurales dans le cul-de-sac, démontrant ainsi par la ponction la non coalescence des feuillets séreux. Sur les frottis, aucun spirochète n'était visible.

Nous n'avons pas obtenu de cultures avec ces liquides. Nous avons pu, d'autre part, grâce à l'obligeance de M. RAVAUT, inoculer un macaque au sourcil avec 1 cmc. de culot d'un de ces épanchements provenant d'un malade non traité. Le singe n'a pas présenté de chancre et plus tard, inoculé avec d'autres produits, il a pris la syphilis.

Ce fait ne prouve rien contre la spécifité de ces épanchements ; nous avons assez dit plus haut combien la présence des germes pathogènes était inconstante dans les liquides, et combien elle était difficile à mettre en évidence.

4° *Polysérite tuberculeuse.* Nous rapprochons à dessein des affections précédentes la polysérite tuberculeuse, accident de généralisation consécutif à un foyer local le plus souvent latent, la seule pleuro-tuberculose où il soit possible de penser que l'inoculation de la séreuse peut précéder celle du poumon.

L'affection qui nous occupe retentit en effet secondairement sur le poumon à des degrés variables ; si elle est pleurale d'emblée, elle devient vite pleuro-corticale et, par conséquent, pourra dans le cours de son évolution, passer par des états anatomiques différents. C'est seulement au début que la tuberculose pleuro-péritonéale se rapproche des pleurésies précédentes.

En général, l'épanchement est assez abondant, fréquemment double, et accompagné d'ascite. Le liquide est assez foncé, à cause de la présence d'un nombre assez grand d'hématies ; il est très peu fibrineux.

La réaction macrophagique est de beaucoup prépondérante ; les macrophages sont isolés ou en petits placards, riches en inclusions, présentant souvent d'une façon précoce des figures de karyokinèse. Les autres éléments sont des lymphocytes et des polynucléaires en nombre variable.

Les macrophages persistent très longtemps, fait anormal dans la tuberculose. La réaction dure 15 jours, 3 semaines, 1 mois, sans que les formes de dégénérescence soient nombreuses. Au contraire, on voit sur les préparations de nombreux macrophages petits et moyens ; toutefois, le nombre des lymphocytes s'accroît à mesure que l'épanchement vieillit.

Plus tard, l'évolution peut devenir analogue à celle de la pleuro-tuberculose commune ; dans d'autres cas, où l'infection

Malloizel.

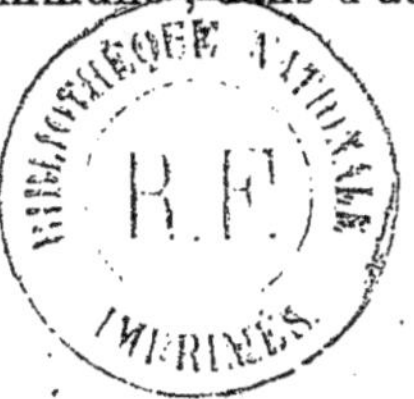

7

est manifestement atténuée et où le liquide a tendance à la résorption spontanée, les macrophages persistent jusqu'à la fin, il en est qui deviennent énormes, bourrés de vacuoles limitées par un réseau protoplasmique très délicat, donnant l'aspect de fine dentelle. La phagocytose et la karyokinèse sont très nettes. De plus, il n'est pas rare de voir apparaître au cours de l'évolution une réaction *éosinophilique* tardive qui se prolonge jusqu'à la résorption. Cette éosinophilie tardive doit être différenciée de l'éosinophilie minime qui est de règle au début de ces épanchements.

L'évolution plus ou moins favorable de la polysérite peut donc être en partie prévue par les examens anatomiques en série. A vrai dire, la clinique renseigne presque aussi bien ; mais le fait a une valeur quand on compare ces réactions à celles qu'on trouve dans les autres affections, quand on se place au point de vue de la pathologie générale.

En résumé, il existe au cours des généralisations microbiennes hémo-lymphatiques des épanchements à caractères cliniques assez spéciaux, accompagnés autant qu'on peut le dire de lésions pulmonaires peu sensibles. Ces épanchements ont tous une caractéristique anatomique, c'est la présence souvent exclusive ou au moins de beaucoup prépondérante du *macrophage*. Nous savons que c'est l'élément indispensable de toute réaction de la séreuse ; ici, il est à peu près le seul à entrer en jeu.

Il existe certainement au cours d'autres infections des réactions macrophagiques prépondérantes, sinon pures ; néanmoins, nous croyons intéressant de rapprocher par le caractère anatomique que nous fournit la cytologie, les diverses pleuro-pathies précédentes qui ont d'autres analogies ; et d'autant plus, qu'il sera difficile d'approfondir davantage leurs lésions, étant donnée leur bénignité.

En dehors de la tuberculose, dont les manifestations pleurales sont multiples, il peut arriver au cours des maladies citées plus haut que le poumon soit le siège d'une localisation de l'infection primitive, localisation qui attire l'attention du clinicien d'une façon prépondérante. Dans ce cas on trouve des modifications sensibles de la formule histologique et il est souvent possible d'étudier plus complètement les lésions.

Nous rentrons alors dans les pleurésies vraies, où les lésions pulmonaires concomitantes sont toujours appréciables et que nous allons étudier maintenant.

§ 28. — Processus infectieux pleuro-corticaux.

Quelle que soit la nature d'une lésion pulmonaire, qu'elle soit localisée ou généralisée, il existe toujours une réaction pleurale, quand cette lésion est corticale, il n'y a de différences que dans la nature de cette réaction. *L'œdème pleural* est la lésion essentielle : cet œdème peut être peu intense et alors, d'une manière générale, il y a peu de liquide exsudé, la pleurésie est dite sèche, ou bien, coexistant avec un œdème plus marqué, il y a une exsudation notable de liquide, et la pleurésie est dite séro-fibrineuse ou purulente suivant les cas. La même lésion pulmonaire peut être à l'origine de ces deux réactions, et il est impossible de dire pourquoi dans tel ou tel cas, il y a production ou non d'épanchement. S'il y a des différences dans la quantité de liquide épanché, il y en a beaucoup moins dans l'anatomie pathologique des lésions, surtout quand on les étudie au point de vue cellulaire ; on constate seulement qu'au cas d'exsudation notable, elles sont plus diffuses, plus étendues par rapport à la localisation parenchymateuse.

De l'étude générale que nous avons faite de l'œdème pleural, il résulte que beaucoup de lésions d'origine différente mettent en jeu les mêmes éléments cellulaires et il semblerait naturel, étant donnée une réaction, de grouper autour d'elle toutes les affections qui peuvent la produire, mais, puisque la même maladie peut aussi provoquer suivant les cas des réactions fort dissemblables, il vaut mieux grouper autour de l'affection initiale les diverses réactions auxquelles elle peut donner naissance, en signalant, autant que possible, dans quels cas particuliers on les rencontre.

Pneumonie. On a dit et répété que, dans la pneumonie, les réactions pleurales correspondaient aux lésions pulmonaires, la pleurésie séreuse à l'hépatisation rouge, la pleurésie purulente à l'hépatisation grise. Rien n'est plus vrai, si on considère l'évolution locale des lésions cellulaires, rien n'est plus faux si l'on croit que les deux processus s'associent forcément dans le temps. Il y a des hépatisations grises qui ne s'accompagnent pas d'épanchement, d'autres qui s'accompagnent d'épanchement séreux. L'hépatisation rouge peut s'associer à la pleurésie sèche, à la pleurésie séreuse et même à la pleurésie purulente.

De l'examen d'un certain nombre de cas différents, il nous a semblé résulter les faits suivants :

1e Quand l'hépatisation se produit *brutalement* et *rapidement* près de la surface pulmonaire, il y a rarement un épanchement séro-fibrineux précoce. Celui-ci se produit beaucoup plus fréquemment quand, *autour* du foyer d'hépatisation, il existe une *splénisation corticale étendue*.

Cette manière de voir, qui n'a rien d'invraisemblable a priori, l'est encore moins quand on étudie la réaction pleurale dans les différents cas et sur des points différents du poumon. Dans une pleurésie séreuse métapneumonique, les fausses membranes ne sont pas plus abondantes sur le foyer d'hépatisation ; elles sont plus épaisses, plus lâches, autour de ce foyer, ainsi qu'en certains points spéciaux, en particulier sur les angles que forment en se réunissant les faces pulmonaires. Sur une coupe faite au niveau du foyer principal, supposé en état d'hépatisation rouge, on voit une fausse membrane fibrineuse à type lamelleux, dont les strates horizontales très serrées contiennent de rares éléments polynucléés et macrophagiques. La plèvre elle-même est peu œdémateuse, elle contient peu de macrophages et des polynucléaires qui ne sont pas toujours abondants : On dirait que la réaction pleurale a été comme sidérée par la brusque infection du parenchyme. Si on examine au contraire, la zone située autour du foyer, on voit de nombreuses fausses membranes floconneuses riches en polynucléaires avec quelques macrophages phagocytaires. La plèvre est beaucoup plus œdémateuse, riche en polynucléaires et aussi en macrophages qui se mobilisent activement. Plus profondément, on voit des alvéoles splénisés. On dirait que là la réaction pleurale a eu le temps de se produire. Plus loin encore, on peut assister aux débuts de la réaction, au redressement des cellules endothéliales et à leur isolement, au commencement de l'arrivée des polynucléaires dans la séreuse tuméfiée, dont les cellules fixes perdent leurs prolongements. Ce fait explique aussi que la pleurésie séreuse parapneumonique n'apparaît souvent que quelques jours après l'invasion pulmonaire.

La sidération des phénomènes pleuraux réactionnels par l'hépatisation brusque se montre encore cliniquement : Il existe des pneumonies où le premier jour, le souffle est encore lointain, où l'on entend des frottements légers : on ne retire pas de liquide, puis dès le lendemain, le souffle tubaire est intense et jusqu'à la fin, il ne sera plus question de l'atteinte pleurale.

2ᵉ Quand on examine une pneumonie banale avec pleurésie sèche limitée, simple dépoli sur le foyer, quelques fausses membranes autour, on trouve un aspect à peu près analogue. Sur le bloc même, il y a peu d'œdème et souvent peu de polynucléaires ; tout autour, l'œdème, quoique faible, est plus marqué et très riche en éléments. C'est dans ce cas qu'on observe une disproportion très nette entre la quantité de liquide exsudé dans les mailles conjonctives et l'énorme afflux de polynucléaires qui bourrent la séreuse : c'est aussi dans ce cas que, quand il y a tant soit peu d'exsudat, ce dernier prend l'aspect du pus. — Si, à ce moment, il y a des microbes nombreux et virulents dans la plèvre, il peut y avoir pleurésie purulente d'emblée, sans qu'il ait d'hépatisation grise.

3°. Prenons maintenant une pleurésie séreuse concomitante de l'hépatisation grise, celle-ci peut rester séreuse jusqu'à la mort ou la résolution. Au moment où se fait, dans les alvéoles une liquéfaction de l'exsudat fibrineux, l'œdème pleural augmente, du moins en ce qui concerne le liquide ; les éléments contenus dans cet œdème dégénèrent, s'il n'y a pas de pneumocoques dans la membrane ; leur noyau se réduit à l'état de boules chromatiques, quelquefois d'une seule ; si la lésion pulmonaire guérit, l'épanchement peut se résorber purement et simplement.

Le même fait se produit si, jusque là, il n'y a pas eu d'exsudation liquide dans la cavité séreuse.

Si, au contraire, il existe à cette époque dans la plèvre des pneumocoques virulents, leur présence entraîne un nouvel afflux de polynucléaires, qui bientôt dégénèrent et forment du pus. C'est cette pleurésie purulente tardive, métapneumonique qui est la plus commune.

Il y aurait un autre point intéressant, ce serait de voir comment disparaît l'œdème pleural simple dans la pleurésie séreuse qui accompagne l'hépatisation rouge ; or, il est rare de voir mourir les malades à cette période, nous ne pouvons nous servir ici que des données de la *cytologie*. Mais voyons d'abord les indications qu'elle donne au début de la pneumonie : nous les rappellerons brièvement, car nous en avons déjà parlé :

1re. Au début de l'épanchement, on trouve une quantité considérable de polynucléaires sains et des macrophages isolés, moins nombreux, dès la fin du premier jour et franchement phagocytaires. Tel est le type habituel dans la pneumonie franche aiguë qui guérit vite. — Le liquide est toujours un peu trouble, quelquefois d'aspect purulent, cela dépend de la quantité de sérosité exsudée, mais ne fait pas varier la formule cytologique.

2° Il peut se faire que la réaction de début soit *anormale* : les macrophages peuvent *n'être pas phagocytaires*, les polynucléaires peuvent se montrer *d'emblée pycnotiques*. Ce processus, qui montre la déchéance rapide des éléments cellulaires de défense, annonce souvent l'hépatisation grise ou la future purulence de l'épanchement. Dans ce dernier cas, on voit des pneumocoques d'abord libres sur les lames ; les jours suivants le liquide redevient plus séreux d'aspect ; on n'y trouve plus, de macrophages sains, mais on y constate de nombreuses figures de *microphagocytose*. Si celle-ci est insuffisante, ce qui est la règle, l'épanchement reprend les caractères du pus et cette fois du pus vrai.

3° *Evolution de l'épanchement séro-fibrineux simple*. Un des caractères de la formule pneumonique, c'est a-t-on dit, la prédominance marquée des polynucléaires pendant toute la durée de l'affection. Le fait est exact, pour peu que l'épanchement soit fugace ; s'il se prolonge, les lymphocytes augmentent progressivement jusqu'à devenir prédominants. C'est le même fait qui a lieu dans la pleuro-tuberculose. On trouve jusqu'à la résorption des macrophages isolés qui deviennent peu à peu vacuolaires ; quand l'épanchement tarde peu à se résorber, on voit de plus à la fin le nombre des macrophages augmenter, par suite de la production intra-pleurale d'éléments petits et moyens. Les polynucléaires dégénèrent très vite ; la pycnose est de règle dans l'épanchement séreux pneumonique, beaucoup plus que dans le pus, où elle est très inconstante. Cette pycnose peut atteindre les polynucléaires dès le 3 ou 4e jour, sans que pour cela le pronostic soit aucunement aggravé. A côté des types nets de pycnose, on voit souvent des polynucléaires à noyau arborescent ou poussiéreux. Vers le 8e jour, apparaissent des lymphocytes qui augmentent par la suite si l'épanchement se prolonge. Le nombre des hématies croît en même temps.

4º *Evolution avec éosinophilie*. L'éosinophilie dans la pneumonie est un fait fréquent ; l'évolution de ces épanchements éosinophiliques, souvent latents, mérite d'être précisée. Ou bien c'est une *pleurésie séreuse prolongée* qui, dans le dernier septénaire voit apparaître côte à côte dans son liquide des lymphocytes et des éosinophiles, ceux-ci souvent peu nombreux.

Ou bien l'exsudat initial a été minime, *réduit à quelques gouttes d'œdème*, ou à quelques centimètres cubes de liquide pseudo-purulent. Alors, après un intervalle de temps plus ou moins long, variant de quelques jours à un mois pendant lequel on ne retire plus d'exsudat, on voit tout à coup le liquide réapparaître en quantité notable, durer quelques jours, puis se résorber très vite. Si on n'a pas assisté à la réaction pleurale du début, qui est souvent insignifiante, on est tenté d'admettre une pleurésie séreuse métapneumonique éphémère. En réalité, il y a bien une exsudation récente de liquide, mais ce n'est qu'un temps de l'évolution de la pleurésie qui dure depuis déjà longtemps.

Ces liquides dont nous parlons sont d'un jaune rouge foncé, très riches en hématies ; les autres éléments varient. Si l'exsudation avec éosinophilie se fait peu de temps après la réaction pleurale primitive, elle-même fugace, on voit côte à côte des polynucléaires acidophiles et neutrophiles ; si elle se produit tardivement il n'y a presque plus de polynucléaires, mais surtout des lymphocytes.

En réalité, il n'y a aucune différence entres ces *pleurésies éosinophiliques à exsudation post-pneumonique et la pleurésie séreuse s'accompagnant tardivement d'éosinophilie*. La quantité de liquide exsudé est seule différente. Son abondance dans le second cas efface la période latente qui existe dans le premier, en même temps qu'elle dilue les éosinophiles, et empêche une résorption aussi rapide.

Les exsudats tardifs se résorbent en 2, 3, 5 jours au plus.

Ils ont aussi, comme nous le verrons, des signes cliniques assez spéciaux.

Voilà donc un cas, jusqu'ici, croyons-nous, peu connu, où la cytologie en série seule nous donne une idée de ce qui se passe dans l'œdème de la séreuse. A part ses particularités d'évolution, qui l'on fait jusqu'ici méconnaître, la pleurésie métapneumonique-éosinophilique n'a pas plus de spécificité que les autres éosinophilies de convalescence. Elle s'accomgne le plus souvent d'éosinophilie sanguine ; mais la formation locale des acidophiles est très nette sur les préparations et c'est dans ce cas que nous avons vu le mieux toutes les formes de passage.

5e *Pleuro-tuberculoses métapneumoniques*. Eufin, il existe, à la suite des pneumonies, des épanchements séreux qui sont des pleuro-tuberculoses. Ils sont souvent assez fugaces avec polynucléose au début et lymphocytose tardive. On conçoit que le cytodiagnostic est impossible même en série, et que seule l'inoculation peut renseigner. Ajoutons que sur les 5 épanchements tardifs éosinophiliques que nous avons vus, d'ailleurs tous très toxiques, aucun n'a tuberculisé nos cobayes survivants.

En résumé, l'élément essentiel des œdèmes pleuraux pneumoniques est certainement le polynucléaire qui suffit à lui seul à détruire l'agent pathogène. Son afflux est précoce et extrêmement abondant. Il voile la réaction locale du tissu conjonctif, réaction initiale, et semble tout au moins si on en croit la cytologie, l'atténuer par la suite. Mais à part l'importance de la polynucléose, rien ne distingue la pneumonie des autres infections ; l'évolution de la formule cytologique rentre dans le cadre général.

Un autre fait nous paraît digne d'intérêt : Dans la pneumonie *accompagnée de pleurésie sèche*, la réaction pleurale semble comme *entravée par la brusque formation du bloc d'hépatisation*. La séreuse n'a pas le temps, semble-t-il, de se défendre. Dans la pleurésie *séreuse*, au contraire, la réaction

est *complète*, *normale* et satisfait mieux la règle commune. On
peut se demander si la pneumonie compliquée d'épanchement
est réellement compliquée ; si, dans les cas normaux bien entendu, elle n'est pas au moins aussi favorable que la pneumonie simple. La clinique n'y fait guère de différence et les statis-
tiques devraient porter sur de très nombreux cas bien étudiés.
Nous ne serions pas étonné que la dite complication soit au contraire un accident de bon augure.

La pneumonie qui d'habitude occupe un lobe pulmonaire
tout entier permet d'étudier sur les coupes les réactions pleurales qui se passent au niveau et au delà du foyer. Ces réactions sont peut être encore plus nettes, si on les considère autour
de foyers parenchymateux corticaux plus petits, tels qu'on les
rencontre dans l'embolie pulmonaire et dans la bronchopneumonie. Nous allons voir que là l'étude des coupes est indispensable, car la cytologie, là plus qu'ailleurs, résume les diverses
réactions de la séreuse au contact de lésions corticales différentes, dont elle ne fournit que la *synthèse*. C'est là un inconvénient de la cytologie que nous n'avions pas encore entrevu.

§ 29. — Infarctus pulmonaires.

Les lésions pleurales dues aux infarctus sont variables suivant la localisation, le volume, l'âge de l'infarctus.

Quand il est sous-cortical et seulement à 1 cm. de la surface,
il ne donne lieu à aucune réaction de la séreuse.

S'il siège plus près encore, à 1/3 de centimètre de la plèvre,
il est entouré presque à coup sûr par une zone où les alvéoles
pulmonaires sont le siège d'une réaction endothéliale ; ces
alvéoles touchent la séreuse : dans ce cas, on trouve une
légère réaction conjonctive dans la membrane, l'endothélium
se redresse un peu, mais reste conservé. La réaction est plus
accusée si l'infarctus est exactement sous-pleural ; là encore la
réaction irritative est souvent plus marquée autour de l'infarctus qu'à son niveau, ce qui explique qu'on ait pu comparer

dans une certaine mesure la lésion pleurale causée par l'infarctus à celle que produit une pointe de feu (Cornil). Mais il ne faut pas tenir compte uniquement de la nécrose du tissu, puisque des phénomènes semblables ont lieu au cas de pneumonie.

Au début de l'infarctus, on trouve localement un œdème pleural plus marqué autour de la zone envahie par le sang, contenant quelques macrophages et polynucléaires. En surface, on trouve un léger dépôt fibrineux villeux contre lequel existent les mêmes éléments.

Quand l'infarctus est envahi par les polynucléaires, la réaction pleurale est plus manifeste. La fausse membrane est plus développée, à la fois villeuse et réticulaire. Dans son épaisseur on trouve quelques macrophages et surtout des polynucléaires très nombreux. L'œdème pleural est lui-même plus notable ; les vaisseaux y sont très dilatés ; la réaction macrophagique est faible, mais les polynucléaires sont très abondants.

L'examen cytologique n'est généralement possible que dans ce dernier cas, car c'est le seul qui s'accompagne d'épanchement. Polynucléaires et hématies prédominent à côté de quelques macrophages.

L'infarctus pulmonaire peut être dû à une embolie *septique*, même très petite. L'épanchement auquel il donne lieu a alors tous les caractères d'un épanchement inflammatoire semblable à celui de la pneumonie, avec peu de sang. Nombreux polynucléaires et macrophages phagocytaires. La formule montre une infection sous-pleurale ; le diagnostic d'infarctus ne peut être fait que s'il y a des hémoptysies.

Si une affection aiguë, pneumonie par exemple, survient chez un mitral, il peut se faire au cours de cette pneumonie des infarctus, lesquels suppurent secondairement. Par la clinique, ils sont souvent méconnus. L'épanchement montre seulement une formule pneumonique avec nombreux polynucléaires dégénérés ; mais sur les coupes, on peut se rendre compte que cette dégénérescence n'est marquée dans l'œdème et dans la fibrine, qu'au niveau d'infarctus sous-pleuraux nettement suppurés.

Dans d'autres cas, on peut trouver à la suite d'infarctus du poumon qui paraissent peu infectés à l'examen microscopique, des *pleurésies séreuses* ou *purulentes* où l'on rencontre à l'état de pureté un parasite *banal* ; (dans un cas personnel il s'agissait du *Proteus vulgaris*). Rien n'explique que la généralisation microbienne se fasse plutôt dans la plèvre que dans le poumon. Cette pleurésie ressemble d'ailleurs à toute pleurésie aiguë à microbes nombreux. On y trouve des macrophages peu phagocytaires, et de très nombreux polynucléaires garnis de microbes. Le travail de réparation se fait en profondeur par les macrophages. Dans notre cas, la pleurésie était encore séreuse, mais aurait vraisemblablement tourné à la purulence.

Ces épanchements, il faut le dire, sont exceptionnels ; on ne les rencontre guère que chez les débilités, les asystoliques chroniques, arrivés à une cachexie cardiaque avancée. C'est ce qui explique l'action pathogène chez eux, de microbes peu dangereux à l'état normal.

§ 30. — Bronchopneumonie.

Ce que nous venons de dire pour les infarctus peut se répéter pour les bronchopneumonies. La réaction pleurale dépend du siège, de la nature du noyau bronchopneumonique, de sa structure anatomique, de la virulence du microbe qui le produit. Nous pouvons la rapprocher beaucoup d'affections très dissemblables ; les bronchopneumonies de la grippe se comportent comme celles de la fièvre typhoïde et des autres maladies infectieuses. La réaction pleurale est plus corrélative de la lésion pulmonaire corticale que de son étiologie.

Si on étudie de nombreux cas de bronchopneumonie, on parvient en effet à se convaincre qu'il existe dans les *alvéoles sous-jacents* à la plèvre une réaction *exactement semblable* à celle qui existe dans la séreuse. On voit donc qu'indépendamment de l'erreur que fournit la cytologie quand il y a des lésions d'âge différent, la cytologie traduit à peu près l'état des alvéoles sous-pleuraux ce qui peut, pour le clinicien, avoir un intérêt.

Comparons donc dans des cas différents les réactions pleurales et corticales : A priori, s'il s'agit de nodules péribronchiques, petits, non suppurés, n'occupant autour de la bronchiole que peu d'alvéoles, la réaction pleurale sera minime, car les terminaisons des bronches sont relativement éloignées de la séreuse.

D'un autre côté, il ne faut pas s'étonner si, dans la bronchopneumonie, l'œdème est *plus intense* que dans la pneumonie vraie, car l'invasion alvéolaire se fait progressivement de la bronche vers sa périphérie et une exsudation de liquide se produit plus facilement que si d'emblée les alvéoles corticaux sont bourrés de fibrine. Même dans les cas où la pleurésie due à la bronchopneumonie est sèche, les mailles du tissus conjonctif sont plus distendues par l'œdème que dans la pneumonie, en revanche, l'œdème contient souvent moins de cellules. C'est seulement dans les bronchopneumonies pseudo-lobaires qu'au niveau des foyers, la réaction pleurale est sensiblement analogue à celle de la pneumonie.

Voici quelques exemples où sont notés à la fois l'état des alvéoles corticaux, de la plèvre et la réaction constatée par la cytologie :

Cas n° 1.— Poumons. — Emphysème, quelques nodules péri bronchiques petits, non suppurés, avec peu de polynucléaires dans les alvéoles. Amas lymphocytaires périvasculaires.

Plèvre. — Légères villosités fibrineuses avec quelques macrophages isolés et polynucléaires. Œdème avec prolifération des cellules fixes, quelques lymphocytes, peu de polynucléaires.

Cytologie. — Macrophage isolés ou en petits placards, assez nombreux lymphocytes, quelques polynucléaires.

Cas n° 2. — *Poumons*. — Nodules péribronchiques très nets avec exsudat fibrineux dans les alvéoles. Autour de ces nodules, simple réaction de l'endothélium alvéolaire. Lymphocytose au voisinage de la plèvre.

Plèvre. — Quelques villosités en surface avec macrophages isolés, assez nombreux lymphocytes, peu de polynucléaires. L'endothélium n'existe plus. Œdème avec infiltration par les lymphocytes et les macrophages. Plus de cellules fixes, çà et là quelques polynucléaires. Pas de liquide pleural.

Même cas. Autre point. — *Poumons*. — Mêmes lésions, mais alvéolite suppurée.

Plèvre. — Beaucoup plus de fibrine avec nombreux polynucléaires, quelques macrophages et lymphocytes. Œdème pleural extrêmement marqué ; vaisseaux très dilatés ; très beaux macrophages souvent phagocytaires, dont certains forment de vraies cellules géantes ; rares lymphocytes, nombreux polynucléaires.

Cas n° 3. — *Ensemble des lésions*. — Alvéolite desquamative avec présence de polynucléaires dans et autour de certaines bronchioles. La plèvre est relativement peu modifiée, on constate seulement une légère infiltration lymphocytaire et une mobilisation des cellules fixes. En d'autres points, îlots types de bronchopneumonie ; mais, quand ces lésions siègent seulement à 1/2 cm. de la plèvre, celle-ci n'est pas davantage modifiée. En certains endroits cependant, elle est œdémateuse, riche en macrophages et en polynucléaires. Ces points correspondent à des foyers nodulaires exactement sous-pleuraux. En surface, l'endothélium desquame en longs rubans.

Cytologie. — Macrophages isolés ou en grands plasmodes. Quelques polynucléaires et lymphocytes, nombreuses hématies.

Cas n° 4. — Bronchopneumonie pseudo-lobaire au cours d'une septicémie appendiculaire.

Poumons. — Alvéoles bourrés de polynucléaires.

Plèvre. — Œdème relativement peu marqué avec une énorme quantité de polynucléaires. Quelques rares macrophages et lymphocytes. Peu de fibrine lamellaire, avec les mêmes éléments.

Cytologie. — Epanchement du type pseudo-purulent ; prédominance des polynucléaires dont beaucoup encore sains; quelques macrophages et lymphocytes.

L'analogie dans ce dernier cas est complète avec la pneumonie vraie.

Sans multiplier les exemples, dont on trouvera de nouveaux dans nos observations, il nous paraît que les processus alvéolaires et pleuraux sont comparables dans la bronchopneumonie. Ils sont aussi plus simultanés que dans la pneumonie, où les deux réactions pleurale et pulmonaire, identiques anatomiquement, peuvent être séparés par un certain intervalle de temps.

La cytologie a donc dans ce cas un intérêt particulier : plus il y a de polynucléaires, plus la réaction inflammatoire est accusée, plus il y a chances pour que les foyers pulmonaires suppurent, même s'ils sont petits.

Quand, au contraire, il n'y a que des macrophages et des lymphocytes, la lésion pulmonaire n'est pas suppurée. Mais, répétons-le encore, la cytologie ne donne de renseignements que sur l'état des alvéoles corticaux.

Enfin, dans les cas où la pleurésie suppure, on trouve tou-

jours en surface des alvéoles en réaction fibrino-purulente.
L'examen microscopique est nécessaire dans ce cas, car,
macroscopiquement les lésions pulmonaires paraissent minimes.

Nombre d'affections au cours des maladies infectieuses
prennent en clinique le nom soit de congestions pulmonaires,
soit de broncho-pneumonies, et s'accompagnent de réaction
pleurale. Cette réaction traduit toujours la souffrance des
zones corticales ; elle est plus ou moins accusée suivant les
cas ; les alvéoles sont le siège tantôt d'une réaction endothéliale pure, tantôt d'une réaction mixte, à la fois endothéliale
et polynucléaire, mais nous savons qu'une simple congestion
du poumon ne provoque jamais sans infection surajoutée de
pareils processus pleuraux qui ne peuvent exister que dans
les *hyperhémies phlegmasiques*.

Que nous apprend la cytologie dans ces différents cas ?

Les formules sont évidemment variables ; et chez le même
malade, des variations de formule peuvent se produire, qui
indiquent des épisodes pulmonaires distincts, souvent accessi-
bles par la clinique. Toujours les différents éléments : macrophages, polynucléaires, lymphocytes, sont représentés, mais
différemment associés :

Les *macrophages* sont tantôt isolés, tantôt encore souvent
réunis en plasmodes ; dans ce dernier cas, on peut affirmer
que l'inflammation corticale est peu intense, car sinon, son
premier effet aurait été de séparer les cellules endothéliales.
Les figures de macrophagie sont presque constantes ; mais il
y en a davantage quand l'affection est plus aiguë, quand les
polynucléaires dominent et que les placards sont rares.

Les *polynucléaires* peuvent être exceptionnels, ce qui traduit que sous la plèvre l'alvéolite est presque uniquement
catarrhale ; ils peuvent être rares, accompagnant des inflammations encore atténuées , enfin ils peuvent être très abondants
et ils indiquent alors que les alvéoles sous-jacents, au moins
dans certaines zones, en sont remplis.

Les *lymphocytes* manquent rarement, d'autant plus nombreux que la plèvre a été déjà autrefois irritée (néoplasme par exemple), ou que l'affection se prolonge davantage. Ils n'ont pas grand intérêt pronostique.

On constate assez rarement des *éosinophiles* dans ces liquides. On peut en trouver cependant à la fin de certains épanchements dans les maladies aiguës, telles que la fièvre typhoïde où l'éosinophilie de convalescence est fréquente et peut même accompagner, comme dans la pneumonie, une réapparition d'un exsudat antérieurement résorbé.

Enfin il est des cas où des affections pulmonaires cliniquement analogues à la congestion inflammatoire s'accompagnent dès le début d'un épanchement où l'*éosinophilie est considérable* et persiste jusqu'à la fin. La nature de ces pleurésies est souvent difficile à déterminer ; dans un cas personnel, la pleurésie semblait influencée par des lésions utérines. En tout cas, il est peu vraisemblable qu'il s'agisse de tuberculose.

L'éosinophilie s'y associe d'abord à une réaction polynucléaire et surtout macrophagique très intense, puis à une lymphocytose qui s'accentue progressivement. Les macrophages sont souvent énormes, bourrés d'inclusions, dont les éosinophiles mêmes forment une partie. Ces épanchements ont une allure cytologique très curieuse ; cliniquement, ils sont moins intéressants. Parfois très fugaces, souvent plus longs à disparaître, ils simulent alors la pleuro-tuberculose à laquelle on penserait certainement sans l'examen cytologique.

Cette éosinophilie pleurale, qui est *locale*, a-t-elle son analogue dans le poumon ? Il est bien difficile de le dire puisqu'on n'a fait jusqu'à présent aucune autopsie de ces malades, mais le fait n'est pas impossible. On sait en effet qu'en dehors des accès d'asthme essentiel, on a pu dans diverses congestions pulmonaires retrouver des cellules éosinophiles dans les crachats. Nous avons songé à faire cet examen chez notre malade, mais elle ne crachait pas.

A ces pleurésies éosinophiliques, nous rattacherons une petite

pleurésie éosinophilique post-traumatique que nous avons
observée. Le malade, totalement apyrétique, avait des contusions multiples mais n'accusait aucun point de côté, aucune
dyspnée ; si bien que c'est par hasard en chirurgie qu'on dé-
couvrit à une base un souffle et une égophonie localisée. Cet
épanchement était très riche en éosinophiles. Trop précoce
pour être due à un réveil de tuberculose, trop latente pour un
épanchement parapneumonique, trop peu hématique pour accompagner la résorption d'un minime hémothorax, on peut
rattacher cette pleurésie d'après les signes physiques, à une
splénisation corticale sous-jacente, très subaiguë, provoquée
par le traumatisme, et par conséquent au cas précédent.

Peut-on par la cytologie prédire si l'épanchement tournera à
la purulence ?

Là comme dans la pneumonie, il est utile d'étudier la réaction pleurale dès le début, car plus tardivement les dégénérescences cellulaires n'ont pas du tout la même valeur : dans
un épanchement double, peu abondant accompagnant une broncho-pneumonie gangréneuse, nous avons pu saisir à l'origine
les différences qui distinguent la réaction séreuse et la réaction
purulente. Ces pleurésies, de même cause, chez le même individu, ont eu en effet une évolution très différente, la première
s'est résorbée en quelques jours et a laissé une cicatrice invisi-
ble à l'autopsie, la seconde est devenue purulente et a causé la
mort du malade.

Or, au début, le premier épanchement contenait des polynucléaires *sains* et des macrophages *phagocytaires* ; le second où
sur lames on ne voyait aucun microbe, contenait les mêmes
éléments, mais avec un aspect tout différent. Les macrophages
étaient peu colorés, vacuolaires, *peu phagocytaires* ; les polynucléaires présentaient déjà des formes de dégénérescence *pycnotique* nombreuses ; il y avait davantage de sang.

Ainsi donc, là encore comme dans la pneumonie, la dégénérescence précoce des polynucléaires, l'absence de macrophia-
gie sont des signes d'infériorité réactionnelle, qui témoignent

de la possibilité d'un passage à la purulence. Remarquons, que dans ce cas, l'évolution différente des deux épanchements tient certes plus au microbe qu'à l'individu, car il n'y a pas de raison pour qu'un organisme débilité soit capable en même temps d'une réaction normale et d'une réaction inférieure. Il est certain que, dans la majorité des cas, la réaction pleurale dépend plus de l'intensité des lésions pulmonaires locales que de n'importe quel autre facteur.

Suivant la cause qui lui a donné naissance, l'épanchement pneumogène, comme l'appelle LE DAMANY, ne présente que peu de particularités. Disons cependant. que dans la grippe, le polynucléaire est un élément essentiel, sans doute à cause de la tendance suppurative que présentent les lésions pulmonaires.

Le *streptocoque* donne naissance à des pleurésies très variées, parce qu'il produit des lésions très variées. Dans le poumon : bronchopneumonie des infections puerpérales, s'accompagnant d'épanchements minimes doubles, souvent hémorrhagiques ; pleurésie purulente avec pneumonie corticale ; enfin plus rarement hépatisation pulmonaire suppurée aboutissant à l'abcès. On verra dans nos observations quelques-uns de ces cas, et les résultats fournis par l'examen anatomique et cytologique.

Dans les broncho-pneumonies qui accompagnent la *gangrène pulmonaire*, il y a aussi de nombreuses variétés de formules correspondant à des lésions parenchymateuses corticales différentes.

Dans la *fièvre typhoïde*, les épanchements analogues aux précédents sont extrêmement fréquents ; ils surviennent dans le cours, plus souvent au décours de la dothiénentérie. Parmi eux, beaucoup sont très bénins, durent peu et sont presque latents, si on ne les recherche de parti-pris. Les signes pulmonaires sont très peu accusés cliniquement : aussi trouve-t-on un type de formule bronchopneumonique atténué.

Placards endothéliaux encore soudés, peu de polynucléaires, quelques lymphocytes qui ne manquent jamais. On est certain

que le maximum des lésions corticales consiste en une alvéolite épithéliale.

D'autres épanchements, au contraire, souvent plus *précoces*,
s'accompagnent de *polynucléose* assez accentuée, d'une réaction
macrophagique moins nette : les signes pulmonaires sont très
manifestes à l'auscultation.

Quoique souvent bénins, ces épanchements durent plus que
les autres ; ils sont l'indice d'une véritable broncho-pneumonie
éberthienne corticale, et donnent fréquemment, au moins passagèrement, des cultures de bacille typhique.

Au décours, de ces divers épanchements, on trouve, plus
souvent dans la fièvre typhoïde que dans les autres infections,
une éosinophilie de convalescence.

A côté des bronchopneumonies, des congestions pulmonaires aiguës dites simples, des diverses pneumonies, il existe des
affections bien connues seulement cliniquement, dénommées
par GRANCHER *splénopneumonies*, qui ont pour caractéristique
des signes pseudo-pleurétiques avec absence de liquide dans
la cavité pleurale. Les rares autopsies qui en ont été faites
ont reconnu au poumon un aspect identique à certaines splénisations pulmonaires ; mais le terme de splénopneumonie, s'il
répond dans certains cas au moins à la lésion anatomique, ne
répond pas du tout à la clinique, en ce sens qu'il n'explique
pas les signes pseudo-pleurétiques.

D'après nos recherches, les splénopneumonies sont des
splénisations (pour conserver le terme) corticales, accompagnées d'œdème pleural plus ou moins développé. Prenons en
effet un poumon condensé dans sa zone corticale, cette condensation provoque des phénomènes de renforcement du son ;
si l'œdème pleural constant dans les lésions corticales est peu
intense, le son augmenté ne sera pas modifié, au contraire
s'il est très développé, le son sera modifié par son passage aux
travers de la couche liquidienne tremblotante. Encore un pas
de plus et on trouvera un petit épanchement pleural. La
splénopneumonie pseudo-pleurétique n'est qu'un intermédiaire

entre la congestion pulmonaire simple inflammatoire et la
congestion dite pleuro-pulmonaire. On peut faire commencer
la splénopneumonie au premier signe pseudo-pleurétique qui
est la diminution des vibrations thoraciques, où on peut attendre qu'il y ait du souffle et de l'égophonie; de même on peut
admettre la pleurésie dès qu'il y a 20 grammes d'épanchement ou dans ce cas, si les signes physiques correspondent à
un épanchement plus abondant, dire que c'est encore une
spléno-pneumonie. Ces interprétations individuelles montrent bien qu'il y a entre tous ces états, plus distincts cliniquement qu'anatomiquement, tous les intermédiaires qui ne
diffèrent que par un minimum de lésions pleurales ou corti-
ticales en plus ou en moins.

Ces affections guérissent pour la plupart ; passagères ou pro
longées comme nous le verrons, elles relèvent de n'importe
quelle étiologie, aussi bien de la tuberculose que d'une infection banale.

Nous avons eu l'occasion de faire deux autopsies de spléno-
pneumonies, ou plus exactement de malades ayant eu de la
splénopneumonie peu de temps avant leur mort.

Dans le 1er cas, les alvéoles corticaux étaient bourrés de
polynucléaires avec quelques macrophages et la plèvre nettement œdémateuse contenait les mêmes éléments. Dans le 2e
cas, mort plus tardivement, le poumon présentait les lésions
d'une bronchopneumonie chronique avec pneumonie épithéliale dans l'intervalle et surtout vers la corticalité. En certains
points, la plèvre était déjà réorganisée ; mais dans d'autres, il
y avait encore un œdème qui atteignait 3/4 de centimètre ; la
plèvre était recouverte de fibrine présentant le type scalariforme et abritant de nombreux macrophages isolés. Elle avait
dix fois son épaisseur normale. Dans sa partie profonde, elle
était très vasculaire et envahie par les lymphocytes ; à la surface, elle contenait encore de très nombreux macrophages
isolés.

Dans le premier cas, on avait retiré 2 c. c. de liquide pleural qui avait indiqué nettement l'état de la plèvre et des alvéoles corticaux. Dans le 2ᵉ cas (faute peut être de bonne seringue), on ne retira rien ; les signes pleurétiques étaient cependant plus nets que chez le premier malade, probablement à cause de l'épaisseur de l'œdème.

Les différentes lésions trouvées, macrophagie (avec lymphocytose) d'un côté, macrophagie avec polynucléose de l'autre, montrent bien qu'il y a des degrés dans la spléno-pneumonie, comme dans la broncho-pneumonie. Aux variations des lésions pulmonaires, correspondent des réactions variables de l'œdème pleural, peu visibles puisque par définition il ne doit pas y avoir de liquide.

Cependant nous devons dire que, depuis que nous avons employé systématiquement de bonnes seringues à piston de verre pour les ponctions pleurales, nous n'avons pas trouvé de spléno-pneumonie, si atténuée qu'elle soit qui ne permette bien de ramener quelques gouttes d'un exsudat riche en éléments, tandis qu'on ne retire rien d'une plèvre saine.

Il faut donc bien admettre qu'à toute spléno-pneumonie correspond une lésion pleurale caractérisée par un œdème et un exsudat insignifiant, mais qui varie anatomiquement suivant les cas, comme on peut s'en rendre compte par l'examen cytologique. Bien plus, les lésions corticales sont souvent plus homogènes que dans la broncho-pneumonie, et ici la cytologie donne des renseignements assez exacts sur l'état de la plèvre et de la corticalité pulmonaire.

Nous laisserons de côté les spléno-pneumonies tuberculeuses, sur lesquelles nous reviendrons bientôt, pour n'étudier ici que les spléno-pneumonies simples aiguës d'après la cytologie.

Le plus souvent, la lésion pleurale est réduite à son minimum ; la goutte d'œdème retirée par la seringue ne ramène qu'un nombre toujours considérable de *macrophages isolés ou en petits placards*, bien colorés, non phagocytaires. D'autres fois, ces macrophages sont plus actifs, de taille variable, quel-

ques-uns sont phagocytaires ; il y a quelques polynucléaires :
la lésion pulmonaire est plus accusée. Il peut se faire que la
seringue ramène une ou deux gouttes de liquide trouble, d'aspect purulent, contenant des *macrophages libres et beaucoup
de polynucléaires sains*. On reconnaît le pseudo-pus pneumonique, mais c'est du faux pus en miniature. Il se rencontre le
plus souvent dans des spléno-pneumonies que la clinique et la
bactériologie s'entendent à reconnaître comme pneumococciques. Enfin, il est des cas où une réaction macrophagique, pure
ou associée, s'accompagne tardivement d'éosinophilie, et on
peut retrouver dans les 3 gouttes d'exsudat recueilli tout ce
qu'il faut pour démontrer l'origine locale de cette éosinophilie.

Ces renseignements fournis par la cytologie sur l'évolution
des diverses splénopneumonies, seraient très dignes d'intérêt,
s'il était vrai que la maladie fût une entité morbide bien définie. Ils ne le sont pas moins, croyons-nous. en montrant une
fois de plus que les splénopneumonies, dont les causes sont
multiples, n'ont qu'une individualité clinique que nous tente-
rons plus loin d'expliquer, et que, dans leur ensemble, elles
ne diffèrent guère des autres réactions pleuro-corticales dont
elles ne sont qu'une variété curieuse. Elles ont frappé l'esprit
des médecins parce qu'elles les exposent à enfoncer dans une
plèvre un trocart par où il ne sortira rien.

Avant d'arriver à la tuberculose, si importante en matière de
réaction pleurale, nous devons dire un mot des pleurésies
rhumatismales qui, spéciales au point de vue clinique, ont
aussi une allure anatomique curieuse, des pleurésies cancéreuses plus banales et bien connues, enfin de la pleurésie qui
accompagne le kyste hydatique du poumon, dont nous avons vu
un cas l'an dernier.

§ 33.— Pleurésies rhumatismales.

La caractéristique du rhumatisme articulaire aigu est de
provoquer dans les séreuses des poussées *fluxionnaires très*

mobiles, souvent *légères*, *multiples*, qui surviennent et guérissent *brusquement*. *L'œdème* joue dans cette affection un rôle
prépondérant.

Le rhumatisme frappe fréquemment le poumon et sa séreuse,
plus souvent même qu'on ne le croit journellement ; tantôt
la pleurésie prédomine, tantôt c'est l'atteinte du parenchyme; mais
comme ces lésions guérissent presque toujours, on les néglige
davantage que les lésions cardiaques qui sont aussi latentes et
plus graves.

Nous avons vu, à la Charité, mourir une malade qui avait
un double épanchement rhumatismal ; malheureusement, nous
n'étudiions pas encore cette question. C'est donc par la cytologie seule que nous avons pu recueillir quelques données anatomiques.

Il n'y a pas de formule spéciale au rhumatisme articulaire
aigu ; tout dépend de l'intensité de la fluxion pleurale et sans
doute aussi de la fluxion corticale, car la biopsie comme la clinique s'entendent pour montrer la coexistence des lésions
pulmonaires avec des lésions pleurales.

Le minimum de ce qu'on peut trouver se résume à un
épanchement peu abondant, riche en éléments, dans lequel on
trouve des macrophages isolés à l'état presque de pureté. Les
placards sont généralement très rares, exceptionnellement ils
sont très abondants, riches en noyaux et persistent jusqu'à la
fin.

La formule peut rester macrophagique pendant toute la durée de la pleurésie, pourtant à la fin, apparaissent toujours
quelques lymphocytes, quelques éosinophiles, ainsi que quelques mononucléaires granuleux cyanophiles. Telle est l'évolution
la plus simple de la fluxion rhumatismale, mais il est fréquent
de la voir se compliquer de polynucléose neutrophile plus ou
moins intense.

La priorité de la réaction macrophagique est très nette dans
le rhumatisme. Le 1ᵉʳ jour il n'y a que des macrophages, le
lendemain seulement, on trouve un afflux de polynucléaires ;

ces derniers persistent jusqu'à la fin, présentant fréquemment
à ce moment des figures de pycnose ou des dégénérescences
nucléaires curieuses (noyau arborescent, poussiéreux) et s'accompagnant alors de la réaction éosinophilique que nous avons
décrite.

Dans certains cas, l'afflux des polynucléaires est intense,
les macrophages sont très phagocytaires, et à un certain stade,
l'épanchement rappelle celui de la pneumonie ; s'il est durable,
les lymphocytes pourront apparaître tardivement. Cependant,
le lymphocyte est rare dans la pleurésie rhumatismale, parce
qu'elle dure peu, ou que, dans la même plèvre, des fluxions
successives, suivies de résorption rapide, se font souvent à
de courts intervalles, ce qui ne peut se comparer à une réaction chronique.

Enfin, ce qui prouve bien la réalité d'une affection pleuro-
corticale, c'est l'existence de *splénopneumonies rhumatismales*,
dans lesquelles, malgré les signes pleurétiques, on ne retire
que quelques gouttes d'exsudat. Dans cet exsudat minime, on
peut suivre une évolution cytologique analogue à celle que
nous venons de décrire.

En résumé, les manifestations pleuro-pulmonaires du rhumatisme, se caractérisent par des *fluxions pleuro-corticales*. La
macrophagie est constante, quelquefois très prépondérante,
la polynucléose lui succède, mais peut manquer ou être très
abondante, enfin apparaît une éosinophilie terminale toujours
légère, accompagnée de mononucléose cyanophile constante.
L'épanchement rhumatismal est également riche en hématies,
et peut même être hémorrhagique à l'œil.

La grande pleurésie rhumatismale et la pleurésie insignifiante ont des formules à évolution analogue, correspondant à
des lésions identiques sensiblement ; la première peut d'ailleurs succéder brusquement à la seconde.

Dans les *pseudorhumatismes infectieux*, on trouve aussi des
pleurésies, souvent liées à des bronchopneumonies corticales ;
dans ce cas, l'épanchement est identique à ceux des broncho-
pneumonies banales ; il est fréquemment purulent.

§ 34. — Pleurésies cancéreuses

En dehors de l'endothéliome dont nous avons parlé en traitant de la transformation néoplasique du macrophage, l'anatomie pathologique des pleurésies cancéreuses ne présente qu'un intérêt secondaire. Leur formule est toujours sensiblement analogue : les macrophages dominent toujours, isolés ou en plasmodes, on y trouve de temps à autres des cellules cancéreuses, qu'il est souvent difficile de reconnaître ; les lymphocytes sont constamment représentés, étant donnée la chronicité de l'affection, enfin les polynucléaires y sont fréquents quand le cancer a envahi la membrane, car les nodules récents de néoplasme contiennent toujours des polynucléaires.

Le processus d'organisation de la plèvre est contemporain de la pleurésie même. Toute plèvre au voisinage du cancer, ou elle-même cancéreuse par propagation ou par lymphangite, tend à se transformer en tissu fibreux, adulte. A la surface de la plèvre, il peut y avoir une fausse membrane fibrineuse, qui souvent se vascularise par la profondeur, les néo-vaisseaux très fragiles peuvent donner naissance à d'abondantes hémorrhagies intra-pleurales. En résumé, réaction *conjonctive prédominante* avec autres éléments en proportions variables, *fibrose périnéoplasique* de la membrane coexistant avec une activité de la surface, *tendance à l'effraction des néo-vaisseaux*, telles sont les quelques caractéristiques de la pleurésie cancéreuse dans le néoplasme secondaire pleuro-cortical.

Dans le cas où le néoplasme est sous-pleural, il n'y a souvent à son niveau qu'un léger épaississement de la séreuse avec lymphocytose. Dans ce cas, il n'y a ni fibrine, ni épanchement pleural.

§ 35.

Pleurésies dans le kyste hydatique du poumon. Nous avons observé un seul cas de ces pleurésies et c'était un cas complexe : Au début, le kyste sous-pleural n'était pas suppuré, mais il était entouré de tissus enflammés (bronchite, râles sous-crépitants). La pleurésie qui l'accompagnait présentait elle-même trois loges, une médiane très petite contenant du pus, les deux autres contenant du liquide séreux. Puis le kyste se rompit dans les bronches sans suppurer, mais il y eut consécutivement suppuration pneumococcique de la loge kystique. On fit alors une pneumotomie qui montra l'adhérence des 2 plèvres dans la loge inférieure, tandis que le liquide séreux persistait au-dessus. Puis le liquide supérieur lui-même fut envahi par le pneumocoque ; resté d'abord séreux, il devint ensuite purulent et dut être évacué par empyème; le malade guérit complètement.

Dans cette observation médico-chirurgicale, l'évolution complexe a été singulièrement éclaircie par les diverses ponctions pleurales. Le malade en a subi 47 sans réclamer ; car, intelligent, il se rendait compte que ces petites interventions, plus désagréables que pénibles, dirigeaient notre initiative. Nous étions arrivé à dresser, sur sa paroi thoracique, une carte fidèle des lésions pleuro-pulmonaires, qui s'est trouvée vérifiée dans les interventions. Cette histoire a été très fidèlement rapportée, et, en la lisant, on verra encore mieux quel parti nous avons tiré dans ce cas grave et terminé favorablement, d'exmens cliniques répétés, et approfondis et de ponctions multiples.

L'épanchement séreux présenté par ce malade était assez spécial. Au début, il contenait des macrophages libres et des plasmodes bien conservés, au repos, des polynucléaires neutrophiles et *éosinophiles ;* puis, assez brusquement, survint une forte polynucléose, peut-être en rapport avec l'infection sous-jacente (Liquide trouble analogue à du pus dilué). Puis rapidement, le liquide redevint séreux, les polynucléaires diminuèrent en même temps que le nombre relatif des éosinophiles augmentait et que les lymphocytes faisaient leur apparition. La suite de l'évolution, fut celle de tels épanchements : Diminution progressive des polynucléaires, augmentation parallèle des lymphocytes, nombre stationnaire d'éosinophiles qui à la fin, deviennent vacuolaires.

L'épanchement ne contenait plus que de rares lymphocytes, *quand il fut envahi par le pneumocoque.*

C'est cette dernière observation microscopique qui nous fit penser plus tard à l'inflammation purulente possible de la loge supérieure, car le courant d'air passant par les bronches, la cavité péri-kystique et la plaie opératoire voilaient tout signe physique.

En somme, en dehors de la poussée de polynucléaires qui survint à un moment donné, nous voyons que la pleurésie a eu l'*évolution cytologique habituelle* avec en plus une *éosinophilie permanente* atteignant parfois 30 % du nombre total des éléments. L'éosinophilie sanguine était de 4 %.

L'éosinophilie pleurale au cours du kyste hydatique est sans doute un phénomène intéressant, à rapprocher de l'éosinophilie circulatoire qui existe souvent en pareil cas : mais, si on méconnaît le kyste, elle n'a pas de valeur en elle-même, car nous avons vu que d'autres affections, le plus souvent indéterminées, montrent des pleurésies analogues. Si on n'était détourné de cette idée par la relation fréquente entre le kyste en général et l'éosinophilie, on admettrait volontiers que le corps étranger provoque simplement une réaction très subaiguë de la séreuse.

Néanmoins nous croyons qu'au cas d'éosinophilie pleurale permanente, on doit songer à la possibilité d'un kyste hydatique.

CHAPITRE VIII.

Manifestations pleuro-corticales dans la tuberculose.

§. 36.

Nous arrivons enfin à la tuberculose, si importante dans l'é-
tiologie des pleurésies, si curieuse par son évolution anatomique dans la plèvre. Nous ne reviendrons pas sur l'anatomie
pathologique de la pleuro-tuberculose; Péron en a fait une
étude assez approfondie, anatomique et bactériologique. De
cette étude, nous ne retiendrons qu'un point, c'est qu'en
dehors du processus de granulation qui caractérise la tuberculose, processus de défense progressif et relativement spécifique, la plèvre réagit dans la tuberculose, comme dans les
autres infections. On a pu dire avec raison qu'il y a dans la
pleuro-tuberculose deux processus, l'un *banal*, l'autre *spécifique*
associés. On peut ajouter que la réaction banale se produit

surtout au début, la réaction spécifique plus tardivement, se prolongeant après la disparition de l'épanchement.

C'est naturellement la pleuro-tuberculose primitive des auteurs que nous en avons vue ; c'est-à-dire celle qui se développe chez un tuberculeux *latent*, et se révèle à nous par une réaction presque exclusivement *pleuro-corticale*.

C'est la cytologie de cette catégorie d'épanchements qui est considérée par bon nombre d'auteurs comme spécifique, à un degré presque égal à leur anatomie pathologique. Nous allons tâcher d'expliquer ce fait, montrant en même temps les erreurs qu'une interprétation trop étroite pourrait faire commettre ; nous verrons aussi qu'il n'est peut-être pas d'épanchements dans lesquels la cytologie renseigne moins sur l'état de la plèvre.

Si on en croit uniquement les examens cytologiques variés en série, qu'on peut faire dans la pleuro-tuberculose primitive, on y trouve dans le temps de grandes différences qui tiennent à deux causes :

1° Il y a des épanchements qui *durent peu*, d'autres qui se *prolongent* ; les premiers, si on ne considère que leur évolution cytologique, sont des épanchements *écourtés* dont la réaction se prolonge dans la *membrane*.

Là n'est pas la principale cause d'erreur.

2° Une cause d'erreur plus grave vient de ce que, même si on assiste au début clinique de l'épanchement, ce début ne coïncide pas forcément avec celui de la réaction pleurale qui a *commencé souvent dans la membrane même à une date antérieure*. C'est ce qui explique dans un grand nombre de cas l'existence d'une *lymphocytose* marquée, même le premier jour de l'épanchement.

Normalement, voici comment évolue la pleuro-tuberculose d'après les examens cytologiques. Les deux premiers jours, on trouve une réaction *macrophagique* très nette, avec présence de plasmodes et de macrophagocytes ; les polynucléaires sont rares, il y a quelquefois de rares éosinophiles ; enfin, le nombre des lymphocytes varie de 5 à 40 %.

Dès le 3e jour, il se fait une poussée énorme de *polynuclé-aires,* qui, sur un pourcentage, font forcément méconnaître le nombre réel des autres éléments. Cette polynucléose diminue très vite ; on dirait qu'elle s'est faite en une fois. Les éléments deviennent pycnotiques et disparaissent peu à peu ; en même, temps, les lymphocytes augmentent rapidement d'une façon absolue et relative, de façon que dans la majorité des pleuré-sies, vers le 12e jour, ils dépassent dans le pourcentage le nombre total des autres éléments.

Les macrophages se vacuolisent, disparaissent peu à peu ; sauf certains de moyenne taille, dont l'activité persiste assez longtemps. Enfin les lymphocytes sont tellement prédominants qu'à côté d'eux les autres éléments paraissent insignifiants : ils peuvent même être purs. Les hématies, en nombre variable, au début, semblent diminuer à la période de polynucléose, et augmentent ensuite progressivement de nombre.

Telle est la formule générale de la pleuro-tuberculose. — Comme il est presque de règle de ne voir les pleurétiques qu'après le 8e jour de leur maladie, on observe d'emblée une lymphocytose marquée qui deviendra très vite extrêmement prédominante. C'est ce qui a fait dire que la lymphocytose était de règle dans la pleuro-tuberculose. Il est même des malades qui n'ont des accidents aigus que depuis 5 jours, et qui ont déjà *60* °/₀ de lymphocytes dans leur liquide : mais chez ces derniers, l'interrogatoire révèle *des points de côté fréquents, durables,* du côté atteint, et cela souvent depuis *1* ou *2 mois.* mais ils n'ont pas pour cela interrompu leur travail. A supposer que leur épanchement ne date que de 5 jours, *il y a bien plus longtemps* que leur *plèvre est malade* et on sait que ce travail inflammatoire subaigu dans la tuberculose se traduit par un afflux lymphocytaire. Rien d'étonnant alors de trouver dans leur liquide une lymphocytose marquée.

Dans d'autres cas, au contraire, c'est *brusquement,* sans ma-laise antérieur que la pleurésie se produit ; on observe souvent chez ces malades la succession ordinaire des réactions exposée plus haut : l'épanchement sera considéré comme une exception à la règle, si on n'a pas la patience d'attendre la lymphocytose.

Même erreur, si l'évolution de l'épanchement est très rapide : on n'observe la lymphocytose qu'au dernier examen, elle peut même n'être pas encore prédominante quand l'épanchement se résorbe : c'est néanmoins de la tuberculose. comme en témoigne souvent l'inoculation au cobaye, et il ne faudrait pas croire que les pleuro-tuberculoses qui vont vite soient peu virulentes, car c'est généralement l'inverse qu'on observe par l'inoculation. C'est cette forme de pleuro-tuberculose aiguë, qui, bénigne en apparence et fugace, est le plus souvent méconnue, surtout quand elle représente un réveil de tuberculose latente après une autre infection.

Tous les cas rentrent donc dans la formule générale, si on veut bien tenir compte des explications que nous venons de donner. Et cependant, comme ailleurs, il y a des variations individuelles : polynucléoses plus ou moins abondantes et prolongées, disparition plus ou moins rapide des macrophages, lymphocytoses plus ou moins discrètes. Malgré le nombre élevé des malades qu'il est possible de voir, nous n'avons pu tirer aucune conclusion de ces particularités individuelles.

Il n'y a que dans la tuberculose *pleuro-péritonéale subaiguë* qu'on observe nettement une prolongation de la réaction endothéliale, comme nous l'avons dit plus haut.

Nous signalerons encore quelques points de détail.

1° Il est fréquent de voir au début de la tuberculose pleurale quelques *éosinophiles* qui peuvent persister quelque temps. Ce fait n'a aucune valeur pronostique ; il est néanmoins intéressant si on hésite entre un épanchement tuberculeux et un épanchement parapneumonique. Dans la pneumonie, il n'y a jamais d'éosinophiles au début. La légère éosinophilie pleurale tuberculeuse coïncide souvent avec une légère éosinophilie sanguine.

2° On peut voir aussi dans le cours de l'épanchement, se développer une éosinophilie qui peut être abondante et persister jusqu'à la résorption. Analogues aux éosinophilies de *déclin*, post pneumoniques ou autres, elles n'ont jusqu'ici qu'un intérêt de curiosité. Il faut savoir qu'elles n'excluent pas la possibilité d'une étiologie tuberculeuse.

3° On a dit longtemps qu'il n'y avait jamais de *placards* à la fin des épanchements tuberculeux ; en réalité, ils sont toujours très rares, sauf chez les hydropiques ; quand ils existent ils ne contiennent que 3 ou 4 cellules. Ils proviennent peut-être des zones relativement saines, si la tuberculose cortico-pleurale n'est pas généralisée ; ils viennent peut-être aussi de la division des macrophages moyens, fait assez communément observé.

4° Les macrophages disparaissent progressivement dans l'épanchement, devenant vacuolaires et pâles ; mais il en reste toujours quelques-uns de bien colorés, de taille moyenne, qu'on voit souvent se diviser par karyokinèse. Quelquefois les formes de karyokinèse sont très fréquentes et nous avons déjà signalé la coïncidence de ce fait avec l'augmentation brusque du liquide.

§ 37. Pleuro-tuberculose secondaire.

La pleuro-tuberculose secondaire est la pleurésie qui survient chez les tuberculeux pulmonaires dont les lésions ne sont plus latentes, mais déjà *bien caractérisées*. RAVAUT les a nettement séparées au point de vue cytologique de la pleurésie primitive. Elles contiennent en effet une majorité de polynucléaires plus ou moins dégénérés avec quelques squelettes cellulaires.

Le liquide est peu fibrineux, et quand on fait l'autopsie de ces cas, on ne trouve pas pour ainsi dire de pseudo-membrane, mais une caséification progressive de la plèvre. Il existe incontestablement de tels cas, très différents de la pleurésie primitive ; ce sont des abcès froids caséeux de la plèvre.

Cherchant à établir l'évolution de ce processus, RAVAUT a

étudié en série une pleurésie survenue chez un tuberculeux pulmonaire assez avancé ; la formule cytologique a été celle d'une pleuro-tuberculose primitive et est devenue finalement franchement lymphocytaire. Ce cas n'est pas exceptionnel : *il y a beaucoup de tuberculeux avérés qui font des pleuro-tuberculoses à type primitif et tous n'ont pas, par la suite, des abcès caséeux*. A l'autopsie de ces malades, on trouve des restes de pleurésie commune.

Ce fait tend bien à prouver combien la pleuro-tuberculose primitive est faussement dénommée. La lésion pulmonaire, souvent corticale, qui cause la pleurésie est plus ou moins accusée, mais elle existe toujours et la pleurésie n'est jamais que pseudo-primitive.

Quelle est donc l'origine de la pleurésie dite secondaire, la genèse de l'abcès caséeux ? Il est très rare d'assister à son début, cependant nous pouvons affirmer, d'après un cas suivi en série pendant 3 mois, que la *polynucléose peut succéder assez brusquement à une formule lymphocytaire pure*, la pleurésie secondaire à une pleurésie pseudo-primitive. L'évolution de la pleurésie n'est pas changée, la lymphocytose s'accentue peu à peu, puis tout d'un coup apparaissent de nombreux polynucléaires sains qui deviennent bientôt pycnotiques ; les autres éléments disparaissent et les polynucléaires dégénérés restent les seuls éléments de la pleurésie dite alors secondaire.

La polynucléose peut-elle être primitive sans succéder à une pleurésie lymphocytique ? Cela est possible, mais jamais nous n'avons observé ce cas.

Nous rapprocherons de la pleurésie secondaire, la *pleurésie chronique hémorrhagique* à rechutes, telle que nous en avons observé un cas, en dehors de toute lésion parenchymateuse appréciable et au cours d'un état général floride. La richesse du liquide en éléments blancs le rapproche du pus. C'est bien en effet un abcès tuberculeux à liquide hémorrhagique. Les polynucléaires qui dominent sont lésés un peu différemment de ceux des pleurésies secondaires. Leur noyau est moins con-

densé en boules et les grains neutrophiles sont mieux conservés. Cette pleurésie est susceptible de guérison spontanée.

A une période avancée, ces pleurésies ne contiennent plus
que des grains irréguliers de chromatine.

§ 38. — Spléno-pneumonies tuberculeuses.

A côté des véritables pleurésies tuberculeuses primitives,
on rencontre aussi, dans la tuberculose, certains états pulmonaires aigus, subaigus ou chroniques, accompagnés de signes
pseudo-pleurétiques et d'œdème pleural, sans exsudation notable de liquide. Ces états surviennent ou bien *au cours d'une
tuberculose confirmée*, ou bien comme phénomène *pseudo-primitif* de la tuberculose. Dans ce dernier cas, ces épisodes
souvent *aigus, atypiques,* courent le risque d'être méconnus
quant à leur nature, sont traités de grippes, et ne mettent pas
assez en garde le malade et le médecin contre les dangers
ultérieurs. Par cela même, ils sont très importants à connaître, surtout au point de vue clinique, car de leur anatomie,
on ne sait rien que ce que veut bien nous dire la cytologie.

Or, il n'y a aucun rapport net entre l'allure clinique de
l'affection et sa formule cytologique. Dans certains cas, la
maladie a l'air d'une pleurésie avortée, et on retrouve alors
dans le liquide des macrophages, des polynucléaires plus ou
moins malades, des lymphocytes. L'évolution normale de la
formule n'a pas le temps de se faire. Les lésions sont peut-être
dans ce cas analogues à celles de la pleurésie.

Dans la plupart des cas, l'affection ressemble à une congestion banale, à une bronchite, ou est latente et c'est un état
général alarmant (anémie, poussées de fièvre bacillhémique)
qui permet de trouver des signes pleuro-corticaux peu intenses. Dans ce cas, rien ne dit que l'affection est anatomiquement semblable à la pleuro-tuberculose ; cela est peu probable.
Ces états ne sont probablement que les phases aiguës peu

sensibles, à la suite desquelles certains malades, souvent avec lésions minimes, font ces cicatrices pleurales étendues, si communes aux autopsies de tuberculeux. L'inoculation au cobaye est impossible, faute de liquide à inoculer ; cependant une fois, avec 4 c. c. nous avons produit une tuberculose discrète.

L'œdème retiré par la seringue donne des formules très variables :

Dans certains œdèmes, il n'y a que des *macrophages libres* ; si on peut les suivre en série, on voit apparaître plus tard quelques polynucléaires et lymphocytes et certains macrophages deviennent phagocytaires.

Dans d'autres, il y a polynucléose et macrophagie associées ; le liquide peut être clair, hématique, ou même *pseudo-purulent*. Les macrophages sont plus ou moins phagocytaires ; les polynucléaires, d'ordinaire sains, sont quelquefois pycnotiques. Il est de ces épanchements qui ressemblent à s'y méprendre aux épanchements parapneumoniques. Il n'y a donc pas à compter sur la formule cytologique, qui indique bien ce qui se passe dans la plèvre et la corticalité, mais n'en dit pas l'étiologie. Néanmoins, comme nous le verrons en clinique, la constatation d'un œdème actuel peut avoir une grande importance et rien ne le révèle mieux que la ponction.

Au moment *de certains points de côté des tuberculeux avérés*, il n'est pas rare de constater un peu d'œdème pleural.

Dans un cas, à côté de lymphocytes, de polynucléaires et d'hématies, nous y avons trouvé quelques éosinophiles.

Nous reviendrons sur cette question des splénopneumonies tuberculeuses en clinique, et nous pourrons dire dans chaque variété, les formules cytologiques que nous avons trouvées ; mais, disons-le encore, *elles ne prouvent rien au point de vue de l'origine tuberculeuse* ; elles montrent seulement, dans quelques cas, qu'on réunit sous un même nom, des lésions très différentes qui n'ont que le point commun d'être pleuro-corticales.

En dehors des pleuro-tuberculoses banales et des spléno-pneumonies tuberculeuses, on trouve des réactions pleurales dans certaines granulies et certaines bronchopneumonies tuberculeuses.

§ 39. — Granulie et broncho-pneumonie

La granulie est loin de donner toujours une réaction pleurale sensible. Il n'est pas rare de trouver dans les granulies pulmonaires confluentes à tubercules gris récents, une réaction conjonctive minime de la plèvre qui correspond à la légère alvéolite catarrhale qui sépare les granulations. Dans des cas analogues où les granulations sont plus anciennes, (telles sont les granulies terminales de la base observées souvent chez les cavitaires), on trouve une réaction un peu plus accusée. L'endothélium est conservé, un peu redressé ; la membrane est peu modifiée, on y trouve cependant quelques macrophages libres et de rares polynucléaires. Les vaisseaux sont habituellement gorgés de sang. — Dans les granulies plus ou moins subaiguës, où les granulations aboutissent à la formation de gros tubercules caséeux, la lésion est plus marquée, quoique les lésions corticales consistent toujours en une alvéolite catarrhale séparant les tubercules. Il y a souvent un dépôt fibrineux lamellaire, contenant des macrophages libres et quelques polynucléaires et lymphocytes : la plèvre elle-même, très congestionnée, contient les mêmes éléments.

Tout autre est la réaction pleurale quand les granulations se développent dans la plèvre comme dans le poumon. Il existe alors une fausse membrane qui tend à s'organiser par la profondeur. Il y a souvent une vascularisation excessive des nouveaux tissus et les néo-vaisseaux fragiles sont causes d'hémorrhagies pleurales : dans la fausse membrane se développent constamment de nouvelles granulations. Si on étudie la formule cytologique, dans ce cas, on peut la trouver presque

analogue à du sang pur : d'autres fois, il y a nettement une
réaction mixte, macrophagique et polynucléaire, qui peut persister longtemps. Ces pleurésies peuvent d'ailleurs se résorber.

Par leur cytologie ces tuberculoses granuliques ne peuvent
être diagnostiquées. Il est nécessaire de s'adresser à la clinique
ou à l'inoculation, si on en a le temps. Etant données les
différences anatomiques qui séparent cette pleurésie de la
pleuro-tuberculose, on ne peut dire que la formule cytologique
générale, exposée plus haut, se trouve en défaut. L'erreur
de diagnostic peut être encore plus difficile à éviter si la granulie évolue chez des hydropiques ; cette granulie a une marche lente, et la formule rappelle à s'y méprendre celle de certains hydrothorax. L'inoculation est la seule ressource, à
moins que des particularités cliniques ne donnent l'éveil.

Dans la bronchopneumonie caséeuse, les réactions pleurales
peuvent être aussi très différentes suivant les cas, et, en particulier, suivant que le processus de caséification envahit le poumon seulement, ou le poumon et sa séreuse. Ces deux formes
peuvent coexister sur le même poumon, et, suivant les points,
il y a alors des réactions pleurales variables.

Quand la broncho-pneumonie est *sous-pleurale*, il y a souvent
un léger dépôt fibrineux, qui contient surtout des macrophages
libres et peu d'autres éléments. Dans la plèvre, l'aspect est
analogue. C'est le processus qui correspond à l'alvéolite mu-
cino-albumineuse internodulaire caractéristique de la broncho-
pneumonie tuberculeuse. Quand la caséification envahit la
plèvre, on trouve dans cette dernière un tissu de nécrose envahi
par les polynucléaires en pycnose. En surface, il y a un léger
dépôt fibrineux, avec quelques rares macrophages pâles, des
polynucléaires en pycnose et parfois des amas lymphocytaires.

Quand la bronchopneumonie aboutit au ramollissement, les
alvéoles avoisinants ont aussi leurs cellules frappées de nécrose : si ces alvéoles sont voisins de la séreuse, on trouve
une réaction pleurale légère, avec fibrine, macrophages et po-

lynucléaires. Ces éléments sont pâles, nageant dans un liquide trouble, et cet aspect traduit bien la lésion quand une fois on l'a vue.

Si un épanchement notable de liquide accompagne la broncho-pneumonie caséeuse, il n'a pas forcément l'allure d'une pleuro-tuberculose secondaire. Nous l'avons vu, comme chez certains tuberculeux avérés, avoir une évolution analogue à la pleuro-tuberculose primitive, passer par un stade de polynucléose, puis par un stade de lymphocytose presque pure. La pleurésie n'est certes là qu'un épisode accessoire et l'attention du clinicien est absorbée par les signes d'une fonte pulmonaire rapide. L'épanchement est cependant intéressant par sa cytologie dans les premiers jours : les macrophages ne contiennent aucune inclusion ; les polynucléaires présentent d'emblée des figures de dégénérescence. Nous trouvons là, comme dans les épanchements aigus non tuberculeux, les mêmes signes cellulaires pour témoigner de l'infériorité réactionnelle.

En résumé, si on envisage dans leur ensemble, les données fournies par l'anatomie microscopique et la cytologie dans la pleuro-tuberculose, surtout primitive, nous voyons qu'il n'y a guère de maladie *où la formule cytologique corresponde moins à l'histologie.* En dehors de la lymphocytose, qui jusqu'à un certain point est caractéristique, *l'évolution cytologique de la pleuro-tuberculose est celle d'une pleurésie banale* causée par n'importe quel agent, tandis que *l'évolution histologique profonde est presque spécifique.* Nous avons dit au début que les lésions de la pleurésie tuberculeuse commune étaient de deux ordres, les unes spécifiques, les autres banales ; l'histologie traduit seule ces lésions d'une façon complète, *la cytologie ne traduit que les lésions accessoires.*

Ce n'est pas à dire qu'en présence d'une pleurésie aiguë qui devient rapidement lymphocytaire, on ne doive penser à la tuberculose, si aucune infection concomitante ne l'explique ; mais, en dehors même de la ponction exploratrice, on doit jusqu'à nouvel ordre attribuer à la tuberculose tout épanchement qui dure et dont on ne trouve pas l'explication.

Là où l'existence de la lymphocytose est importante et d'un véritable intérêt diagnostique, c'est quand la tuberculose succède à d'autres infections ; il est certain que les pleurésies qui dépendent des bronchopneumonies infectieuses sont rarement lymphocytaires, et là, la lymphocytose donne l'éveil. Elle a déjà moins de valeur quand il s'agit d'un épanchement parapneumonique prolongé, qui peut très bien devenir lymphocytaire en dehors de toute tuberculose.

Enfin nous avons dit l'impossibilité de conclure quand il faut distinguer une vieille pleuro-tuberculose d'un vieil hydrothorax.

Si la lymphocytose est une présomption de tuberculose, il faut se garder de conclure à son absence, quand, au décours d'une maladie aiguë, il y a une pleurésie sans lymphocytose. Celle-ci pourra manquer ou être très éphémère à la fin de l'évolution, et cependant le liquide pourra tuer en un mois le cobaye de tuberculose.

Nous ne saurions trop répéter combien fréquemment la tuberculose est réveillée par les autres infections sous forme de pleurésie, et souvent de pleurésie fugace, dont la nature n'a pas le temps d'être au moins soupçonnée par la cytoogie.

§ 40. — Réactions pleuro-corticales dans la syphilis pulmonaire.

Nous n'avons jamais pu observer les réactions pleurales qui accompagnent les gommes pulmonaires. Nous nous bornerons à signaler celles qui accompagnent la *pneumonie blanche hérédo-syphilitique* de l'enfant, et aussi une forme anatomique identique, observée par M. Mosny chez l'adulte, dont nous avons étudié les coupes histologiques.

Ces lésions pleurales sont assez particulières et reproduisent

d'une manière extrêmement fidèle les altérations pulmonaires. Il n'y a pas là de cytologie possible, puisqu'il n'y a
pas d'épanchement. C'est donc uniquement d'après les coupes
que nous décrirons les réactions pleurales.

Qu'on examine un poumon d'enfant ou un poumon d'adulte,
les lésions présentent différents stades. Au début, la lésion
essentielle est constituée d'une part par un épaississement des
travées conjonctives interalvéolaires et de la plèvre qui sont
infiltrées de lymphocytes. Cette infiltration atteint surtout
la plèvre profonde. D'autre part, on constate une multiplication par division directe des cellules de l'endothélium pulmonaire qui bourrent les alvéoles. Parmi ces cellules qui sont
comparables à des macrophages, certaines sont multinucléées
et ont l'aspect de cellules géantes intraalvéolaires. Dans la
plèvre, une réaction analogue se produit aux dépens des cellules fixes qui se mobilisent, se multiplient par division
directe, formant aussi de temps à autre des cellules géantes intrapleurales. Il y a souvent en surface un léger dépôt
fibrineux. Les cellules de l'endothélium pleural s'isolent
et se divisent aussi directement. Ces lésions sont surtout
manifestes dans la plèvre superficielle.

En somme, *pneumonie épithéliale ou réaction macrophagique alvéolaire ; sclérose et lymphocytose inter-alvéolaires,* d'une
part ; *macrophagie pleurale en surface, sclérose et lymphocytose pleurales en profondeur,* telles sont, jointes à l'artérite
disséminée, les processus initiaux de la pneumonie syphilitique,
processus absolument comparables dans la plèvre et dans le
poumon.

Mais les lésions ne tardent pas à se compliquer, produisant
dans le poumon de l'adulte et surtout dans celui de l'enfant,
des altérations diffuses qui peuvent le rendre presque mécon-
naissable. Certains alvéoles sont envahis par les polynucléaires, d'abord sains, puis en pycnose ; les bronches sont
remplies des mêmes éléments et entourées d'amas lymphocytaires compacts ; le tissu de sclérose interalvéolaire s'élargit,

devient plus adulte et finit par étouffér les alvéoles. En certains points, il n'y a plus que du tissu conjonctif jeune et les bronchioles ; les alvéoles ont disparu. Tous les vaisseaux sont gorgés de sang.

En même temps, la plèvre est envahie par un processus analogue, les macrophages sont moins nombreux et beaucoup de cellules conjonctives sont fixées : dans la plèvre et dans la fibrine, on rencontre des polynucléaires, d'abord sains, puis altérés. Enfin, la lymphocytose s'accentue, formant des manchons périvasculaires comparables à des gommes miliaires.

Là encore les processus pleuraux et pulmonaires sont *simultanément* identiques. Bien qu'on rencontre dans d'autres cas, des pneumopathies épithéliales analogues, ces lésions ont certainement un caractère de spécificité par *l'évolution simultanée des réactions épithéliales* (macrophagiques) et *interstitielles*.

CHAPITRE IX

Résultats scientifiques généraux et pratiques des études précédentes.

SOMMAIRE. — Importance des données précédentes *pour l'anatomiste :* Rapports cytologiques du liquide et de l'œdème pleural. — Rapports entre l'œdème pleural et la lésion corticale.
Leur importance en *pathologie générale :* Analogie de toutes les réactions : Analogie cytologique ou de moyens, analogie évolutive ou dans le temps.
Type général. — Analogie avec les réactions méningées, péritonéales et sanguines.
Importance pratique : Valeur *diagnostique* de la cytologie considérée surtout au point de vue de l'étiologie tuberculeuse. — Importance de la lymphocytose.
Valeur pronostique : Signes précoces d'infériorité réactionnelle. — L'infériorité dépend plus de l'agent infectieux et de sa localisation que de l'individu.

Tels sont dans leur ensemble, les résultats que nous a donnés l'étude comparative des lésions pleuro-corticales dans les diverses affections que nous avons eu l'occasion d'observer. Il nous reste à résumer quelles conséquences ils peuvent avoir, pour le pathologiste et l'anatomiste d'une part et d'autre part pour le médecin au lit du malade.

§ 41

Pour l'anatomiste, la comparaison que nous avons faite de l'évolution cytologique des épanchements et de l'évolution histologique pleuro-corticale, présente un intérêt certain. La majorité des pleurésies guérissent. Certaines variétés sont toujours bénignes ; il est rare de pouvoir faire des autopsies aux divers stades de l'évolution morbide chez des malades identiques. L'étude des pleurésies expérimentales supprimerait ce desideratum si on était sûr que les réactions pleurales soient les mêmes chez l'homme et chez l'animal. A vrai dire, bien que dérivant toutes d'un même type, elles sont assez variées chez l'homme pour qu'on ne complique pas encore la question. (Les pleurésies constatées dans la tuberculose expérimentale du cobaye renferment en majorité des placards endothéliaux). D'un autre côté, certaines pleurésies ne sont pas reproductibles expérimentalement. C'est pourquoi nous croyons que la cytologie a, à ce point de vue, une réelle valeur. Elle permet de suivre au jour le jour ce qui se passe dans le liquide et de conclure de là à ce qui se passe dans la séreuse et dans le poumon, au moins en ce qui concerne les réactions cellulaires ; mais à la condition de tenir compte des causes d'erreurs que nous avons signalées au cours de ce travail et que nous rappellerons ici :

1re *Rapports cytologiques du liquide et de l'œdème pleural.*

Signalons d'abord l'*absence d'œdème* au cours des *transsudations simples*, qui n'exclut pas, au moins au début, une *réaction lympho-conjonctive active*.

Dans les pleurésies proprement dites, la formule cytologique qui, les premiers jours, traduit fidèlement la lésion pleurale, n'est plus exacte ultérieurement en ce qui concerne tous les éléments de la réaction.

Le rôle de ces éléments est en effet différent ; parmi eux, un grand nombre sont *destinés à disparaître*, tandis que les autres *contribuent à la restauration des tissus*. Parmi les premiers, on doit mettre en première ligne les polynucléaires, puis certains macrophages (surtout les phagocytes) et certains lymphocytes.

Parmi les seconds, il y a beaucoup de lymphocytes, et surtout des macrophages qui servent à l'édification des adhérences, des cicatrices en général, des néo-vaisseaux, des tubercules.

Ce dernier rôle est au moins aussi important que leur rôle initial (macrophagocytose).

La *polynucléose* est bien mise en évidence par la cytologie, qu'elle soit fugace ou persistante (pus) ; l'afflux progressif des *lymphocytes* est aussi manifeste. En revanche, la cytologie montre très mal la réaction macrophagique. Si elle en indique les premiers stades, hypertrophie protoplasmique, division, phagocytose, (stades de multiplication et de digestion), elle ne dit presque rien de son évolution ultérieure (stades d'édification, de granulation). En effet, si l'épanchement est très fugace, la restauration se fait après la résorption ; s'il se prolonge, pour une cause quelconque, la cicatrisation commence bien avant la disparition du liquide, mais se fait en profondeur.

La cytologie *n'est donc l'image exacte de l'œdème pleural qu'au début* ; tardivement, c'est une image *infidèle*, au moins en ce qui concerne les *macrophages*, qui à ce moment, sont secondairement fixés.

Ajoutons que ce fait existe surtout pour les pleurésies à fausses membranes développées et à néo-membrane, (pleurésies purulentes, pleuro-tuberculose primitive), mais ce n'est pas à cause de la fausse membrane.

2ᵉ. *Rapports entre l'œdème pleural et la lésion corticale.*

Nous avons vu que dans les pleurésies vraies, l'œdème pleural s'accompagnait toujours de lésions corticales. Il reproduit assez fidèlement ces lésions corticales, en ce sens que *l'évolution cellulaire est la même dans la plèvre et dans l'alvéole* ; mais, si ces évolutions dérivent d'un même type, elles peuvent être *plus atténuées* dans la séreuse que dans le poumon ou inversement, et n'être *pas simultanées*.

Elles sont plus *différentes* quand l'affection pulmonaire est *brutale* dans son apparition, *expansive* dans ses lésions (pneumonie). Elles sont plus *semblables*, plus *contemporaines*, quand les lésions corticales sont *petites* et *localisées* (bronchopneumonies, infarctus, spléno-pneumonie) et quand leur évolution est plus *subaiguë*, (pneumonie syphilitique).

Dans ces derniers cas, *l'œdème pleural reproduit la lésion alvéolaire*, mais seulement la réaction alvéolaire *corticale*. On peut donc juger en partie de cette dernière par l'examen cytologique.

Ajoutons encore que la formule cytologique, si les lésions pleuro-corticales sont disséminées et différentes, ne fournit que la synthèse cellulaire de ces lésions.

Si on tient compte de ces causes d'erreur, la cytologie fournit dans beaucoup de cas, des indications précieuses pour l'anatomo-pathologiste.

§ 42.

En ce qui concerne *la pathologie générale*, l'étude des réactions pleurales présente aussi certains points intéressants.

Le premier, c'est *l'analogie qu'ont entre elles toutes ces réactions* : analogie *cytologique* ou de moyens, analogie *évolutive*, ou dans le temps. Elles dérivent toutes d'un même type : ce type nous le résumerons une dernière fois.

La dépense met en jeu, *d'abord* et *toujours*, le *macrophage*, élément endothélio-conjonctif de la séreuse : en second lieu et très fréquemment, le *polynucléaire*, élément *adulte*, sorti des vaisseaux par diapédèse, par un processus *actif* (chimiotaxisme ou autre) et non passif comme les hématies, tardivement enfin, le *lymphocyte*, élément *embryonnaire, indifférencié*.

De plus, dans certains cas mal connus, on sait que des *éosinophiles*, dont le rôle est fort obscur, peuvent se former *in situ* dans la séreuse.

Tous ces éléments sont contenus dans un exsudat séro-fibrineux qui dissocie la trame conjonctive pleurale ; l'ensemble de cet exsudat et des cellules qu'il contient constitue *l'œdème pleural*, substratum anatomique de toute pleurésie.

Le type se modifie suivant la cause morbide, suivant l'individu. Il varie même avec les déterminations anatomiques d'un même agent pathogène qui donnent lieu à des processus cliniques différents (granulie, broncho-pneumonie tuberculeuse, pleuro-tuberculose primitive). Tel ou tel élément prédomine suivant la nature du microbe qui est en cause. Dans les infections communes, c'est surtout le *polynucléaire* dont l'activité phagocytaire pourra suffire dans la lutte ; dans certaines infections (tuberculose, syphilis) qui résistent aux polynucléaires, le rôle essentiel (manifeste ou non par la cytologie) est réservé *aux macrophages*. Mais les différences sont minimes : *chaque élément survient à son temps*, qu'il arrive en petit nombre ou en masse, qu'il prolonge ou non son apparition. Même s'il doit être vaincu, il tentera le combat. (Poussée de polynucléaires au début de la pleuro-tuberculose primitive). Cette analogie générale ne peut manquer de frapper le pathologiste et peut être davantage que les différences individuelles.

On peut aller plus loin. En réalité, la réaction pleurale est une réaction d'un *tissu conjonctif différencié* et se rapproche de *toutes les réactions conjonctives*, que celles-ci se passent dans l'épiploon, dans les méninges, dans le derme. — Or le même type évolutif se rencontre dans ces divers organes, et, en dehors des productions granuleuses plus ou moins spécifiques, les lésions anatomiques et surtout cellulaires ont toutes une analogie frappante. Nous n'en voulons comme preuve que l'histologie pathologique de la peau. De même, si dans l'étude des méningites on a signalé des différences cytologiques entre les réactions dues à des agents différents, c'est qu'on n'a pas suivi les malades pendant toute l'évolution morbide. Les méningites cérébro-spinales guérissent ou meurent trop tôt, ou tournent vite à la purulence. La méningite tuberculeuse peut durer depuis 3 semaines, insidieuse, comme la pleuro-tuberculose primitive, avant la première ponction ; mais, si elle éclate d'emblée, comme aussi certaines pleurésies, le stade de polynucléose sera toujours visible et le malade pourra mourir avant celui de lymphocytose (nombreuses observations publiées et cas personnels).

Il existe aussi un intérêt à comparer les réactions *pleurales* et les réactions *sanguines*. Si on en croit la loi générale donnée par Dominici, exposée dans la thèse de Lacapère, il y a de grandes analogies évolutives entre ces deux réactions.

Dans les infections aiguës, après une phase brève d'hypoleucocytose, le nombre des leucocytes se relève pour dépasser la normale. Cette leucocytose est constituée d'abord par les polynucléaires, puis ceux-ci diminuent et le nombre des mononucléaires s'élève. Enfin, dans un certain nombre d'affections, le nombre des éosinophiles augmente au moment de la guérison.

Cette formule générale, établie d'après des examens en série, se modifie suivant les cas ; la polynucléose est plus ou moins notable, plus ou moins durable, peut exister pendant l'incubation de l'infection (rougeole), peut paraître manquer, (variole, où le polynucléaire est associé à ses formes larvaires) ; mais toujours elle vient en son temps. De même, la lymphocytose peut être précoce, tardive, (pneumonie où elle survient après la guérison), elle ne manquera jamais. Ajoutons que dans certains cas graves d'emblée, la réaction est viciée ou il n'y a pas de réaction.

Cette loi a bien des analogies avec celle que nous avons donnée plus haut : si on ne tient pas compte du macrophage, l'ordre d'apparition des éléments est le même. Bien plus, la polynucléose dure davantage dans la première, moins dans la tuberculose ; l'éosinophilie est fréquente à la fin de la fièvre typhoïde, de la pneumonie, et cela dans la plèvre comme dans le sang. Indiquons à la phase d'hypoleucocytose sanguine, une période très courte où le macrophage pleural sera isolé, et nous aurons, dans la plèvre, une évolution de la formule cytologique analogue à celle de la formule sanguine.

Mais, pour qu'elles soient conformes à la loi générale, on doit rechercher l'évolution des formules pleurales et sanguines.

Des examens isolés font admettre des réactions spécifiques qui n'existent pas. On voit donc de quelles précautions il faut s'entourer pour admettre que telle formule, pleurale ou sanguine, est spécifique de telle ou telle affection, même étant donnée la date de son début apparent.

Toutes ces données, intéressantes au point de vue scientifique, ne contribuent qu'à semer le doute dans l'esprit du médecin qui a surtout souci de son malade.

§ **43**.

Une question se pose ici, plus importante que toute autre au point de vue *pratique* : L'examen cytologique en série, bien fait, peut-il rendre service ? Existe-t-il un cytodiagnostic possible ou même un cytopronostic ?

Valeur diagnostique. 1°. En dehors de toute question étiologique, *retirer quelques gouttes de liquide*, sinon davantage. d'une base pulmonaire mate à la percussion, c'est montrer que l'affection pleuro-pulmonaire *est actuelle* et non ancienne, fait qui en l'espèce peut avoir une valeur considérable, quand un état général alarmant ne s'accompagne d'aucune manifestation locale prépondérante.

2° Il y a des cas où le cytodiagnostic peut être fait d'une manière certaine en une seule fois : c'est le cas de quelques rares épanchements cancéreux où la présence d'éléments spécifiques dans le liquide peut être reconnue. — Mais, là encore, il faut se garder de prendre pour des cellules cancéreuses de simples macrophages, même en karyokinèse. C'est aussi le cas des pleuro-tuberculoses secondaires que la clinique reconnaît d'ailleurs d'emblée.

La cytologie indique cependant s'il s'agit encore d'une pleurésie pseudo-primitive ou d'un abcès caséeux déjà formé.

3° Dans toutes les autres pleurésies, il est impossible de se prononcer d'une façon absolue en une fois. L'examen en série

est indispensable et on est obligé de s'aider des signes cliniques. Nous envisagerons successivement les divers cas qui peuvent se présenter.

*A. Le malade entré avec un épanchement déjà lymphocy-
taire.*

Si la pleurésie paraît résumer toute la maladie et dure
depuis peu, 15 jours en moyenne, c'est presque toujours de la
tuberculose. Si la pleurésie succède à une affection aiguë
(pneumonie, fièvre typhoïde), on ne peut rien dire sans l'inoculation : c'est peut-être de la tuberculose.—Si la pleurésie est
ancienne et a eu un début aigu, fébrile, c'est presque toujours
de la tuberculose. Si le début a été insidieux, surtout si le
malade a une tare cardiaque ou rénale, on ne peut rien dire :
ce peut être de la tuberculose ou un hydrothorax chronique.
S'il y a d'autres œdèmes, ce peut être néanmoins de la tuberculose.

*B. Le malade entre avec un épanchement qui devient lympho-
cytaire.*

Si la pleurésie paraît essentielle, si la polynucléose dure
peu, si la lymphocytose s'accroît vite, c'est presque toujours
de la tuberculose. Si elle succède à une pneumonie, à une fièvre typhoïde, on ne peut rien affirmer, mais plus la lymphocytose dure, plus il faut penser à la tuberculose. Les lymphocytes apparaissent-ils tardivement dans un épanchement à
caractères hydrothoraciques, il y a bien des chances pour qu'il
n'y ait pas de tuberculose, mais ce peut être un hydrothorax
bacillifère.

C. La lymphocytose n'apparaît pas ou est minime.

La pleurésie paraît essentielle et dure peu ; c'est très souvent de la tuberculose. Elle succède à une pneumonie et la
polynucléose dure : l'épanchement est presque certainement
pneumococcique. Elle apparaît au cours d'une bronchopneumonie infectieuse ; elle dépend presque toujours de l'infection

qui peut être tuberculeuse. Elle survient à la fin d'une maladie générale : c'est peut-être de la tuberculose. — L'épanchement a les caractères cliniques et cytologiques de l'hydrothorax : ce peut être encore un hydrothorax bacillifère ou une granulie à type hydrothoracique (Cas très rares).

D. Il y a éosinophilie pleurale.

L'infection est peut-être atténuée, mais l'éosinophilie ne prouve rien au point de vue de l'étiologie.

E. Il y a un épanchement à prédominance macrophagique, fugace, peu abondant, unilatéral ou bilatéral.

Ce peut être très bien de la tuberculose, si une infection générale (fièvre typhoïde, syphilis, érysipèle, rhumatisme) ne l'explique pas.

F. Il y a une spléno-pneumonie avec un œdème pleural dont on retire quelques gouttes.

Avec toutes les formules, la tuberculose est possible.

En somme la cytologie ne donne la quasi certitude de la tuberculose pleurale que dans les cas où on a affaire à un épanchement *inexpliqué* qu'on sait, depuis les récentes recherches, être presque toujours dû au bacille de Koch. — A ce point de vue, elle a peu d'intérêt.

Là où nous croyons qu'elle a eu une réelle importance, c'est quand elle a fait constater la lymphocytose dans les épisodes pleurétiques *consécutifs à d'autres infections*, quand elle a fait rechercher par l'inoculation la nature tuberculeuse de certains épanchements dont l'origine infectieuse hétérogène paraissait certaine ; et actuellement toute formule lymphocytaire doit donner l'éveil, faire dire à la clinique ce qu'elle peut dire, et si possible faire pratiquer l'inoculation de contrôle.

Mais si là le cytodiagnostic est au moins un *avertisseur cytologique*, il est des cas qu'il faut connaître pour ne pas commettre sur bien des préparations des erreurs très préjudiciables pour le malade. Il faut savoir qu'il y a *des pleuro-tuberculoses qui ne sont jamais lymphocytaires*, qu'elles paraissent essentielles ou soient réveillées par une autre infection ; qu'il y a des *hydrothorax riches en bacilles de Koch*, des exsudations minimes rappelant le *pseudo-pus pneumonique qui sont de nature tuberculeuse*. Il vaut mieux rester quelque temps dans le doute que de dire à un malade qu'il est guéri, qu'il n'a rien, quand on peut supposer qu'il a la moindre chance de devenir tuberculeux.

Toutes les fois que cela est possible on doit inoculer des animaux. L'inoculation pourra seule donner une preuve positive de l'étiologie qu'un ensemble de petits symptômes cliniques permettait quelquefois de prévoir.

Dans les cas où elle sera négative ou impossible à pratiquer, c'est comme nous le verrons l'évolution clinique qui confirmera l'impression générale que seule l'habitude et la pratique peuvent donner. Dans ces cas, on est loin de la rigueur scientifique, mais il vaut mieux pour les malades voir trop de tuberculeux que pas assez.

Valeur pronostique : A supposer qu'on connaisse l'étiologie d'un épanchement, peut-on, par l'examen cytologique en série, porter un pronostic sur son évolution ?

1° *Si dès le début*, on contate les signes d'infériorité réactionnelle que nous avons indiqués : *pycnose précoce, et absence de macrophagocytose*, on a *le plus souvent* affaire à une affection grave ; mais elle peut être grave pour plusieurs motifs : ou l'épanchement tournera à la purulence, (on trouve alors quelquefois des microbes sur lames), ou il restera tel, et c'est la lésion pulmonaire qui aura une évolution fâcheuse ; ou enfin la gravité dépend du malade lui-même. Dans les 2 premiers cas, il y a infériorité *locale*, dans les derniers, infériorité *générale*. *Ces signes cytologiques ne prouvent rien de plus.*

2° *Constatés plus tardivement*, ces signes n'ont plus *aucune valeur*, et sont parfois, comme nous l'avons vu, de bon augure (fin des épanchements parapneumoniques), surtout s'ils s'accompagnent d'une augmentation du nombre des macrophages.

3° Dans les épanchements corrélatifs des bronchopneumonies, les polynucléaires *en grand nombre* indiquent généralement des lésions pulmonaires accusées, souvent à tendance suppurative.

4° L'éosinophilie pleurale *tardive* est presque toujours un *indice de convalescence*. Elle précède de peu la résorption du liquide. L'éosinophilie *permanente* n'a pas de valeur pronostique.

On voit que par elle-même la cytologie a peu de valeur quand il faut en tirer des conclusions générales, applicables à l'ensemble des cas, elle est de beaucoup plus intéressante quand on l'associe en série à l'étude clinique de *chaque malade en particulier*. Dans les hydrothorax, elle montre les réactions pulmonaires sous-jacentes ; elle peut varier, sous diverses influences, dans certaines maladies générales ; elle est un complément, en un mot, des signes cliniques, en représentant sous les yeux l'état de la plèvre et de la corticalité.

Elle prend de la valeur quand elle éveille un soupçon de tuberculose.

Mais il ne faut pas lui faire dire trop de choses. Il n'est pas de malades plus différents, plus complexes que les pulmonaires ; c'est *avec un ensemble de signes qu'on doit les approfondir*

Nous voilà donc amené à étudier quelques points de clinique. Avant de le faire, nous croyons bon d'insister une dernière fois sur certaines données d'anatomie générale, étudiées plus haut :

1° Quand la *transsudation séreuse est pure, il n'y a pas d'œdème pleural, ni de lésion corticale*.

2° S'il y a exsudation *séro-fibrineuse*, il y a *toujours une lésion corticale* et un *œdème pleural* plus ou moins localisé.

3° Si cet œdème est *diffus*, il prédomine dans les *carrefours indiqués* : la *scissure*, le *médiastin*, la *région diaphragmatique*.

Il était naturel de rechercher si cet œdème avait là les mêmes caractères anatomiques qu'ailleurs. Etant donnée l'importance clinique des lésions inter et périscissurales, nous tenons à montrer exactement à quoi correspondent les signes perçus sur le vivant, nous décrirons donc rapidement l'anatomie pathologique de la scissure interlobaire dans les diverses infections.

CHAPITRE X

Les lésions scissurales et périscissurales.

A l'autopsie de sujets morts d'affections chroniques du poumon et surtout de tuberculose, on trouve le plus souvent les deux plèvres scissurales réunies par du tissu fibreux. C'est la cicatrice de l'ancienne lésion scissurale. Dans les affections aiguës, on peut trouver à l'autopsie ou une scissure complètement libre, ou une scissure adhérente lâchement, les deux lobes pulmonaires étant unis à distance par des fausses membranes fibrineuses, ou enfin les deux lobes accolés par un exsudat fibrineux dans lequel tout clivage régulier est impossible, tant la confrontation est intime. Cette adhérence de nouvelle formation peut être complète sur tout le trajet scissural ; elle peut être incomplète, localisée seulement aux bords pulmonaires ce qui transforme la scissure en canal interlobaire et donne une répartition spéciale de l'épanchement dans la cavité pleurale ; enfin, dans le tissu d'adhérence, il peut y avoir des lacunes résultant de la présence de *poches* remplies de liquide et de fibrine, ou de pus. Ces poches peuvent être très petites, miliaires, et aussi très grosses, pouvant renfermer un litre de pus et davantage. Closes de toute part, ces poches localisées finissent par s'ouvrir dans les bronches. Supposons l'affection pulmonaire en plein cours, et les deux lèvres de la scissure non *accolées*. Pour bien voir l'œdème pleural, il est nécessaire de ne pas sectionner les racines des poumons. Tout autour du hile on voit alors la plèvre distendue par du liquide ; elle s'enfonce sous le doigt qui laisse un godet à sa surface. Plus on s'écarte du hile, plus l'œdème a tendance à diminuer. Quand l'autopsie n'est pas récente, il est plus net en arrière qu'en avant, mais cet œdème n'est pas un phénomène cadavérique, on le trouve dans les autopsies faites de suite après la mort. (Autopsies d'enfants).

Qu'on vienne à sectionner la plèvre en un point, l'exsudat s'écoule et l'aspect change tellement en dix minutes que la séreuse affaissée reprend presque son aspect normal ; on ne saurait mieux comparer cette disparition qu'à celle de l'œdème cérébral à la suite de l'ouverture de la dure-mère.

Si la plèvre est anciennement épaissie, l'œdème y est bien plus notable, formant des masses mollasses qui peuvent avoir 1 cent. de largeur, mais après la section, le liquide s'écoule vite et l'infiltration disparaît. Pour conserver l'aspect des pièces et leurs dimensions normales, il est nécessaire d'en couper des morceaux assez gros qui sont immédiatement placés dans le fixateur ; autrement, en cinq minutes, pour les petits morceaux, cet aspect spécial a totalement disparu.

Quand les plèvres sont adhérentes, l'œdème est aussi très marqué surtout quand on fait attention au fait suivant : si on cherche l'œdème pleural sur un poumon recouvert de fausses membranes fibrineuses, il ne faut pas prendre pour de l'œdème les blocs de gelée fibrineuse qui sont en surface ; la fausse membrane peut être épaisse, très adhérente à la plèvre, elle ne fait pas partie de l'œdème proprement dit. Dans la scissure adhérente, la couche fibrineuse qui entoure les plè-

vres des deux lobes est toujours très petite ; très rapidement, on ne voit plus au microscope ce qui appartient à la
supérieure ou à l'inférieure. L'adhérence faite aux dépens de la
fibrine est presque entièrement constituée par de l'œdème
vrai. On y voit en effet, au milieu de filaments fibrineux, de
nombreuses fibres conjonctives entrelacées, formant des nids
où sont les cellules. Les deux lobes pulmonaires ont donc un
œdème pleural commun, ce qui explique qu'au cas où un seul
des lobes est malade, la réaction se passe dans tout l'œdème
et peut même envahir la corticalité de l'autre lobe.

Un fait, qui dérive aussi de cet accolement précoce, est une
cicatrisation généralement beaucoup plus rapide, ou tout au
moins, plus rapidement ébauchée,que sur le reste de la séreuse.
Pour peu que les membranes se confrontent vite, on ne trouvera plus de trace des anciens endothéliums que sous forme
de cellules isolées. Dans l'adhérence scissurale, il est donc
impossible de distinguer le macrophage endothélial du macrophage venu du tissu conjonctif, ce qui montre une fois de
plus l'identité de ces deux éléments.

Il n'est pas besoin de dire que si les deux plèvres laissent
entre elles par places des poches à ces endroits chaque plèvre est distincte de l'autre et recouverte d'une fausse membrane fibrineuse qui peut être très notable.

§ 45. — Réactions scissurales histologiques suivant l'étiologie.

Il n'y a pas de raison, a priori, pour que les réactions scissurales, en dehors de l'abondance de l'exsudation liquide,
soient différentes des autres au point de vue *cytologique*. Ce
qui peut être intéressant, c'est le mélange de deux réactions
d'intensité différente dans le même œdème. Un autre avantage que présente la scissure pour l'étude des réactions pleurales, est la largeur de la couche œdémateuse et aussi sa
conservation. Dans les pleurésies légères, en effet, l'endothé-

lium pleural de la grande cavité s'altère très vite après la mort. Nous n'étudierons que des scissures adhérentes.

Pneumonie. L'adhérence œdémateuse est toujours bordée des deux côtés par *d'énormes vaisseaux* gorgés de sang, parfois rompus. Elle est limitée plus profondément, d'un côté ou de l'autre, par un parenchyme hépatisé. Du côté opposé, il est de règle de voir une réaction corticale plus légère qui peut ne pas dépasser 1/2 centimètre, le reste du lobe étant sain. L'adhérence est généralement assez mince ; on y trouve parfois de petites poches remplies de gelée fibrineuse. L'œdème pleural est donc là, comme dans la plèvre viscérale, *relativement peu développé* ; en revanche, il *est très riche en éléments*. Au début, on y trouve des macrophages, des polynucléaires en abondance ; plus tardivement, on voit apparaître des lymphocytes qui restent souvent profonds, en même temps que les macrophages se fixent, poussent des prolongements et préparent la cicatrice.

Cette cicatrice se fait très vite ; il n'est pas rare de voir, en pleine hépatisation rouge, l'adhérence commencer à se constituer et présenter des cellules fixes nombreuses et déjà des néo-vaisseaux. On dirait que, là, la réaction n'a pas besoin de se prolonger, car l'adhérence suffit à la protection pulmonaire.

Au cas de réaction atténuée du côté opposé à la lésion principale, ce qui est la règle, on trouve de la pneumonie épithéliale, et au voisinage une réaction pleurale presque exclusivement macrophagique. Ces macrophages tendent la main à ceux du côté opposé pour former l'adhérence.

Il peut y avoir des microbes dans l'œdème ; en ces cas, les éléments cellulaires sont d'abord phagocytaires, puis dégénèrent et prennent l'aspect de globules de pus. Cet état n'empêche pas l'adhérence, mais il peut se faire, en plein œdème, de petits abcès miliaires contenant du pus et des microbes. Ces abcès peuvent propager l'infection d'un lobe à l'autre.

Dans la splénopneumonie, dans la bronchopneumonie, l'aspect est souvent très analogue à celui qu'on observe dans la pneumonie, sauf que l'œdème est beaucoup plus marqué. Il y a de ces œdèmes inter-pulmonaires qui ont 2 centimètres. La bordure vasculaire est en revanche moins marquée que dans la pneumonie. On trouve dans la plèvre surtout des macrophages et des polynucléaires. Ces derniers sont sains au début et plus tard pycnotiques, sans qu'il en résulte aucune tendance à la purulence. Dans les cas de petites poches inter-pulmonaires purulentes, la dégénérescence est plus précoce, les macrophages phagocytaires sont peu nombreux autour de l'abcès. Mais, fait intéressant, dans l'œdème à distance de l'abcès, ils peuvent être nombreux et bourrés d'inclusions, ce qui montre bien une fois de plus que l'infériorité réactionnelle dépend plus de l'agent pathogène et de sa localisation que de l'individu infecté.

Dans un cas, il nous a été donné d'observer le début de la réaction scissurale ; les *lymphatiques pleuraux* étaient bourrés de polynucléaires, (embolie pulmonaire suppurée à distance) ; le bourgeonnement de l'endothélium, la prolifération des cellules fixes était très nette ; localement, il n'y avait qu'un peu d'inflammation bronchique et péribronchique des petits canaux et relativement profonde.

Il est probable que dans certains cas, la *lymphangite pleurale suffit à la production d'un œdème, plus notable vers le hile*, confluent des lymphatiques pleuro-corticaux. Chez ce malade, il y avait également un début d'adénite aiguë des ganglions bronchiques.

Cette réaction, successive à la lymphangite, explique en partie la fréquence des œdèmes pleuraux, si souvent manifestés par la clinique , en dehors des nombreux cas où la lésion pulmonaire vient affleurer un des versants de l'interlobe.

Dans la tuberculose, l'étude anatomique de la scissure présente quelques points curieux.

Dans *la pleuro-tuberculose primitive*, l'aspect est analogue à celui de la plèvre viscérale. La bordure de tubercules est souvent bilatérale. Dans leur intervalle, on trouve de nombreux lymphocytes et des macrophages fixés ou libres. Plus profondément, sur l'épaisseur d'un demi-centimètre au moins, les alvéoles pulmonaires sont remplis de fibrine et en réaction épithéliale. C'est le type banal de la tuberculose pleuro-corticale. Les tubercules progressent dans l'œdème. de dehors en dedans, finissant par occuper tout l'espace inter-pulmonaire.

Dans quelques cas on trouve dans l'adhérence de petites poches, petites pleurésies enkystées, cloisonnées par de la fibrine aréolaire. Sur une coupe d'une de ces poches qui peuvent être grosses comme des noisettes, on peut suivre l'évolution cytologique de l'épanchement tuberculeux. Au centre, il n'y a dans la fibrine que de rares macrophages et des polynucléaires qui commencent à dégénérer : plus on se rapproche de la paroi, plus les lymphocytes augmentent ; enfin dans la plèvre même, il existe des tubercules entourés d'un tissu où il n'y a que des macrophages et des lymphocytes. Cette différence cytologique entre les alvéoles fibrineux centraux et périphériques est très frappante.

Dans la broncho-pneumonie tuberculeuse, l'aspect de la scissure diffère suivant la lésion pulmonaire qui affleure. Au cas de pneumonie à type *épithélial* avec caséification en masse, la réaction est presque exclusivement *macrophagique*, l'adhérence se fait lentement, le tissu pulmonaire de l'autre lobe pouvant rester intact. La fibrine existe au début entre les deux plèvres. Dans d'autres bronchopneumonies, l'aspect est très différent. Les alvéoles sont bourrés de *polynucléaires* plus ou moins malades nageant dans un liquide *muco-albumineux* et non fibrineux qui se colore en brun marron par l'hématoxyline de Heidenhain. Or, entre les deux plèvres accolées, on ne distingue pas non plus de fibrine qui cependant peut exister en surface de la grande cavité ; au milieu d'un amas muco-albumineux anhiste, on voit quelques fibres conjonctives et de très nombreux polynucléaires. Plus profondément, les éléments conjonctifs sont plus abondants et on trouve parfois de petits tubercules interpulmonaires. Cette adhérence est très spéciale et reproduit mieux la lésion alvéolaire que l'œdème pleural de la grande cavité.

Dans la *granulie*, il existe fréquemment des adhérences qui ont pour caractère particulier d'être extraordinairement riches en vaisseaux dilatés et même rompus , ces adhérences se tuberculisent secondairement avec une surprenante rapidité.

Dans l'*abcès caséeux de la plèvre*, la règle est de trouver la scissure adhérente par du tissu fibreux. Il est possible cependant d'y trouver, par places, entre les fibres conjonctives, de *petits nids cellulaires* avec une cellule géante au centre, petits tubercules qui sont là comme enkystés. En d'autres points, peuvent exister des amas caséeux. Même si l'abcès guérit par le processus indiqué plus haut, il restera dans la scissure des foyers latents qui pourront se réveiller un jour ou l'autre. De plus, il est intéressant de signaler que, si la scissure contient des tubercules, les ganglions du hile sont toujours tuberculeux.

En résumé, au point de vue histologique, l'œdème pleural *diffère peu*, à *la scissure*, de l'*œdème pleural banal* ; il est souvent très accusé, et il l'est moins là, quand il l'est moins ailleurs (pneumonie).

Indépendamment des lésions pulmonaires généralisées, ou se propageant excentriquement en s'atténuant (splénisation péripneumonique), ou affleurant la séreuse interlobaire, la *lymphangite pleurale* nous a paru, d'après les rares autopsies que nous avons pu faire dans ces cas généralement bénins, suffire à provoquer une réaction œdémateuse plus ou moins accentuée de la plèvre périhilaire.

§ 47. — L'œdème dans les autres carrefours.

Les lésions médiastinales et diaphragmatiques présentent de grandes analogies avec les lésions scissurales. Nous n'insisterons pas sur leur anatomie. En chacun de ces points peuvent se faire des adhérences enkystant des poches de liquide séro-fibrineux ou purulent.

Comme les lésions scissurales, ces lésions peuvent dépendre de processus pulmonaires généralisés ou localisés.

Si la pleurésie localisée est accessible aux investigations cliniques, elle pourra révéler, au cas de localisation pulmonaire, la topographie du foyer et cela d'autant mieux que l'œdème pleural dépasse en surface la lésion corticale. C'est ainsi que se manifestent au clinicien par l'intermédiaire de l'œdème certaines affections périscissurales, médiastinales, de même qu'un syndrôme fonctionnel, le *syndrôme phrénique* lui révèle certains foyers péridiaphragmatiques.

Les lésions pulmonaires *médiastinales* sont de beaucoup les plus latentes. Elles échappent souvent quand elles occupent le médiastin antérieur. Quand elles siègent vers le *médiastin postérieur*, elles peuvent être diagnostiquées, si on tient compte d'une particularité anatomique spéciale :

Propagation angulaire inter-vertébro-scissurale. Les lésions pleuro-pulmonaires para-médiastinales postérieures se propagent très souvent en arrière dans l'angle vertébro-scissural. Elles atteignent le hile en haut et de là s'étendent entre la scissure et le rachis, localisées ainsi à un triangle à sommet hilaire et à base inférieure, où il existe un œdème pleural notable. Or, cet œdème est appréciable par la clinique et nous avons pu voir quelquefois la concordance parfaite des signes physiques et des lésions constatées à l'autopsie.

Le *syndrôme vertébro-scissural*, comme nous l'appellerons, révèle donc une lésion de la région médiastine postérieure qui, autrement, risque de rester latente. C'est pourquoi nous avons jugé bon d'insister sur cette particularité anatomique.

Maintenant que nous connaissons, d'une manière générale, les lésions caractéristiques des affections pleuro-corticales, il nous reste à voir si elles peuvent, dans une certaine mesure, éclairer leur étude clinique.

DEUXIÈME PARTIE

PARTIE CLINIQUE

CHAPITRE PREMIER

Séméiologie des épanchements hydrothoraciques.

SOMMAIRE. — Hydrothorax pur récent. — Importance de la matité, seul signe
constant. — Matité sus-hépatique.
Hydrothorax chronique : Examen avant et après la thoracentèse. — Le liquide
voile les signes localisés d'œdème pleural.— Hydrothorax bacillifères.—'Pleurésies à signes d'hydrothorax chez les hydropiques.

Nous n'avons pas l'intention d'exposer ici d'une façon complète la séméiologie des pleurésies. Depuis Laënnec, on a tant
écrit sur ce sujet et ces données sont tellement classiques,
qu'il est inutile de répéter ce que chacun sait ; nous voulons
seulement insister sur quelques particularités cliniques qui
sont en rapport avec les points anatomiques étudiés plus haut.

Nous diviserons, comme nous l'a montré l'histologie pathologique, les affections pleurales en *transsudatives* et *exsudatives*, ou si l'on veut en *hydrothorax* et *pleurésies*.

Affections donnant lieu à des transsudats ou hydrothorax.

§ 1.

Leur caractéristique anatomique est, dans les cas purs, une
transsudation de liquide séreux, avec réaction au moins

passagère de l'endothélium, *sans œdème* de la plèvre, sans *lésions corticales*. Les seuls signes que pourra observer le clinicien seront donc dus à l'épanchement liquide seul.

Dans ce cas, *la matité est le signe primordial* ; dans les épanchements peu abondants, elle existe *seule*. L'épanchement hydrique, en effet, n'empêche pas, sauf s'il est très abondant, la persistance des vibrations thoraciques ; et pour employer une expression couramment répétée pour conclure à l'absence de liquide, *on entend la respiration jusqu'en bas*. Il ne peut y avoir de souffle, puisqu'il n'y a pas de condensation pulmonaire ; il n'y a aucune modification de la voix.

Dans les hydrothorax *récents*, *légers*, il n'y a donc qu'un signe clinique : *la matité à la percussion*. On peut entendre jusqu'en bas le murmure vésiculaire et les râles de bronchite surajoutés, s'il y en a ; les vibrations peuvent être conservées; et néanmoins, il y a du liquide, presque toujours plus qu'on ne le pense, car le poumon non condensé est soulevé par ce liquide, qui s'amasse au-dessous. Le cul-de-sac inférieur de la plèvre qui n'est pas comblé par des membranes est rempli par l'épanchement. La matité par elle-même doit suffire à faire penser à un épanchement liquide, si le malade est porteur d'une affection cardiaque, rénale, hépatique. Le plus souvent, la ponction exploratrice confirmera le diagnostic.

Si le liquide augmente, il comprime le poumon qui est refoulé en haut et en arrière ; en ce point, cette atélectasie donne de l'exagération des vibrations et de la respiration. Au-dessous, les vibrations et le murmure peuvent être très diminués, même abolis ; mais jamais il n'y a d'égophonie, et, s'il y a du souffle, c'est uniquement dans les épanchements très abondants, sur le moignon pulmonaire ; ce souffle est d'ailleurs rude et n'a pas le caractère pleurétique. La matité, dans ces épanchements abondants, est aussi bien antérieure que postérieure ; elle semble surtout régie par la pesanteur.

Quand le liquide siège à droite, ce qui est le cas le plus fréquent ; (même dans les hydrothorax doubles, le liquide prédomine souvent à droite), *il y a une matité sus-hépatique*, qui a une grande valeur. Si peu qu'on constate de matité anormale au-dessus du foie (qui peut être d'autre part abaissé), même si la matité postérieure n'atteint que l'angle de l'omoplate, même si le murmure est perçu jusqu'en bas, il y a du liquide, beaucoup de liquide, souvent 1 litre 1/2 ou 2 litres, quoiqu'il en paraisse ; et on conçoit qu'il soit souvent nécessaire de l'évacuer. Après la thoracentèse qui doit, *dans ce cas*, être faite lentement, au siphon, en position très déclive (10ᵉ espace), on sera souvent étonné qu'une telle quantité de liquide donne lieu à un aussi peu de signes ; mais les faits sont là, importants au plus haut point à connaître pour le praticien ; s'ils ne sont pas très classiques, on doit néanmoins s'en pénétrer pour éviter de graves erreurs.

§ 2. Hydrothorax chroniques.

S'ils sont purs, les signes cliniques sont identiques aux précédents ; mais nous avons vu que ces hydrothorax s'accompagnaient fréquemment de lésions *pulmonaires*, diffuses ou localisées, souvent corticales. Ces dernières sont inséparables d'un œdème vrai, plus ou moins marqué de la séreuse. Si cet œdème est développé, c'est que la lésion corticale est notable, on a affaire à une véritable pleurésie compliquant un hydrothorax. Des souffles, de l'égophonie, peuvent apparaître, qui n'existaient pas auparavant. Mais le cas est relativement rare, l'œdème pleural est souvent peu marqué, généralement prédominant vers les bases où siègent de préférence les lésions pulmonaires. Quand le liquide existe, les signes se bornent à de la matité et à une diminution plus ou moins accusée des vibrations et du murmure. On peut entendre ce dernier jusqu'en bas, accompagné de râles ronflants, sibilants ou sous-crépitants, même avec 2 litres de transsudat.

Mais, vient-on à vider l'épanchement, on trouve souvent dans l'angle costo-vertébral, un petit foyer où le murmure prend les caractères d'un souffle doux et s'accompagne d'un chevrotement dans la transmission de la voix. Ces signes, souvent méconnus, mais fréquents quand on les cherche au bon endroit, sont la traduction de la lésion pleuro-corticale.

L'épanchement, dans ce cas, loin de donner des signes pleurétiques, empêche d'entendre ces signes : cela tient à la localisation de l'œdème et au peu de diffusion des foyers de cortico-pleurite.

En réalité, les signes de ces hydrothorax modifiés, sont des signes d'hydrothorax simples, dans lesquels on entendrait en plus des signes broncho-pulmonaires variables.

Ces lésions pulmonaires, si constantes dans les hydrothorax chroniques qu'elles sont pour ainsi dire de règle, contribuent à leur reproduction en dilatant les cavités droites ; c'est ce qui explique la rareté ou la lenteur de leur résorption spontanée. D'un autre côté, on sait le peu d'action des médicaments toni-cardiaques et diurétiques, tant qu'on ne vide pas les épanchements dits mécaniques. Tous les facteurs, liquide pleural, lésions pulmonaires, cardiopathie valvulaire ou musculaire, s'associent, agissent les uns sur les autres pour perpétuer l'asystolie.

Dans ce cas, la formule cytologique montre toujours d'autres éléments que des macrophages isolés ou en placards.

L'évolution de ces épanchements est variable ; après la ponction, le liquide se reproduit fréquemment, mais *toute évacuation un peu abondante soulage beaucoup le malade.* Le liquide se reforme pour des causes diverses : nouvelle poussée pulmonaire, erreur de régime provoquant une crise d'hypertension avec rétention chlorurée, trop grande faiblesse du myocarde. Ces faits seront traduits cliniquement par une augmentation des œdèmes, une hypertension artérielle au moins relative, une modification des signes pulmonaires d'auscultation.

Si c'est le poumon qui est en cause, le malade aura souvent un peu de fièvre (37° 8, 38°) pendant quelques jours et seulement le soir. Les modifications thermiques, par poussées passagères, sont très typiques sur les courbes des malades suivis pendant longtemps. Enfin, la formule cytologique montrera souvent une polynucléose plus abondante avec gigantophagocytose, qui disparaîtra bientôt, si l'atteinte pulmonaire est peu durable.

Si l'épanchement est sous la dépendance d'une affection hépatique, il peut augmenter, varier de formule, s'accompagner de fièvre, au cours de poussées hépatiques (angiocholite), mais fréquemment aussi au cours de poussées *pulmonaires* plus ou moins latentes, traduites uniquement par la fièvre, quelques râles de bronchite, une légère polynucléose et quelquefois une infection atténuée du liquide pleural.

Les irritations chroniques de la plèvre, causées par l'hydrothorax, et les poussées pulmonaires successives, sont des causes fréquentes de sclérose pleuro-pulmonaire, dont on connaît les séquelles fâcheuses.

C'est dans ces cas surtout que les hydrothorax deviennent lymphocytaires.

§ 3. — Hydrothorax bacillifères.

Supposons que le bacille de Koch, chez un tuberculeux pulmonaire ou viscéral, envahisse l'épanchement, il est très possible que rien ne révèle cette inoculation. Les signes cliniques ne sont pas modifiés ; la courbe thermique peut présenter des poussées passagères analogues à celles que causent les complications pulmonaires banales ; dans l'intervalle, elle est normale. L'épanchement peut se résorber, se reproduire en même temps qu'augmentent les autres œdèmes. La formule cytologique est banale.

Il n'y a, en dehors de l'inoculation, aucun moyen de

soupçonner le diagnostic exact que s'il y a derrière des lésions
pulmonaires tuberculeuses. Ces lésions, peu accusées, latentes
pendant que la plèvre est remplie de liquide, s'entendent
souvent passagèrement *quand on vide l'épanchement* ; il ne
faut donc pas négliger l'auscultation détaillée des malades
après la thoracentèse. Elle permet, dans ces conditions seules,
de bien entendre les lésions sous-jacentes et de reconnaître
que l'épanchement n'est pas exclusivement mécanique.

§ 4. — Pleurésies chez les hydropiques.

Un fait également important à connaître, c'est que, dans
la grande majorité des cas, quand une pleurésie, d'origine
quelconque, évolue chez un hydropique, elle ne donne que
des signes d'hydrothorax. Supposons une congestion pulmonaire aiguë d'une base ; on entendra très bien à travers le
liquide les râles sous-crépitants d'abord fins et secs, puis plus
gros et plus humides, mais il n'y aura pas de modification
chevrotante de la voix, ni de souffle. La matité seule révèle
l'épanchement ; elle peut le faire méconnaître si on la ratta·
che à la lésion pulmonaire.

Une granulie évoluant chez le même malade ne donnera au
début que des signes d'hydrothorax ; plus tard apparaîtront des
râles de bronchite, peut-être des foyers soufflants ; mais on
aura très rarement du souffle pleurétique et de l'égophonie.

S'il s'agit d'une pleuro-tuberculose, en particulier d'une
pleuro-tuberculose torpide, même difficulté ; il y a souvent de
la matité sus-hépatique si l'épanchement siège à droite, de la
dilatation du cœur droit, des œdèmes périphériques. On constate au début de la matité, de la diminution des vibrations et
du murmure à la base, plus tard, il est possible qu'avec la
disparition de l'épanchement, les signes pleurétiques apparaissent, mais c'est loin d'être la règle. Les tuberculoses pleurales
de ces malades sont souvent traînantes, apyrétiques et rien ne

les décèle cliniquement que la connaissance d'antécédents personnels tuberculeux (hémoptysie ancienne), ou la notion acquise par l'examen de foyers tuberculeux en d'autres points (dans l'autre poumon par exemple).

Bien plus, chez des tuberculeux avérés, dont la tuberculose lente revêt la forme de sclérose pleuro-pulmonaire, on connaît le reténtissement fréquent de ces lésions sur le cœur. Il peut se faire (et nous en avons vu au moins deux cas), qu'on trouve chez ces malades, avec des œdèmes périphériques et des signes de dilatation cardiaque, un épanchement pleural lymphocytaire simple ou double. S'agit-il là de vieux épanchements tuberculeux, ou d'hydrothorax chroniques d'origine cardiaque ? Il est très difficile de le dire sans l'inoculation, de même qu'il est très difficile d'affirmer la nature tuberculeuse d'un vieil épanchement torpide, lymphocytaire, chez un diabétique avec néphrite secondaire. (Cas de M. Œttinger).

Dans ces cas complexes la clinique est absolument muette.

A vrai dire, cliniquement comme anatomiquement, ces épanchements sont souvent à la fois des hydrothorax et des pleurésies ; et si on en croit les signes physiques et la cytologie, peut-être plus encore des hydrothorax que des pleurésies. Ils sont très comparables aux épanchements ascitiques qui dépendent à la fois d'une cirrhose et d'une péritonite tuberculeuse. Dans un cas comme dans l'autre, la tuberculose est fréquemment méconnue. Il ne faudrait pas croire néanmoins que *tous* les épanchements qu'on observe chez les hydropiques actuels ou en puissance ont des caractères hydrothoraciques, certains se présentent d'emblée avec les allures d'une pleurésie, et en reproduisent la séméiologie.

Pour nous résumer ce qu'il faut retenir de l'étude clinique des hydrothorax, c'est qu'ils fournissent un *minimum* de signes physiques, dont la *matité* est le seul constant. Ils sont souvent beaucoup plus abondants qu'on ne se l'imagine par l'auscultation, surtout si on croit que la conservation du murmure ne peut coexister avec une quantité notable de liquide. Quelquefois

purs au début, rarement purs par la suite, ils modifient peu
leur séméiologie, malgré les complications pulmonaires.

Enfin, s'il est vrai que les bruits pulmonaires s'entendent
mieux dans l'hydrothorax que dans la pleurésie, rien ne révèle
cliniquement une atteinte *pleuro-corticale* secondaire, insignifiante ou développée, si ce n'est, d'une façon inconstante,
l'auscultation du malade après l'évacuation. Au cas où le poumon ou l'épanchement seront suspectés de contenir des bacilles
de Koch, l'inoculation seule donnera une certitude.

CHAPITRE II

—

Séméiologie générale des affections exsudatives ou pleurésies.

SOMMAIRE. — *Pleurésies.* — Matité. — Epanchements sous-pulmonaires. —
Matités passagères de l'espace de Traube. — Modifications des vibrations et du
murmure vésiculaire. — Souffles pleurétiques.
Egophonie. — Elle est causée par trois lésions : la condensation corticale,
l'œdème pleural, l'existence de liquide en couche mince ; les deux premières
sont seules indispensables.

§ 5

La caractéristique anatomique des pleurésies est, outre
l'existence dans la cavité pleurale d'un exsudat séro-fibrineux
ou purulent qui peut d'ailleurs manquer, la présence d'un
œdème de la séreuse plus ou moins riche en cellules, et d'une
lésion de la corticalité pulmonaire sous-jacente à cet œdème.
Les signes cliniques peuvent donc provenir autant de ces dernières lésions que de la présence du liquide ; ce sont elles qui
contribuent surtout à donner à la séméiologie des pleurésies
son individualité par la production du *souffle pleurétique* et
de *l'égophonie.*

Si nous passons en revue les différents signes physiques de
ces affections, nous en trouvons certains qui leur sont communs avec les hydrothorax : ce sont la matité, la diminution
des vibrations et celle du murmure vésiculaire.

La *matité* se rencontre toujours dans les pleurésies ; elle
est basilaire, à moins de localisation spéciale ; constante au

cas de liquide, elle peut exister en dehors de sa présence. La
forme de la ligne de matité supérieure au cas d'épanchement
a donné lieu à bien des controverses et à bien des interprétations, nous ne reviendrons pas sur ces données classiques.
Dans les épanchements moyens, la matité est plus postéro-
latérale qu'antérieure. Dans les épanchements minimes, elle
est uniquement postérieure ; sa forme assez constante: elle
répond à un triangle à sommet supérieur situé sur le rachis
dont la base est formée par la limite inférieure du cul-de-sac ;
latéralement, le triangle est limité par une ligne courbe, oblique,
à concavité inférieure, partant du sommet et croisant la 10ᵉ
côte d'autant plus près de la ligne axillaire que l'épanchement est plus abondant. Cette matité postérieure triangulaire indique presque toujours une légère atteinte pleurale.

Il existe certains épanchements pleurétiques qui, par le fait
d'une disposition anatomique spéciale, (adhérences anciennes
des sommets à la plèvre), sont primitivement localisés sous le
poumon, remontant latéralement tout autour de lui. S'ils
siègent à droite, ils abaissent le foie et néanmoins, il existe
une matité sus-hépatique anormale, comme dans l'hydrothorax.
S'ils siègent à gauche, on voit souvent le liquide fournir en
avant une languette de matité qui occupe la partie supérieure
de l'espace de Traube. Quel que soit le côté, la matité postérieure est très peu élevée.

Or, il faut savoir que dans ces pleurésies sous-pulmonaires
comme dans l'hydrothorax, il y a toujours beaucoup plus de
liquide qu'on ne le pense. On peut enlever 1 litre sans que les
signes varient sensiblement; et il en reste encore autant. On
ne constate pas dans ce cas d'ampliation thoracique , la pression
du liquide semble uniquement se faire sur le diaphragme et
les organes sous-jacents.

Ces pleurésies sont toujours sérieuses ; et si on n'interprète
pas bien les signes physiques, on expose le malade à la mort
subite.

Nous avons dit que la matité antérieure était généralement

moins élevée que la matité postérieure. Cela tient en partie à ce que le poumon comprimé est plus près de la paroi postérieure du thorax que de sa paroi antérieure. Le poumon atélectasié est mat. C'est aussi l'atélectasie pulmonaire qui provoque en général le skodisme sous-claviculaire qui n'est en réalité qu'une matité atténuée.

Il est inutile d'insister sur l'importance clinique de la matité de l'espace de Traube. Cette matité localisée est un signe précieux pour affirmer qu'on à affaire à un épanchement abondant ; mais il faut savoir que le Traube peut être mat sans qu'il y ait d'épanchement notable :

On observe souvent une matité passagère de cette région au début des pleurésies gauches à épanchement minime ; on peut même la rencontrer au début de pleuro-pneumonies dans lesquelles l'exsudation ne sera jamais notable. Cette matité coïncide le premier jour avec une matité postérieure accompagnée de diminution des vibrations thoraciques et d'un souffle atténué. Le lendemain, le souffle est tubaire, les vibrations sont accrues et le Traube est sonore. L'atteinte pleurale primitive ne se manifeste à nouveau que tardivement par des frottements en cuir neuf.

Enfin, il n'est pas rare, dans certaines splénopneumonies, d'observer une matité partielle du Traube pendant toute la durée de l'affection ; l'exsudation de liquide est cependant minime.

En dehors de ces faits peu classiques et des cas où une matité partielle de l'espace est due à l'hypertrophie du lobe gauche du foie ou à son abaissement par un gros épanchement droit, la matité du Traube indique une pleurésie gauche abondante.

§ 6. — Vibrations.

La diminution des vibrations thoraciques, qui va jusqu'à leur abolition, est beaucoup plus précoce et plus accentuée dans les pleurésies que dans l'hydrothorax. La présence du liquide n'est pas nécessaire pour la produire. Elle peut être remplacée du jour au lendemain par une exagération des mêmes vibrations, pour peu que l'exsudat soit minime et que le poumon sous-jacent se condense.

Les vibrations sont souvent difficiles à rechercher, surtout chez les femmes dont les bases pulmonaires vibrent peu à l'état normal.

Si on cherche comment elles diminuent de haut en bas, on peut les trouver exagérées au sommet, ce qui tient à des lésions pulmonaires spéciales ou à l'atélectasie ; à mesure qu'on descend, elles diminuent progressivement jusqu'à être nulles ; cependant au cas d'épanchement abondant, elles semblent disparaître assez brusquement quand on arrive sur la zone du liquide. La diminution graduelle des vibrations n'est pas un signe pathognomonique de la splénopneumonie.

§ 7. — Murmure vésiculaire et ses modifications.

La diminution du murmure est, comme celle des vibrations, plus accentuée dans la pleurésie que dans l'hydrothorax. Le silence respiratoire est souvent absolu. Le murmure peut alors être remplacé par le souffle caractéristique de la pleurésie.

Avant d'étudier ce souffle, nous devons signaler qu'il y a un certain nombre de pleurésies dont les signes se réduisent à ceux que nous venons de passer en revue : matité, diminution des vibrations et du murmure : ce sont des pleurésies qui rappellent l'hydrothorax, mais, assez souvent, les signes pleurétiques apparaissent au bout de quelques jours.

Souffles pleurétiques. On rencontre dans les pleurésies des souffles très différents :

Le souffle pleurétique proprement dit avec ses caractères de souffle doux, lointain, voilé, est en réalité un *souffle pulmonaire modifié par son passage à travers l'œdème et le liquide ;* il est dû le plus souvent *à la condensation corticale sous-séreuse* dont nous avons parlé. On n'entend de souffle que là où il y a du poumon. Si au début il occupe toute la matité, on le voit plus tard n'occuper que sa partie supérieure quand le poumon est soulevé par le liquide.

La présence d'épanchement n'est pas nécessaire à la production de ses caractères spéciaux ; il suffit qu'un œdème suffisamment épais recouvre la corticalité condensée ; c'est ce qui arrive dans la splénopneumonie. Si l'œdème diminue ou disparaît, le souffle reprend de la rudesse : c'est nettement un souffle pulmonaire. De même, on peut entendre au début de certaines pleurésies, alors que l'œdème est encore peu marqué, un souffle presque tubaire qui est bientôt remplacé par le souffle doux habituel. Ce dernier fait montre bien d'une part que le *souffle pleurétique n'est qu'un souffle pulmonaire modifié* et ensuite *qu'à l'origine de toute pleurésie, il existe des lésions parenchymateuses* qui, perceptibles au début, seront voilées plus tard par l'épanchement.

Il existe d'autres variétés de souffles dans la pleurésie. Ceux-ci siègent presque toujours au-dessus du liquide et conservent leur caractère primitif de souffle pulmonaire ; ils sont dûs à la compression du poumon par l'épanchement ou à des lésions pulmonaires indépendantes de lui.

Si le souffle est dû à l'atélectasie seule, il est surtout marqué en arrière, dans les régions supérieures ; il existe rarement en avant. Là il n'y a généralement qu'une respiration rude et soufflante, qui devient du souffle seulement, si le liquide est très abondant. Le skodisme sous-claviculaire est alors remplacé par de la matité.

Si par thoracentèse, on enlève 1 litre du liquide, on voit les signes changer. Le skodisme reparaît, le souffle disparaît en avant, remplacé par une respiration encore bruyante et rude. On voit donc que des modifications dans la compression pulmonaire suffisent à faire changer les signes physiques.

Dans certains cas rares, le souffle prend un caractère amphorique, sans qu'on connaisse la genèse de cette modification.

§ 8. — Egophonie et chevrotement de la voix.

Ces phénomènes très importants dans l'étude clinique des pleurésies, sont dues à une modification du timbre des vibrations vocales qui traversent d'abord un poumon condensé, puis une couche d'œdème et enfin le liquide pleural s'il existe.

Deux lésions anatomiques suffisent à sa production : *la splénisation corticale* et *l'œdème pleural*. De plus il n'est pas douteux que la *présence* de liquide en couche mince, quand il y en a, favorise l'apparition du phénomène.

1° Rôle du poumon condensé. La condensation pulmonaire est nécessaire pour qu'il y ait égophonie : on n'en trouve jamais dans l'hydrothorax pur où il n'y a pas de lésion corticale ; quand le poumon est soulevé par le liquide dans une pleurésie, l'égophonie, comme le souffle, n'occupe que la partie supérieure de la matité.

Toutefois les lésions pulmonaires qui déterminent la production de l'égophonie, peuvent être *moins intenses, que celles qui produisent le souffle*. On trouve rarement du souffle sans égophonie et fréquemment de l'égophonie sans souffle.

Un processus pulmonaire trop étendu ou trop aigu nuit même à la production d'égophonie, même s'il y a œdème pleural ; le retentissement bronchophonique de la voix est tel qu'il se modifie à peine à travers l'œdème et le liquide s'il existe. Le souffle dans ce cas reste d'ailleurs tubaire. Il suffit d'une atténuation de ces lésions pour qu'on trouve de la *bronchoégophonie*.

2° Rôle de l'œdème. La présence d'œdème pleural est aussi indispensable à la production d'égophonie que la lésion corticale. Dans tous les cas où l'égophonie a été signalée, cet œdème existe, tandis que le liquide n'existe pas toujours. Chez certains malades où l'égophonie était très localisée, nous avons toujours trouvé, quand nous avons pu faire l'autopsie, soit une prédominance de l'œdème dans les points qui chevrotaient soit même une localisation spéciale de l'œdème en ces points. Ces rapprochements anatomo-cliniques nous ont fait voir que si tout œdème pleural ne s'accompagnait pas d'égophonie, il ne pouvait y avoir d'égophonie sans œdème.

3° *Rôle du liquide*. Il est certain que les égophonies les plus typiques s'entendent quand il y a une couche lamellaire de liquide au devant du poumon. Le liquide dans ce cas joue un rôle analogue à celui de l'œdème : il modifie sur leur passage, dans leur timbre, les vibrations laryngo-trachéales augmentées simplement au niveau de la lésion corticale. C'est ce qui explique que les belles égophonies s'entendent toujours sur la zone de matité au contact du liquide ; mais, chez ces mêmes malades, la voix peut chevroter et chevrote souvent en dehors des zones baignées par l'épanchement.

Si ce dernier augmente considérablement, l'égophonie disparaît. Le liquide en lame trop épaisse transforme le caractère des vibrations vocales qui apparaissent à l'oreille diminuées dans leur intensité, peu modifiées dans leur timbre. Il y a là un phénomène analogue à celui qui se passe dans l'hydrothorax compliqué. Quand on vide un de ces épanchements, on trouve après la ponction en certains points de l'égophonie localisée, qu'on n'entendait pas tant que le liquide était présent. De même, quand une pleurésie abondante se résorbe, on voit réapparaître l'égophonie qui avait disparu avec l'augmentation du liquide.

En résumé, l'égophonie est causée par 3 facteurs anatomiques : le *liquide*, *l'œdème pleural*, la *lésion corticale*. Les deux derniers sont nécessaires et, dans une certaine mesure, suffisants pour la production. Le premier n'est qu'accessoire.

Mais il faut encore que ces facteurs s'associent convenablement. Il ne faut pas trop de liquide ni trop de lésions pulmonaires ; il faut assez d'œdème et assez de lésions pulmonaires. Au point de vue pratique, il en résulte ceci :

Même avec un œdème marqué et un léger exsudat, il n'y aura pas d'égophonie, si les lésions pulmonaires sont très peu marquées ; si ces dernières augmentent, il y aura de l'égophonie ; si elles augmentent plus encore, il y aura de l'égophonie et du souffle pleurétique ; si elles deviennent considérables, il y aura un souffle pulmonaire (tubaire), avec de la bronchophonie ou peut-être de la broncho-égophonie. — Si, pour une cause ou une autre, l'œdème s'atténue, parallèlement l'égophonie disparaîtra.

L'égophonie est donc le signe révélateur de l'œdème pleural, qu'il y ait ou non du liquide ; elle ne révèle pas tout œdème, car ce dernier ne suffit pas à sa production, mais nous avons vu, en étudiant l'histologie pathologique, que les conditions accessoires sont souvent réalisées anatomiquement. Ce signe clinique a pour nous une haute importance. Constaté en un point du poumon, il indique une lésion pleuro-corticale, quand souvent il n'existe que d'autres signes incertains. Plus fréquent que le souffle pleurétique, plus sûr, en tant que signe pleural, que la matité, il mérite d'être recherché avec soin.

L'œdème pleural est souvent assez généralisé, avons-nous dit ; mais il *prédomine* souvent en certains points. En dehors des zônes baignées par une couche mince de liquide qui sont les points d'élection de l'égophonie franche, on doit la trouver d'une manière prépondérante dans les *carrefours* que nous avons signalés, et uniquement là, si l'œdème est partout peu développé.

Pour vérifier ce rapprochement anatomo-clinique, nous nous adresserons aux malades.

CHAPITRE III

Les poussées fluxionnaires pleuro-corticales.

SOMMAIRE. — Description d'une fluxion pleuro-corticale éphémère. — Variations individuelles : variations au début de la poussée ; différences d'évolution. — La fluxion pleuro-corticale existe au début de toute pleurésie, de toute spléno-pneumonie.
Signes localisés aux carrefours d'œdème. — Bilatéralité des fluxions œdémateuses.

§ 9.

Le syndrôme que nous allons décrire se rencontre dans toutes les maladies infectieuses ; il est plus marqué quand il s'agit de maladies générales (rhumatisme, fièvre typhoïde, tuberculose). Ce syndrôme fluxionnaire pleuro-cortical présente des degrés ; il est habituellement bilatéral.

Nous décrirons d'abord un cas type, extrêmement éphémère survenant comme manifestation isolée, au moins pseudo-primitive. La veille, le malade est en bon état et n'accuse aucun malaise. Dans la nuit, il est pris d'un *point de côté* plus ou moins intense et généralement *unilatéral*; il transpire et se sent fiévreux. Si on a la chance de l'ausculter de suite, on pourra trouver, localisé dans un poumon, sur un très petit espace, dans l'aisselle par exemple, un foyer de râles fins. Il n'y a encore aucune matité, aucune modification de la voix ni du murmure. Mais bientôt, *avec une étonnante rapidité*, apparaissent des signes *diffus* qui s'étendent aux *deux* poumons. Du côté où l'on a entendu la lésion initiale, côté du point douloureux, on trouve à la base une légère submatité, qui se retrouve aussi à la région scissurale sur une largueur de 3 doigts, s'amincissant à mesure qu'on va vers l'aisselle. Dans la base et parfois depuis la scissure on entend des bruits pulmonaires extrêmement superficiels, successifs, doux, peu éclatants, que la toux modifie à peine. Vers le hile, ces bruits sont plus secs, plus sonores, mieux transmis. Le murmure vésiculaire est indistinct. Il est fréquemment remplacé au niveau du hile par un souffle à caractère doux, voilé, qui s'entend encore mieux dans la zone submate de la base. *La voix est chevrotante partout*, de la scissure à la base. — Du côté opposé, les mêmes signes s'observent, mais moins accentués ; la submatité de la base est minime et il peut ne pas y en avoir à la scissure. Le murmure s'entend mieux ; il n'y a pas de souffle ou, s'il existe, très léger, c'est à l'extrême base et au niveau du hile. Souvent, en ces points, le murmure s'entend et c'est l'expiration seule qui prend les caractères du souffle pleurétique. Il n'y a pas de râles ou seulement dans la partie interne de l'interlobe. *L'égophonie* ne se trouve qu'en des points très localisés : 1er le long de la scissure interlobaire, 2e dans le cul-de-sac inférieur, surtout vers le rachis, enfin, sur une bande paravertébrale allant de la scissure à la base.

Quelle va être l'évolution de ces signes ? Elle varie beaucoup suivant les cas. Dans le type éphémère que nous avons choisi, dès le lendemain, l'égophonie a partout disparu ; c'est à peine si on la retrouve à la scissure du côté qui a été le plus atteint. La submatité s'est très atténuée : le souffle se retrouve à peine dans les bases, seules les crépitations persistent encore une journée, plus localisées, plus discrètes. La température tombe et tout rentre dans l'ordre.

Telle est la fluxion pleuro-corticale éphémère, et cela *quelle que soit son étiologie.*

Il est relativement aisé d'expliquer ce qui se passe. Il existe primitivement un foyer localisé pulmonaire cortical ; puis, sous une influence variable, brusquement, il se produit d'abord dans le poumon primitivement atteint, puis très vite dans l'autre, une fluxion pleuro-corticale. Les lésions paren-chymateuses se traduisent par des râles fins, diffus, superfi-ciels et par le souffle ; l'œdème de la séreuse, par l'égophonie plus ou moins manifeste suivant les points, toujours marqué aux zones soufflantes qui indiquent soit une condensation pulmonaire plus forte, soit une transmission plus facile des bruits respiratoires (racine des bronches, souffle hilaire) ou dans les zones que nous avons vues être les plus riches en œdème anatomiquement.

Du côté opposé à la lésion primitive, les signes pulmonaires sont moins marqués, les signes d'œdème pleural sont moins diffus, plus localisés aux carrefours scissural et médiastino-costal. Mais cela ne veut pas dire qu'il n'y a d'œdème que là. De même que c'est à la racine des bronches qu'on entend le mieux les crépitations, parce qu'à ce niveau les vibrations vocales sont mieux propagées ; de même, l'œdème diffus ne s'entend qu'au point où il y en a le plus, dans le voisinage de la scissure, du médiastin et dans le cul-de-sac inférieur.

Encore une fois, les lésions ne sont pas localisées là ; il y en a ailleurs, mais on les entend mieux là qu'ailleurs. Ces poussées fluxionnaires ne ressemblent pas toujours fidèlement au type que nous avons décrit ; il y a des différences nombreuses, soit *au moment même* de la poussée fluxionnaire qui est plus ou moins *atténuée*, soit *dans la suite de son évolution* qui est plus ou moins *durable*.

Nous allons passer en revue ces principaux types de fluxion pleuro-corticale. Mais auparavant disons que la réalité de la fluxion pleurale n'est pas une fiction : S'il est exceptionnel de pouvoir faire un examen anatomique au moment des poussées, on peut toujours faire, avec une bonne seringue, une ponction exploratrice dans le cul-de-sac. On retire quelquefois plusieurs grammes de liquide ; dans les autres cas, on ramène pour ainsi dire *toujours quelques gouttes d'un exsudat riche en cellules*. C'est la preuve irréfutable, *preuve anatomique*, d'une lésion *actuelle*, car on ne retire rien d'une plèvre saine et l'examen histologique du liquide montre toujours un processus *réactionnel aigu*.

§ 10. — Variations individuelles.

1° *Variations au début de la pousse*. Au moment de la poussée fluxionnaire, si nous considérons seulement le côté primitivement atteint, nous voyons les divers signes qui font partie du syndrôme subir d'importantes modifications suivant les cas.

Il existe d'abord des poussées fluxionnaires qui se manifestent uniquement par une double submatité légère des bases, sans signes pulmonaires, sans égophonie, et, peut-on ajouter, souvent sans signe fonctionnel. Nous n'en citerons comme types que les pleuropathies syphilitiques secondaires, si latentes, certaines pleurésies précoces de la dothiénentérie, certaines pleuropathies tuberculeuses. Là, les lésions pulmonaires sont trop peu intenses, non seulement pour produire du souffle, mais pour contribuer à la production d'égophonie.

Ce sont des fluxions presque *exclusivement pleurales*. Leur nature pleurale n'est confirmée que par la ponction. Ces pleuropathies ont fréquemment des formules cytologiques purement macrophagiques, ce qui indique bien le peu d'atteinte du poumon.

Si la fluxion pleuro-corticale est un peu plus intense, on peut entendre de *l'égophonie localisée*, en plus des signes précédents ; et cette égophonie, *on la trouve d'abord dans la région scissurale*. Est-ce à cause du voisinage de la racine bronchique, est-ce parce que l'œdème y est plus accusé, est-ce pour les deux raisons à la fois, il est certain que la région scissurale est le siège de prédilection de l'égophonie ; et LAENNEC, qui étudiait sans parti pris avec son stéthoscope, chez tous ses malades, les modifications de la voix, a écrit le premier : « Le plus souvent l'égophonie s'entend à la fois dans tout l'espace compris entre le bord interne de l'omoplate et la colonne vertébrale, dans tout le contour de l'angle inférieur de cet os, et dans une zone d'un à trois doigts de largeur qui se dirige, en suivant la direction des côtes du milieu de l'omoplate au mamelon ». On ne peut mieux décrire le trajet scissural.

En dehors des cas où il y a une submatité à la base, il en existe où le *seul* signe de fluxion pleurale est une égophonie scissurale. Il peut se faire qu'on ne retire rien à la base, on ne doit pas en conclure que la plèvre n'est pas en jeu. Si l'évolution est un peu durable, on peut voir apparaître plus tardivement une matité basilaire ou des frottements en cuir neuf, qui témoignent de l'atteinte primitive de la séreuse. Cependant il faut savoir que l'égophonie, localisée là et sans autre signe, n'a de valeur que si elle est scissurale et non hilaire, car au niveau du hil e, certains sujets ont une résonnance argentine de la voix à l'état normal, fait déjà constaté par LAENNEC.

En dehors de ces fluxions frustes, il en est qui diffèrent par la prédominance marquée soit des phénomènes d'œdème, soit des phénomènes pulmonaires. Le type que nous avons choisi est un type mixte souvent rencontré. Dans la fluxion surtout *pleurale,* le souffle pleurétique et l'égophonie s'entendent, localisés aux carrefours ou diffus de la scissure à la base, sans que le moindre râle soit perceptible. Il existe de la submatité à la base et souvent à la scissure ; parfois, de la scissure à la base. Dans d'autres cas, les signes d'œdème sont bien moins marqués ; on retrouve la même submatité ; le souffle, quand il existe, est plus rude ; il y a souvent outre les crépitations fines décrites plus haut, des râles véritables, sibilants ou sous-crépitants ; l'égophonie est bien moins nette ; la voix est à la fois retentissante et chevrotante (broncho-égophonie) et cette modification est souvent localisée à la région scissurale ou au cul-de-sac inférieur. — On trouve parfois ces deux formes associées dans le même poumon. En un point d'un poumon où partout ailleurs existent des signes pleurétiques, on trouve un souffle plus rude, plus tubaire. En ce point, on entend des râles ; et la voix changeant brusquement de caractère est plus bronchophonique.

Nous voyons que ces différences individuelles, dans les signes physiques de la fluxion à la période d'état, sont des différences *d'intensité lésionnelle*, portant à la fois sur le poumon et sur la plèvre, ou prédominant sur la corticalité ou la séreuse.

Un des caractères du syndrôme fluxionnaire est, avons-nous dit plus haut, la fréquence de la *bilatéralité* des lésions et des signes. La presque contemporanéité des signes dans les deux poumons est très souvent observée, surtout dans les maladies générales où n'existe pas une lésion pulmonaire prépondérante d'un côté.

Elle peut s'observer néanmoins même au cas de lésion en foyer. Le second côté peut-être envahi (au moins en apparence), seulement quelques jours après le premier et la fluxion présenter des caractères identiques à ceux qu'elle avait du côté primitivement atteint. Elle peut aussi être plus intense ou plus atténuée. La fluxion peut sembler abandonner le premier côté pour passer au second. Cette marche *serpigineuse* de la fluxion s'observe assez souvent. Enfin elle peut manquer ou paraître manquer dans le deuxième poumon : soit par le fait de symphyse pleurale antérieure, soit parce que la poussée pleurale est subordonnée à des lésions spéciales du parenchyme (elle n'a plus souvent alors le caractère fluxionnaire), soit parce qu'elle passe inaperçue.

Les lésions des 2 côtés peuvent être, et c'est la règle, d'intensité différente : cependant, il est des cas ou on ne pourrait direquel côté est plus atteint ; au contraire l'un des côtés peut-être si peu touché qu'on croit d'abord qu'il n'a rien. Il est pourtant des malades qui ont leur base sonore, à peine un peu d'égophonie scissurale, et chez qui, on retire plusieurs centimètres cubes de liquide, (cela du côté opposé à la lésion essentielle). Il en est d'autres qui à la suite de leur manifestation fluxionnaire, durable ou passagère, mais semblant unilatérale, présentent tardivement, sans que rien vienne l'expliquer, de la submatité et souvent des frottements pleuraux de la base opposée. C'est un reliquat de l'atteinte primitive, mais qui avait été méconnue à la période d'état.

Différences d'évolution. La poussée fluxionnaire pleuro-corticale peut durer 24 heures. C'est le type éphémère que nous avons en vue dans notre description. Dans quelques cas la fluxion est sujette à des variations brusques, apparaît et disparaît plusieurs fois, pouvant s'accompagner d'un épanchement qui se produit et se résorbe avec rapidité. C'est le type observé souvent dans le rhumatisme articulaire aigu.

D'autres fois, elle se prolonge et n'est que *le prélude d'une véritable pleurésie* Contrairement à ce qui se passe pour la fluxion initiale, la pleurésie est le plus fréquemment unilatérale, la manifestation du côté opposé étant fugace et éphémère. On voit souvent le malade que nous avons pris comme type au début faire une pleurésie tuberculeuse banale du côté qui est le plus atteint. Du côté opposé, les signes disparaissent en 2 jours ; du côté de la pleurésie, les crépitations disparaissent ne laissant plus que les signes pleurétiques qui bientôt s'accompagnent d'épanchement notable. On peut voir, plus rarement, une manifestation double persistante.

Dans certaines fluxions, les symptômes prédominent d'abord d'un côté, puis de l'autre. Enfin, les signes d'œdème peuvent persister plus ou moins longtemps des 2 côtés ou d'un seul, sans qu'il se produise d'épanchement notable ; on dit alors qu'il y a *splénopneumonie*.

En résumé, *toute pleurésie, toute splénopneumonie*, sauf dans certains cas où les lésions pleuro-corticales sont très localisées, présente à son début un *syndrôme de fluxion pleurale* plus ou moins manifeste. Ce syndrôme quand il est éphémère, peut *résumer* toute l'atteinte pleuro-corticale ; durable, il n'est que le prélude d'une manifestation morbide plus persistante, mais qui tend toujours à se localiser de plus en plus.

Sous l'influence d'une cause variable, une infime lésion corticale, donne d'abord naissance à des phénomènes de réaction *diffus*, *fluxionnaires* ; puis, peu à peu, la réaction se *localise* de plus en plus autour du foyer primitif. C'est là un caractère très spécial des affections pleurales ; la séreuse réagit beaucoup à la moindre atteinte morbide, quitte à limiter plus tard ses moyens de défense autour des zones dangereuses.

Le syndrôme fluxionnaire se manifeste à nous par des signes pulmonaires et pleuraux, indiquant l'atteinte corticale et l'œdème de la séreuse. Ces signes sont diffus quand les lésions sont suffisantes pour les produire partout, localisés et surtout dans les carrefours d'œdème, quand ces lésions sont peu marquées.

C'est dans ces lieux d'élection qu'il faut les chercher, si la manifestation morbide est fruste. Quand on les trouve, ils prouvent qu'il se passe du côté de la corticalité, non seulement où on les entend, mais souvent ailleurs, un processus aigu. De peu d'importance, si l'on veut, quand on les rencontre dans une infection commune, ils sont beaucoup plus instructifs, quand rien ne les explique, car, généralement dans ce cas, c'est la tuberculose qui doit les expliquer.

Comme les réactions cytologiques, ces syndrômes ont une identité d'allure relative, quelle que soit leur étiologie. Ils sont l'équivalent clinique de la réaction anatomique et ont la même valeur que celle-ci.

Les fluxions sont très marquées dans certaines affections comme le rhumatisme, où elles rappellent les manifestations articulaires, peu accusées dans d'autres comme la pneumonie où le bloc hépatisé semble empêcher la réaction clinique, comme il semblait empêcher la réaction anatomique. Mais ces différences individuelles ne sont pas suffisantes à elles seules pour témoigner de la nature de la maladie qui est en cause.

Aucune affection n'est plus polymorphe que la tuberculose, au point de vue des fluxions qu'elle détermine

CHAPITRE IV

Le syndrôme interlobaire.

SOMMAIRE. — Signes constituant le syndrôme interlobaire : signes fonctionnels, signes physiques pulmonaires, signes physiques pleuraux. — Leurs associations. — Epoque d'apparition et évolution des manifestations scissurales :
Localisation primitive à l'interlobe dans la tuberculose ; localisation tardive
dans la pneumonie ; la scissure est un lieu d'élection pour l'association tuber-
culo-pneumonique. — Le syndrôme interlobaire témoigne d'une lésion actuelle
Signes correspondant aux lésions localisées autour des autres carrefours : Localisation diaphragmatique ; syndrôme phrénique. — Localisation médiastinale
postérieure : syndrôme angulaire vertébro-scissural.

Nous venons d'étudier les fluxions généralisées ; nous avons
vu que, peu intenses, elles se manifestaient souvent à la *scissure*. Dans certains cas, au début, dans le cours ou à la fin
des affections pleuro-corticales, les signes cliniques sont aussi
prépondérants, ou semblent au moins l'être, dans la région
interlobaire. Le *syndrôme interlobaire*, assez variable suivant
les cas, mérite d'être précisé.

Il présente trois ordres de signes : des signes *fonctionnels*,
des *signes physiques pulmonaires*, des *signes physiques pleuraux*.
Ces divers signes s'associent ; suivant les malades, tels ou tels
sont prépondérants.

1° *Signes fonctionnels*. Ils consistent : 1° en *une douleur
localisée sur le trajet scissural*. Elle est spontanée ou provoquée. Beaucoup de malades se plaignent d'une sensation de
douleur lancinante qui, débutant au niveau des premières ver-
tèbres dorsales, s'irradie latéralement vers l'aisselle et remonte

vers le mamelon. Parfois, la sensation n'est perçue qu'en arrière. Quand elle siège en avant et à droite, on la trouve souvent plus étendue, plus basse qu'à gauche.

La pression localisée la réveille en arrière à 2 cm. de la 3e apophyse épineuse dorsale ; en avant et à gauche, un peu en dehors de la pointe du cœur ; à droite, sur les deux branches de bifurcation des scissures, ou sur l'une d'entre elles, le plus souvent la supérieure.

2° La *percussion* de la région scissurale qui réveille la douleur, réveille en même temps la *toux* ; c'est une toux quinteuse, sèche, tenace, qui est bien la toux pleurétique. Elle ne s'accompagne le plus souvent que d'une expectoration minime, muqueuse et salivaire.

2° *Signes physiques pulmonaires*. Ce sont : 1° Une *matité* spéciale, dite *suspendue*, qui, large de deux à trois travers de doigts autour du hile, de la 2e à la 4e dorsale, diminue progressivement de largeur en descendant vers l'aisselle et qui se termine en pointe en avant. C'est sur le trajet de cette matité qu'on réveille les points douloureux. Parfois, elle s'arrête en chemin, ne dépassant pas le bord externe de l'omoplate. Dans certains cas, enfin, une partie de cette matité est remplacée par du skodisme. (Il y a alors généralement une poche interlobaire). La matité sur le trajet interlobaire, qui est fréquente, peut manquer, même s'il existe d'autres signes.

2° *Des modifications de la respiration* : Le murmure vésiculaire est toujours plus intense à la racine des bronches que partout ailleurs. On sait, d'autre part, qu'une compression *légère* des conduits aériens, par des ganglions, par exemple, peut provoquer l'apparition d'un souffle à caractère *bronchique*, mais ce souffle est localisé à la région *hilaire*. On rencontre souvent, en dehors de ce phénomène, une *respiration soufflante et rude sur tout le trajet scissural*, on y trouve fréquemment un souffle à caractère *tubaire*, dû à la condensation du parenchyme périscissural. Dans d'autres cas, le souffle est plus doux, lointain, voilé, prédominant à l'expiration, rappelant le souffle *pleurétique*.

Enfin, le souffle est plus ou moins *cavitaire*, si une poche interlobaire communique avec les bronches, ou s'il se trouve au voisinage de la scissure une caverne fistuleuse. Il faut savoir aussi que, là comme ailleurs, on peut trouver exceptionnellement un souffle amphorique, sans qu'il y ait la moindre excavation·

3° Des bruits adventices : Ce sont des *râles*. Les uns sont des crépitants et des sous-crépitants ordinaires; d'autres sont plus spéciaux. Il en est de fins, diffus, superficiels, peu modifiés par la toux, souvent successifs, s'entendant aussi bien à l'inspiration qu'à l'expiration. D'autres sont plus secs, inconstants, successifs, influencés par la toux qui les fait apparaître ou disparaître, prédominant à la fin de l'inspiration : *ils rappellent les véritables craquements secs de la tuberculose*. Ils peuvent exister seuls, sans aucun autre signe pleural ou pulmonaire ; ils sont plus nets tantôt en dehors vers l'omoplate, tantôt en dedans vers le hile, mais conservent toujours chez le même malade des caractères de fixité assez précis.

4° Des modifications de la voix : Elle devient plus ou moins, *bronchophonique*. On rencontre souvent aussi sur le trajet scissural de la *pectoriloquie aphone* qui peut même se rencontrer comme signe isolé, sans grande valeur du reste. Au cas de poche interlobaire ou de caverne voisine, la voix devient *caverneuse*.

3° Signes physiques pleuraux. Ces signes outre le souffle dont nous avons parlé, sont :

1° L'égophonie, souvent très manifeste, traduite seulement parfois par un chevrotement léger de la voix, perceptible sur tout le trajet scissural et même en avant. L'égophonie peut être légèrement bronchophonique. C'est la broncho-égophonie.

2° Les frottements, très fréquents, localisés à la région scissurale et surtout à sa partie externe. Ils sont très typiques, rappelant le cuir neuf. Ils peuvent persister très longtemps (6 ans au moins chez une de nos infirmières de l'hôpital Broussais).

Ces divers *signes* s'associent pour constituer un *syndrôme*, qui, suivant les cas, est plus pulmonaire que pleural ou inversement.

Si on excepte les cas de poche interlobaire, voici quelles sont les associations habituelles :

A. Egophonie ou bronchoégophonie scissurale seule.

B. Bronchoégophonie scissurale avec craquements sans matité.

C. Matité, souffle tubaire, bronchoégophonie ou même égophonie franche, râles crépitants et sous-crépitants.

D. Même association sans souffle.

E. Matité ; souffle tubaire ou pleurétique avec égophonie franche sans râles.

F. Matité, souffle pleurétique, égophonie, crépitations fines et superficielles.

Il nous reste à voir quand et comment se manifeste le syndrôme scissural.

§ 12.

1° Il est de règle dans les *fluxions œdémateuses*, de voir des manifestations scissurales, qui peuvent en être les seuls signes cliniques contemporains. On trouve alors de l'égophonie uni ou biscissurale avec ou sans crépitations. Généralement, il y a des signes pleuro-pulmonaires ailleurs.

2° Quelquefois, l'affection primitive semble *se localiser* autour de la scissure, et provoque un syndrôme pleuro-pulmonaire plus ou moins complet, avec *douleur, matité, souffle, égophonie*. Ce peut être le premier temps d'une pleurésie interlobaire. Il est même difficile, dans certains cas où le syndrôme est franchement pleurétique, de dire s'il y a ou non un épanchement notable. Les pleurésies interlobaires séreuses ne sont peut-être rares que parce qu'on les méconnaît. Durant son évolution, l'affection reste cantonnée autour de l'interlobe ; c'est là qu'on en constate tardivement les cicatrices.

3° Une affection insidieuse (et nous avons surtout en vue la tuberculose pulmonaire), tout en n'étant pas uniquement localisée autour de l'interlobe, peut donner lieu, au moins momentanément, à des signes *exclusivement perceptibles à cet endroit*. Ce sont le plus souvent des *craquements* qu'on y entend, sans matité, sans signes aux sommets. Nous reviendrons sur ce fait. On entend aussi parfois, avec des craquements scissuraux bilatéraux, des modifications de la voix qui devient *égophonique*. Dans ce cas, il faut se méfier : malgré le peu d'intensité des signes locaux et la conservation de l'état général, *c'est souvent le début d'un épisode aigu* (généralisation bacillaire, hémoptysie) qui se prépare.

En dehors des cas où les lésions tuberculeuses *s'entendent mieux* à la scissure qu'ailleurs, il est certainement des malades chez qui ces lésions *sont* nettement à prédominance scissurale. La radioscopie a démontré, autant que faire se peut, la réalité du fait.

Très souvent, quand la tuberculose est réveillée par une maladie générale (fièvre typhoïde, pneumonie) c'est à la scissure qu'on trouve les premiers signes de cette tuberculose. L'éclosion de ces signes se fait souvent seulement 15 jours après la guérison, ce qui permet de montrer qu'on a affaire à des phénomènes morbides nouveaux.

Enfin, *dans le cours d'une tuberculose chronique* ou d'une autre affection confirmée, il peut se produire des épisodes périscissuraux, plus ou moins aigus, intenses et durables.

4° S'il y a des tuberculoses qui commencent ou semblent commencer à l'interlobe, *il y a beaucoup d'affections qui s'y terminent*. Les pneumonies, dites prolongées, certaines splénopneumonies, qui peuvent d'ailleurs être tuberculeuses, certaines pleurésies (fièvre typhoïde, tuberculose) semblent localiser tardivement leurs signes physiques à la zone périscissurale. Pendant 3 semaines, un mois, à la suite d'une pneumonie, on trouve une matité suspendue, du souffle, de l'égophonie plus ou moins typique, de la douleur sur le trajet indiqué. Le ma-

lade est cependant apyrétique et nettement convalescent.
Assez fréquemment, se produit, à la base où il n'y a aucun
signe d'œdème pleural, un petit épanchement passager. Un
fait intéressant, c'est que ces foyers scissuraux métapneumoniques si tenaces, disparaissent *très vite* quand ils font tant de
le faire.

Le souffle, les râles, tout s'éteint en quelques jours et il ne
persiste qu'une légère submatité et quelques frottements.

Il y a certainement des pneumonies, *tardivement périscissu
rales* qui ne sont que des pneumonies. Il en est d'autres qui ne
sont pas des pneumonies pures. S'il est vrai que la tuberculose, après une maladie aiguë, débute souvent à l'interlobe,
que la pneumonie s'y termine souvent, il y a vraiment beaucoup de raisons pour que *l'association du pneumocoque et du
bacille de Koch trouve là un terrain de prédilection*. Il est en
effet assez habituel de voir les vieux foyers pneumoniques
périscissuraux sembler persister pendant des mois après la
pneumonie, parce que le bacille de Koch se greffe sur les
lésions anciennes et les transforme peu à peu. Il faut donc
se méfier de tout ce qui persiste longtemps à l'interlobe.

Telles sont les principales manifestations scissurales en
dehors des *pleurésies interlobaires vraies* : ouvertes dans les
bronches par vomique, ces dernières donnent des signes de
caverne qui les font alors reconnaître. On peut et on doit les
diagnostiquer, ou tout au moins les prévoir plus tôt, car dans
ce cas, le syndrôme scissural ne manque jamais pour peu
qu'on le recherche avec soin. Quand la poche est ouverte, il
est bien difficile chez certains malades de la distinguer d'une
caverne voisine.

Citons enfin pour mémoire le cas où la scissure est transformée en canal interlobaire par une adhérence des bords des
lobes, fournissant un épanchement à 2 loges (antérieure et
postérieure) dont on risque bien, sauf après examen approfondi, de laisser passer une. Ce cas fait partie des dispositions
peu habituelles que l'on ne peut pas prévoir.

Les localisations interlobaires nous apparaissent comme *extrêmement fréquentes*, contrairement à l'opinion classique, qui, ne considérant que les pleurésies purulentes, proclame leur rareté relative. Les autres manifestations sont heureusement moins graves, surtout moins rebelles à la guérison, mais elles ont leur importance clinique. Outre qu'elles permettent quelquefois de prédire la possibilité de l'évolution purulente localisée, difficilement prévue autrement, ou, au cas de fluxion œdémateuse, la possibilité d'un épanchement de la grande cavité à brève échéance, en elles-mêmes, elles sont précieuses pour dépister la tuberculose. Que le syndrôme soit banal, identique dans beaucoup d'affections différentes, c'est non douteux; mais quand rien de l'explique, il faut penser à la tuberculose. Bien plus, il s'agit *d'une tuberculose en activité*, qui retentit *actuellement* sur la plèvre et peut donner lieu à un incident d'ici peu. C'est un fait important même s'il existe chez le malade un sommet submat avec diminution de l'inspiration. On peut être presque sûr que ce sommet n'est pas une cicatrice, ou n'est qu'une cicatrice endormie, qui tend à se réveiller. De même, si on trouve à une base une matité avec diminution du murmure, en même temps que des signes d'œdème à la scissure correspondante, on peut dire, avec beaucoup de vraisemblance qu'il s'agit d'une pleurésie *actuelle*.

Nous pouvons ajouter aussi que ces signes sont bien plus faciles à rechercher et à entendre, à beaucoup près, avec un peu d'habitude, que les modifications du murmure vésiculaire dans les sommets.

§ 13. — Signes physiques correspondant aux lésions localisées autour des autres carrefours d'œdème.

Les autres carrefours d'œdème où l'on trouve fréquemment aussi des signes localisés dans les fluxions pleuro-corticales ne donnent malheureusement pas lieu, quand ils sont atteints

isolément à des lésions aussi perceptibles par la clinique que
les lésions scissurales. Ce qu'on èntend en effet dans les
fluxions généralisées, ce sont les signes fournis par les
lésions pleuro-corticales qui siègent aux points de rencontre
des plèvres pulmonaire et médiastine, médiastine et diaphragmatique et témoignent d'une atteinte d'une grande partie de
la surface séreuse. Mais quand les lésions pulmonaires sont
localisées vers le médiastin antérieur, le médiastin postérieur,
ou vers la face inférieure, pour peu que la réaction pleurale
soit localisée, elle reste souvent latente.

En un mot, les localisations inférieures et latéro-vertébrales
de l'œdème sont surtout manifestes dans les fluxions généralisées, beaucoup moins quand la lésion pleuro-corticale est localisée, soit par son évolution primitive, soit par le fait de
cicatrices antérieures.

Dans ces cas, il faut se servir d'autres signes que nous
énumérerons rapidement.

Localisations diaphragmatiques. Elles seraient presque totalement méconnues, si l'attention n'était attirée vers la plèvre par un autre syndrôme, celui-là *presque uniquement fonctionnel, le syndrôme phrénique.* Franc ou fruste, le syndrôme
phrénique témoigne le plus souvent d'une souffrance des organes péridiaphragmatiques et cela, que les organes soient
au-dessus ou au-dessous du diaphragme. On le rencontre dans
l'abcès sous-phrénique, comme dans la pleurésie diaphragmatique.

Franc, c'est un syndrôme *douloureux dramatique,* aisément
reconnaissable par la topographie des points où on peut
réveiller la douleur : il est classique. Fruste, il est plus souvent méconnu ; le point de côté bilatéral sur le rebord costal,
plus intense d'un côté que de l'autre, n'attire pas l'attention
parce que le malade n'y insiste pas ; une douleur irradiée
dans l'épaule y ferait songer davantage. En réalité, si on recherche de parti-pris les points douloureux du phrénique, on
les trouve souvent, surtout le point supérieur et le bouton dia-

phragmatique et cela, même dans les pleurésies de la grande cavité.

En présence de ce syndrôme, on doit de parti-pris examiner la plèvre ; on trouvera quelquefois un peu de submatité à une base, quelques légers signes à la scissure ; cela suffit pour affirmer l'existence d'une pleurésie diaphragmatique ; car il faut bien savoir que *l'intensité du syndrôme douloureux* et *l'abondance de la pleurésie n'ont aucun rapport*. Nous avons vu une femme qui souffrait horriblement, avait des zones d'anesthésie sur son radial et son brachial cutané interne, vomissait, sans pouvoir manger, avait un hoquet continuel ; présentait enfin, un syndrôme névralgique intense et n'avait dans sa plèvre que 10 cc. d'un épanchement banal, macrophagique, d'ailleurs indéterminé qui guérit avant sa névralgie. Nous nous rappelons, d'autre part, avoir vu un malade, atteint d'une dextrocardie bizarre, qu'on croyait congénitale, qui n'avait aucun symptôme fonctionnel et mourut subitement avec 2 litres et demi de liquide entre son poumon gauche et son diaphragme. Le syndrôme est donc inconstant, il peut paraître très aigu et la pleurésie être minime ; quoi qu'il en soit, il est précieux, car c'est le seul auxiliaire du clinicien dans ces cas difficiles.

On doit toujours y penser. On doit savoir aussi qu'un malade qui, lors d'une première atteinte pulmonaire, a présenté le syndrôme phrénique, a fréquemment, lors d'une autre atteinte, des symptômes névralgiques, sans avoir pour cela de pleurésie.

Localisation médiastinale antérieure. C'est certainement la plus latente. Quelquefois, surtout quand elle siège à gauche, elle peut s'accompagner du syndrôme phrénique. On peut entendre exceptionnellement un souffle amphorique, mal expliqué du reste, au-dessus de la région cardiaque. En règle générale, la pleurésie est méconnue.

Localisation médiastinale postérieure. Celle-ci est plus manifeste, quoique présentant un minimum de signes physiques. La possibilité du diagnostic tient à ce fait anatomique, déjà

signalé, que les lésions pleuro-pulmonaires avoisinant le médiastin postérieur se prolongent souvent en arrière au-dessous du hile pulmonaire. La corticalité et la plèvre peuvent
être atteints à ce niveau, et cette localisation secondaire donne
lieu à des symptômes reconnaissables. Ces signes constituent
ce que nous avons appelé le *syndrôme angulaire vertébro-scissural*.

C'est en effet dans l'angle aigu que fait la scissure avec la
colonne qu'il faut rechercher les manifestations morbides. On
trouve une matité triangulaire dont le sommet siège sur la
3e épineuse dorsale, dont la base horizontale, passe par la
5e, la 6e ou la 7e épineuse. Vers la 4e épineuse, à 2 doigts de
la ligne médiane, se trouve généralement un point douloureux, très localisé, nettement réveillé par la pression du doigt.
Les vibrations sont augmentées ou diminuées suivant la prédominance des lésions pulmonaires ou pleurales. On peut y
entendre du souffle ; mais le plus souvent, il n'y a que des
crépitations fines et de la bronchoégophonie. Partout ailleurs
la respiration est normale et on n'entend aucun bruit
adventice.

Ce syndrôme, localisé et assez fruste, qui ne se révèle qu'à
un examen attentif, se rencontre dans les broncho-pneumonies,
dans les affections gangréneuses et aussi dans les épisodes
aigus qui s'observent au cours de la tuberculose pulmonaire.
Seul, il peut rendre manifeste la localisation médiastinale postérieure des lésions, et, à ce point de vue, il est précieux à connaître.

CHAPITRE V

Le syndrôme splénopneumoniquè et les splénopneumonies.

SOMMAIRE. — Le syndrôme spléno-pneumonique est un syndrôme clinique indépendant de l'étiologie. — Extension du terme de spléno-pneumonie.

§14

Quand M. GRANCHER a établi l'existence d'une splénopneumonie, affection pulmonaire sans exsudation pleurale donnant à l'examen clinique des signes pseudo-pleurétiques, il a montré combien une interprétation trop étroite des symptômes physiques pouvait tromper le médecin et, en cela, a rendu un grand service. Il a dit également que si cette affection paraissait essentielle dans certains cas, dans d'autres, elle n'était qu'une manifestation spéciale de la tuberculose pulmonaire. Depuis, on a reconnu que les formes dites essentielles se développaient sous l'influence de divers agents, dont le pneumocoque paraît être le plus fréquent. Symptomatique de la grippe, de la dothiénentérie, comme de la tuberculose ou de la pneumococcie, la splénopneumonie ne correspond pas toujours à des lésions pulmonaires identiques : c'est plus un *syndrôme clinique* qu'un état morbide défini. — Il y a *des* splénopneumonies.

Mais, si on se borne à des divisions cliniques, il s'agit de savoir jusqu'à quel point une affection à symptômes pseudo-

pleurétiques peut-être considérée comme une splénopneumonie. L'allure générale de la maladie de GRANCHER, telle
qu'il l'a décrite, diffère de beaucoup d'autres affections pulmonaires qui s'accompagnent aussi de phénomènes pleurétiques : C'est une affection à début aigu, traînante, à défervescence graduelle, avec signes pleurétiques persistants, très
analogue, dans son ensemble, à la pleurésie dont on l'a séparée. Cependant, certains auteurs, et notamment M. FAISANS,
ont décrit des formes de splénopneumonie grippale, mobiles
et variables d'un jour à l'autre, alternant sur un poumon et
sur l'autre. C'est déjà une extension du terme de splénopneumonie.

En réalité, si on veut appeler splénopneumonie toute affection pulmonaire s'accompagnant de signes pleurétiques
sans épanchement de liquide dans la cavité séreuse, il en
existe un très grand nombre de formes et de types dont la maladie de GRANCHER ne représente qu'une variété individuelle
assez bien différenciée, celle qui, à tous rapports, se rapproche
le plus de la pleurésie.

Nous avons vu, en étudiant les fluxions pleuro-corticales,
que ces accidents sont, quelle que soit l'étiologie, tantôt fugaces tantôt persistants, et dans ce dernier cas, qu'ils sont le
prélude soit d'une pleurésie vraie, soit d'une affection pulmonaire avec signes pseudo-pleurétiques sans liquide pleural, si
l'on veut d'une splénopneumonie. Or, si la splénopneumonie
n'est que la prolongation d'une fluxion pleuro-corticale sans
liquide, tous ce que nous avons dit au sujet de l'évolution de
ces fluxions s'applique à elle, et on se rappelle quelle variété
existe dans cette évolution.

Les signes pseudo-pleurétiques sont la traduction *dans tous
les cas* d'un minimum de 2 lésions ; l'une pulmonaire corticale, l'autre pleurale, dans tous les cas, la séreuse est *œdémateuse* comme il est aisé de le prouver par la ponction exploratrice. *La plèvre est donc toujours atteinte dans la splénopneumonie* ; son début est celui d'une pleurésie (fluxion pleu-

ro-corticale) ; entre la pleurésie et la splénopneumonie, il n'y a donc que des nuances. Cette dernière est une pleurésie avec liquide localisé dans la membrane séreuse ; c'est souvent plus une pleurésie que la pleurésie dite sèche, où l'œdème est moins intense.

L'analogie va plus loin dans certains cas : il n'est pas rare de constater simultanément ou successivement au cours d'une affection quelconque des signes pleurétiques dans les deux poumons. Or, d'un côté, il peut y avoir du liquide tandis que de l'autre on ne retire que quelques gouttes d'œdème : il y a pleurésie d'un côté et splénopneumonie de l'autre ; la veille, il y avait peut-être splénopneumonie des deux côtés. L'examen cytologique montre souvent, dans l'œdème d'un côté et le liquide de l'autre, des formules superposables. Peu importe le liquide les lésions sont à peu près identiques. Souvent les signes pleurétiques sont très accusés et on ne retire que 20 c. c. de liquide par la ponction ; est-ce de la pleurésie ou de la splénopneumonie ?

En résumé, il y a des lésions pleuro corticales sensiblement analogues, qui tantôt s'accompagnent d'exsudation séro-fibrineuse abondante, tantôt d'un simple œdème : au point de vue de la pathologie générale, ce qui est important, c'est l'*étiologie*. La splénopneumonie n'est qu'un syndrôme. Il peut dépendre et dépend souvent, comme la pleurésie, de la tuberculose ; malheureusement, la preuve de sa nature tuberculeuse est plus difficile à faire que pour la pleurésie.

A ce point de vue, il est même nécessaire d'élargir le cadre de la splénopneumonie ; nous verrons, en étudiant certaines formes de tuberculose, que nombre d'entre elles peuvent se traduire, non seulement par le type clinique de M. GRANCHER, mais par des variétés plus éphémères, serpigineuses, récidivantes, pouvant se réduire à une simple fluxion pleuro-corticale éphémère qui dure 48 heures. S'il y a intérêt à séparer pour le praticien la splénopneumonie de la pleurésie, il y a intérêt aussi à réunir dans un même groupe les diverses tuberculoses pleuro-corticales.

A un point de vue analogue, s'il existe des différences cliniques entre d'autres affections telles que la congestion pulmonaire idiopathique (type Woillez), la congestion pleuro-pulmonaire (type Potain et Serrand), la fluxion de poitrine (types Grasset et Dieulafoy), la splénopneumonie (type Grancher-Queyrat), la congestion pulmonaire traînante et prolongée (type Rénon), en réalité, toutes ces affections sont des pleuro-pneumonies corticales avec plus ou moins d'œdème pleural, et prédominance tantôt des signes pulmonaires, tantôt des signes pleuraux. Chaque fois qu'il y a des signes pleurétiques, *il y a anatomiquement de la pleurésie*.

On peut grouper ces affections suivant les *signes physiques*, dont les associations rappellent celles que nous avons rencontrées dans les pleuro-pneumonies scissurales. Il y a des formes bronchitiques, pneumoniques, pseudo-pleurétiques : *Toutes ces formes sont indépendantes de l'étiologie*.

On peut les grouper suivant leur évolution ; il y a des formes éphémères, serpigineuses, pleurales et pulmonaires alternantes, prolongées à allure pleurétique : Toutes ces formes sont indépendantes de l'étiologie, et nous les retrouverons en étudiant suivant leur origine probable les diverses manifestations pleuro-corticales.

Nous étendrons donc le terme de splénopneumonie à tous les cas où, sans exsudation notable dans la cavité pleurale, il existe des lésions pleuro-corticales et des signes pleurétiques nets ou atténués. Toutes ces affections ont un caractère spécial de *bénignité*, quelle que soit l'étiologie : elles guérissent presque toujours, plus ou moins complètement : c'est encore un point commun.

CHAPITRE VI

Étude clinique de quelques réactions pleuro-corticales, d'après leur étiologie.

SOMMAIRE : Spléno-pneumonie simple, rapide, accompagnant la bronchite aiguë.

Manifestations pleuro-corticales au cours de la pneumococcie : pneumonie pleuro-pneumonie et pneumo-pleurésie, pleurésie tardive éosinophilique ; localisations tardives pleuro-pulmonaires à l'interlobe ; congestions pneumococciques de nature variée ; splénopneumonies pneumococciques.

Affections pleuro-corticales streptococciques.

Pleurésies d'origine indéterminée avec éosinophilie permanente.

Cortico-pleurites de la fièvre typhoïde : pleuropathie typhique de la période des taches rosées ; cortico-pleurites bénignes du cours ou du décours de la dothiénentérie ; pleuro-tuberculose post-typhique.

Pleuropathies de la syphilis secondaire.

Cortico-pleurites rhumatismales : Variabilité des fluxions dans le rhumatisme.

§ 15. — 1° Spléno-pneumonie simple, rapide, accompagnant là bronchite aiguë.

Ç'est la plus simple, peut-être aussi la plus bénigne de toutes les affections pleuro-corticales.

Un malade a un simple rhume avec coryza, larmoiement, bronchite diffuse. Il ressent un léger point de côté et la température s'élève souvent jusqu'à 39°. A l'auscultation, on entend partout de gros râles ronflants et des sibilances ; mais en étudiant le malade d'un peu plus près, on trouve une légère *submatité triangulaire* à la base douloureuse et souvent une *bande égophonique* ou bronchoégophonique *le long de la scissure interlobaire*.

Une ponction ramène quelques gouttes d'un exsudat riche en macrophages purs. — Dès le lendemain, la température peut tomber et les signes disparaissent vite.

Parfois, l'affection se prolonge un peu avec les mêmes signes : on note alors de gros râles sous-crépitants mêlés aux râles sibilants. Au bout de 2 à 3 jours, apparaissent quelques frottements pleuraux qui témoignent tardivement de l'atteinte pleurale. Il n'existe pas d'affection plus bénigne au moins en apparence ; mais il existe des épisodes aigus de tuberculose absolument semblables, beaucoup plus sérieux pour l'avenir, si on méconnaît leur nature.

On peut imaginer toutes les transitions entre ces affections et celles qu'on désigne ordinairement sous le nom de congestions pulmonaires. — Un malade a de la bronchite, 39° de température, quelques vésicules d'herpès labial. On trouve, outre la submatité basilaire et la bronchoégophonie scissurale qui peut à la rigueur manquer des foyers soufflants, localisés en un point quelconque du poumon, à l'interlobe, parfois même au sommet. Ces foyers sont extrêmement fugaces, disparaissent du jour au lendemain. La fièvre tombe brusquement et on peut alors trouver quelques frottements pleuraux. L'œdème contient surtout des macrophages, et il est fréquent de rencontrer le pneumocoque dans les crachats. On pourrait à la rigueur rattacher à la pneumococcie une telle manifestation morbide.

§ 16. — 2° Manifestations pleuro-corticales au cours de la pneumococcie.

A. Pneumonie. La pneumonie franche pour peu qu'elle avoisine la plèvre, s'accompagne toujours de lésions pleurales et, cependant, il est rare que ces manifestations pleurales soient perceptibles. Déjà anatomiquement, nous avons vu que le bloc pneumonique semble pour ainsi dire *sidérer la réaction pleurale*. L'œdème existe, mais peu manifeste, plus riche en cellules qu'en exsudat ; il n'y a pas de raison pour qu'il soit

perceptible cliniquement. Le souffle est trop intense, la bronchophonie trop nette, pour que l'oreille puisse percevoir les
modifications délicates subies par les vibrations à leur traver-
sée de la plèvre. Il est de règle qu'on ne perçoive de signes
pleurétiques que s'il existe un épanchement séreux.

Cependant il est fréquent, quand le point de côté est violent et le souffle tubaire précoce de retirer par ponction
quelques gouttes pseudo-purulentes. Quand l'exsudation riche
en cellules est un peu abondante, et si la pneumonie siège
assez haut, on peut trouver à la base une légère submatité
triangulaire qui indique la possibilité d'un épanchement
léger.

Quelquefois, quand l'atteinte pleurale est un peu plus forte,
on trouve quelques symptômes de pleurésie. La submatité
postérieure s'accompagne *le premier jour* de diminution des
vibrations thoraciques, le souffle est plus atténué. On peut
trouver une submatité de l'espace de Traube, si la pneumonie
siège à gauche. Dès le lendemain. les vibrations sont nettement exagérées, le souffle est franchement tubaire, le Traube
est sonore ; mais les jours suivants apparaissent des frottements pleuraux, seuls reliquats de l'atteinte primitive. Dans
ce cas, la défervescence est aussi moins franche ; ou bien elle
se fait brusquement, puis la température remonte vers 38°,
et descend en lysis à la normale en 3 ou 4 jours. Les signes
pleurétiques du début peuvent être encore plus marqués et on
peut avoir le tableau d'auscultation typique de la maladie de
Grancher (souffle pleurétique, égophonie, crépitations fines).
Mais bientôt le souffle devient tubaire et les signes pleurétiques disparaissent.

Dans le cas où l'épanchement évolue en même temps que la
pneumonie et si le bloc hépatisé siège en bas, tout se borne à
une matité franche de la base avec des vibrations normales ou
diminuées. Le souffle est nettement tubaire et sur le foyer on
entend de la bronchophonie ; mais il est fréquent de trouver de la bronchoégophonie à la région scissurale où l'hépati-

sation est moins forte et l'œdème plus développé. L'égophonie
est plus nette sur le foyer même quand celui-ci est en voie de
régression ou de transformation grise. Le souffle y est moins
intense, quelquefois nul, mais il y a une pluie de râles de tout
volume qui font aisément croire à l'absence de tout liquide.

Si l'épanchement est assez abondant, on peut entendre à la
base tous les signes cliniques de la pleurésie : il se peut même
que ces signes voilent ceux de la pneumonie, puis que peu
à peu ces derniers se manifestent au-dessus et semblent monter progressivement vers le sommet, tandis que les signes
pleurétiques restent localisés à la base. C'est une variété de
pneumo-pleurésie. Les signes pleurétiques peuvent être seuls
manifestes pendant plusieurs jours, et, sans le début brutal
des accidents, on pourrait croire tout d'abord à une pleurésie.

Si le bloc hépatisé siège d'emblée *dans le lobe moyen* ou
vers le sommet, les signes pulmonaires et pleurétiques peuvent coexister d'emblée, c'est la *pleuro-pneumonie*.

Enfin, si la pleurésie séreuse succède à la pneumonie, elle
est toujours très nette et classique, sauf dans le cas suivant
qui correspond aux petites pleurésies éosinophiliques de retour que nous avons étudiées en faisant l'anatomie pathologique. En voici le tableau clinique :

Un malade a une pneumonie avec phénomènes pleuraux,
latents ou insignifiants, quelquefois avec un début spléno-
pneumonique. Il a fait sa défervescence et se croit guéri ;
souvent il sort ; puis progressivement il ressent dans le côté
anciennement atteint une douleur vive sur le rebord costal
qui l'empêche de respirer. La dyspnée qu'il présente est due
uniquement au point de côté. La température est normale ou
subnormale, le malade tousse peu et crache à peine. On serait
tenté de mettre la douleur, seul signe fonctionnel, sur le
compte d'adhérences pleurales ; mais voici l'examen physique :
Il y a à la base une matité assez franche à bord supérieur
généralement horizontal. Les vibrations sont peu modifiées. La
respiration est diminuée, mais le plus souvent, il n'y a ni

souffle, ni égophonie. L'examen de la région scissurale peut être négatif, pourtant on peut y trouver des signes sur lesquels nous reviendrons bientôt. Manifestation presque *purement pleurale, signes frustes, apyrexie*, durée *extrêmement courte* de l'épanchement (de 3 à 4 jours), diminution rapide des phénomènes douloureux ; tels sont les caractères cliniques de cette pleurésie tardive, *toujours éosinophilique*, que nous avons vu être l'épisode terminal d'une pleurésie atténuée, latente, qui avait commencé avec la pneumonie.

Localisation tardive pleuro-pulmonaire à l'interlobe. Il n'est pas rare à la suite de la pneumonie, quel que soit son siège initial, de voir apparaître et persister assez longtemps des signes physiques à prédominance scissurale. Il s'agit souvent d'un processus plus pulmonaire que pleural ; on trouve de la matité suspendue, du souffle à caractère tubaire, des râles de divers ordres, de la pectoriloquie aphone ; la voix est bronchophonique, ou bronchoégophonique. Parfois l'égophonie est très franche et le souffle nettement pleurétique.

Ces derniers phénomènes coïncident quelquefois avec un épanchement basilaire tardif éosinophilique. On peut voir ces signes pleuro-corticaux persister pendant 8, 15, 25 jours après la défervescence. Ils ne s'accompagnent pas de fièvre ; le malade continue simplement à tousser et à cracher. Puis, en quelques jours tout disparaît, et il ne persiste qu'une légère submatité et quelques frottements scissuraux. Cette disparition rapide des signes physiques qui paraissaient depuis longtemps si bien localisés est assez particulière.

Quelquefois, les signes peuvent persister bien plus, pendant plusieurs mois, le malade maigrit, a de la fièvre ; dans ses crachats, on trouve le bacille de Koch : la lésion pneumonique s'est secondairement transformée en lésion tuberculeuse. Il faut se méfier de ces formes scissurales traînantes et prolongées ; il se peut qu'elles ne soient que de la pneumonie ; trop souvent elles ne sont que la révélation d'une tuberculose latente réveillée par l'affection pneumococcique.

La même localisation interlobaire s'observe souvent dans la *pleurésie purulente*; et c'est également d'une façon tardive qu'apparaissent les signes physiques. Nous n'insisterons pas sur ces données classiques, mais il importe de rapprocher les pleuro-pneumonies scissurales tardives, séreuses ou œdémateuses des pleuro-pneumonies interlobaires suppurées. De même qu'une symptomatologie interlobaire peut coexister avec un épanchement basilaire, de même une pleurésie purulente interlobaire peut *coïncider* avec une pleurésie purulente de la grande cavité.

Le diagnostic de cette coïncidence n'est possible que si l'épanchement interlobaire se fait secondairement à celui de la grande cavité, ce qui a lieu surtout quand les foyers pulmonaires se produisent successivement (pneumonia migrans). L'apparition du foyer interlobaire se manifeste par une douleur très vive sur le trajet scissural qui est franchement mat sur toute son étendue. On entend du souffle aux mêmes points avec des râles et des frottements et une bande bronchoégophonique. Mais la preuve certaine de l'existence du foyer enkysté ne peut être faite que par la ponction profonde qui retirera du pus à 8 cm. de profondeur et permettra parfois à l'aiguille de toucher les parois de la poche. Mais c'est là une manœuvre dont il vaut peut-être mieux s'abstenir, car si les poches sont d'âges différents, elles peuvent contenir des microbes de virulence différente, et on risque de surinfecter la poche la plus ancienne. Ce moyen de diagnostic ne doit pourtant pas être négligé quand on doit indiquer la voie au chirurgien décidé à intervenir à bref délai.

§ 17. — B. Congestions pulmonaires pneumococciques de nature variée

Splénopneumonies pneumococciques. Ces congestions comprennent la maladie de WOILLEZ et la congestion pleuro-pulmonaire, la fluxion de poitrine, la splénopneumonie pneu-mococcique du type GRANCHER.

Dans ces affections, cliniquement différentes, les processus inflammatoires pulmonaires et pleuraux sont diversement combinés.

Dans la *congestion pulmonaire*, l'atteinte pleurale est mi-nime, mais comme dans la pneumonie dont elle n'est qu'une forme atténuée, elle est surtout peu accessible cliniquement. Il existe des foyers de souffle variés, moins intenses, moins durables que dans la pneumonie. Une submatité basilaire, une bronchoégophonie localisée, sont seules là pour témoigner d'une légère atteinte pleurale. Là, comme dans la pneumonie, l'épanchement se réduit souvent *à quelques grammes de liquide puriforme*, qui a aussi la même formule histologique que le pseudo-pus pneumonique. Quand cette congestion s'ac-compagne d'épanchement séreux, comme dans la pleuro-pneumonie ; les signes d'épanchement sont plus nets et classiques, et se superposent aux signes pulmonaires.

Dans la *fluxion de poitrine*, les signes pleuraux devancent souvent les phénomènes pulmonaires. Ils débutent souvent à la façon d'une *fluxion* pleuro-corticale. On trouve de la ma-tité, de la diminution des vibrations, un souffle atténué ac-compagné de crépitations inspiratoires successives, fines, superficielles ; de la bronchoégophonie diffuse ou seulement scissurale et latéro-vertébrale. Puis, rapidement, les signes pulmonaires s'accentuent, les vibrations s'exagèrent, le souffle est plus fort et accompagné de râles plus secs, crépitants. Les jours suivants, apparaissent de gros frottements qui se mê-lent aux râles. L'affection est plus ou moins durable.

Enfin, la *splénopneumonie* se présente avec les signes clas-siques décrits par M. GRANCHER, signes persistants de fluxion pleuro-corticale. Elle dure de 3 à 4 semaines et la déferves-cence se fait en lysis.

Ces affections sont-elles dues au seul pneumocoque. Il en est qui durent longtemps, (20 jours, un mois, 2 mois et demi?)

et dans lesquelles on trouve encore à la fin dans les crachats et le sang pulmonaire du pneumocoque virulent. Ce fait paraît bien établi ; nous avons vu un pneumocoque tuer non seulement la souris, mais encore le *cobaye* par inoculation sous-cutanée au 54ᵉ jour de la pneumococcie. Néanmoins, il faut se méfier. Non seulement, il n'est pas exceptionnel de voir la tuberculose succéder à la congestion pulmonaire prolongée, mais il est vraisemblable que nombre de ces congestions ne sont que des manifestations primitives ou au moins pseudo-primitives de la tuberculose. Le pneumocoque, s'il existe, peut ne jouer qu'un rôle secondaire. Si on voit se développer *après une congestion*, ce qui est fréquent, des signes dans les sommets, on peut les voir apparaître *au cours de la congestion*, et dans quelques cas on fait la preuve de la nature tuberculeuse des lésions par la constatation des bacilles. Il est difficile d'admettre alors qu'il s'agit d'un réveil de tuberculose latente ; les lésions tuberculeuses demandent un certain temps 10 jours, 15 jours au moins, pour devenir perceptibles après le coup de fouet provoqué par l'affection intercurrente. Le bacille de Koch, comme le pneumocoque, peut provoquer des syndrômes splénopneumoniques aigus. Nous reviendrons sur ce point en étudiant un détail les splénopneumonies tuberculeuses. Disons de suite que, d'après ce que nous avons vu, le bacille de Koch est en cause, primitivement ou secondairement, une fois sur deux.

§ 18. — 3ᵉ Affections pleuro-corticales streptococciques.

Dans toutes les manifestations pulmonaires streptococciques peuvent exister des réactions pleurales. Nous ne parlerons pas des pleurésies purulentes biens connues. Les pleurésies séreuses communément observées sont corrélatives de bronchopneumonies streptococciques à allures cliniques variables. C'est dans *l'infection puerpérale* qu'on les rencontre le plus souvent. Elles débutent généralement par une *fluxion bi-pleurale* accompagnée d'un très léger épanchement double, avec signes pleuro-corticaux plus ou moins diffus, puis les foyers bronchopneumoniques s'étendent, deviennent souf-flants, tandis que les signes pleurétiques se localisent aux lieux d'élection (scissure, base, région vertébrale). D'un jour à l'autre, l'état pulmonaire change ; de nouveaux foyers appa-raissent en même temps que les anciens sont moins mani-festes. Quelquefois, les foyers confluent et donnent des signes pneumoniques (broncho-pneumonie pseudo-lobaire). On peut même voir de véritables blocs d'hépatisation qui peuvent suppurer, créer dans le poumon des géodes anfractueuses pleines de pus grisâtre. S'il existe en même temps un épan-chement séreux, il est le plus souvent méconnu , on peut même méconnaître l'hépatisation grise qui ne se traduit par-fois que par des râles de tout volume sans souffle. Il n'est pas exceptionnel, comme dans les pneumonies grises, de voir le malade venir tardivement, à pied, ayant travaillé encore la veille. Mais le faciès est terreux et prostré malgré le peu d'intensité des signes physiques ; le subdélire apparaît et l'is-sue fatale est proche.

Une pleurésie moins connue est celle qui accompagne l'*éry-sipèle de la face* ; c'est plus une *fluxion pleurale* qu'une pleu-résie. On trouve, sans aucun signe fonctionnel, de la submatité à une base ou aux deux, un peu d'égophonie bi-scissurale, et la ponction ramène un peu de sérosité riche en macrophages. Cette fluxion se rapproche beaucoup de celle du début de la dothiénentérie.

§ 19. — 4° Bronchopneumonies diverses.

Leur symptomatologie est la même quelle que soit l'étiolo-gie.

Elle dépend avant tout de la confluence des foyers. Les signes pleuraux sont toujours assez atténués.

L'égophonie est rarement diffuse ; on la trouve au niveau des foyers et aux lieux d'élection, ce qui s'explique par la localisation restreinte des lésions pleuro-corticales. Il est des bronchopneumonies si discrètes qu'on n'y trouve pas de souffle. Une submatité basilaire avec diminution des vibrations et du murmure traduit seule les signes pleuraux et les signes pulmonaires peuvent manquer. Dans ce cas, les *macrophages* prédominent généralement dans l'épanchement. Pour peu que le souffle plus ou moins diffus soit perceptible, on voit les *polynucléaires* apparaître. L'épanchement tourne assez souvent à la purulence

Il existe des bronchopneumonies débutant par des fluxions pleuro-corticales ; ce sont celles qu'on rencontre au cours des septicémies sanguines ; dans les autres, la lésion pleurale semble consécutive aux foyers pulmonaires.

Les signes sont fugaces ou durables ; fixes ou variables d'un jour à l'autre (grippe).

Les lésions pleurales consécutives aux infarctus suppurés ont une séméiologie identique.

Les bronchopneumonies *gangréneuses* présentent ce fait assez particulier d'être fréquemment *localisées à l'interlobe*, dans la région diaphragmatique ou dans le médiastin postérieur. Elles donnent lieu alors au syndrôme scissural, au syndrôme phrénique ou au syndrôme angulaire vertébro-scissural. Souvent il se produit une poche purulente localisée qui peut se vider par vomique.

§ 20. — 5° Pleurésies d'origine indéterminée.

Sous ce titre vague et nécessairement vague, nous réunissons certaines pleurésies, quelquefois insignifiantes et fugaces, quelquefois notables et durables, de nature indéterminée, mais ne paraissant pas être tuberculeuses. Elles sont très rares.

Quand elles sont très petites, tout se borne à un point de côté uni ou bilatéral, à une légère submatité triangulaire aux bases avec un peu d'égophonie localisée (base-scissure). L'état général reste excellent, l'apyrexie peut être absolue et le malade ne vient que parce qu'il souffre. Il ne tousse pas. En quelques jours, tout disparaît. La ponction permet de retirer un peu de liquide pendant la durée de l'affection.

De ces pleurésies se rapprochent les petites pleurésies *traumatiques*, s'accompagnant de souffle et d'égophonie localisés, sans pneumonie concomitante, sans hémothorax. Elles sont totalement latentes : il n'y a ni fièvre, ni toux ; la douleur est si peu marquée que le malade, contus un peu partout, ne l'accuse pas.

Il est de règle que cette pleurésie soit découverte par hasard.

A côté de ces réactions minimes, il en est de très manifestes. Le malade ressent un point de côté violent, a de la fièvre, une toux quinteuse avec rare expectoration salivaire. A l'auscultation, on trouve de la matité très nette, un souffle pleurétique et une égophonie typiques dans la zone de l'épanchement. S'il y a quelques râles, ils sont toujours peu nombreux et fugaces. L'affection traîne ; le liquide subit des oscillations dans sa quantité, et finit par se résorber, laissant après lui des frottements et une submatité persistante.

C'est bien là le tableau clinique de la pleuro-tuberculose primitive, et pourtant il y a des nuances, difficiles à exprimer, qui font qu'on ne croit pas à la tuberculose. Le *liquide* n'est jamais très abondant ; il est lamellaire, ce qui produit la netteté remarquable des signes physiques. La *température* est bizarre ; le malade est apyrétique, puis tout à coup, la température monte pour retomber le lendemain ; corrélativement le liquide s'accroît puis diminue. Enfin l'*état général* reste très bon. Après la guérison et durant la maladie, on ne constate rien d'anormal aux sommets. Chez une malade, dont nous donnons l'observation, la pleurésie parais-

sait influencée par des accidents utérins (métrorrhagies intermittentes), consécutifs à un accouchement survenu 2 mois
auparavant.

Tous ces épanchements que nous venons de passer en revue
ont un autre caractère : c'est d'être *exceptionnellement riches
en éosinophiles*. Chez ces malades, l'éosinophilie est presque
permanente et peut dépasser 60 °/₀.

De plus, au début, on voit souvent une macrophagocytose
extraordinaire . Si l'épanchement dure, il devient peu à peu
lymphocytaire, mais jusqu'à la fin, les éosinophiles sont très
abondants. Ce n'est pas une raison pour ne pas admettre la
tuberculose, encore que dans nos observations, l'inoculation
au cobaye ait toujours été négative. Néanmoins, l'allure générale de la maladie, certains points de détail distinguent ces
épanchements des pleuro-tuberculoses banales. Il est vraisemblable qu'ils sont corrélatifs d'inflammations corticales atténuées, mais rien ne nous renseigne sur leur cause primitive.

L'étude de ces pleurésies est instructive ; elle montre qu'en
dehors des cas où une affection définie détermine une pleurésie,
toutes les pleuropathies a frigore, essentielles, ne sont peut-
être pas tuberculeuses. Sur 200 pleurétiques, il y en a peut-
être un qui n'est pas tuberculeux. Dans la masse, le fait n'a
pas grande importance ; il a plus de valeur si ou considère le
malade qui porte le dit épanchement.

§ 21. — 6° Cortico-pleurites de la fièvre typhoïde.

Parmi les pleurésies typhoïdiques, nous n'en étudierons que
quelques-unes.

A. *Pleuropathies typhiques de la période des taches rosées*.

Nous avons rencontré fréquemment cette pleurésie fugace :
Le malade n'accuse aucune douleur thoracique actuelle, mais
il a eu quelquefois des points de côté dans la 1ʳᵉ semaine, ce
qui n'est pas rare dans la fièvre typhoïde. Il peut *n'avoir au-*

cun *phénomène d'hypostase* (bronchite, râles basilaires), mais
on constate les signes suivants : submatité basilaire bilatérale
peu étendue avec diminution du murmure, symptôme essentiel qui peut être isolé ; accessoirement, égophonie scissurale
bilatérale. L'épanchement qu'on retire est purement *macrophagique*. — Durant quelques jours, la matité s'accroît, puis disparaît sans laisser de traces.

Un épanchement analogue peut réapparaître *au moment de
la rechûte*, avec les mêmes caractères anatomo-cliniques. Dans
ces pleuropathies, le poumon est très peu lésé, comme en témoigne l'absence de signes de condensation pulmonaire (sauf
quand il y a égophonie) et la formule cytologique.

B. *Cortico-pleurites bénignes du cours ou du décours de la
fièvre typhoïde*. Elles accompagnent toujours des lésions broncho-pneumoniques plus ou moins intenses. Souvent elles sont
indiquées sur la courbe thermique par une ascension qui dure
quelques jours et surtout par une accélération très nette du
pouls.

Le point de côté est plus ou moins vif, surtout plus ou
moins révélé par le malade. Ces manifestations rentrent dans
deux types : ou bien, elles sont *très atténuées, fluxionnaires
au début*, mais bientôt nettement *unilatérales*. Elles s'accompagnent de submatité basilaire avec diminution du murmure,
souffle très peu intense, quand il existe, égophonie scissurale
ou basilaire ; en somme de *signes pulmonaires minimes*.
L'épanchement est très passager, à *prédominance macrophagique* ; les signes généraux sont très peu marqués. Ces manifestations sont généralement *tardives* (Période de lysis).

Ou bien elles sont plus franches; s'accompagnent de point
de côté, de dyspnée et *surtout de signes pulmonaires* (souffle,
râles crépitants ou sous-crépitants plus ou moins localisés).
L'épanchement est plus long à se résorber, l'état général est
aggravé par le fait de la complication pulmonaire. La *polynucléose* est généralement marquée ; il peut y avoir éosinophi-

lie à la fin. Ces cortico-pleurites sont *plus précoces* (fin du 2e septénaire).

On peut voir aussi le fait suivant : un de ces épanchements semble guéri, résorbé ; tout signe physique a disparu : puis quelques jours après le liquide reparaît, très riche en éosinophiles. Comme dans la pneumonie, ce nouvel épanchement n'est que la continuation du premier ; dans l'intervalle, la réaction s'est passée uniquement dans la membrane.

Il n'est pas rare non plus de trouver au cours de la fièvre typhoïde des épisodes pleuro-corticaux *successifs*, sous la dépendance de *lésions différentes* ; ces épisodes sont assez fidèlement traduits par la cytologie en série.

Ces épanchements bénins du cours de la dothiénentérie sont consécutifs à des lésions broncho-pneumoniques : elles peuvent être peu accusées et donnent lieu à la première variété étudiée, ou plus sérieuses ; c'est alors la 2e forme. Entre les deux, il y a tous les passages. On rencontre fréquemment par la culture le bacille d'Eberth, au moins d'une façon intermittente, dans les liquides séreux de la 2e variété ; l'origine éberthienne de la bronchopneumonie doit donc être admise. Un pas de plus ; si la bronchopneumonie corticale suppure, on pourra avoir une pleurésie purulente à bacilles typhiques.

C. Pleuro-tuberculose post typhique. La fièvre typhoïde est une des maladies générales qui réveille le mieux la tuberculose. Bon nombre de pleurésies, même fugaces, même à formule polynucléaire, du décours de la dothiénentérie, sont de nature tuberculeuse. Tel est le cas de MM. Mosny et Beaufumé. Tel était, sans doute aussi, le cas de la malade dont nous avons publié l'observation avec M. Léopold Lévi, quand nous ne connaissions pas les erreurs que peut faire commettre un examen cytologique mal interprété.

Toute pleurésie du décours de la fièvre typhoïde doit donc être suspectée de contenir le bacille de Koch.

Mais il est une autre question qui se pose : Si la tuberculose est réveillée quelquefois par la dothiénentérie, il est pos-

sible aussi que ce qu'on prend pour une fièvre continue éberthienne ne soit qu'un épisode aigu à allures typhoïdes de la
tuberculose. Il est très probable que cette erreur a été assez
souvent commise. Il faut se méfier des épistaxis, si fréquentes au début de la pleuro-tuberculose, des taches rosées dou-
teuses, d'une mégalosplénie sujette à caution, et des séro-
diagnostics qui sont positifs à 1/20 et même à 1/40 en une
heure. Mieux vaut faire et répéter la culture du sang. C'est
en relisant des observations personnelles que nous est venu
ce doute.

§ 22. — 7° Pleuropathies de la syphilis secondaire

Discutée encore à l'heure actuelle, la pleurésie du stade
roséolique de la syphilis nous a paru très fréquente ; mais elle
est latente et passe inaperçue au milieu des accidents cutanéo-
muqueux contemporains. Elle survient dans la 1re ou la 2e
année de la syphilis et accompagne toujours d'autres accidents
secondaires.

La séméiologie est toujours *fruste*. Il y a quelquefois un
léger point de côté qui peut n'apparaître qu'à la fin de la
pleurésie. Le plus souvent, il n'y a aucune douleur, aucune
toux ; on découvre l'épanchement par hasard si on ne le cherche de parti-pris. Les signes physiques sont également peu
intenses : Submatité à une base, le plus souvent aux deux ;
avec diminution du murmure vésiculaire ; absence de souffle
et d'égophonie.

Tels sont les symptômes le plus fréquemment constatés
dans ces pleuropathies à évolution assez brève (15 jours,
3 semaines), semblant influencées par le traitement mercuriel,
qui touchent bien plus la plèvre que la corticalité comme en
témoigne leur formule cytologique (*macrophagique*).

Certains auteurs ont signalé des épanchements plus abondants, à séméiologie plus complexe, s'accompagnant de fièvre

et de symptômes généraux accentués. Nous n'avons pas vu
de telles pleurésies ; celles que nous avons observées étaient
peu abondantes, variant de quelques gouttes d'exsudat à
500 grammes environ.

La seméiologie fruste de ces pleurésies, leur bilatéralité,
leur évolution, leur formule, en font des états pathologiques
assez spéciaux, paraissant spécifiques, se rapprochant par
beaucoup de points des autres pleuropathies rencontrées dans
les généralisations microbiennes hémo-lymphatiques (érysipèle, fièvre typhoïde).

§ 28. — 8° Cortico-pleurites rhumatismales.

Ces pleurésies ont un aspect clinique spécial par la soudai-
neté de leur apparition, la rapidité de leur évolution, l'instabilité de leurs signes physiques. Comme la manifestation
articulaire, elles présentent au plus haut degré le caractère
fluxionnaire, l'œdème transitoire et fugace y joue le rôle
principal ; c'est ce qui explique la fréquence et la netteté de
l'égophonie chez les malades.

Le rhumatisme, a-t-on dit, a une prédilection pour les
séreuses ; on a bien décrit, en dehors de l'œdème aigu rhumatismal du poumon, des bronchopneumonies plus ou moins
spécifiques, mais ces accidents réputés rares, sont bien moins
connus que les pleurésies. Il n'est pas exceptionnel cependant
dans les petites pleurésies, de trouver en dehors du souffle et
de l'égophonie des râles fins plus ou moins nombreux et localisés, témoignant d'une atteinte du parenchyme. Les lésions
sont surtout corticales ; elles déterminent vite un œdème de la
séreuse qui, secondairement, voile à l'examen physique ce qui se
passe en profondeur. Le rhumatisme est le type des affections
où l'on trouve la cortico-pleurite œdémateuse avec ses signes
les plus nets.

Il est fréquent de trouver du liquide dans ces manifestations
fluxionnaires, il existe parfois en quantité notable et presque

toujours *des 2 côtés*, comme il est de règle quand la fluxion se produit au cours d'une maladie générale ; *le plus souvent* il y en a peu ; il peut n'y avoir que de l'œdème.

Ces données sont un peu contradictoires avec ce qui est classique ; cela tient à ce qu'on n'examine pas assez à fond les rhumatisants ; les signes pleuro-corticaux, plus ou moins atténués existent chez 1 malade sur 3. Ils sont peut-être plus fréquents que la manifestation cardiaque, mais, étant donnée leur bénignité, on les néglige. Cependant, on a décrit des spléno-pneumonies rhumatismales qui représentent certaines de ces formes atténuées. Voici les principaux types que nous avons observés :

1° Un malade a uniquement des arthrites, et, sous l'influence du salicylate de soude, le gonflement articulaire disparaît et la fièvre tombe ; puis la température remonte légèrement, sans explication du côté des jointures, ni du cœur. Il faut alors examiner les poumons de parti-pris : on peut entendre uniquement de l'égophonie bi-scissurale et latéro-vertébrale, toujours très nettement perçue ; il y a parfois un peu de submatité à une base avec également de l'égophonie ; en 2 ou 3 jours, ces signes disparaissent et la température tombe à nouveau. On conçoit que cette fluxion minime puisse passer inaperçue.

2° Ces phénomènes peuvent être peu accusés. Après une poussée articulaire qui peut être légère, la température tombe et tout semble fini ; il n'y a pas eu jusque là le moindre phénomène pleuro-pulmonaire ; puis, après quelques jours de calme, la fièvre reparaît élevée (39°) : on constate alors une légère submatité à la base droite avec égophonie franche basilaire et scissurale. Le lendemain, les signes s'accentuent ; le surlendemain, il n'y a plus rien à droite et les mêmes signes existent à gauche, 2 jours après tout a disparu. On reconnaît déjà là ce caractère d'instabilité propre aux fluxions rhumatismales Il est toujours possible, chez ces malades de retirer.

quelques gouttes d'œdème sinon quelques centimètres cubes de liquide.

3° D'autres fois, la manifestation pleurale commence de la même façon, puis la matité augmente à une base, le souffle pleurétique apparaît, l'égophonie est toujours très nette et il se développe dans la cavité pleurale un épanchement qui peut devenir abondant, durer quelques jours et disparaître brusquement ; dans l'intervalle, la même fluxion peut se faire du côté opposé. On ne sait donc jamais comment évoluera la pleuropathie rhumatismale. On entend quelques jours exclusivement de l'égophonie scissurale et brusquement, tout disparaît, ou se produit un épanchement très notable. La notion acquise d'un léger œdème pleural peut toutefois avertir le médecin de la possibilité ultérieure d'une pleurésie ; et, en cela, elle est importante.

4° Quand il s'agit de rhumatismes viscéraux graves, il est exceptionnel que la plèvre ne soit pas tant soit peu touchée. C'est alors qu'on peut voir se modifier plusieurs fois les signes physiques pendant la durée de l'affection.

Une malade (Obs. 79) que nous avons observée peut nous servir de type de description :

Le 11 Mai à son entrée, on trouve une double submatité des bases avec bronchoégophonie bi-scissurale, et on retire des 2 côtés un peu de liquide hémorrhagique. La malade est en pleine période articulaire. Le 21 Mai, elle fait une ébauche de rhumatisme cérébral ; il n'y a plus rien aux bases, mais on entend à la scissure gauche du souffle doux, de l'égophonie et quelques crépitations. Le 28 Mai, sans que rien attire spécialement l'attention sur le poumon, la submatité reparaît aux bases la respiration devient soufflante aux 2 hiles, l'égophonie s'entend à gauche, dans l'angle vertébro-scissural, à droite, à la scissure, contre la colonne et à la base. Le 31 Mai, les signes disparaissent à droite, mais à gauche se développe une pleurésie nette qui augmente pendant 4 jours (2 Juin). Le 4 Juin, il n'y a presque plus rien sauf quelques points égophoniques et quelques crépitations fines à gauche. Les 6 et 7 Juin enfin, la malade a 2 crises terribles d'œdème suraigu du poumon, qui font craindre pour sa vie ; depuis lors, il n'y a plus aucun signe pulmonaire.

Cette *variabilité* des signes sous forme de poussées fluxionnaires est vraiment remarquable et défie tout pronostic.

5e Enfin, il existe des cortico-pleurites rhumatismales, où les signes pulmonaires sont plus marqués. On trouve fréquemment au hile, non seulement du souffle et de l'égophonie, mais de nombreux râles à type de craquements, qui sont même parfois plus diffus. Ces râles sont très nombreux, le jour où un épanchement abondant se résorbe.

On peut observer dans un des poumons surtout des signes pulmonaires, dans l'autre, surtout des signes pleuraux. (Obs. 80). Ce sont 2 types de splénopneumonie évoluant chez le même individu à quelques jours d'intervalle. D'un côté, il y a de la matité, du souffle et des râles ; de l'autre du souffle doux, de l'égophonie, un peu de liquide. Néanmoins, les 2 plèvres sont touchées. Les vibrations sont diminuées des 2 côtés, et du côté des râles il y a aussi des frottements et une légère égophonie latéro vertébrale. On peut donc tout voir dans le rhumatisme, au point de vue fluxion pleuro-corticale.

En résumé, voici les conclusions auxquelles nous amène l'étude précédente :

A. Les cortico-pleurites sont *très fréquentes* dans le rhumatisme, mais *souvent insignifiantes* et méconnues.

B. Elles présentent au plus haut degré le caractère *fluxionnaire*, apparaissent et disparaissent brusquement ; plusieurs fluxions successives et différentes peuvent se faire au cours de l'évolution. L'importance de l'œdème dans ces manifestations se traduit *par la fréquence et la netteté de l'égophonie* et c'est dans le rhumatisme, qu'on peut le mieux étudier les égophonies localisées aux carrefours d'œdème.

C. Elles sont *peu douloureuses* et presque toujours le malade n'accuse pas le moindre point de côté. En cela, elles se rapprochent des pleurésies analogues que nous avons signalées dans la fièvre typhoïde, la syphilis secondaire. Elles en diffèrent par une condensation corticale plus forte, un œdème séreux plus marqué, une congestion vasculaire plus intense. (Les preuves de ces lésions sont fournies par la cytologie qui constate la présence fréquente des polynucléaires et des hématies).

D. Elles sont toujours *fébriles*, si légères soient-elles, et si un rhumatisant a de la fièvre sans arthrites, sans cardiopathie, il est presque sûr d'avoir une cortico-pleurite.

E. Averti ou non par la température, le praticien *doit toujours ausculter ses rhumatisants*, autant que les arthrites, si douloureuses, permettent de le faire. Si *une égophonie scissurale* manifeste un jour témoigne d'une lésion corticale, on doit surveiller le malade car il *peut* faire *insidieusement un épanchement abondant*.

F. Les accidents pleuro-corticaux existent dans les rhumatismes *légers* comme dans les rhumatismes *graves*. On peut en juger d'après les observations de nos malades.

G. La splénopneumonie rhumatismale, la petite, la grande pleurésie rhumatismale, sont des accidents de *pathogénie analogue*, résultant de lésions pleuro-corticales plus ou moins accentuées. Tour à tour, la pleuropathie *peut prendre ces trois formes chez le même malade*. Ce fait est confirmé par la *cytologie en série* : L'épanchement uniquement macrophagique au début peut, ou rester tel jusqu'à la fin, s'accompagnant toutefois d'une légère éosinophilie ; ou, à la macrophagie, peut s'associer la polynucléose ; mais, l'évolution cytologique générale est la même dans la pleurésie d'un litre et dans celle de 10 centimètres cubes.

Cortico-pleurites dans les pseudo-rhumatismes. A côté du rhumatisme franc, tous les pseudo-rhumatismes peuvent donner lieu à des lésions pleurales, comme toute septicémie plus ou moins atténuée. Les pleurésies qu'on y rencontre sont secondaires à des foyers broncho-pneumoniques, souvent suppurés, et l'épanchement peut être purulent. On trouve parfois le syndrôme spléno-pneumonique. Certaines infections semblent toucher de préférence la plèvre et la corticalité ; il en est ainsi de la septicémie *tétragénique*. Sur deux de ces affections, vues par M. OEttinger et nous, il y a eu deux fois des phénomènes pleuraux. MM. Josue et Lian ont bien montré l'affinité du tétragène pour la corticalité.

CHAPITRE VII

Etude clinique des tuberculoses pleuro-corticales.

SOMMAIRE. — *Tuberculose atténuée pleuro-corticale, dite pleuro-tuberculose pri-*
mitive : Débuts cliniques de la pleuro-tuberculose; pleuro-tuberculoses à début
fluxionnaire, à début pneumonique. — Pneumonies tuberculeuses primitives
non caséeuses. — Pleuro-tuberculoses à début hydrothoracique.
Pleuro-tuberculoses secondaires.
Spléno-pneumonies tuberculeuses ; épisodes aigus passagers de la tuberculose. —
Leur polymorphisme. — Evolution : type bronchitique ; types pleuro-pneumoniques ; types fluxionnaires pleuro-corticaux ; type chronique à poussées récidivantes. — Spléno-pneumonies tuberculeuses avec bacillhémie.
Spléno-pneumonie secondaire. — Diagnostic : importance des localisations au
sommet. — Discussion de leur valeur suivant les cas. — Récidives pleuro-corticales.
Associations tuberculeuses : pneumonie et tuberculose ; fièvre typhoïde et tuberculose. — Autres associations.
Localisations scissurales de la tuberculose : Au début, où elles révèlent des
lésions actives. — Après une poussée aiguë. — Au cours de la tuberculose
chronique : pleuro-pneumonies scissurales, pleurésies interlobaires purulentes.
Pleurésies séreuses interlobaires primitives.

§ 24. — A. Tuberculose atténuée pleuro-corticale dite pleuro-tuber-
culose primitive

Sans revenir sur les données classiques, nous étudierons
surtout le début clinique de la cortico-pleurite tuberculeuse
en insistant sur 3 points.

1ᵉʳ Le début clinique de la pleuro-tuberculose ne correspond
pas toujours à la même lésion anatomique ; ce qui explique les
variétés de la formule cytologique.

2ᵉ Certaines pleuro-tuberculoses ont un début fluxionnaire,
bilatéral, pour se localiser bientôt à un seul côté.

3ᵉ Certaines pleuro-tuberculoses ont un début pneumonique, révélé par des signes pulmonaires, et peuvent garder ce type plus ou moins net, pendant la durée de leur évolution.

1ᵉ Le début clinique de la pleuro-tuberculose. Si on interroge avec soin les pleurétiques sur les débuts de l'affection qu'ils présentent, indépendamment de ceux qui ont eu déjà des accidents tuberculeux plus ou moins passagers, on s'aperçoit bientôt qu'on peut diviser ces malades en deux catégories assez nettes.

Les uns n'accusent aucun malaise antérieur à la maladie actuelle ; c'est brusquement, souvent au milieu de la nuit, qu'ils ressentent leur point de côté, accompagné de frissons répétés. Puis l'oppression augmente et ils entrent à l'hôpital.

Les autres, interrogés superficiellement, donnent aussi à leur maladie une date récente, un début brusque, mais, si on insiste, ils vous racontent qu'ils souffrent depuis bien plus longtemps. Leur histoire est presque toujours la même. Il y a 2 mois, 4 mois, ils ont été pris brusquement d'un point de côté ; mais n'ont pas eu de fièvre ; ils continuent à travailler, en se reposant, car ils ont une asthénie persistante. Ils ne toussent pourtant pas, maigrissent à peine, conservent de l'appétit. Le point de côté peut disparaître du jour au lendemain et ne pas revenir ; plus souvent, il revient par intervalles, s'accompagnant d'une sensation de pesanteur dans le côté et de quelques frissons. Il y a de temps à autre des épistaxis. A part ces légers malaises et cette asthénie qui domine la situation, les malades ne se plaignent pas et vivent de leur vie habituelle quand survient un nouvel épisode aigu : Brusquement, survient un accès fébrile avec frissons, céphalée, épistaxis; le malade souffre à nouveau du même côté, mais cette fois la douleur est plus vive, plus persistante ; la fièvre ne cède pas, la toux, l'oppression font des progrès et le malade doit s'aliter.

L'évolution de la pleurésie est souvent modifiée suivant le mode de début. Quand il a été franc, brusque, la durée de la

maladie est souvent abrégée ; la température d'abord très
élevée, rémittente le matin, s'abaisse graduellement en lysis.
A la sortie, il y a peu ou point de signes positifs de tuberculose, la température est normale. Il est rare de voir se développer de suite des lésions pulmonaires. Quand le début n'est
aigu qu'en apparence, l'évolution est souvent plus torpide ; la
fièvre est moins élevée, mais l'élévation vespérale est plus
accusée.

A la sortie, on trouve souvent des signes positifs de tuberculose et la température est encore anormale le soir.

Il est fréquent de voir évoluer rapidement les lésions pul
monaires.

Pour ces divers motifs, il nous semble naturel de séparer ces
deux formes de pleuro-tuberculose : L'une est un accident *aigu
épisodique*, souvent à grand fracas, *mais isolé*. L'autre n'est qu'un
*accident subaigu dans le cours d'une cortico-pleurite tubercu-
leuse qui dure depuis déjà longtemps* et qui, primitivement localisée dans la séreuse et la corticalité voisine, fournit un épanchement torpide, tuberculisant fréquemment le cobaye, se
résorbant lentement et laissant après lui des lésions profondes.

Si on compare ces deux ordres de pleurésies, au point de
vue cytologique, on trouve aussi des différences.

Les premières, examinées dès le début, sont riches en polynucléaires, *pauvres en lymphocytes* ; le lymphocyte n'apparaît
nettement qu'après 10 à 12 jours ; les dernières sont d'emblée
très riches en lymphocytes, pauvres en polynucléaires.

Les formules cytologiques sont la traduction fidèle de l'évolution, évolution aiguë primitive dans le premier cas, évolution
subaiguë, pseudo-primitive, dans le second. Avant le début
apparent de la pleurésie, avant la production du liquide, il y
avait déjà inflammation pleurale, cantonnée dans la membrane ;
il n'y a donc rien d'étonnant qu'on trouve une lymphocytose
précoce.

Il ne faut pas croire que les pleurésies subaiguës de la deuxième catégorie sont des pleurésies secondaires, qu'elles succè-

dent à des lésions tuberculeuses pulmonaires banales évoluant depuis quelques mois. A vrai dire, toutes les pleurésies sont secondaires à des lésions pulmonaires plus ou moins développées ; mais dans celles que nous avons en vue, c'est aussi *dans la plèvre et dans la corticalité que se passe le travail inflammatoire prépleurétique*. Le point de côté en est le principal révélateur.

Il serait intéressant d'étudier les malades à cette période prépleurétique, de voir s'ils n'ont pas des signes atténués de cortico-pleurite, signes de splénopneumonie ou de fluxion œdémateuse atténuée. Le fait est très vraisemblable puisqu'on l'observe dans les autres affections aiguës qui ne sont pas tuberculeuses ; mais, nous l'avons déjà dit, le malade, quoique fatigué, attribue sa douleur à une névralgie, se met des sinapismes ou de la teinture d'iode et ne consulte que lorsqu'un nouvel épisode aigu, celui-là plus sérieux, l'aura forcé à s'arrêter. Dans cette période pré-pleurétique, qui est en réalité aussi pleurétique que celle qui lui succède, on ne connaît donc pas les signes physiques.

Quel que soit le début réel de la pleurésie, son début apparent est le plus souvent brusque, douloureux, très net, quoique un peu moins précis, moins brutal que celui de la pneumonie. C'est ce début que nous allons maintenant étudier au point de vue séméiologique.

§ 25. — 2° Pleuro-tuberculoses débutant par une fluxion pleuro-corticale.

Quand on a la chance d'assister au début d'une pleurésie, que celle-ci soit réellement ou en apparence à la période initiale, il est très fréquent d'observer à ce moment les phénomènes suivants :

Les signes physiques sont *bilatéraux*, mais dominent du côté où le malade a ressenti sa douleur pongitive. De ce côté, on trouve une matité notable, occupant la moitié inférieure du thorax en arrière. Dans cette région, on trouve un souffle doux, étalé, accompagné d'égophonie et de pectoriloquie aphone. Suivant la direction de l'interlobe, on retrouve l'égophonie et le souffle qui prend vers le hile un caractère plus rude. De plus dans toute la zone de matité on entend de nombreuses crépitations fines, superficielles, successives. Du côté opposé, la matité n'occupe que la base, où on retrouve des crépitations. Le souffle peut exister, mais manque souvent ; si on le trouve, c'est au hile ou à la base. Enfin l'égophonie occupe une bande scissurale, le bord du rachis et aussi la base. C'est exactement le *syndrôme de la fluxion pleuro-corticale typique*. Le liquide existe souvent des 2 côtés, mais surtout du côté douloureux ; s'il persiste quelques jours des deux côtés, on peut suivre par la cytologie une évolution à peu près identique à droite et à gauche. Il est néanmoins de règle de voir rapidement les signes s'atténuer du côté le moins touché et le liquide, s'il existait, se résorber. La submatité peut y persister quelque temps avec quelques frottements pleuraux.

Du côté de la pleurésie, au contraire, les signes *pleurétiques* s'accentuent ; dès le lendemain, on peut ne plus entendre les crépitations (on les retrouve encore en avant) ; le souffle et l'égophonie se précisent dans la matité, puis à sa limite supérieure, quand l'épanchement est assez abondant pour refouler le poumon. Il ne faudrait pourtant pas croire qu'à partir du moment où la fluxion pleurale, semblant se localiser, évolue dans le sens d'une pleurésie, la maladie prend un caractère différent. En réalité, les signes physiques changent plus que les lésions et cela tient uniquement à la présence du liquide. Il est facile de prouver le fait par l'examen du malade après la thoracentèse : Le souffle et l'égophonie, avant la ponction, étaient localisés sur le moignon pulmonaire, la matité atteignait l'épine de l'omoplate, il n'y avait aucun bruit pulmonaire. On retire 1 litre 1/4 de liquide. Les signes changent aussitôt. Si on examine le malade quelques heures après, pour éviter les erreurs venant de la décompression pulmonaire, on voit que la matité ne remonte plus qu'à la 8e épineuse ; le souffle a presque disparu, l'égophonie s'entend uniquement sur le trajet interlobaire et le long du rachis. Enfin on perçoit un nombre considérable de crépitations fines, diffuses, analogues à celles qu'on entendait au début. Les signes de fluxion pleuro-corticale sont donc voilés par l'épanchement.

En réalité certaines pleurésies ne sont que des fluxions persistantes, et il n'y aurait pas d'intérêt de séparer la fluxion du début de la pleurésie qui lui fait suite, si ce terme ne représentait pas bien le développement extrêmement rapide de l'œdème pleural et sa diffusion si spéciale.

Ce qu'il faut retenir aussi de cet examen après la thoracentèse, c'est la persistance des lésions pulmonaires. Si le liquide peut être un danger par son abondance, cette abondance empêche de plus de se convaincre de l'existence de lésions corticales sous-pleurales qui sont un danger ultérieur, au moins aussi sérieux, car les tubercules du poumon sont plus à craindre que ceux de la plèvre.

En résumé, les lésions pleuro-corticales du début de la pleurotuberculose prennent souvent un caractère de diffusion rapide, elles sont fluxionnaires, quitte à se localiser davantage ultérieurement. Elles sont très souvent bilatérales, mais souvent pour un temps très court.

Il n'est pas rare cependant de voir, du côté le moins atteint, persister une matité de la base avec quelques râles plus ou moins diffus, et se développer ultérieurement, aussi bien que du côté de la pleurésie, des lésions pulmonaires vers l'interlobe ou le sommet.

Là encore, l'œdème nous permet d'entendre des lésions, qui passeraient facilement inaperçues et qui, sitôt la fluxion disparue, deviennent latentes. Suivant les cas, bien entendu, cet œdème est plus ou moins développé, plus ou moins brusque, plus ou moins généralisé. Il est des tuberculoses presque aussi fluxionnaires que le rhumatisme ; d'autres, au contraire le sont très peu et rentrent dans le cadre suivant :

§ **26.** — **3° Cortico-pleurites tuberculeuses à début pneumonique.**

Certaines pleuro-tuberculoses au début simulent la pneumonie, non seulement par leurs signes fonctionnels, mais aussi par leurs signes physiques.

Quelque temps après un refroidissement, à une heure déterminée, le malade a un grand frisson, puis une fièvre qui l'oblige à s'aliter. Peu après, surviennent une toux légère, puis des sueurs et un point de côté très violent qui peut être sous-mamelonnaire comme celui de la pneumonie. Il y a bien quelques différences : la toux est plus fréquente, plus sèche, rappelée par les mouvements, les crachats sont muqueux et non rouillés, la température est plus près de 39° que de 40°. Mais ce ne sont que des nuances. Passons maintenant aux signes physiques :

Une base est mate, les vibrations y sont normales ou diminuées (ce fait existe dans maintes pneumonies au début), on y entend un souffle à caractère tubaire, sans râles et la voix est bronchophonique. Ponctionne-t-on, on retire quelques centimètres cubes d'un épanchement très riches en éléments, puriforme, avec prédominance nette des polynucléaires et nombreux macrophages phagocytaires. Tel est l'examen au début.

Puis l'égophonie se dessine à la scissure, la matité augmente, le souffle tubaire change de caractère ou disparaît complètement, mais même si le liquide est en petite quantité, la résonnance de la voix à la base est plus bronchophonique qu'égophonique. Le liquide peut s'accumuler, donner des signes d'atélectasie pulmonaire, se reproduire à diverses reprises ; il peut disparaître vite, mais chaque fois qu'on peut ausculter le malade débarrassé de la majeure partie de son épanchement, les signes physiques sont toujours localisés en un point toujours le même, et, en ce point, la condensation pulmonaire prédomine sur l'œdème pleural. On dirait, dans ce cas, que la lésion a envahi d'emblée une notable quantité de parenchyme cortical et profond et la plèvre qui le recouvre, qu'il y a une véritable *pneumo-pleurésie* tuberculeuse; tandis que dans les faits étudiés précédemment, nous sommes en présence de lésions bien plus diffuses en surface, mais aussi bien plus restreintes à la pleuro-corticalité.

Dans cette dernière variété, les signes d'œdème prédominent ; dans la première, ce sont les signes de condensation parenchymateuse ; il y a peu d'égophonie, comme dans la pneumonie, parce que le bloc pulmonaire qui se forme empêche dans une certaine mesure la production de l'œdème ; quand on la trouve, c'est autour du foyer et dans les carrefours où l'œdème est plus développé qu'ailleurs et où il devient perceptible.

Cette distinction que nous venons de faire entre les modes de début et aussi d'évolution des diverses pleuro-tuberculoses n'indique pas forcément qu'une pleurésie doit rentrer dans une classe ou dans l'autre. Bien souvent, les malades entrent trop tard pour que le début soit manifeste, l'évolution peut être masquée par le liquide ; et, il faut le dire aussi, il y a des pleurésies qui dès le début sont diffuses à la fois en surface et en profondeur. Entre la pleurésie fluxionnaire et la pneumo-pleurésie, il y a de nombreux intermédiaires.

Néanmoins, si on étudie les pleuro-tuberculoses sans liquide notable ou avortées, la distinction s'accentue, rapprochant l'affection tuberculeuse tantôt de la congestion pulmonaire aiguë, tantôt de la splénopneumonie pneumococcique et il est alors indispensable de connaître ce polymorphisme des lésions et des signes dûs au bacille de Koch, pour ne pas se laisser tromper par l'apparence bénigne de la manifestation aiguë passagère.

En dehors même de ces faits, il est des cas où la pleurésie tuberculeuse est insignifiante par rapport à la lésion pulmonaire. On entend du souffle tubaire en un point avec de nombreux râles sous-crépitants. A la base, il y a un peu d'égophonie et de liquide qui disparaissent en 8 jours. La matité reste cependant étendue du haut en bas. Puis les râles diminuent, le malade crache quelque temps des bacilles et peut guérir ; souvent il succombe plus ou moins tardivement à ses lésions pulmonaires. Dans ce cas, la pneumonie tuberculeuse est tout, la pleurésie, malgré sa formule cytologique évolutive normale, n'est qu'accessoire.

Si on veut aller plus loin, on peut voir quelquefois la pneumonie tuberculeuse compliquée, rappeler à s'y méprendre la pneumonie pneumococcique compliquée. Qu'on en juge par l'observation 88.

15 jours après ses couches, une femme de 36 ans est prise d'enrouement et de dysphagie, puis au bout d'un mois d'un point de côté violent siégeant sous le sein gauche et de frissons. Elle tousse, a une fièvre élevée, du délire nocturne. On trouve au sommet droit un souffle rude, tubaire, avec quelques râles crépitants ; à la base, de la matité avec de gros râles sous-crépitants. Il y a seulement un peu d'égophonie scissurale. Puis la malade s'affaiblit, a des sueurs profuses ; de l'œdème pariéto-thoracique apparaît à la base. On en retire un pus vert, grumeleux. Le pus se résorbe : les signes pulmonaires s'atténuent et se localisent tardivement à la scissure comme dans la pneumonie. L'état général redevient satisfaisant. A sa sortie, un mois après l'entrée, la malade va bien et n'a plus que des signes légers d'œdème pleural. Quoi de plus analogue à cette évolution que celle de la pneumococcie pulmonaire, accompagnée de légère pleurésie purulente parapneumonique ? Et pourtant, il s'agissait d'une pneumonie tuberculeuse avec pleurésie purulente tuberculeuse, qui a guéri, ou presque, spontanément.

Il est certain qu'à côté des pneumonies *caséeuses*, il y a d'autres tuberculoses à localisation lobaire ou pseudo-lobaire, à signes pneumoniques, susceptibles aussi de s'accompagner d'une pleurésie purulente parapneumonique, elle-même spontanément guérissable.

Faut-il ajouter à cette étude celle des pleurésies qui accompagnent les dégénérescences caséeuses de certaines pneumonies tuberculeuses ? Anatomiquement, certaines d'entre elles ont l'évolution des pleurésies primitives, d'autres, quand la nécrose caséeuse atteint la séreuse et la corticalité, de pleurésies secondaires. Peu importe d'ailleurs, la pleurésie secondaire peut succéder à la primitive ; et, chez ces malades, l'épanchement est peu abondant, au second plan ; il n'est guère en cause pour expliquer la dyspnée et influe peu sur la terminaison presque toujours fatale.

.. Il donne souvent peu de signes, car on entend surtout les lésions pulmonaires : la submatité basilaire, un peu d'égophonie scissurale le révèleront presque uniquement. Enfin, la pleurésie peut être localisée aux environs de nodules corticaux nécrosés : la séreuse peut elle-même être frappée de nécrose ; la nature des lésions ne peut être révélée que par l'examen cytologique.

§ 27. — 4° Pleuro-tuberculoses à début hydrothoracique.

Outre les pleuro-tuberculoses à début pneumonique et à début fluxionnaire, il y a une troisième variété, plus rare, qui ne se rencontre que dans des cas spéciaux : c'est la pleuro-tuberculose à *début hydrothoracique*.

Le point de côté est peu manifeste ou manque totalement il n'y a que de la matité à la base ou souvent aux deux bases avec diminution du murmure. Il n'y a, *au début*, ni souffle, ni égophonie. On découvre souvent l'épanchement par hasard ou à cause de la dyspnée que provoque l'existence du liquide des deux côtés.

Ces pleurésies sont le fait de certaines polysérites subaiguës avec ascite. On dirait que la plèvre est touchée d'abord presque exclusivement. En concordance avec ces signes, on trouve une réaction macrophagique prédominante, longtemps prolongée.

Toutes les pleuro-péritonites tuberculeuses n'évoluent pas ainsi : quand le liquide épanché est minime, et n'existe que d'un côté, quand dans l'abdomen il y a plus de météorisme que d'ascite, il est fréquent de rencontrer au début des signes d'œdème pleural, bilatéraux, diffus : en un mot, une fluxion pleuro-corticale.

Même dans le premier cas, au bout de 10 jours environ, apparaissent des signes pleuro-corticaux, montrant l'envahissement pulmonaire du processus morbide, et la réaction rentre dans la loi générale. Il n'en est pas moins vrai que certaines polysérites tuberculeuses au début rappellent cliniquement, comme anatomiquement, les manifestations pleurales de la dothiénentérie, de la syphilis, qui atteignent aussi les deux plèvres et, d'une manière insignifiante, la corticalité.

On trouve également un syndrome clinique hydrothoracique au début de certaines granulies pleurales ; ce n'est que tardivement que les signes pulmonaires, souffle diffus, plus ou moins rude, râles de bronchite, font leur apparition.

La dyspnée précoce, la cyanose, la précocité de la distension cardiaque, doivent avec la fièvre qui peut d'ailleurs être peu marquée, faire songer à la tuberculose aiguë granuleuse. La teinte hémorrhagique du liquide est encore en faveur de cette forme grave.

§ 28. — Pleuro-tuberculoses secondaires.

Nous avons vu que d'après la cytologie, il existe *deux variétés* de pleuro-tuberculose secondaires, c'est-à-dire de pleurésies séreuses évoluant chez des tuberculeux avérés. Les premières reproduisent la pleurésie primitive ; ce sont les plus communes. Les autres, caractérisées par leur formule (polynucléaires pycnotiques), pouvant d'ailleurs succéder à une pleurésie à type primitif, sont plus rares. Elles indiquent que la plèvre elle-même est le siège d'une transformation caséeuse. — L'une et l'autre forme sont susceptibles de guérison spontanée. La première par le processus de la pleuro-tuberculose primitive, la seconde par énucléation et histolyse caséeuse et affleurement secondaire du processus fibreux cicatriciel.

Au point de vue clinique, il est très difficile de dire à quelle forme on a affaire. Quand l'épanchement dure peu, c'est presque toujours une pleurésie à type primitif. Les pleurésies secondaires avec polynucléose ont toujours une longue durée ; plusieurs mois : elles peuvent malgré tout guérir, mais souvent la généralisation tuberculeuse (par voie lymphatique, ou de proche en proche), ne tarde pas à se faire. — Le souffle, l'égophonie, sont rares dans cette variété, peut-être à cause de l'épaisseur de la pachypleurite. Quand une pleurésie à type primitif (lymphocytaire) se transforme en pleurésie à polynucléaires, rien au lit du malade n'indique cette transformation.

Un des points délicats de l'étude de ces pleurésies, c'est la thérapeutique. On ne sait jamais dans ces processus essentiellement chroniques, ce que devient le poumon. On risque d'avoir des accidents mortels si on retire trop de liquide. On obvie dans une certaine mesure à cet inconvénient en remplaçant le liquide qu'on retire par de l'air stérilisé. C'est alors qu'on peut se rendre compte de l'isolement presque parfait de la cavité pleurale : nous avons vu des cas où le pneumothorax artificiel mettait plus d'un mois à se résorber. Les liquides colorés injectés dans la plèvre passent dans les urines mais ne sont éliminés en totalité qu'au bout de plusieurs semaines.

Ces faits expliquent dans une certaine mesure pourquoi dans quelques cas ces pleurésies sont si bien tolérées

On peut rapprocher de ces épanchements, *les pleurésies chroniques tuberculeuses hémorrhagiques* dont on peut voir un exemple dans l'observation 108. Elles se traduisent par des poussées pleurales successives, revenant tous les ans, tous les deux ans, sans aggravation de l'état général du malade, sans signes fonctionnels autres que la dyspnée.

Les signes physiques se bornent à de la matité et de la diminution du murmure. Il n'y a ni souffle, ni égophonie. Dans notre cas, l'épanchement très bien toléré tuberculisait le cobaye à 3 ans d'intervalle.

§ 29. — Etude des spléno-pneumonies tuberculeuses.

Un fait anatomique qui a frappé tous ceux qui font des autopsies est la fréquence des adhérences et des cicatrices pleurales chez les malades porteurs de lésions tuberculeuses, anciennes ou récentes. Bien connue est aussi la disproportion parfois extrême entre les lésions pulmonaires et pleurales. Il n'est pas rare de voir un seul tubercule crétifié dans un sommet, et une symphyse pleurale lâche presque totale. Nous n'en devons pas être surpris, étant donnée la facilité avec laquelle la séreuse entre en réaction, étant donné aussi que dans ses réactions, elle dépasse de beaucoup en surface la lésion primitive.

Parfois, le processus est plus localisé au sommet du poumon qui adhère à la paroi costale et dont la surface est creusée de dépressions dues à des cicatrices fibreuses. A quel moment se produit cette réaction pleurale, salutaire jusqu'à un certain degré puisqu'elle tend à limiter la lésion et empêche le pneumothorax ? On conçoit bien que quand la pleurite est très localisée, elle puisse ne se traduire que par des symptômes bien connus : douleur à la percussion du sommet, diminution de murmure vésiculaire aux deux temps, frottements pleuraux. Contemporains de la poussée tuberculeuse, ces signes la révèlent parfois au clinicien, car il faut bien être persuadé que les tubercules en germination ne sont perceptibles que par les lésions avoisinantes para-tuberculeuses (pleurésie, emphysème), qu'elles provoquent. Lésions pleurales discrètes,

contemporaines de la germination, traduites par les symptômes précédents, voilà qui s'explique parfaitement quand la
réaction pleurale est limitée. Mais, quand elle est pour ainsi
dire démesurée par rapport à sa cause première pulmonaire,
on doit se demander si la phase aiguë, à coup sûr œdémateuse,
qui précède la cicatrice et l'adhérence, ne peut pas être manifeste. A supposer qu'elle dure peu, cette phase aiguë doit être
perceptible à un moment donné. Or, jusqu'à présent. en dehors
de la pleuro-tuberculose primitive, dont les cicatrices sont
différentes, aucun syndrôme aigu ou subaigu n'a indiqué
l'époque de la défense pleurale. Les tuberculeux ont bien de
temps à autre des points de côté, ils en ont eu autrefois avant
leur maladie, mais ils ne précisent aucune date assez nettement pour qu'on puisse affirmer que c'était là l'époque de la
poussée pleurale.

Pourtant, parmi ces malades, il en est un certain nombre
qui racontent avoir eu, à un moment donné de leur existence,
quelquefois il y a longtemps, une affection fébrile passagère,
mais, ajoutent-ils, ce n'était qu'une courbature, une angine,
un rhume, une grippe et ils invoquent à l'appui de leur dire
le diagnostic de leur médecin.

D'un autre côté, nous avons vu plus haut que bon nombre de pleurétiques actuels, avaient eu, avant le début aigu
qui les amène à l'hôpital, des phénomènes douloureux du
côté de leur pleurésie, accompagnés de frissons, de toux,
d'asthénie ; mais ils n'y avaient pas pris garde et n'avaient
pas arrêté leur travail, pensant qu'ils n'avaient qu'une simple
névralgie intercostale sans gravité.

La notion anatomique d'un épisode pleural, plus ou moins
latent, mais certain, à une époque donnée, chez un nombre
considérable de tuberculeux ; celle, clinique, de ces épisodes
pleuraux atténués prépleurétiques chez d'autres malades, enga-
gent à chercher si parfois la clinique ne peut pas déceler un
processus pleural, plus ou moins fruste, relevant d'une tuberculose actuellement discrète. On peut se demander, en un mot,

si le médecin peut, dans certains cas, reconnaître par un ensemble de signes physiques et fonctionnels, une réaction pleuro-corticale traduisant un épisode aigu ou subaigu tuberculeux, mais cliniquement prétuberculeux au même titre que la pleurésie a frigore.

A priori, cela n'a rien d'invraisemblable ; en pratique la difficulté est extrème. Si l'on songe avec quelle peine on est arrivé à se convaincre de la nature tuberculeuse d'une pleurésie banale, on conçoit combien il peut être difficile de faire admettre, en présence d'un simple accident aigu, éphémère, qu'il s'agit d'un accident tuberculeux.

C'est pourquoi nous étudierons avec quelque détail certains épisodes passagers, pleuro-corticaux, essentiellement polymorphes, que nous avons réunis sous le terme commun de spléno-pneumonies tuberculeuses. Dans certains cas, la nature tuberculeuse de ces accidents est certaine, dans les autres elle est douteuse. Chacun de ces accidents a, à des nuances près, ses équivalents cliniques et cytologiques, en dehors de la présence du bacille de Koch.

Peu importe, l'essentiel est que le médecin soit bien pénétré de cette réalité que *la tuberculose n'est pas toujours une maladie chronique*, plus ou moins difficilement curable, qu'elle *se manifeste très fréquemment par des épisodes aigus ou subaigus, passagers*, analogues aux rhumes, à la grippe ; que ces accidents guérissent ou tout au moins semblent guérir spontanément. Il vaut certes mieux attribuer avec quelques réserves à la tuberculose une lésion bénigne et régressible que de refuser de parti-pris au bacille de Koch toute part dans ce qui guérit vite.

Nous pouvons, dès maintenant, ajouter que nous croyons très fréquents ces épisodes aigus, bénins, de nature tuberculeuse, d'ailleurs les faits anatomiques sont là pour nous montrer combien, à côté de phtisiques qui meurent de leur phtisie, il en est qui guérissent, seuls et sans le savoir.

Un des caractères cliniques de ces manifestations pleuro-corticales passagères de la tuberculose, qui n'est pas fait pour faciliter leur étude est leur *polymorphisme*. Chaque malade a ses particularités. Néanmoins on est forcé d'établir une classification, si artificielle soit-elle.

Tout d'abord, il faut distinguer deux cas : ou bien la splénopneumonie tuberculeuse est une manifestation primitive ou au moins pseudo-primitive de l'infection bacillaire, ou bien elle se développe comme épisode accessoire au cours d'une tuberculose confirmée homo ou hétérolatérale.

En dehors de ce fait, la division qui nous semble la plus logique et la plus conforme à ce que nous avons vu pour les autres affections pleuro-corticales, division qui répond à l'anatomie et à la clinique, consiste à grouper d'une part les accidents où le parenchyme est touché profondément et où la lésion pleurale est relativement peu étendue, d'autre part, ceux qui, très diffus, occupent surtout la corticalité. En deux mots, il y a des accidents *pneumo-pleurétiques* et des accidents *fluxionnaires pleuro-corticaux*. Nous allons voir, en prenant des exemples quels sont les types le plus communément observés.

A. *Type bronchitique*. Chez certains malades, la splénopneumonie, très minime, s'accompagne d'une bronchite diffuse intense qui voile les autres symptômes. Les malades ont un « rhume de poitrine », rhume toujours fébrile. A l'auscultation ; on entend de multiples râles ronflants, sibilants, gros sous-crépitants des deux côtés. Interrogés avec soin, ces malades qui paraissent atteints d'un simple catarrhe bronchique aigu, accusent un léger point de côté unilatéral. La percussion montre à la base de ce côté une submatité peu étendue, triangulaire ; il y a fréquemment une bande scissurale bronchoégophonique. Là peuvent se borner tous les signes. Bientôt, la fièvre tombe, les râles de bronchite diminuent ; la submatité et l'égophonie peuvent disparaître et tout rentre dans l'ordre. Le malade sort, se croyant guéri. Si, à ce moment, on l'ausculte, on est parfois frappé de certains petits signes qui n'étaient pas perceptibles à la période des râles.

Au sommet du côté submat, on trouve une diminution de l'inspiration, parfois un peu d'élévation du son, un peu de douleur ; on peut même y entendre quelquefois des râles ayant les caractères des craquements secs, fixes d'un jour à l'autre. On se demande si la tuberculose n'est pas en jeu, mais on hésite étant donnée l'allure aiguë de la bronchite.

Or, si on revoit les malades un mois après, on voit souvent que la lésion du sommet a progressé, peu ou beaucoup, qu'il y a des lésions perceptibles de l'autre côté, que la matité ancienne de la base a persisté. Si on n'a pas ausculté le malade à sa sortie, on pourra accuser la bronchite d'avoir réveillé une tuberculose endormie, mais il faut savoir que les signes du sommet, qui peuvent faire totalement défaut, peuvent aussi se développer au moment de la bronchite, assez tôt pour que la lésion tuberculeuse n'ait pas eu le temps de se réveiller. Au moment même de la bronchite, le bacille de Koch était en jeu. Il faut donc se méfier des bronchites aiguës simples avec submatité d'une base, où la bronchoégophonie montre une lésion pleurale actuelle. Il vaut mieux faire revenir les malades, pour les ausculter de temps à autre et voir si une tuberculose se décèle. On s'expose autrement à les revoir quelques mois après avec de grosses lésions. La preuve d'une lésion pleurale actuelle peut être faite également par la ponction exploratrice qui retire quelques gouttes ou grammes d'exsudat. La formule cytologique ne prouve rien en faveur de l'étiologie.

Souvent macrophagique pure, elle peut contenir en plus de nombreux polynucléaires. L'évolution pleurale est impossible à suivre, la fluxion ne durant pas généralement plus de 3 ou 4 jours. — Même si elle est tuberculeuse, une telle manifestation peut ne pas conduire à une tuberculose chronique. Un de nos malades qui avait eu quelques mois auparavant un épisode analogue, n'avait comme reliquats qu'un emphysème très net des deux sommets.

B. *Types pleuro-pneumoniques*. La variété la plus simple de

ces types est la suivante : Un malade est pris brusquement
d'un point de côté, de frissons et de fièvre. Il tousse à peine.
On trouve à la percussion une double matité basilaire, de la
bronchoégophonie bilatérale, basilaire ou scissurale. Il n'y a
pas le moindre bruit adventice. Des vésicules d'herpès se montrent aux commissures labiales. Puis l'état général s'améliore
mais la fièvre persiste avec un fort écart entre le matin et le
soir. A l'examen, on trouve un peu de résistance au doigt à
un sommet avec de la résonnance de la voix, puis les jours
suivants de la submatité avec des modifications du murmure.
Dans ce cas, il faut encore incriminer la tuberculose. Le début
a été sans doute celui d'une pneumococcie simple ; l'herpès
tend à confirmer le diagnostic de congestion pulmonaire ;
l'évolution tranche la question. Tardivement, en effet, ces
malades ont des craquements et une tuberculose confirmée ;
ou bien, s'ils guérissent, ce qui est fréquent, ils sont sous le
coup d'accidents ultérieurs à la moindre fatigue.

Souvent la séméiologie physique est plus complexe : un
malade accuse un léger malaise, un peu de céphalée, il a de
la fièvre, puis le lendemain accuse un point de côté. A la
base douloureuse, on trouve une submatité assez étendue
avec une diminution du murmure vésiculaire. On entend en
outre quelques crépitations disséminées, quelques frottements
et de l'égophonie hilaire. Puis, la température restant élevée,
apparaît un peu de souffle avec des râles sous-crépitants dans
le poumon malade. De l'autre côté, il n'y a que de la bronchite. Au bout de 4 ou 5 jours, l'état général devient meilleur, la fièvre diminue, la submatité et le souffle disparaissent.
Le malade ne crache pas. On croit d'autant plus à une congestion banale que le liquide, retiré de la base en petite quantité, est puriforme, riche en polynucléaires et en macrophages
phagocytaires : c'est un type de pseudo-pus pneumonique Mais
la convalescence tarde à venir ; le malade, toujours subfébrile,
tousse un peu et expectore quelques crachats bronchitiques.
A l'auscultation, on est très étonné de trouver du côté primiti-

vement atteint et même de l'autre, dans les sommets, des râles ressemblant à des craquements. Peu à peu, à ces râles s'ajoute de la submatité ; on peut trouver dans les crachats quelques bacilles. On accuse alors la tuberculose, qui peut s'aggraver par la suite à l'occasion d'un surmenage ; les hémoptysies ne sont pas rares chez ces malades. Cependant, si on ne les ausculte pas chaque jour, on voit l'expectoration se tarir, l'appétit revenir, l'asthénie diminuer, et, sans les signes physiques, il est très facile de méconnaître l'origine du mal. Là encore, il ne peut s'agir d'une congestion réveillant une tuberculose, car les signes se développent dans les sommets 8 jours après le début de l'épisode aigu.

Un autre malade est fatigué depuis quelque temps, a perdu l'appétit, puis se sent tout à coup un léger point de côté. Il a un peu de fièvre, mais ne tousse pas. On entend dans le tiers moyen du poumon douloureux quelques râles crépitants et à la base du souffle voilé et de l'égophonie. Il n'y a dans la plèvre que quelques gouttes d'œdème.

L'étude des vibrations thoraciques montre souvent, en dehors de leur diminution à la base, leur exagération en des points déterminés où la respiration est rude et la voix bronchophonique. Les jours suivants, on entend quelques frottements pleuraux et des râles crépitants diffus ; puis, le souffle s'étend, devient rude, et l'égophonie disparaît. Peu après, les râles crépitants sont remplacés par de gros sous-crépitants, analogues à des râles de retour, le souffle diminue et disparaît à la base. Enfin on observe souvent tardivement une localisation scissurale du souffle s'accompagnant d'égophonie typique, comme après la pneumonie. Cette manifestation disparaît lentement, la bande sur laquelle on entend les signes se rétrécit de plus en plus. Il ne reste plus qu'une submatité plus ou moins étendue du côté atteint. Dans l'intervalle, une évolution analogue, généralement plus atténuée peut se faire de l'autre côté. La prolongation de l'évolution donne déjà l'éveil ; de plus, dans le cours de l'affection on trouve fréquemment des craquements dans les sommets, qui sont plus importants comme valeur diagnostique. La confirmation de la nature tuberculeuse de l'affection peut se faire quelquefois par l'examen des crachats.

Par la suite, tous les signes positifs peuvent disparaître. Un de nos malades est mort d'asystolie tardivement, et quelques jours avant sa mort, on ne dénotait dans les poumons que des modifications de sonorité.

Dans quelques cas, les signes physiques se rapprochent encore plus de la pneumonie. Après le début habituel, frisson, point de côté, l'oppression augmente, la toux devient quinteuse. Dans la moitié supérieure d'un poumon, on entend un souffle à caractère tubaire accompagné de râles crépitants, à la base de l'égophonie et du souffle pleurétique, sans liquide notable ; le souffle du sommet peut s'étendre vers la base, accompagné de râles ; la bronchophonie succède à l'égophonie. En 15 jours, l'affection est terminée. Fait important, sauf les 3 ou 4 premiers jours, le malade peut être tout à fait apyrétique, malgré l'importance des signes physiques. Quand les signes bruyants ont disparu, il n'est pas rare de trouver dans un des sommets ou dans les deux, quelques craquements, de la submatité localisée ; les crachats peuvent contenir des bacilles. On a donc eu affaire à une pleuro-pneumonie tuberculeuse, fugace, presque apyrétique. On est peu habitué à attribuer au bacille de Koch une telle évolution morbide.

Les accidents pleuro-pulmonaires, au lieu d'être assez bien localisés, peuvent être serpigineux, changer de place d'un jour à l'autre, passer de gauche à droite.

On trouve par exemple une matité scissurale et basilaire à droite avec souffle doux et égophonie à la base, souffle rude et bronchophonie à la scissure et on trouve là une respiration rude. 3 jours après, la bande scissurale droite s'est rétrécie, le souffle n'existe plus ; en revanche de la matité et du souffle pleurétique occupent toute la base gauche et on entend une égophonie très franche dans l'angle vertébro-scissural. De plus, dans'le sommet droit, on trouve de la submatité et des craquements.

En huit jours, tous les signes basilaires disparaissent, mais ceux du sommet persistent. Une telle évolution peut être aussi apyrétique.

Toutes les variétés que nous venons d'étudier, et pour la description desquelles nos malades nous ont servi de types description, présentent un caractère commun, c'est l'allure pneumonique. Les condensations pulmonaires y sont importantes, plus nettes que l'œdème pleural qui n'y joue qu'un rôle accessoire : Ce sont des lésions en foyers. Leur évolution diffère suivant les cas; les foyers pouvaient être isolés, multiples, simultanés ou successifs, mais toujours la lésion pulmonaire paraît plus conséquente que la lésion pleurale.

Dans les variétés que nous allons maintenant étudier, les lésions sont plus diffuses ; d'emblée, elles sont envahissantes, souvent bilatérales, mais elles sont aussi superficielles. Ce sont des fluxions pleuro-corticales plus ou moins prolongées.

C. *Type fluxionnaire pleuro-cortical*. Dans une première variété, l'atteinte peut être si légère, si éphémère, qu'elle semble réduite à la fluxion pleuro-corticale que nous avons pris plus haut comme type. Un malade est fatigué depuis quelque temps, maigrit, quand brusquement il sent un point de côté intense, il frissonne et la température monte à 39°. Du haut en bas d'un poumon, où la veille il y avait peu de chose (peut-être quelques râles très localisés) on entend du souffle et de l'égophonie et souvent de fines crépitations superficielles. Les mêmes signes peuvent s'entendre du côté opposé dans les carrefours d'œdème. — Le soir même, la fièvre tombe, le malade se sent mieux. Le lendemain, le souffle et l'égophonie ont disparu, il ne reste que quelques crépitations. — Il y a loin de là à la tuberculose chronique et même à la pleurésie. On se demande comment on peut rattacher à la tuberculose des incidents si minimes. En vérité, la fluxion pleurale n'est qu'un avertissement, mais il y a autre chose :

des râles sous-crépitants discrets à une base depuis quelques jours, un sommet suspect, une autre localisation tuberculeuse en évolution. Les jours suivants, des signes d'induration d'un sommet peuvent se manifester. La fluxion pleurale, banale en elle-même, n'a été qu'une alerte bruyante ; ce qui est important, c'est la petite lésion locale qui a été le point de départ de cette fluxion.

Dans d'autres cas, la fluxion est plus persistante, dure quelques jours et on peut retirer quelques centimètres cubes de liquide pleural. D'abord bilatéraux, les signes pleurétiques se localisent à une base, puis disparaissent. C'est une pleurésie en miniature. Le liquide retiré peut néanmoins tuberculiser le cobaye. L'évolution cytologique est celle d'une pleurotuberculose où manque la période lymphocytaire.

Enfin, la prolongation du syndrôme fluxionnaire peut augmenter encore ; la courbe fébrile est celle d'une pleurésie èt l'affection n'en diffère que parce que le liquide est en très faible quantité, eu égard à l'intensité des signes physiques. C'est, si l'on veut, une splénopneumonie du type GRANCHER. Quand on peut faire l'examen cytologique en série, celui-ci se rapproche d'une tuberculose pleurale banale. Tardivement, on trouve ou non des signes positifs dans les sommets, mais ceux-ci manquent assez souvent dans la pleurésie tuberculeuse. A *priori*, il y a de telles analogies entre l'affection actuelle et la pleurésie, qu'on est en droit d'admettre qu'elles peuvent avoir la même étiologie. D'ailleurs, dans certains cas, la preuve peut être faite par l'inoculation.

D. *Type chronique à poussées récidivantes*. — La splénopneumonie tuberculeuse peut être non seulement aiguë ou subaiguë mais chronique, et on peut entendre, pendant plusieurs mois, dans une base, des signes pseudo-pleurétiques. Par intervalles, apparaissent des épisodes aigus, fluxionnaires, accompagnés de douleur pongitive et d'une recrudescence éphémère des signes physiques. Ces malades sont traités pendant des années pour des congestions pulmonaires à répétition. Il se développe parfois des lésions des sommets, mais celles-ci restent stationnaires et n'évoluent pas. Les spléno-pneumonies constituent une forme très particulière de tuber-culose chronique. Au moment des poussées aiguës pleuro-corticales, les malades toussent, crachent, maigrissent ; chez les femmes les règles se suppriment : puis, la crise passée, l'état général redevient bon, l'appétit et l'embonpoint revien-nent, la menstruation se fait régulièrement. Cette forme atté-nuée, à épisodes subaigus répétés, a un autre caractère inté-ressant : elle est presque constamment *apyrétique*. Une malade (obs. 120) a, depuis sa jeunesse, des congestions récidivantes. Elle tousse et crache tous les hivers et cependant, il n'y a au sommet que des lésions minimes Depuis quinze jours, on est en présence d'un épisode subaigu.

Il y a des signes nets de fluxion pleuro-corticale bilatérale et, de plus, en un point limité, à l'angle scapulaire droit, un souffle tubaire, révélateur d'une condensation pulmonaire plus intense. Les signes varient chaque jour avec prédominance tantôt pul-monaire, tantôt pleurale ; diffus ou localisés. La malade s'amé-liore lentement et sort avec des signes pleuro-corticaux persis-tants. Durant son séjour, elle a craché quelques bacilles. Nous la revoyons 10 mois après ; elle a eu, dans l'intervalle des points de côté répétés ; depuis 2 mois, elle tousse et crache un peu. Or, les sommets ne se sont pas modifiés, mais on trouve toujours à la base du poumon droit du souffle pleurétique et de l'égophonie.

S'il est une forme curieuse de tuberculose atténuée chroni-que, c'est bien celle de cette malade.

E. *Spléno-pneumonies tuberculeuses avec bacillhémie*. — Il nous reste à parler de certaines spléno-pneumonies tubercu-leuses particulières, qui sont moins intéressantes par leurs signes physiques que par les phénomènes généraux qui les accompagnent. Ce sont les spléno-pneumonies qui accompagnent les bacillhémies tuberculeuses atténuées.

Nous ne reviendrons pas sur la séméiologie générale de ces

bacillhémies qui ont été bien étudiées par Jousset. Néanmoins, il est bon de montrer par des exemples comment évoluent les bacillhémies tuberculeuses, accompagnées de spléno-pneumonie. Les observations 121 et 122 en offrent deux exemples assez différents :

Dans la première, nous voyons une jeune hystérique, bien développée pour son âge, qui depuis quelques mois se plaint uniquement d'asthénie. Il y a 15 jours, elle a senti un léger frisson suivi d'un léger point de côté droit, de vomissements et de diarrhée. La fatigue seule l'oblige à s'aliter, elle tousse à peine. A son entrée, la malade est gaie, apyrétique, mais un peu pâle. Elle n'accuse aucune douleur. Ce n'est qu'en l'examinant à fond qu'on reconnaît une double submatité légère des bases sans autre signe. On retire des 2 côtés un peu de liquide. La malade n'a pas d'albumine. 2 jours après l'entrée, nous voyons la malade à 9 heures du matin, elle est gaie et n'accuse aucun malaise ; les signes physiques sont identiques. A 11 heures en passant près de son lit, nous voyons son visage coloré, vultueux ; elle nous dit ne pas souffrir mais semble un peu somnolente. La température est de 39°7. Le lendemain, à 2 heures de l'après-midi la malade a un frisson suivi de fièvre (39°) et d'un stade de sueurs abondantes, mais elle dit n'éprouver aucune impression pénible et, sitôt l'accès passé, la gaîté revient et il n'y a aucune lassitude. L'urine est légèrement albumineuse. Les accès fébriles ne se reproduisent pas. Les petits épanchements augmentent à peine, mais la température atteint 38° tous les soirs suivants, et les signes pulmonaires se développent progressivement dans les sommets. L'anémie s'accentue. A sa sortie, la malade n'a plus de pleurésie, mais a conservé ses lésions du sommet. 4 centimètres cubes de l'épanchement droit ont suffi pour provoquer chez le cobaye une légère tuberculose.

Chez le 2e malade, l'évolution est un peu différente. C'est aussi une jeune fille de 19 ans, qui depuis 3 semaines est fatiguée, dort mal, mange peu et transpire légèrement la nuit;

puis elle se met à tousser. A l'examen, on ne trouve qu'une submatité très légère au sommet droit avec de la diminution de l'inspiration. Il y a de la bronchite diffuse et une légère submatité à la base droite. Une double égophonie hilaire montre que la plèvre est actuellement touchée et on retire en effet 1/2 cmc. de liquide à droite. Le lendemain sans que la malade en ait conscience, la température atteint 40° 3. Les signes physiques sont les mêmes. Le surlendemain, à 4 heures du soir, la malade a sans éprouver aucun malaise 39°6. La submatité s'accentue au sommet, et à la base on entend des crépitations fines. Les jours suivants, la fièvre est moins élevée le soir, mais persiste.; les signes du sommet et de la base sont plutôt en régression, mais la malade a une albuminurie qui faisait défaut lors des grands accès. Pendant 15 jours, la fièvre conserve la même allure puis monte en 3 jours à 40°. L'albumine à disparu ; les signes reparaissent au sommet et à la base. Il se fait certainement une nouvelle poussée pleuro-corticale, comme en témoigne l'égophonie basilaire droite et scissurale gauche. A partir de ce jour la malade se comporte comme une pleurétique ; la fièvre d'abord légèrement rémittente le matin, décroît ensuite en lysis pour arriver à la normale en 12 jours. Les signes basilaires s'atténuent, mais les signes du sommet persistent. La malade, qu'on a eu beaucoup de peine à faire rester au lit pendant cette longue affection fébrile, dont elle ne ressentait aucun malaise, est sortie bientôt se croyant guérie.

Dans ces formes spéciales de tuberculose, deux faits sont importants à retenir : *1° la présence à un moment donné d'albuminurie, en petite quantité, et souvent au moment où les signes sont le moins localisés ; 2° ces accès fébriles si bizarres si inattendus, dont le malade s'aperçoit à peine.* Il ne s'agit pas là d'euphonie ; le malade dit qu'il va bien parce qu'il ne ressent aucun malaise ; il ne comprend pas les soins dont on l'entoure et ne se rend aucun compte du danger qu'il court.

La formule cytologique est-elle spéciale dans ces cas ? Il

n'en est malheureusement rien, on trouve des macrophages plus ou moins actifs et des polynucléaires ; puis l'épanchement se résorbe avant qu'on puisse étudier la fin de l'évolution.

Nous venons de voir en passant en revue quelques types de maladies, combien sont variées les spléno-pneumonies tuberculeuses pseudo-primitives, combien, dans chaque cas, leur évolution ressemble, à des nuances près, à celles des corticopleurites banales, pneumococciques ou autres. Nous allons essayer de voir si on peut en faire le diagnostic étiologique.

Mais, auparavant, disons que les splénopneumonies tuberculeuses n'existent pas seulement comme un épisode primitif ou pseudo-primitif, au même titre que la pleurésie ; elles sont très fréquentes chez les tuberculeux avérés. Elles succèdent à des fatigues, à un surmenage ; elles peuvent guérir ou aboutir à une tuberculisation caséeuse.

Dans beaucoup de cas, elles grossissent les signes physiques et peuvent au premier abord faire croire à des lésions de ramollissement très étendues qui n'existent pas. Ces lésions ont été très bien étudiées, au point de vue clinique, par M. Sabourin. Nous n'y insisterons pas. Nous dirons seulement qu'elles sont profondes ou corticales, souvent localisées à la scissure (syndrôme scissural) ou au médiastin postérieur (syndrôme vertébro-scissural). Certaines de ces splénopneumonies sont nécrosantes et aboutissent au ramollissement, d'autres guérissent vite ; il en est d'excessivement fugaces. Chez un malade porteur de lésions du sommet droit, on peut trouver pendant quelques semaines des signes pseudo-pleurétiques atténués à gauche ; puis brusquement survient un point de côté, les signes fluxionnaires se diffusant ; mais le lendemain, tout peut avoir disparu (Obs. 126).

Enfin, il nous faut citer un fait assez fréquent : presque tous les tuberculeux ont des points de côté, souvent très douloureux, répétés. Il peut se faire que ces points de côté dépendent de poussées éphémères pleuro-corticales. En voici le tableau : Certains malades ont tous les mois, tous les deux mois, au cours de leur évolution tuberculeuse, des douleurs pongitives, toujours localisées au même endroit, s'accompagnant de malaise, de courbature, d'accès fébriles, quelquefois d'une poussée d'herpès. Or, si on les examine avec soin à ce moment, on trouve, outre les lésions plus ou moins profondes du sommet, une légère submatité à la base, un peu de bronchoégophonie scissurale. Si on ponctionne, on retire quelques grammes de liquide. Ces points de côté correspondent donc à des fluxions passagères, récidivantes. La formule cytologique n'a rien de bien spécial. On y voit des polynucléaires et des macrophages isolés, et de plus du sang et des lymphocytes indiquant une atteinte chronique de la plèvre. Dans un cas nous y avons trouvé quelques éosinophiles.

Autre particularité. — Il peut se produire une fluxion pleurale du côté opposé à la lésion primitive chez un malade porteur d'une pleurésie en évolution depuis quelque temps déjà. La fièvre monte tout à coup, le malade a un frisson ; on se demande pourquoi car les signes sont stationnaires. C'est à l'autre base qu'il faut regarder : on y trouvera un peu de matité, un peu de liquide. En quelques jours tout peut disparaître ; dans quelques cas, la deuxième pleurésie évolue comme la première. Dans un cas où l'épanchement s'est produit sous nos yeux, il s'est résorbé en deux jours. La formule était presque exclusivement macrophagique. Le reste de l'évolution s'est fait dans la membrane.

Diagnostic. Pour séparer les splénopneumonies tuberculeuses des splénopneumonies simples, envisageons successivement leur début, leur évolution, leurs signes fonctionnels et physiques. Nous verrons enfin si les examens de laboratoire peuvent nous aider.

La splénopneumonie tuberculeuse paraît survenir le plus souvent chez des jeunes gens et surtout chez les femmes. On l'observe fréquemment au cours de la grossesse ou après l'accouchement, qui réveillent si souvent la tuberculose. En dehors de la puerpéralité, la fatigue et le surmenage sont très fréquemment notés à son début. Une fois, nous l'avons vue se développer quelque temps après une rougeole. Chacun de ces faits n'a par lui-même qu'une valeur minime : une spléno-pneumonie simple peut très bien se voir au cours d'une grossesse, après des fatigues. Après l'accouchement, l'infection puerpérale atténuée revêt quelquefois le syndrôme spléno-pneumonique, et il peut y avoir des pleurésies non tuberculeuses.

L'affection peut survenir chez des hérédo-tuberculeux, mais c'est loin d'être la règle. Sur 11 malades vus à Broussais, 4 seulement avaient des antécédents familiaux tuberculeux. En cas de doute, cependant, si le malade a vécu assez longtemps en promiscuité avec des parents ou une femme tuberculeuse, c'est une raison de plus pour craindre la tuberculose.

Le début lui-même est le plus souvent aigu ; il n'est par conséquent aucunement caractéristique ; il est plus intéressant quand, avant l'épisode actuel, le malade depuis quelque temps déjà ressentait des malaises, sans toutefois arrêter ses occupations. Il est peu d'infections pneumococciques qui débutent ainsi. Parmi ces malaises prémonitoires, la plupart variables, céphalée, épistaxis, vomissements et diarrhée, amaigrissement, perte d'appétit, sueurs nocturnes, il en est un qui ne manque presque jamais ; c'est une asthénie particulière qui, sans empêcher la vie habituelle, fait asseoir le malade dans la journée, le fait coucher tôt, lui fait restreindre les courses à pied, éviter les efforts. Quand cette asthénie précède le début aigu splénopneumonique, il y a de grandes chances pour que la tuberculose soit en jeu. — Malheureusement elle peut manquer.

L'évolution est encore bien moins caractéristique que le début. Elle peut être si éphémère qu'elle paraît à peine durer 12 heures. Souvent elle est rapide, plus souvent peut être elle est prolongée, traînante, aussi peu cyclique que possible. La rapidité de l'évolution ne fait que tromper le clinicien sur la nature du mal. La prolongation ferait davantage songer au

bacille de Koch, s'il n'existait pas des pneumococcies prolongées, en apparence pures, où le pneumocoque conserve sa
virulence pendant plusieurs mois ; où les lésions tardent à
disparaître. L'évolution générale ne peut donc trancher la
question.

Les symptômes fonctionnels, pris isolément, ne renseignent
pas d'une manière absolue. La douleur pongitive qui est le
signe le plus constant, n'a rien de spécifique. La température
est excessivement variable : Quand elle revêt les caractères
spéciaux que nous avons indiqués à propos de la bacillhémie
tuberculeuse, on doit de suite penser à la tuberculose : Il est
peu d'affections, sauf peut-être certaines septicémies, qui provoquent des accès semblables, si peu perceptibles pour le
malade. — Mais en dehors de ces cas exceptionnels, la fièvre
peut être hectique, continue pendant un septénaire comme
dans la pneumonie, tout à fait irrégulière, mettant plusieurs
jours à se produire ; exceptionnellement elle est brusque, du
soir au matin. Le pouls a des caractères assez particuliers ;
assez peu rapide au moment de la période aiguë il peut s'ac-
célérer par la suite et même rester aux environs de 110 après la
disparition de tout signe apparent. Il est en même temps
hypotendu. Jointe à d'autres signes, l'accélération du pouls,
tardive et persistante, a une réelle valeur.

La *toux* est souvent accusée, elle n'a rien de spécial. *L'expectoration* qui peut faire défaut pendant toute la durée de
la maladie, est rarement ambrée, fibrineuse, plus souvent,
banale, muqueuse ou muco-purulente ; elle n'est jamais rouil-
lée. Macroscopiquement, elle ne révèle rien.

Enfin l'éruption *d'herpès*, si commune dans la fièvre pneumococcique peut exister dans la splénopneumonie tuberculeuse ; nous l'avons même vue dans la granulie.

Les signes physiques, dans leur ensemble, ne dépendent pas
de la nature de l'affection. Tantôt localisés en foyer, tantôt
diffus en surface, ils n'ont aucune spécificité. Le souffle tubaire
ou pleurétique, ne révèle qu'une condensation pulmonaire,

ou ce même état avec de l'œdème pleural. Le souffle caverneux lui-même peut s'entendre en dehors de toute cavité dans certaines splénopneumonies banales. Les localisations scissurales se rencontrent dans les congestions pulmonaires simples, dans le rhumatisme. Comment en serait-il autrement, puisque dans toutes les affections pleuro-corticales, le poumon et la plèvre réagissent anatomiquement d'une manière analogue ?

Restent *les localisations aux sommets* : Celles-ci ont infiniment plus de valeur. On peut voir sans doute dans les splénopneumonies simples, souvent dans le rhumatisme, un souffle passager accompagné de râles, occuper la région du sommet, mais, en général, ces localisations durent peu et, par la suite on ne constate rien d'anormal. Il en est autrement quand il s'agit de lésions tuberculeuses qui, elles, sont plus tenaces, pour être souvent plus délicates à percevoir. Mais l'interprétation des signes perçus à un sommet, même d'une façon persistante, n'est pas aussi facile qu'on le croit au premier abord quand ces signes sont peu marqués. Nous distinguerons plusieurs cas :

1° *On trouve dès le début de l'affection des signes physiques anormaux à un sommet* : S'il s'agit d'une lésion avancée, la tuberculose n'est pas douteuse et, quelle que soit la nature de l'affection intercurrente, on est fixé sur ce qu'il faudra faire pour l'avenir du malade. — S'il s'agit d'une lésion minime, submatité avec diminution nette de l'inspiration, le cas est plus difficile. Il faut ausculter tous les jours le malade et voir s'il se produit des modifications perceptibles à ce sommet. Si *les signes sont invariables, fixes pendant toute la durée de l'épisode aigu, on ne peut rien affirmer.* Il y a bien des chances pour que les signes perçus au sommet relèvent de la tuberculose ; mais celle-ci peut être très ancienne, sans que le malade en ait le moindre souvenir : ce peut être une *cicatrice*. Il est si fréquent quand on ausculte des individus qui nient tout passé pulmonaire, de trouver des signes analo-

gues à un sommet, qu'il faut se garder de considérer comme
actuelles toutes ces indurations pulmonaires. Il est heureusement beaucoup de tuberculeux qui guérissent, et, répétons-le,
sans se douter qu'ils ont été tuberculeux. — Si, au contraire,
le sommet se modifie pendant l'évolution de l'affection actuelle,
si la respiration y devient plus rude, si la submatité s'étend,
si des craquements, mêmes passagers, y apparaissent, il n'y a
pas de doute, il s'agit bien d'une lésion actuelle, vraisemblablement tuberculeuse et la splénopneumonie est aussi
vraisemblablement de la même nature.

2· *On ne trouve au début aucun signe au sommet, mais ces
signes se développent par la suite.* — Ces signes sont presque
certainement dus à des lésions tuberculeuses, faut-il en conclure
que la spléno-pneumonie est due au bacille de Koch ? Il faut
distinguer le moment d'apparition de ces signes. Quand une
pneumonie, type de maladie cyclique, réveille une tuberculose
latente, il y a généralement entre la défervescence et l'apparition des premiers signes de tuberculose une période qui est en
moyenne de 8 à 10 jours, pour le moins. En admettant que la
pneumonie dure 7 jours, il faut compter environ 15 jours à
3 semaines après le début de la maladie intercurrente pour
que les signes soient perceptibles dans les sommets. Quand la
fièvre typhoïde réveille la tuberculose, ce n'est qu'à la fin du
3ᵉ septénaire qu'on peut faire le diagnostic. Si donc la
lésion du sommet apparaît dans les 15 premiers jours de la
splénopneumonie, il est très vraisemblable qu'il s'agit de manifestations d'emblée tuberculeuses. Si, au contraire, ces signes
n'apparaissent qu'au bout d'un mois après le début de la
manifestation pleuro-corticale, on pourra toujours dire que cette
dernière n'était pas tuberculeuse, mais n'a fait que réveiller des
lésions tuberculeuses. Le doute restera sur la nature de l'épisode aigu, mais, pour le malade, le résultat sera identique. La
splénopneumonie tuberculeuse guérit comme les autres ; elle
guérit même si souvent qu'on méconnaît sa nature. Que la
tuberculose du sommet se développe spontanément à la suite

d'un surmenage, ou à la suite d'une bronchite aiguë simple, au point de vue de l'avenir, il faut à l'individu qui la porte, les mêmes soins, la même prudence.

Au point de vue pratique, le seul raisonnement à faire est celui-ci : ou la maladie actuelle est de nature tuberculeuse, ou si elle ne l'est pas, il est fréquent de voir éclore après elle des lésions tuberculeuses, dans un cas comme dans l'autre, *le malade doit être surveillé de près et pendant longtemps*.

Les signes fournis par les *examens de laboratoire* sont plus positifs, mais bien inconstants. Nous avons vu que la *cytologie* image de la réaction pleuro-corticale, était là moins qu'ailleurs capable de diriger le diagnostic. Cela tient à la fugacité des épisodes pleuraux qui enlève au médecin la possibilité des examens en série, les seuls en l'espèce qui pourraient peut-être prouver quelque chose. *L'inoculation du liquide*, quand cela est possible, doit toujours être faite, même à petites doses. Chez une de nos malades, 4 c. c. d'épanchement ont suffi pour donner au cobaye une tuberculose atténuée, mais aisément reconnaissable. On a, dans des cas analogues, une certitude scientifique.

Enfin, l'*examen des crachats* est souvent précieux, mais beaucoup de splénopneumoniques ne crachent pas ou ont une expectoration salivaire insignifiante. Quelle que soit la nature de l'expectoration, muqueuse ou muco-purulente, ou congestive, *il faut se presser d'y chercher les bacilles*. Il faut le faire dans tous les cas, car *les expectorations les plus banales* peuvent contenir des bacilles et parfois en notable quantité ; il faut le faire *vite*, car souvent *les malades ne crachent que pendant quelques jours*. La présence de bacilles est aussi une preuve scientifique.

En résumé, en présence d'un malade atteint de spléno-pneumonie, on doit s'entourer de tous les renseignements ayant trait au début de l'affection, au passé pulmonaire du sujet ; on doit suivre journellement et en détail, par tous les moyens ordinaires, la marche de la maladie. On doit ausculter les sommets tous les jours ; quand cela est possible, inoculer le liquide pleural, examiner les crachats. Au cas où ces divers moyens d'investigation ne révèlent rien en faveur de la tuberculose, on doit *quand même, pendant la convalescence et après la guérison, suivre de près le malade,* l'examiner soigneusement de temps à autre, car les signes de tuberculose peuvent n'être perceptibles qu'au bout d'un temps plus ou moins long.

S'il est rare de pouvoir donner au diagnostic étiologique une preuve scientifique, s'il est vrai qu'il est difficile de différencier, *d'une manière générale,* au point de vue séméiologique, les splénopneumonies banales et tuberculeuses ; dans chaque cas particulier, le médecin peut avoir une opinion, constituée d'après des nuances cliniques, résultant d'un examen sérieux journalier. C'est au lit de chaque malade que peut se faire un diagnostic, dont il serait impossible, dans une description générale, de fournir les raisons.

Récidives pleuro-corticales. D'après ce que nous venons de voir, la splénopneumonie tuberculeuse, qu'elle soit diffuse ou en foyers, est un accident épisodique au même titre que la pleurésie et, de même qu'on observe quelquefois des pleurésies à répétition chez le même individu, on voit souvent récidiver la splénopneumonie. A supposer que la manifestation pleurale antérieure ait laissé des lésions cicatricielles notables, une pachypleurite épaisse, si le malade vient à faire une nouvelle poussée, accompagnée ou non de symptômes généraux, on peut avoir de grandes difficultés cliniques à faire le diagnostic. La matité et la diminution du murmure peuvent être attribuées à la maladie ancienne ; la pachypleurite empêche d'entendre les râles, le souffle et l'égophonie ; on se trouve en présence d'une affection sans détermination viscérale spéciale. Ce n'est qu'en suivant l'évolution au jour le jour qu'on trouve des modifications dans la matité, quelquefois des râles intermittents au voisinage de la scissure, qui permettent de fixer sur le poumon anciennement lésé

l'atteinte de la maladie actuelle. Il n'est pas rare, par la suite,
de voir la tuberculose se confirmer.

§ 30. D. Associations tuberculeuses

Très souvent, les spléno-pneumonies sont tuberculeuses
d'emblée ; on ne peut nier la participation effective du bacille
de Koch à la maladie, quand les signes des sommets se développent dans les quinze premiers jours, quand le liquide
pleural ou les crachats, qui n'existaient pas auparavant, contiennent l'agent pathogène. A vrai dire, la tuberculose est
très souvent associée à d'autres microbes (pneumocoque,
pneumobacille, micrococcus catarrhalis, etc.). Il n'est même
pas exceptionnel que ces microbes associés aient une virulence spéciale, prolongée, surtout le pneumocoque, ce qui peut
donner le change et faire croire à une simple pneumococcie.

Nous ne nions pas l'existence des spléno-pneumonies prolongées à pneumocoques, mais l'association de cet organisme
et du bacille de Koch est au moins aussi fréquente, soit que
les deux microbes agissent ensemble, soit que le premier prépare le terrain au second. On observe très souvent un réveil
de tuberculose après la pneumonie, le mode de succession
des deux affections mérite de nous arrêter un instant.

Pneumonie et tuberculose. Ici encore, il est impossible de
donner des lois, car tout peut arriver ; mais les faits suivants
sont d'une observation courante.

Supposons un malade atteint de tuberculose latente ou d'une
simple induration d'un sommet, qui d'ailleurs peut être igno-
rée ; et supposons que la lésion siège à droite. La pneumonie
est avant tout une maladie en foyer, relativement peu exten-
sive. Si le bloc d'hépatisation siège à gauche, il est de règle
que la pneumonie évolue normalement et ne réveille rien par
la suite. Si, au contraire, l'hépatisation siège à droite, il y a
bien des chances pour que la lésion tuberculeuse évolue.

Cette évolution présente deux types différents : ou bien, la pneumonie évolue normalement, la défervescence est franche, les signes physiques disparaissent, la température devient normale ; le malade se croit guéri, quand au bout d'une dizaine de jours après la chûte thermique, on voit la température qui oscillait entre 37° et 37°4, monter légèrement, atteindre 37°2 le matin, 37°8, 38° le soir. Le pouls s'accélère à nouveau (100-110). Si alors on ausculte le malade, on trouve soit au sommet, soit dans la région interlobaire, de fines crépitations, qui d'abord diffuses, ont tendance à se fixer et à prendre les caractères des craquements. Puis, de deux choses l'une, ou en un mois, six semaines, tout rentre dans l'ordre, ou la tuberculose évolue comme une phtisie chronique banale.

Dans d'autres cas, l'évolution est différente et le diagnostic est plus difficile, parce que les signes de tuberculose se mêlent aux signes d'une pneumonie prolongée, *la localisation tuberculeuse étant celle de la dernière manifestation pneumonique.* Un malade a une pneumonie qui semble d'abord normale, la défervescence peut être nette mais bientôt la température devient irrégulière, présente certains soirs une élévation pathologique, en même temps que les signes pneumoniques persistent, d'abord diffus, puis localisés, et *souvent localisés à la région scissurale.*

On entend à la scissure du souffle, de l'égophonie ou de la bronchophonie, on y trouve de la matité. Rien ne prouve encore qu'il ne s'agit pas d'une pneumonie prolongée simple avec la localisation tardive habituelle, sauf peut-être les irrégularités thermiques. Mais, au bout d'un mois, ce foyer n'entre pas encore en résolution, il souffle toujours ; un examen minutieux montre quelques craquements dans un sommet ; le malade crache un peu et dans son expectoration il y a des bacilles de Koch. Le foyer, primitivement pneumococcique est devenu un foyer tuberculeux. Ce foyer peut s'atténuer au bout d'un temps plus ou moins long ou se ramollir. Dans ce dernier cas, l'évolution de la phtisie est souvent rapide.

Si une pleurésie purulente métapneumonique se développe après la pneumonie, elle peut tardivement se surinfecter par le bacille de Koch.

En résumé, la tuberculose réveillée par la pneumonie peut se développer et devenir perceptible en 3 semaines et on trouve alors à l'examen uniquement des signes de tuberculose, en dehors de tout reliquat pneumonique. Elle peut succéder *in situ* à une localisation tardive de la pneumonie ; alors signes de pneumonie et de tuberculose se confondent et en dehors de la température et du pouls, habituellement normaux dans les pneumonies prolongées, rien ne permet d'abord de faire le diagnostic. Ce dernier n'est confirmé que par l'évolution et les examens de laboratoire.

Ce sont là des faits fréquemment observés ; mais il y a des cas où la pneumonie est d'emblée tuberculeuse, sans être pour cela caséeuse. Cette pneumonie est quelquefois accompagnée de pleurésie purulente métapneumonique tuberculeuse. Elle se diagnostique par l'apparition précoce des bacilles dans les crachats où ils sont extrêmement nombreux, l'absence de pneumocoques dans l'épanchement dont les cultures restent stériles. Cette forme pneumonique peut d'ailleurs guérir.

Autres associations tuberculeuses. — Bien d'autres maladies aiguës, en dehors de la pneumonie, sont capables de réveiller des tuberculoses latentes. Après les splénopneumonies simples, on peut citer surtout la rougeole, la coqueluche, la grippe, la fièvre typhoïde. Ces affections sont mêmes plus souvent que la pneumonie des causes de réviviscence tuberculeuse, parce que leurs lésions pulmonaires sont plus diffuses.

Au sujet de la *rougeole* de la *coqueluche*, nous dirons peu de chose ; on n'a guère l'occasion dans les services généraux d'adultes, d'étudier leur action sur les localisations bacillaires. Nous avons vu cependant une spléno-pneumonie tuberculeuse évoluer après une rougeole. Dans les hôpitaux d'enfants, le réveil de la tuberculose ne se voit que trop souvent, sous forme de broncho-pneumonies, difficiles à diagnostiquer des bronchopneumonies banales dont on peut ne reconnaître la nature qu'à l'autopsie.

La *grippe* et nous entendons par là, la grippe épidémique, avec ses manifestations broncho-pulmonaires diffuses, sa convalescence traînante, son caractère infectieux si marqué, semble être la maladie par excellence pour donner un nouvel essor aux réserves de bacilles de Koch. Le fait est bien connu, mais depuis 3 ans, il n'y a pas eu à proprement parler de grippe épidémique à Paris et nous n'avons pu, à ce sujet, recueillir de documents personnels.

Les affections saisonnières à allures grippales, rentrent dans le cadre des splénopneumonies. La grippe est, du reste, une maladie commode, on lui attribue toutes sortes de manifestations pulmonaires dues à des affections mal définies. Il y a peu ou point de grippe vraie en dehors des épidémies ; les fausses grippes saisonnières peuvent être une occasion pour le développement du bacille de Koch ; bon nombre d'entre elles ne sont que des manifestations aiguës, passagères, de la tuberculose.

Fièvre typhoïde et tuberculose. La fièvre typhoïde nous a permis d'étudier davantage de malades au point de vue qui nous occupe ; de cette étude résultent les faits suivants :

1° Il n'est pas nécessaire, pour que la tuberculose se développe après la dothiénentérie, que le poumon soit touché d'une façon prépondérante par le bacille d'Eberth. Il y a des typhiques, qui ne présentent ni bronchite, ni hypostase et à l'autopsie desquels les poumons, sains d'ailleurs, présentent des lésions de tuberculose ancienne, entourées de tubercules récents.

2°. Il n'est pas possible de diagnostiquer la tuberculose avant la fin du 3e septénaire ; l'accélération du pouls, les irrégularités thermiques peuvent donner l'éveil. Les premiers signes perceptibles ne se développent pas toujours aux sommets, mais souvent autour des scissures interlobaires, sous forme de craquements.

3°. L'évolution est très variable. Très souvent elle est bénigne et les lésions entrent bientôt en régression. Quelquefois on assiste au développement d'une phtisie commune, ou d'une granulie à évolution rapide.

4°. Enfin, la manifestation bénigne de la tuberculose post-typhique, peut atteindre la plèvre et la corticalité, se traduisant cliniquement par une pleurésie, dont nous avons appris à reconnaître la nature tuberculeuse.

La syphilis, et aussi le traitement ioduré qu'on lui applique, sont capables de réveiller dans une certaine mesure les lésions pulmonaires ou viscérales tuberculeuses latentes. Surtout quand il s'agit d'une syphilis secondaire, les manifestations cliniques de la tuberculose peuvent être extrêmement atténuées et rester longtemps très discrètes. Elles doivent être recherchées avec soin. Nous n'insisterons pas sur ce point qui a été étudié dans la thèse récente de Lépine.

§ 31. — E. Localisations scissurales de la tuberculose.

Il nous reste à dire quelques mots des localisations scissurales de la tuberculose. Extrêmement fréquentes ; elles doivent être bien connues du clinicien. On trouve des signes scissuraux de la tuberculose dans des cas très différents :

1° *Au début de la tuberculose.* La localisation scissurale peut être réellement prépondérante, comme en témoignent certains examens radioscopiques , elle peut n'être qu'apparemment prépondérante, en ce sens qu'on entend des signes à l'interlobe, qui manquent ailleurs. Ces signes sont des crépitations fines inspiratoires, analogues à des craquements et des modifications de la voix qui est bronchoégophonique. Coexistant souvent avec des symptômes atténués dans un sommet (submatité, diminution de l'inspiration), ils peuvent exister seuls.

Ils ont une autre valeur que les signes d'induration. Ces derniers indiquent sans conteste, dans la majorité des cas des lésions tuberculeuses *mais dont la date est indéterminée*. Les localisations scissurales, qui ont presque autant de valeur en tant que relevant de la tuberculose, quand aucune affection ne les explique, sont *toujours* des lésions *récentes*, en activité.

Un malade qui depuis quelque temps est fatigué, qui a eu une hémoptysie très légère, vient nous consulter : Nous ne trouvons que quelques craquements autour de la scissure droite. En l'interrogeant, nous apprenons qu'il cohabite dans son bureau, depuis 4 ans, avec un tuberculeux qui crache.

Une autre malade dont nous rapportons l'observation, fournit un bel exemple de l'importance des signes scissuraux. Soignée autrefois pour ulcère gastrique cette jeune fille se sent fatiguée mais ne tousse pas ; elle vient nous consulter. On lui trouve une légère submatité au sommet droit avec diminution de l'inspiration, témoignant d'une lésion tuberculeuse , mais, de plus, le long des deux scissures, on entend des crépitations inspiratoires et de la bronchoégophonie. On l'avertit de se méfier. Elle continue néanmoins son travail ; 8 jours après, elle nous revient avec une hémoptysie abondante, fébrile, et des crépitations disséminées dans toute la poitrine. Cette diffusion bacillaire a mis trois mois à s'atténuer et malgré un état général excellent, la malade a conservé des craquements au sommet gauche.

De pareils faits ne sont pas isolés. Pour peu qu'on les recherche, on trouve des signes scissuraux au début des tuberculoses actives dans la moitié des cas. Les malades chez qui on les trouve doivent être traités immédiatement, mis au repos, pour éviter des accidents aigus.

C'est souvent aussi à la scissure que se montrent les premières manifestations d'une tuberculose réveillée par une affection aiguë. Les craquements scissuraux s'observent souvent à la suite de la fièvre typhoïde, de la pneumonie ; nous venons de voir que la localisation tuberculeuse scissurale succède souvent à un reliquat scissural de pneumonie. Dans le cours de la syphilis, la tuberculose se décèle aussi fréquemment à l'interlobe.

Fig. 7, 8, 9. — Pleurésie séreuse métapneumonique. En 7 et 8,
liquide pseudo-purulent. Puis l'épanchement
disparaît, et en 9, 8 jours après 8. reparaît
avec éosinophilie (Pleurésie tardive éosinophilique à exsudation post-pneumonique).

Fig. 10, 11, 12. — Trois types d'exsudats dans la splénopneumonie tuberculeuse pseudo-primitive.

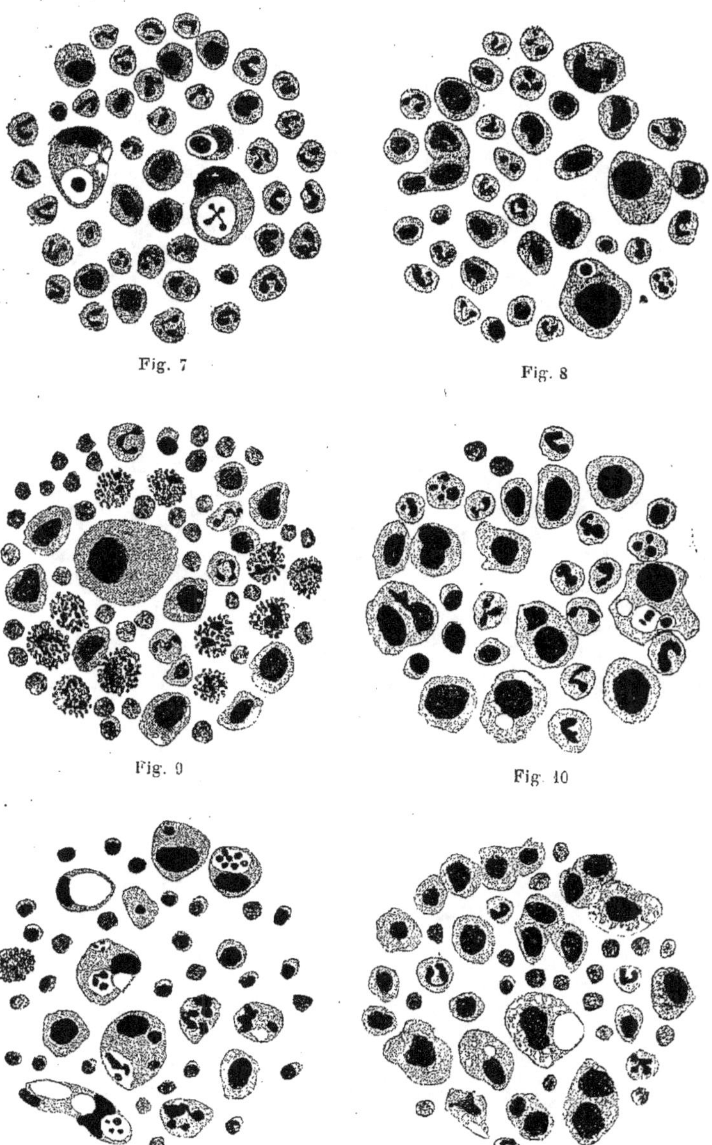

Fig. 7

Fig. 8

Fig. 9

Fig. 10

Fig. 11

Fig. 12

2°. Après une poussée aiguë de tuberculose, il n'est pas rare de voir les signes persister à la scissure ; le fait est commun dans les splénopneumonies (souffle scissural tardif), à la suite des pleurésies séreuses (craquements).

3ᵉ. Au cours même de la tuberculose, nous avons vu qu'il existait des pleuro-pneumonies scissurales, épisodes aigus ou subaigus, qui peuvent guérir plus ou moins vite ou aboutir au ramollissement. Ce sont ces accidents que M. Sabourin attribue à des embolies bronchiques tuberculeuses (?) ; quelle qu'en soit la pathogénie, ils sont très bien étudiés dans son livre au point de vue clinique. Parfois, ils apparaissent au cours d'une phtisie peu avancée, ils donnent lieu à des signes pulmonaires (souffle tubaire, râles), pleuraux (égophonie, frottements), localisés autour de la scissure ; ils peuvent rétrocéder. Quand, au contraire, ils se nécrosent, ils donnent tardivement des signes cavitaires et l'évolution seule permet de se rendre compte si on a affaire à des cavernes périscissurales, ou à une pleurésie interlobaire vidée dans les bronches. La pleurésie interlobaire purulente tuberculeuse succède d'ailleurs à des lésions pulmonaires périscissurales.

Au cas de pleurésie interlobaire, la douleur à la percussion est souvent plus marquée ; les signes sont plus localisés.

L'interrogatoire permet souvent de déceler qu'il s'est produit une vomique à un moment donné. L'expectoration est différente, plus nummulaire au cas de caverne, plus fluide, quoique purulente, au cas de poche pleurale. Enfin la pleurésie guérit souvent lentement tandis que la caverne persiste. — Dans un cas comme dans l'autre, les signes cavitaires sont entendus d'une manière inconstante. Quand les cavités sont pleines, le souffle manque ou est atténué, quand le malade s'est tourné du bon côté et a expectoré, le souffle redevient perceptible. Ajoutons que dans certains ramollissements étendus, résultat de la fonte caséeuse, on peut entendre du souffle cavitaire et même amphorique, sans qu'il y ait de cavité.

Si la pleurésie interlobaire purulente tuberculeuse est un

accident assez fréquent, il en est autrement, en apparence au moins, de la pleurésie séreuse. S'ils ont la même étiologie, ces deux accidents n'ont pas la même pathogénie.

La pleurésie purulente résulte d'un processus pulmonaire en foyer juxta-scissural ; c'est une complication des pleuro-pneumonies que nous venons de signaler. La pleurésie séreuse, au contraire, est un accident primitif ou pseudo-primitif, au même titre que la pleurésie banale de la grande cavité. Elle résulte vraisemblablement soit d'adhérences anciennes qui unissent les plèvres viscérale et pariétale dans la moitié inférieure du poumon, soit d'un accolement prématuré des lèvres scissurales par des fausses membranes.

Au point de vue clinique, ce sont des pleurésies à signes physiques localisés au voisinage de l'interlobe, dans lesquelles on entend plus bas des signes pulmonaires (râles). Etant donné la fréquence des signes pleurétiques à la scissure dans les pleurésies de la grande cavité, on pense d'abord à une pleuro-tuberculose banale ; on ponctionne à la base et on ne retire rien ; puis, comme les symptômes s'entendent toujours d'une façon extrêmement nette et invariable à la scissure. comme on entend alentour des signes pulmonaires qui permettent de penser à l'absence de liquide à la base, on se décide à ponctionner profondément sur le trajet interlobaire et là on retire du liquide. Si on fait la thoracentèse, un fait intéressant se produit : Sitôt le trocart introduit et le siphon adapté, la poche se vide d'un seul coup, très vite, comme si elle contenait un liquide sous pression ; on peut alors avec le trocart sentir les parois de la poche.

Considérée comme rare, la pleurésie séreuse interlobaire doit l'être moins qu'on ne le pense. Elle est surtout méconnue parce que la ponction négative à la base fait porter le diagnostic de splénopneumonie. Etant donné la fréquence des signes pleurétiques dans le carrefour scissural, il doit s'y trouver quelquefois non seulement de l'œdème, mais du liquide. La ponction exploratrice profonde seule, permet là, comme d'ailleurs dans la pleurésie purulente, d'acquérir une certitude. Cette ponction est difficile. Malgré toutes les connaissances anatomiques de la plèvre, malgré un examen clinique bien fait, même avec beaucoup d'habitude, on fait souvent 3, 4 ponctions blanches. Il ne faut pas se décourager ; si on insiste on finit généralement par tomber sur la poche, même si elle est très petite. Il est peu de cas où nous n'y soyons arrivé.

Arrivés au terme de cette revue rapide des affections pleuro-corticales tuberculeuses, il nous est facile de voir combien elles sont fréquentes, combien aussi variées, combien importantes à bien connaître. Manifestations presque toujours atténuées d'une maladie toujours grave, il faut savoir les diagnostiquer, car la tuberculose ne vaccine point. La notion de l'étiologie exacte d'un accident bénin peut permettre d'éviter ultérieurement le développement d'une phtisie mortelle.

Essai de synthèse anatomo-clinique.

Les manifestations morbides pleurales et pleuro-corticales ne doivent pas être considérées comme des entités pathologiques, mais comme des modes de réaction de la séreuse vis-à-vis des agents toxiques ou toxi-infectieux. Ainsi envisagées, les réactions pleurales sont de deux ordres : purement transsudatives elles constituent les diverses variétés d'hydrothorax : exsudatives, inséparables de lésions pulmonaires corticales, elles correspondent aux anciennes pleurésies.

Hydrothorax. Les hydrothorax purs sont caractérisés anatomiquement par une exsudation de liquide séreux dans la cavité pleurale, sans œdème pleural, sans lésions corticales. Seule, une prolifération *active* des éléments conjonctifs de la séreuse qui se transforment en macrophages, témoigne d'une réaction qu'on peut rattacher hypothétiquement à des phénomènes osmotiques. Cette réaction s'atténue peu à peu, jusqu'à donner l'apparence d'une desquamation passive, en même temps que se fait progressivement un afflux lymphocytaire.

L'hydrothorax pur a des signes cliniques corrélatifs de l'état anatomique, c'est-à-dire de la seule présence du liquide : matité basilaire, diminution relativement peu marquée des vibrations thoraciques et du murmure vésiculaire.

L'hydrothorax pur est une rareté, le plus souvent il se complique d'une infection atténuée pneumogène, à localisation pleuro-corticale. De cette complication témoignent des signes anatomiques : existence d'un œdème pleural, visible sur les coupes, avec polynucléose surajoutée à la macrophagie ; des signes cytologiques : existence de macrophages phagocytaires, de leucocytes polynucléés, de lymphocytes nombreux, quelquefois d'éosinophiles dans le liquide : des signes bactériologiques :

constatation possible par la culture d'une infection atténuée de l'épanchement ; enfin des signes cliniques : symptômes généraux, tels que la fièvre ; symptômes physiques pleuro-corticaux Ces derniers ne sont souvent perçus qu'après la thoracentèse, contrairement aux signes des lésions pulmonaires profondes, que le liquide n'empêche pas de percevoir.

Parmi les cas particuliers, l'un des plus intéressants est celui où l'infection atténuée dépend du bacille de Koch. Ces *hydrothorax bacillifères* montrent qu'il n'existe pas toujours de différences spécifiques entre le bacille de la tuberculose et les autres agents pathogènes.

Certains épanchements des hydropiques sont à la fois des hydrothorax et des pleurésies, pouvant dépendre d'une pneumonie, d'embolies pulmonaires sous-pleurales, de tuberculose. L'examen histologique montre constamment des lésions pleuro-corticales ; la cytologie est celle des pleurésies correspondant à l'affection pulmonaire surajoutée, sauf que la réaction macrophagique se prolonge anormalement. Au point de vue clinique, ces épanchements peuvent se comporter comme des pleurésies : plus souvent, ils se manifestent comme des hydrothorax, et, à lui seul, l'examen du malade ne permet pas d'arriver au diagnostic exact.

Pleurésies. Toutes les pleurésies ont des signes communs qui témoignent de l'uniformité de la réaction pleuro-corticale vis-à-vis des divers agents pathogènes. Les différences sont purement individuelles.

Ce sont d'abord des signes anatomiques : existence constante d'un *œdème* pleural avec exsudation séro-fibrineuse, associé à des lésions alvéolaires corticales. Les éléments cellulaires opposés à la cause morbide, sont mis en jeu suivant un ordre de succession toujours le même : macrophages, polynucléaires, lymphocytes, parfois éosinophiles pleurogènes, et cela dans l'alvéole cortical aussi bien que dans la séreuse.

La loi d'évolution des réactions séreuses que nous avons donnée plus haut, comparable à tous égards à celle qui régit les réactions sanguines, est générale et comprend tous les cas particuliers.

Certaines différences individuelles peuvent également être groupées :

1re Il existe des symptômes *précoces* d'infériorité réaction- nelle : absence de phagocytose des macrophages, dégéné- rescence pycnotique précoce des polynucléaires. Cette infé- riorité est le plus souvent *locale*, dépend donc plus de l'agent morbide que du terrain.

2e *L'insuffisance microphagocytaire* se traduit par une dégé- nérescence en masse des phagocytes qui constitue le *pus* ; mais la richesse en leucocytes d'une réaction pleurale ne tient pas forcément à la présence de microbes nombreux et virulents.

3e Les macrophages pleuraux peuvent dans certains cas con- tribuer à l'édification de néoformations granuleuses ; celles-ci sont à moitié spécifiques, en ce sens qu'elles représentent le mode de résistance de l'organisme vis-à-vis d'éléments patho- gènes qui résistent aux polynucléaires. Mais, malgré cette spécificité relative, la réaction pleurale conserve son évo- lution normale, en ce sens que le processus spécial se sura- joute au processus habituel. Les néoformations granuleuses, visibles sur les coupes, ne sont pas perceptibles par la cytolo- gie qui ne traduit que la réaction banale.

A ces lésions anatomiques correspondent des signes cliniques spéciaux qui expriment la présence concomitante de conden- sation corticale et d'œdème pleural ; ces signes qui traduisent des associations convenables de ces deux lésions sont le *souffle pleurétique* et l'*égophonie*. Ce dernier symptôme est pathogno- monique de l'œdème pleural.

L'étude des différentes évolutions anatomo-cliniques, dans les diverses réactions pleuro-corticales est facilitée par ce fait que les unes relèvent de lésions *en foyer*, les autres de lésions *superficielles, diffuses*.

Les signes anatomiques des lésions en foyer sont des conden- sations pulmonaires étendues en profondeur plus qu'en surface,

des blocs plus ou moins volumineux dont le type est l'hépatisation pneumonique.

Au point de vue histologique, les réactions cellulaires alvéolaires et pleurales ne sont identiques et surtout simultanément
analogues, qu'autant que le bloc est petit. De plus, l'inflammation brusque et massive du parenchyme pulmonaire sous-pleural semble dans une certaine mesure sidérer la formation de
l'œdème intra-séreux, qui ne se retrouve qu'en certains points
d'élection toujours les mêmes, régis par des dispositions anatomiques.

Dans les lésions en foyer, les signes physiques révélés par
la clinique sont surtout des signes pulmonaires, le souffle est
rude, la voix est bronchophonique ou bronchoégophonique ;
les signes d'œdème pleural ne se retrouvent le plus souvent
qu'en leurs points d'élection anatomiques.

Dans les lésions superficielles, diffuses, au contraire, la
condensation pulmonaire est peu marquée en dehors de la
corticalité. L'œdème est très développé ; sa diffusion est souvent
corrélative d'une lymphangite pleurale et sous-pleurale. —
Cliniquement, il en résulte des signes fluxionnaires, bilatéraux,
caractérisés par du souffle pleurétique et de l'égophonie.

La poussée fluxionnaire peut être éphémère, sinon les signes
se localisent secondairement. Il y a ou non un épanchement
liquide (pleurésie ou spléno-pneumonie) mais, dans tous les cas,
l'existence de l'œdème peut être révélée par la ponction exploratrice.

Cet œdème, bien que généralisé, a des lieux de prédilection
qui sont les mêmes que dans les lésions en foyers. Ce sont les
carrefours d'œdème, scissure, médiastin, région diaphragmatique. C'est aussi dans ces carrefours que se localisent souvent
la fibrine et même le pus. C'est là aussi qu'en l'absence de
liquide en quantité notable, on entend le mieux l'égophonie.

Enfin, il est des cas où les lésions et les signes paraissent
presque exclusivement localisés à la plèvre ; la condensation
pulmonaire est inappréciable à l'auscultation. Ces pleuropa-

thies qui ont une caractéristique anatomique, (réaction macro-phagique très prépondérante), accompagnent les généralisations microbiennes hémo-lymphatiques. On les trouve dans l'érysipèle, la syphilis secondaire, la fièvre typhoïde à la période des taches rosées, la polysérite tuberculeuse. Elles sont généralement très atténuées.

L'étiologie des diverses réactions pleurales ne règle guère leur évolution : s'il est vrai que dans le rhumatisme on a affaire le plus souvent à des fluxions pleuro-corticales, dans la pneumonie, à un bloc d'hépatisation avec faible réaction pleurale, il est des microbes, tel que le bacille de Koch, qui donnent lieu à des manifestations anatomiques pulmonaires polymorphes, auxquelles correspondront des réactions pleurales variables à évolution différente, des signes physiques diffus ou localisés.

L'étiologie ne commande donc pas la réaction ; réciproquement, telle ou telle réaction n'indiquera pas nécessairement, quels que soient ses caractères cytologiques et cliniques, telle ou telle cause provocatrice. Néanmoins, la comparaison des lésions anatomiques et des signes cliniques dans les diverses pleurésies envisagées d'après leur étiologie peut présenter un intérêt en ce qui concerne les faits habituels et aussi les exceptions.

Dans la pneumonie, par exemple, la règle est de trouver un gros bloc d'hépatisation avec peu de retentissement pleural. — L'élément essentiel de la réaction paraît être le polynucléaire.— Comme dans toute lésion en foyer, l'évolution cytologique n'est pas forcément la même dans le poumon et dans la séreuse, en ce sens que l'un de ces organes peut suppurer en dehors de l'autre. Les signes cliniques sont habituellement exclusivement pulmonaires, malgré la constance des lésions pleurales.

Néanmoins, il peut se faire, si l'hépatisation n'atteint pas brusquement la surface, qu'il se produise un épanchement séreux, lequel sera perceptible par la clinique.

L'épisode pleural para-pneumonique peut ne se manifester

que tardivement par la clinique (cas des pleurésies tardives éosinophiliques) ; l'examen cytologique montre nettement alors qu'on assiste à la fin d'une réaction.

La pleurésie séreuse métapneumonique peut se prolonger anormalement et devenir cytologiquement et cliniquement analogue à une pleuro-tuberculose.

Dans les broncho-pneumonies, quelle qu'en soit l'origine, on a affaire à des foyers petits, d'âge différent, d'évolution souvent variable. La cytologie ne révèle qu'une synthèse des lésions pleurales. En revanche, lésions pleurales et corticales sont identiques simultanément, au point de vue cellulaire. La même cause, le bacille d'Eberth par exemple, pourra donner diverses formes de bronchopneumonies : les unes légères, corticales, macrophagiques, se traduiront cliniquement par des signes fluxionnaires assez diffus, sans râles, avec égophonie typique ; les autres, plus profonds, à tendance ulcéreuse, riches en polynucléaires, se traduiront cliniquement par des foyers pulmonaires multiples, avec souffle, râles de tout volume et symptômes de fluxion œdémateuse beaucoup moins marqués.

C'est exceptionnellement qu'on rencontre des pleurésies assez spéciales par leur évolution anatomo-clinique (pleurésies avec éosinophilie abondante et permanente) ; de cause d'ailleurs peu précise malgré leur allure quasi spécifique.

Plus encore que les bronchopneumonies, les splénopneumonies se ressemblent, quelle que soit leur étiologie. La splénopneumonie n'est qu'un syndrôme, indépendant de sa cause, qui traduit seulement une splénisation corticale et un œdème pleural associés en proportions voulues pour produire des signes pseudo-pleurétiques. Leur cytologie est variable. La clinique est de même extrêmement variée : il y a des formes éphémères, serpigineuses, prolongées.

Le rhumatisme articulaire aigu est peut-être la maladie dont les manifestations pleuro-corticales sont le plus constamment identiques à elles-mêmes. Quelles consistent clini-

quement en petite pleurésie, en grande pleurésie, en splénopneumonie, elles ont un caractère spécial de variabilité d'un
jour à l'autre, apparaissant et s'atténuant brusquement.
L'œdème pleural y est toujours très développé, comme en
témoigne la netteté de l'égophonie. Enfin, quelle que soit la
forme, l'évolution cytologique est toujours sensiblement
analogue.

Les réactions pleurales les plus importantes sont celles qui
se rattachent à la tuberculose. Elles ont un intérêt non seulement dans leurs formes habituelles (pleuro-tuberculose), mais
encore dans leurs formes plus mal connues, sinon plus rares
(spléno-pneumonies tuberculeuses).

Dans la pleuro-tuberculose primitive, l'anatomie pathologique nous montre une réaction pleurale banale et en plus une
réaction spécifique tardive caractérisée par la formation d'un
tissu de granulation.

La cytologie, qui montre exclusivement la réaction banale,
varie pourtant suivant les cas. La lymphocytose est précoce
ou tardive. Nous avons vu par l'étude clinique que les lymphocytoses précoces correspondaient à des pleurésies tuberculeuses ayant débuté dans la membrane avant l'exsudation
séreuse, les lymphocytoses tardives, à des pleurésies débutant
avec l'épanchement.

Dans la pleuro-tuberculose primitive, il y a des variations
évolutives qui tiennent à la localisation des lésions : certaines pleurésies ont un caractère fluxionnaire, dû à des
lésions superficielles diffuses, d'autres ont un caractère pneumonique (en dehors de toute caséification), dû à des lésions
pulmonaires en foyer.

Dans la pleurésie secondaire, il y a également des variétés
plus manifestes par l'anatomie que par la clinique ; suivant
que l'affection évolue comme une pleurésie primitive ou
qu'une caséification progressive de la séreuse atteigne secondairement la surface, rendue manifeste par la présence dans
le liquide de polynucléaires altérés.

C'est surtout dans les spléno-pneumonies tuberculeuses, qu'on rencontre des lésions et des signes extrêmement polymorphes. Nous croyons avoir assez montré l'importance de ces épisodes aigus, éphémères, pleuro-corticaux, pseudo-primitifs ou secondaires, dûs au bacille de Koch.

Quelle que soit leur forme clinique, qu'ils correspondent à des désordres fluxionnaires ou en foyers, qu'ils soient ou non accompagnés de bacillhémie tuberculeuse momentanée, nous avons vu la difficulté du diagnostic étiologique, que les examens de laboratoire' ne contribuent pas toujours à affermir.

Enfin, nous rappellerons la fréquence des lésions scissurales au début de la tuberculose, qui, pour n'être pas absolument spécifiques, sont néanmoins précieuses, parce qu'elles sont faciles à rechercher, parce qu'elles révèlent une tuberculose active, qu'il est temps de traiter rapidement.

Si, au point de vue général, une notion importante semble résulter de nos observations, à savoir l'analogie des réactions de la séreuse et de la corticalité vis-à-vis de divers agents pathogènes, au point de vue pratique, une autre, non moins utile, semble aussi s'en déduire : Si on peut trouver, par hasard, une pleurésie de cause indéterminée, qui n'est pas tuberculeuse (pleurésies avec éosinophilie permanente) ; on ne peut manquer d'être frappé de la fréquence de la tuberculose pleuro-corticale.

Non seulement la pleurésie a frigore relève toujours du bacille de Koch ; mais nombre d'affections épisodiques, passagères, grippales, sont tuberculeuses d'emblée, malgré leur tendance spontanée à la guérison et leur bénignité apparente.

La tuberculose n'est pas toujours une maladie chronique, plus ou moins difficilement curable : parmi les tuberculoses aiguës, il en est plus de bénignes que de graves.

Nous sommes persuadé que cette notion, justifiée par les

autopsies de chaque jour, s'accréditera de plus en plus, heureux si l'étude difficile des splénopneumonies tuberculeuses, que nous avons tenté d'ébaucher, peut contribuer à sa diffusion.

OBSERVATIONS

Hydrothorax aigu avec endothéliose pure, active, bourgeonnante.

OBSERVATION PREMIÈRE

Anasarque et hydrothorax droit au cours d'une néphrite aiguë a frigore

Résumé de l'observation clinique : R..., maçon, 19 ans, 12 juin 1905. Hôpital Broussais.

Très bonne santé antérieure. Il y a deux jours, douleurs lombaires ; le lendemain, œdème de la face et des malléoles ; le surlendemain, anasarque. Entre à l'hôpital.

Examen : Submatité aux deux bases, surtout à droite sans autre signe.

Lait et théobromine.

Le 13 juin. — L'œdème a déjà diminué, $S =$ à gauche, $S -$ à la base droite. Ponction positive.

Le soir, on ne peut retirer d'autre liquide. Albuminurie considérable. 3 jours après, les autres œdèmes avaient disparu.

Recherches de laboratoire. Cytologie.

13 juin 1905. — Exclusivement : cellules endhotéliales isolées ou en plasmodes bourgeonnant d'une façon très active par le noyau et le protoplasma ; souvent analogues à des cellules de levure ; les cellules jeunes nées par bourgeonnement sont très petites et ressemblent au premier abord à des lymphocytes ; ce sont des pseudolymphocytes d'origine endothéliale ; leur protoplasma est souvent granuleux et cyanophile.

Hydrothorax avec endothéliose à type chronique, lymphocytose tardive.

OBSERVATION II

Cirrhose alcoolique avec hémorrhagies multiples et anémie. Double épanchement pleural. Ascite opalescente. Formule endothéliale avec pigment spécial dans les cellules. Bourgeonnement actif des masses plasmodiales. Mort. Autopsie.

Résumé de l'observation clinique : B..., Pauline, 43 ans. 8 janvier 1905. Hôpital Broussais.

Alcoolisme (vin) depuis plus de 20 ans. Malade depuis juillet 1904. Asthénie, narcolepsie, anorexie. Œdème des jambes et ascite.

En octobre 1905, épistaxis abondantes et répétées, hématémèses, métrorrhagies, qui répétées fréquemment, amènent un grand degré d'anémie.

Examen : Anémie post hémorrhagique très marquée. Anasarque. Ecchymose spontanée de la jambe gauche très étendue. Ascite abondante et circulation collatérale.

Poumons : En avant, nombreux râles de bronchite. En arrière, râles sibilants et ronflants.

A la base droite, on trouve une submatité de quatre travers de doigt ; à gauche, une submatité de trois travers de doigt sans aucun autre signe. La ponction exploratrice est positive des deux côtés.

Pouls régulier et rapide (116). Urines rares, albumineuses, contenant beaucoup d'urobiline.

Signes de névrite éthylique des membres inférieurs. Incontinence d'urine.

17 janvier. — Le liquide pleural a tellement diminué qu'on n'a pas de quoi inoculer un cobaye. On lui inocule 20 c. c. de liquide ascitique opalescent.

19 janvier. — Mauvais état général ; la malade est dyspnéique.

L'épanchement a nettement reparu surtout à droite où la matité remonte jusqu'à l'angle de l'omoplate. Les vibrations sont diminuées, la respiration s'entend moins qu'à gauche, mais on perçoit néanmoins jusqu'en bas de nombreux râles de bronchite. Il n'y a ni souffle, ni égophonie.

Matité de trois travers de doigt à la base gauche.

20 janvier. — Décès.

Recherches de laboratoire : L'examen du sang le 11 janvier montre la formule :

$$H = 30 \,°/_0 \text{ (Gowers)}$$
$$C = 1.700.000$$
$$B = 15.700$$

Rien d'anormal, sauf quelques rares normoblastes.

Cultures du liquide pleural : Stériles.

Inoculation au cobaye de liquide d'ascite (20 c.c.) pas de tuberculose.

Examens cytologiques des liquides pleuraux et ascitique.

10 janvier. — Epanchement gauche : Prédominance des placards endothéliaux et des macrophages isolés le plus souvent au repos. — Bourgeonnement très net des masses plasmodiales, quelques lymphocytes et polynucléaires.

Epanchement droit : Même formule ; mais les placards sont moins grands, les lymphocytes plus rares ; beaucoup plus de sang.

Dans beaucoup de macrophages, ou même de placards, on trouve des granulations irrégulières de taille et de forme variable, jaunâtres par la coloration ordinaire à l'hématéine. — A l'Eocyanine, ces granulations se colorent en vert ; par le Dominici, certaines se teintent en bleu ; elles prennent assez fortement le violet, de méthyle après fixation par l'acide osmique. — Elles ne présentent pas les réactions de la graisse, ni du pigment ferrique. Dans l'épanchement droit très hématique, comme d'ailleurs dans le sang, on trouve quelques rares globules rouges à noyau.

15 janvier. — Liquide d'ascite. Opalescence et fluorescence marquées, pas du tout de sang. Très peu d'éléments. On note la présence presque exclusive des placards endothéliaux et des macrophages isolés au repos. Lymphocytes extrêmement rares. Dans les cellules et dans les placards on trouve les mêmes granulations que dans la plèvre, quelques-unes en grains très espacés.

Epanchement pleural droit : Liquide très fibrineux, très hématique ; il contient peu d'éléments.

Macrophages isolés ou en plasmodes, granuleux comme les précédents, quelques lymphocytes ; très rares polynucléaires et hématies nucléées.

Autopsie : 3 litres d'ascite fluorescente ; très peu de liquide dans la plèvre gauche ; 2 litres 1/2 à droite. Cirrhose du foie à petits grains avec périhépatite marquée. — Rate de poids normal.

Poumon gauche : D'aspect normal avec un petit tubercule à la région médiane sous-pleural.

Poumon droit : Atélectasie ; quelques petits tubercules au sommet. Pas d'adhérences. — Surcharge graisseuse du cœur.

Examen microscopique : La plèvre paraît un peu épaissie, fibreuse ; le tissu sous-pleural contient énormément de charbon. L'endothélium est conservé ; par places, il s'exfolie.

Les quelques cellules fixes de la plèvre se mobilisent ; certaines de ces cellules contiennent des grains jaunes, irréguliers, transparents, semblables à ceux qu'on constatait à l'examen cytologique.

Le tissu pulmonaire présente simplement des lésions d'œdème, avec quelques grandes cellules chargées de charbon au centre des alvéoles. Il existe sous la plèvre un tubercule en partie caséofibreux, en partie en activité, avec de nombreuses cellules géantes chargées de charbon.

A ce niveau, la plèvre contient des amas lymphocytaires.

OBSERVATION III

Sclérose rénale et myocardite. — Hydrothorax chronique

Dur..., Pierre, 69 ans, marbrier. 24 octobre 1903. — Hôpital St-Antoine.

Recherches de laboratoire : *Cytologie. Hydrothorax droit.*

25 octobre 1903. — Macrophages le plus souvent en placards, quelques-uns isolés au repos ou phagocytaires.

30 octobre 1903. — Même formule qu'à gauche, mais plus grande activité des macrophages.

4 novembre 1903. — Même formule, pas de sang, beaucoup de macrophages.

Hydrothorax gauche. — 30 octobre 1903. — Placards ; quelques macrophages isolés, rares polynucléaires.

4 novembre 1903. — Même formule, beaucoup de sang.

14 novembre 1903. — *Hydrothorax droit* (désormais seul). — même formule, plus de très nombreux polynucléaires.

20 novembre 1903. — Tous les macrophages sont isolés, souvent phagocytaires. Polynucléaires très prédominants. Nombreux éosinophiles.

30 novembre 1903. — Beaucoup de sang, rares polynucléaires fenêtrés, macrophages désintégrés. Lymphocytes nombreux.

3 décembre 1903. — Lymphocytes prédominants ; macrophages sains ou fenêtrés quelquefois phagocytaires. Quelques placards.

5, 7, 13, 24 décembre 1903. — Même formule.

4 janvier 1904.— Même formule. Les polynucléaires augmentent.

6 janvier 1904. — Même formule. Moins de polynucléaires.

11 janvier 1904. — Lymphocytes et polynucléaires très nombreux. Peu de sang. Peu de macrophages, la plupart phagocytaires.

14 janvier 1904. — Même formule.

19 janvier 1904. — Très nombreux placards ; beaucoup de sang.

27 janvier 1904. — Nombreux macrophages fenêtrés, très nombreux lymphocytes : peu de polynucléaires et de sang.

3 février 1904. — Lymphocytes prédominants, macrophages identiques.

9, 13 février 1904. — Même formule.

2, 12 mars 1904. — Même formule.

27 avril 1904. — Même formule. Grande quantité de lymphocytes. En somme, c'est un hydrothorax dont la formule subit des modifications épisodiques, relevant d'infection atténuée pulmonaire sous-jacente. — C'est la règle dans l'hydrothorax chronique.

Observation IV

Sclérose rénale avec folie urémique, phénomènes pleuro-pulmonaires. Épanchement gauche d'abord endothélial avec activité des macrophages. Lymphocytose pure terminale. Mort, autopsie. Pas de tuberculose.

Résumé de l'observation clinique : Der..., Jean, 63 ans, cocher.

9 avril 1904. — Hôpital Saint-Antoine. Tousse l'hiver depuis

10 ans, soigné pour néphrite à l'hôpital en février, mars. Depuis 8 jours, toux plus fréquente, avec crises d'oppression nocturne. Expectoration muqueuse peu abondante, légèrement rosée.

Examen : Poumons. Matité aux 2 bases surtout à droite. Râles sous-crépitants disséminés dans les 2 bases. Au sommet droit, sibilances ; quelques frottements à la base. Les vibrations sont diminuées des 2 côtés. Bruit de galop, pouls très rapide avec hypertension, albuminurie considérable ; pas d'œdème.

21 avril. — Meilleur état, mêmes signes stéthoscopiques.

29 avril. — A la suite d'une ponction exploratrice dans le 9e espace gauche, on évacue 800 gr. de liquide très coloré, très fibrineux.

4 mai. — A la base gauche, on trouve des râles crépitants, du souffle et aussi de l'égophonie dans le cul-de-sac costo-vertébral. A la base droite, râles crépitants analogues à ceux de la pneumonie.

9 mai. — La dyspnée a repris de grandes proportions.

10 mai. — On évacue 850 gr. de la plèvre gauche. Liquide très coloré et très fibrineux.

11 mai. — Dyspnée persistante. A la base gauche, gros frottements et râles crépitants.

13 mai. — Amélioration de la dyspnée.

16 mai. — État mental somnolent, subdélire ; par instants, délire d'action, arythmie, pouls très petit.

21 mai. — Le cœur est plus régulier. Frottements au sommet droit. A la base droite, râles sous-crépitants ; à gauche, à la base, râles crépitants sans égophonie. Décès le 9 juin, par urémie comateuse.

Recherches de laboratoire : *Cytologie* : 29.4.04. — Placards macrophages très colorés, souvent avec inclusions ; prédominance des mononucléaires moyens et des lymphocytes ; quelques polynucléaires ordinaires sains. Beaucoup de sang.

9. 5. 04. — *Lymphocytose pure.*

Autopsie : Hypertrophie du cœur gauche 660 gr. Foie cardiaque 1.430 gr. Petits reins contractés granuleux 80 gr. et 100 gr.

Poumons à droite : Pachypleurite notable ; plèvre interlobaire saine ; aucune grosse lésion du parenchyme, sauf un très petit infarctus à la base, à la partie postérieure.

A gauche. — Adhérences du lobe inférieur. Pachypleurite œdé-

mateuse, atélectasie de la base avec un tout petit infarctus central.
La plèvre des 2/3 supérieurs est à peine épaissie. Aucune trace de
tuberculose.

Examen des coupes : Pachypleurite œdémateuse. Tissu conjonctif jeune avec nombreux vaisseaux néo-formés, les cellules
conjonctives sont presque toutes fixées, certains vaisseaux sont
atteints de panartérite et quelques-uns sont oblitérés. Poumon :
presque normal, scléreux, avec bronchite et nombreuses cellules
cardiaques.

Hydrothorax aigu ou chronique avec réaction éosinophilique.

OBSERVATION V

Hydrothorax ou pleurésie ? Point de côté. Epanchement double avec matité antérieure et dilatation du cœur droit. Evolution rapide et apyrétique. Eosinophilie pleurale.
Mort rapide du cobaye par intoxication. Eosinophilie sanguine.

Résumé de l'observation clinique : B..., Auguste, 46 ans,
plombier, 6 décembre 1905. Hôpital Broussais.

Sa femme est morte à 49 ans, toussant et crachant beaucoup. Il
a des quintes de toux journalières depuis 25 ans, sans fièvre, ni
altération de l'état général. Depuis 3 semaines, il a un point de
côté à droite. Il est alité depuis 8 jours, souffrant davantage, et
transpirant légèrement la nuit.

Examen : Malade un peu amaigri, aucune trace d'œdème.

Poumons : Les sommets sont normaux. La respiration a légèrement le type emphysémateux. On constate une matité de 4 travers
de doigt à la base droite, et de 2 travers de doigt à la base gauche.
En avant, légère matité sushépatique à droite. Aucun souffle ; aucune modification de la voix. Le cœur droit déborde le sternum
d'un bon travers de doigt. L'aire cardiaque mesure 94 centimètres
carrés. Le foie est volumineux et douloureux à la pression. Pas
d'albumine. La ponction exploratrice est positive à droite et à
gauche. Le malade est mis au lait et à la théobromine. L'épanchement droit paraît se résorber assez vite, car le 7 au matin il pa-

raissait sensiblement diminuer, et le 7 au soir on en retirait à peine 20 centimètres cubes.

8 décembre. — La matité des bases pulmonaires a disparu. Le cœur droit ne déborde plus le sternum ; le foie affleure les côtes et n'est plus douloureux. Le malade n'a présenté aucun autre signe durant le reste de son séjour à l'hôpital ; il sort du service le 26 décembre sans aucun signe pulmonaire.

Recherches de laboratoire.Cultures du liquide pleural : stérile.

Inoculation au cobaye, 20 c.c., mort le lendemain au bout de 15 heures.

Examens cytologiques des liquides pleuraux ;

6 décembre 1905. — *Epanchement droit* : beaucoup de sang.

Macrophages isolés ou en petits placards. Nombreux lymphocytes ; quelques polynucléaires neutrophiles. — *Eosinophiles relativement nombreux,* avec quelques gros mononucléaires cyanophiles. On voit très nettement à l'éocyanine, la transformation *in situ* de gros polynucléaires à gros grains cyanophiles en éosinophiles vrais.

7 décembre 1905. — *Epanchement gauche* : Beaucoup plus d'éléments endothéliaux et de placards, assez nombreux lymphocytes. Eosinophiles moins nombreux.

Epanchement droit : Même formule qu'à gauche, il y a moins d'éosinophiles que la veille ; de nombreux macrophages sont encore soudés ; quelques-uns sont en activité macrophagique. En somme, réaction endothélio-conjonctive de beaucoup prédominante.

Examen qualitatif du sang.

Polynucléaires neutrophiles.	80 °/₀
Polynucléaires à gros grains cyanophiles.	1 °/₀
Eosinophiles	6 °/₀
Gros mononucléaires.	9 °/₀
Lymphocytes.	4 °/₀

Dans ce cas, il y a, à la fois, éosinophilie pleurale et sanguine, et les formes de transition se trouvent dans le liquide pleural et dans le sang. La dilatation du cœur droit et les épanchements cliniquement hydrothoraciques se sont peut-être développés sous l'influence d'une affection pulmonaire dont il ne restait plus de traces appréciables à l'entrée : en tout cas, si l'examen était surtout en rapport avec un épanchement hydrothoracique, l'interrogatoire rappelait celui d'un pleurétique. Il serait difficile, dans ce cas, de conclure à un épanchement purement passif.

Observation VI

Sclérose rénale ; myocardite chronique. — Hydrothorax bilatéral chronique avec éosinophilie

Sch..., Charles. 60 ans, 19 mars 1904. Hôpital Saint-Antoine.
Recherches de laboratoire.

Inoculation au cobaye ; pas de tuberculose.

Cytologie. — 20. 3. 04. *E. droit* : placards endothéliaux, très vivement colorés et macrophages isolés, actifs ; assez nombreux macrophages moyens et lymphocytes ; quelques rares polynucléaires ; pas de sang.

E. gauche : Même formule ; mais beaucoup plus de polynucléaires neutrophiles sains .

8. 4. 04. — *E. droit* : Même formule que le 20. 3. ; avec, en plus, d'assez nombreux polynucléaires éosinophiles.

E. gauche ; Même formule que le 20. 3. ; mais les polynucléaires, dont beaucoup sont éosinophiles, sont moins nombreux qu'à droite.

20. 4. 04. — *E. droit* : Placards endothéliaux moins colorés ; beaucoup de cellules fenêtrées et de macrophages en activité ; rès peu de sang ; assez nombreux polynucléaires presque tous éosinophiles.

E. gauche : Même formule qu'à droite ; les placards sont plus colorés.

30. 4. 04. — *E. droit* : Prédominance des cellules endothéliales isolées ou surtout en placards, normales, plus ou moins colorées, fenêtrées ou macrophagiques ; moyens macrophages isolés, peu de lymphocytes. Nombreux polynucléaires presque tous éosinophiles.

Ep. gauche : Même formule.

13. 5. 04. — *E. droit et gauche* : Même formule avec assez nombreux lymphocytes.

16. 5. 04. — *E. droit* : Même formule ; beaucoup de lymphocytes et d'éosinophiles.

E. gauche : Même formule, beaucoup de macrophages isolés ou en placards, au repos.

3. 6. 04. — *E. droit* : Prédominance des lymphocytes, quelques placards ; nombreux macrophages isolés sains et surtout fenêtrés ; quelques éosinophiles. Beaucoup de sang.

E. gauche : Même formule qu'à droite, mais pas de sang.

Hémorrhagie primitive non tuberculeuse de la plèvre dans la cirrhose.

Observation VII

Cirrhose alcoolique avec gros foie. Double épanchement pleural hémorrhagique passager

Résumé de l'observation clinique : Mont..., 48 ans, repasseuse, 23 janvier 1906. Hôpital Broussais.

Entre à l'hôpital parce que son ventre augmente de volume depuis octobre dernier. Pituites et cauchemars depuis longtemps avec épistaxis matinales. Pas de troubles digestifs. Œdème des jambes récent, augmentation de l'ascite progressive et lente.

Examen : Très peu d'œdème des membres inférieurs, ascite moyennement développée. Circulation collatérale nette. Le foie déborde les fausses côtes de quatre travers de doigt ; on le sent irrégulier et grenu à la surface. Il n'est pas douloureux.

Poumons : Rien au sommet. Submatité aux deux bases plus étendue à droite sans autre signe.

La ponction montre un épanchement lamellaire, recouvrant le poumon, nettement hémorrhagique. Urines peu abondantes contenant de l'urobiline.

26 janvier. — La malade diminue de poids, les urines augmentent.

30 janvier. — Même état. Les submatités sont stationnaires. Bronchophonie du hile droit.

13 février. — Sort très améliorée. Plus rien dans les plèvres.

Recherches de laboratoire : *Cultures* : Stériles.

Inoculation au cobaye de 15 c. c. de liquide pleural : Pas de tuberculose.

Cytologie : 28 janvier 06. — Même formule à droite et à gauche. Epanchement hémorrhagique, contenant seulement, outre les éléments du sang, quelques petits placards et cellules isolées, saines, au repos.

26 janvier 1906. — Le liquide est à peine rosé à l'œil, il contient néanmoins beaucoup de sang, des placards et des macrophages isolés bourgeonnants, quelques lymphocytes dont certains petits, contiennent des grains cyanophiles à l'éocyanine. Çà et là, quelques éléments un peu plus gros, également cyanophiles.

Influence des lésions pulmonaires même minimes sur la formule de l'épanchement hydrothoracique.

Observation VIII

Sclérose rénale avec hypertension. Dilatation cardiaque consécutive à une affection aiguë du poumon droit. Epanchement pleural droit d'abord actif, puis au repos.

Résumé de l'observation clinique : R..., 64 ans, tailleur, 11 avril 1905. Hôpital Broussais. Soigné il y a un mois, dans le service de M. Gilbert, pour des œdèmes s'accompagnant de dyspnée et d'albuminurie. Il était de nouveau légèrement oppressé quand, il y a deux jours, il ressentit un point de côté à droite, s'accompagnant de fièvre. L'œdème des jambes a reparu au même moment, peu accentué.

Examen : Malade pâle ; temp. 38°, pouls dur, arythmique à 120. T. A. — = 22,5.

Cœur : Hypertrophie du ventricule gauche et dilatation des cavités droites. — Pas de souffle. — 2ᵉ bruit retentissant.

Foie : Douloureux, déborde les fausses côtes de quatre doigts. Albuminurie notable.

Poumons : Rien d'appréciable en avant.

En arrière, on délimite facilement l'oreillette droite très distendue ; au-dessous, on trouve une matité de trois travers de doigt à la base. A ce niveau, on entend de gros râles sous-crépitants analogues aux râles de retour de la pneumonie. Quelques râles fins à gauche. Ponction exploratrice positive à droite.

6 avril. — Pouls à 110 toujours arythmique, moins de râles à droite. Température normale.

8 avril. — Pouls à 88, moins arythmique. T. A. = 22. La respiration s'entend mal à la base droite, où l'on entend toujours de gros râles sous-crépitants.

10 avril. — La submatité et la diminution du murmure persistent à droite ; les râles sont de plus en plus gros et occupent la moitié inférieure du poumon ; bon état général.

14 avril. — Le malade sort en bon état, l'albumine a disparu. Il n'y a plus de liquide à la base droite. On y entend encore quelques râles sous-crépitants, mais le murmure a reparu jusqu'en bas. — T. A. = 18.

Recherches de laboratoire.

Cultures du liquide et inoculation : pas faites.

Examens cytologiques :

4 avril 1906. — Pas mal de sang, petits placards et macrophages très nombreux isolés avec figures très fréquentes de macrophagie. Nombreux polynucléaires souvent vacuolisés. En somme épanchement nettement inflammatoire.

7 avril. — Presque plus de polynucléaires pycnotiques ; il reste les éléments endothéliaux, le plus souvent vacuolisés ou au repos, quelques lymphocytes et globules rouges. En somme liquide d'apparence hydrothoracique.

OBSERVATION IX

Myocardite et lésion mitrale. Epanchements pleuraux variables, toujours associés à d'autres hydropisies et à des lésions pulmonaires sensibles à l'auscultation. Pleurésie récente consécutive à une splénisation pulmonaire subaiguë. Mort, autopsie.

Résumé de l'observation clinique : Ch., 65 ans, journalière. 31 août 1905. Hôpital Broussais.

Rhumatisme articulaire aigu ancien, nombreuses crises. Tousse depuis 15 ans ; crises d'oppression surtout nocturnes. Admise à l'hôpital, il y a 3 mois, on l'y a traitée pour une affection pulmonaire fébrile avec asystolie secondaire. L'œdème a recommencé quelques jours après sa sortie.

Examen : Malade très fatiguée, amaigrie, dyspnéïque. Cœur arythmique avec souffle systolique de la pointe. Légère albuminurie. Foie abaissé et douloureux.

Poumons : Matité à la base gauche avec diminution du murmure. L'espace de Traube est mat. Œdèmes des jambes. Température avoisinant 38°. Mise à la digitale et au repos, la malade passe deux mois de calme relatif.

11 octobre. — De nouveau oppression et cyanose, œdème des jambes et de la paroi abdominale, un peu d'ascite. Foie gros et douloureux. Cœur dilaté.

Poumons : Submatité de 4 travers de doigt à la base gauche, on entend la respiration très diminuée ; *à droite* : Râles de congestion à la base et dans l'aisselle. En avant. Matité du Traube. Sommet gauche submat. Légère albuminurie.

12 octobre. — Nuit très agitée. Dyspnée avec expectoration mousseuse. Nombreux râles d'œdème dans les deux poumons surtout à droite. La submatité de la base gauche a diminué.

26 octobre.— La malade est de nouveau oppressée, dyspnéïque. L'ascite a notablement augmenté. L'œdème reparaît aux membres inférieurs.

Poumons : En arrière, *à droite*, submatité de 3 travers de doigt à la base ; *R* soufflante dans la région sous-épineuse. Quelques râles très fins et frottements. *A gauche*, submatité plus étendue. Traube submat. Ro à la base.

6 novembre. — La malade crache davantage, est toujours dyspnéique ; l'œdème augmente.

Poumons : En arrière, *à droite*, submatité de 3 travers de doigt à la base avec râles fins, râles plus gros dans toute la hauteur du poumon.

A gauche : Mêmes signes qu'autrefois.

25 novembre. — Beaucoup d'amélioration. Plus d'œdème ni d'oppression. Très légère submatité aux 2 bases avec frottements en cuir neuf aux 2 bases. Respiration soufflante à gauche à la partie moyenne.

4 janvier 1906. — Après un mois 1/2 de calme, réapparition des œdèmes et de l'oppression. Légère ascite. Cœur dilaté.

Poumons : En avant, râles de bronchite disséminés. En arrière, légère submatité aux 2 bases, avec *R* et frottements, surtout prononcés à droite.

2 février. — Après une nouvelle accalmie, reprise de la dyspnée. Œdème énorme et douloureux des membres inférieurs. Ascite. Pouls rapide et mal frappé. Albuminurie.

Poumons : En arrière, submatité des deux bases, plus marquée à gauche, et se continuant vers l'aisselle. Submatité du sommet gauche. *R* diminuée aux 2 bases ; soufflante à gauche dans la fosse sous-épineuse. Nombreux râles fins à droite dans toute la hauteur du poumon et surtout dans l'aisselle. En avant, râles fins disséminés des 2 côtés.

5 février. — Mêmes signes, moins de dyspnée. Ponction négative à droite, positive à gauche dans le 9ᵉ espace, négative dans le 8ᵉ.

14 février. — Œdème énorme. Anasarque. Matité remontant en arrière des 2 côtés jusqu'au 8ᵉ espace. Mêmes signes pulmonaires.

16 février. — Ponction positive à droite et à gauche. Décès le 18 février.

Recherches de laboratoire : *Cultures* : pas faites.

Inoculation au cobaye avec 25 c. c. de l'épanchement gauche le 11 octobre. Mort le lendemain.

Cytologie.

11 octobre. — *E. gauche* : Beaucoup de sang, quelques placards sains, prédominance des cellules endothéliales vacuolaires ; nombreux lymphocytes.

5 février. — *E. gauche* : Même formule, moins de lymphocytes, quelques polynucléaires vacuolaires.

16 février. — *E. gauche* : Beaucoup de sang, assez nombreuses cellules endothéliales isolées. Lymphocytes. Polynucléaires un peu moins nombreux. Quelques rares placards.

E. droit : Beaucoup de sang, prédominance des polynucléaires, le plus souvent sains ; quelques macrophages isolés vacuolaires, assez nombreux petits macrophages isolés, actifs. Pas de lymphocytes.

Autopsie : Double lésion mitrale ; hypertrophie ventriculaire gauche. Symphyse péricardique incomplète. Reins scléreux. Foie cardio-graisseux avec périhépatite.

Poumons. Gauche : Peu de liquide pleural. Pas de tuberculose. Infarctus de la base, et plèvre un peu dépolie à ce niveau. Œdème pulmonaire ; nombreuses adhérences au sommet et avec le diaphragme.

Droit. Adhérences du sommet et avec le diaphragme. Très peu de liquide. Pas de tuberculose. A la base, le tissu pulmonaire est gris, rougeâtre, non granuleux, comme carnifié, il laisse sourdre à la pression un liquide peu spumeux, et un peu de pus par les bronches. Congestion et œdème partout ailleurs.

Examen des coupes.

Poumon droit. Languette inférieure : Les alvéoles sont bourrés de fibrine en filaments très fins avec un nombre considérable d'éléments, du sang, des polynucléaires sains ou en pycnose et des macrophages souvent en activité. Dans l'intervalle des alvéoles, le tissu fibreux est augmenté, riche en vaisseaux dilatés. Angiomatose sous-pleurale. La plèvre elle-même est épaissie, présente un léger dépôt de fibrine à sa surface. Les cellules endothéliales se détachent isolément. Les cellules fixes prolifèrent, et de plus, profondément, on voit de nombreux polynucléaires dans les espaces conjonctifs distendus par l'œdème ; en d'autres points, quelques amas lymphocytaires.

Coupe au niveau de l'interlobe : La coupe passe au milieu d'adhérences anciennes lâches, laissant entre elles des espaces libres. La scissure interlobaire est adhérente sur tout son trajet par un exsudat fibrineux rosé. L'examen des alvéoles est identique à celui de la coupe précédente, de même pour la plèvre pariétale. Dans les espaces situés entre les adhérences, on trouve une réaction surtout polynucléaire avec quelques macrophages isolés. Du reste, les adhérences elles-mêmes sont envahies par l'œdème et les polynucléaires. La scissure interlobaire contient de la fibrine ; sur ses bords et même dans son intérieur, de nombreux grains de charbon intracellulaires ; elle est envahie par les globules rouges, intravasculaires latéralement, extravasculaires au milieu. On trouve au milieu des filaments de fibrine de nombreux polynucléaires et aussi des macrophages isolés. En somme, l'œdème pleural reproduit la lésion alvéolaire. A ce niveau, quand il n'y a pas d'adhérences, la couche de fibrine est plus épaisse qu'à la base ; les mailles de cette fibrine et du tissu conjonctif sous-jacent délimitent des espaces remplis d'œdème et des éléments cellulaires analogues à ceux des alvéoles.

Poumon gauche. Base : Aspect très différent, atélectasie. Quelques nodules d'inflammation chronique autour des bronches ; nodules lymphocytaires sous-pleuraux. L'endothélium a en partie disparu. Les cellules fixes se mobilisent et viennent à la surface de la plèvre former un nouvel endothélium (pseudo-endothélium de remplacement). Dans toute la plèvre, on voit de nombreux lymphocytes. Dans le poumon, on note en outre l'augmentation du tissu scléreux et de nombreuses cellules cardiaques.

Foie : Cardiaque typique avec cirrhose périportale très localisée, surtout périhépatique.

Observation X

Emphysème. Tuberculose ancienne. Myocardite et néphrite scléreuse. Crises d'hypertension et d'asystolie. Epanchements pleuraux variables, toujours accompagnés de signes pulmonaires.

Résumé de l'observation clinique. Eg..., 55 ans, calligraphe.
24 avril 1905. — Hôpital Broussais.

Bronchite il y a 5 ans qui dura 2 ans. Depuis, il tousse toujours un peu. Depuis 8 jours, œdème des jambes et ascite. Dyspnée intense.

Examen : Cyanose et refroidissement des extrémités. Œdème des jambes et de la paroi abdominale. Pouls rapide ; pas de souffle cardiaque. Foie gros et douloureux. Albuminurie forte. Au sommet droit, en avant, S — avec inspiration soufflante, expiration faible et prolongée. Râles sous-crépitants dans les 2 poumons, submatité de la base droite (ponction positive).

6 mai. — Plus d'albumine. Une ponction à droite est négative.

17 mai. — Ballonnement du ventre ; V — à la base droite avec S —, quelques râles sous-crépitants et frottements. A gauche, râles sibilants dans toute la hauteur.

30 mai. — Dyspnée, cyanose ; obnubilation et somnolence. T. A. = 18. Foie abaissé, légère ascite.

Poumons. A droite : En arrière, matité de 4 travers de doigt à la base et submatité un peu plus haut ; V — et R — à l'extrême base. On entend pourtant le murmure jusqu'en bas. *A gauche* : submatité à la base et quelques sibilances. Ponction à droite. On retire 1.900 gr. de liquide jaune ambré, louche, très fibrineux. Après la ponction, on ne perçoit plus la matité à droite.

31 mai. — T. A. = 17. — En arrière, la matité a réapparu à la base droite, mais on entend la respiration sur toute la hauteur du poumon avec quelques frottements et sibilances. Submatité à la base gauche. Ponction exploratrice positive des 2 côtés. Liquide plus clair que celui de la veille.

2 juin. — Malade moins oppressé. moins cyanosé, mêmes signes stéthoscopiques.

5 juin. — La matité augmente à droite. Râles nombreux dans le poumon gauche. Ponction de 2 litres à droite.

7 juin. — Amélioration. Moins de cyanose et de dyspnée. Matité à la base gauche, très peu de submatité à droite. Râles disséminés dans les 2 poumons. Ponction exploratrice positive à l'extrême base droite.

9 juin. — Matité plus franche à gauche qu'à droite. Dans le poumon droit, frottements et quelques râles.

17 juillet. — Le malade se trouve très bien, pas d'oppression, ni de cyanose, plus d'œdème ; va à Vincennes.

Examen à la sortie : *En avant*. Expiration soufflante et prolongée au sommet droit.

En arrière S — au sommet droit et à la base : R — à la base, très légèrement diminuée au sommet. Quelques râles fins disséminés dans les 2 poumons. Frottements aux deux bases surtout à gauche.

Recherches de laboratoire : *Cultures* : Staphylocoque blanc.

Inoculation de 20 c.c. au cobaye de l'E. droit, le 3 juin : Pas de tuberculose.

Cytologie : 31 mai. — *A gauche* : Prédominance des polynucléaires, beaucoup de sang, très nombreuses cellules ou placards au repos ou vacuolaires, quelquefois macrophagiques. Lymphocytes peu nombreux.

A droite : Polynucléaires à l'état de presque pureté : quelques macrophages au repos ou actifs. Pas de sang.

3 juin. — *à gauche* : Même formule que le 31 mai. Moins de polynucléaires davantage de lymphocytes. *A droite* : Polynucléose très intense, peu de sang, rares lymphocytes, macrophages assez nombreux presque tous actifs. (Très belles inclusions.)

7 juin. — *A droite* : Polynucléose toujours prédominante avec quelques macrophages : pas mal de sang, assez nombreux éosinophiles.

Types de formules cytologiques d'hydrothorax, montrant la fréquence de la macrophagie active et de la polynucléose. (*Hôpital Saint-Antoine*).

1). Biz... 52 ans. 19 mars 1904. — *Insuffisance mitrale, asystolie, hydrothorax double.*

20. 3. 04. — *Hydrothorax droit* : grande prédominance des lymphocytes et des macrophages moyens, gros macrophages isolés, dont beaucoup phagocytaires ; peu de placards petits, à petites cellules peu colorées, beaucoup de sang.

Hydrothorax gauche : Grands placards presque purs à cellules très colorées; et quelques macrophages isolés, phagocytaires. Beaucoup de sang. Lymphocytes assez nombreux, mais moins qu'à droite.

2). Bar... 45 ans. 2 juillet 04. — *Myocardite chronique. — Néphrite saturnine. Hydrothorax double.*

4. 7. 04. — *Hydrothorax droit* : Placards endothéliaux à cellules mal colorées, quelques-unes fenêtrées, pas de macrophages actifs, pas de sang.

Hydrothorax gauche : placards beaucoup mieux colorés ; quelques macrophages peu phagocytaires, ni sang, ni polynucléaires. Rares lymphocytes.

3). Fèr..., 59 ans. 27 février 04. — *Myocardite chronique. Asystolie Hydrothorax droit.*

28. 2. 04. — Placards à cellules saines ; macrophages isolés souvent phagocytaires, quelques-uns fenêtrés. Autres éléments rares.

2. 3. 04. — Même formule.

24. 3. 04. — Beaucoup de sang. Peu de placards, prédominance des macrophages isolés sains ou fenêtrés, très souvent phagocytaires ; peu de polynucléaires, dont quelques-uns éosinophiles.

4) Fau..., 74 ans. 10 décembre 04. — *Sclérose rénale et myocardite sans asystolie. Hydrothorax double.*

11.12. 04. — *H. droit* : Macrophages isolés ou en petits placards ; très peu de phagoctyes. Gros et moyens mononucléaires non macrophagiques, rares polynucléaires ; très nombreux lymphocytes.

H. gauche. Même formule ; davantage de gigantophagocytes. Beaucoup de sang.

5). Gria, 54 ans, 26 mars 1904. — *Néphrite interstitielle, urémie, hémohydrothorax double.*

7. 4. 04. — *H. droit* : Placards très colorés et macrophagiques. Nombreuses cellules isolées au repos, beaucoup de sang.

H. gauche : Même formule et en plus très grande quantité de polynucléaires ordinaires et sains.

6). Pot, 79 ans. 2 juillet 1904. — *Aortite chronique avec double lésion. Saturnisme ancien. Hydrothorax droit.*

3. 7. 04. — Prédominance des placards et des macrophages isolés, au repos ; quelquefois bourgeonnants ou phagocytaires, assez nombreux lymphocytes, pas de polynucléaires, un peu de sang.

7). Pann, 42 ans. 20 février 1904. *Myocardite chronique. Hydrothorax droit.*

21. 2. 04. — Beaucoup de sang ; prédominance des placards endothéliaux et des macrophages libres sains ou fenêtrés ou phagocytaires. Assez nombreux polynucléaires ordinaires sains.

24. 2. 04. — Peu de sang, peu de macrophages et pas de placards, très grande prédominance des polynucléaires ordinaires sains.

Deux types d'hydrothorax simple avec infection atténuée latente, par des microbes virulents.

OBSERVATION XI

Bronchite et emphysème, dilatation du cœur droit. Œdèmes, hydrothorax droit avec infection latente par le pneumo-bacille de Friedlander. Mort. Autopsie Broncho-pneumonie très localisée du poumon droit.

Résumé de l'observation clinique. B..., 54 ans, porteur, 17 janvier 1906. Hôpital Broussais. Alité 8 jours l'an dernier, pour oppression et œdème des jambes. Tousse fréquemment l'hiver. Depuis 15 jours, il tousse et est très oppressé.

Examen : Dyspnée intense ; cyanose généralisée. Léger œdème des jambes et des cuisses. Thorax bombé. Dilatation très forte des jugulaires. Pas de fièvre, pas d'albumine. Le cœur déborde le sternum à droite de 2 travers de doigt. On sent très mal la pointe. Les bruits sont très sourds. Pouls petit. T. A. = 14. Le foie arrive à l'ombilic, et est douloureux.

Poumons : Pas de modification de la sonorité en avant. A l'auscultation, on entend à droite de nombreux râles sous-crépitants disséminés. Quelques râles à gauche.

En arrière, matité à la base droite depuis la 7e épineuse dorsale, légère submatité à la base gauche. On entend des deux côtés et sur toute la hauteur, de nombreux râles sous-crépitants. La respiration est emphysémateuse et diminuée partout. Il n'y a ni souffle, ni égophonie. Les vibrations sont diminuées à la base droite.

19 janvier. — Dyspnée intense et cyanose. Oligurie. L'épanchement remonte à la 7e épineuse en arrière et au bord inférieur de la 4e côte en avant. Evacuation de 1.300 c. c.

22 janvier. — Le liquide s'est peu reproduit. Nombreux râles de bronchite et sous-crépitants disséminés. T. A. = 16.

26 janvier. — Cyanose extrême. La matité postérieure occupe 3 travers de doigt à droite. On entend aux 2 bases en arrière et en avant des 2 côtés de nombreux râles sous-crépitants. Décès.

Recherches de laboratoire : *Culture du liquide* : Pneumobacille caractéristique et virulent.

Inoculation au cobaye. 30 c. c., pas de tuberculose.

Cytologie. 18 janvier. — *E. droit* : Plasmodes prédominants ou macrophages isolés, la plupart au repos. Nombreux lymphocytes, quelques polynucléaires et globules rouges.

23 janvier. — Même formule. Peu de polynucléaires et de lymphocytes, mais les polynucléaires sont plus nombreux que les lymphocytes. Quelques figures de macrophagie.

Autopsie : Dilatation du cœur droit. Reins durs, scléreux : foie muscade.

Poumon gauche : Pleurite ancienne fibro-ossifiée ; adhérences incomplètes ; œdème fibrineux énorme, occupant la zone restée libre. (Pleurésie aréolaire secondaire, développée dans les adhérences). Un tubercule au sommet crétifié. Emphysème et œdème pulmonaire très marqués.

Poumon droit. Léger dépôt fibrineux sur la plèvre viscérale du sommet. Noyau de broncho-pneumonie très limité de la partie moyenne, relativement central. Congestion et œdème très marqués. Atélectasie de la base.

Examen des coupes.

Sommet du poumon gauche : On voit çà et là, à la surface de la plèvre, de petites villosités fibrineuses se continuant les unes avec les autres par des trames isolées, en échelle, très rapprochées. Dans l'intervalle de ces lames fibrineuses, on trouve des leucocytes polynucléaires, et des macrophages isolés, allongés contre la fibrine. Prolifération des cellules fixes qui deviennent rondes.; quelques lymphocytes dans la plèvre. En certains points, infiltration lymphocytaire périvasculaire, correspondant à une infiltration identique sous-pleurale. Le parenchyme pulmonaire est intact, sauf un peu d'emphysème. Çà et là, nodules inflammatoires péri-bronchiques. La plèvre est d'ailleurs épaissie.

Poumon droit. Adhérences œdématiées pleuro-pariétales. Dans cet œdème, on voit de nombreux vaisseaux dont les uns semblent récents, les autres plus anciens ; certains d'entre eux sont atteints d'artérite fibreuse avec épaississement énorme de leur paroi.

Le tissu œdémateux est rempli de liquide et contient surtout de grandes cellules étoilées, dont plusieurs se mobilisent et ont tendance à s'arrondir ; et des leucocytes polynucléaires et lymphocytes. Dans le tissu graisseux sous-pleuro-pariétal, on assiste à la formation des néo-vaisseaux.

Plus haut : Symphyse incomplète des plèvres viscérale et pariétale qui laissent de temps à autre dans leur intervalle des fissures remplies de liquide. Ces deux plèvres sont entièrement fibreuses, ne contenant que quelques rares cellules conjonctives. Dans l'interstice, on voit chaque plèvre recouverte d'une mince couche de fibrine ; à la surface, on voit quelques cellules endothéliales isolées, pédiculisées, quelques placards, quelques amas lymphocytaires sous la plèvre viscérale. Poumon sain sauf œdème et congestion. Sclérose péribronchique.

OBSERVATION XII

Cirrhose de Laënnec avec fièvre et double hydrothorax. Œdème des membres inférieurs. Infection latente du liquide par le pneumocoque.

Résumé de l'observation clinique. B..., 53 ans, ménagère, 4 décembre 1905. — Hôpital Broussais.

Depuis un mois, la malade s'aperçoit que son ventre augmente de volume. Son appétit disparaît.

Examen : Ventre très distendu avec circulation collatérale très marquée. Matité jusqu'à l'ombilic. Foie indécelable par la palpation et la percussion. Il y a de la matité en avant à droite depuis le 4e espace intercostal.

Poumons : Matité aux 2 bases remontant à gauche jusqu'à la 6e épineuse dorsale, et à droite jusqu'à la 5e. Les vibrations sont atténuées mais conservées ; il en est de même du murmure vésiculaire. Pas de souffle. Légère bronchophonie au niveau des lignes supérieures de matité. Albuminurie.

12 décembre. — La matité postérieure remonte des 2 côtés à la 7e épineuse.

20 décembre. — Ponction de l'ascite 11 litres. On ne sent pas le foie.

26 décembre. — L'ascite se reproduit lentement. La matité antérieure n'a pas changé. En arrière : Submatité de 4 doigts à la base droite et de 2 doigts à gauche. La respiration est diminuée aux 2 bases. Aucun autre signe, sauf quelques frottements au-dessus de la matité droite. Sort le 31 décembre.

Recherches de laboratoire. Culture du liquide : Pneumocoque typique et virulent.

Inoculation au cobaye : Pas de tuberculose.

Cytologie.

4 décembre. — A gauche : Énormément de sang, macrophages isolés, pour la plupart au repos ; assez nombreux polynucléaires et lymphocytes peu nombreux.

A droite : Même formule.

26 décembre. — A droite : Très peu d'éléments, surtout des lymphocytes ; quelques macrophages isolés, très vacuolaires, con-

tenant parfois quelques microbes allongés prenant le Gram (pneumocoques).

29 décembre. — A droite. — Très peu d'éléments ; çà et là quelques placards, macrophages isolés, polynucléaires et lymphocytes.

En somme rien, sauf la fièvre, ne permettait de penser à une
infection secondaire, d'ailleurs très atténuée de l'épanchement
pleural.

Hémothorax traumatique avec infection atténuée.

OBSERVATION XIII

Hémothorax traumatique avec infection atténuée du liquide par le bacille de
Friedlander. Incoagulabilité persistante du liquide, sauf au moment de la
résorption.

Résumé de l'observation clinique : Ch. Lucien, 27 ans, camionneur, 25 septembre 1905. Hôpital Broussais.

Amené par des agents qui l'ont trouvé évanoui sur la voie publi-
que. A son entrée, collapsus, algidité, myosis, diarrhée très abondante absolument noire, pouls très faible, température normale. Il
reprend connaissance et raconte, qu'étant ivre, il a passé sous une
voiture en sortant de son travail.

26 septembre. — Plus de diarrhée. Il se plaint d'un point de
côté très intense à gauche ; il est très oppressé et très déprimé.
Albuminurie considérable, sans hématurie. Auscultation des deux
poumons normale.

27 septembre. — Le point de côté est toujours très violent. Il
raconte qu'il a eu une congestion pulmonaire gauche en janvier
dernier, qui a duré 6 jours, et l'a laissé longtemps fatigué.

28 septembre. — Le point de côté persiste et est réveillé par la
pression des 8e, 9e et 10e côtes dans la ligne axillaire. Aucun signe
pulmonaire. Albuminurie persiste.

29 septembre. — Même état, la température monte à 38°.

30 septembre. — Légère submatité à la base gauche et à la partie
moyenne du poumon. La douleur et la gêne respiratoire sont
identiques. Pas de toux, ni d'expectoration. Température dépasse
39° le soir.

1er octobre. — Submatité identique. On entend à la portion moyenne du poumon un souffle tubaire légèrement voilé. Très légère bronchophonie. Légère dyspnée. Ponction exploratrice négative.

2 octobre. — Même douleur et mêmes signes. Immobilisation du côté gauche. Légère submatité à la base droite. Matité à la base gauche. Submatité à la région moyenne. Vibrations diminuées ; souffle très net à la partie moyenne et à la base avec bronchophonie et pectoriloquie aphone. Le souffle s'entend en bas, en avant.

3 octobre. — *En avant, à gauche*, matité dans les 2/3 inférieurs du poumon avec V — Souffle tubaire à caractère très aigu. *En arrière, à droite*, à la base $S — V = R —$; quelques râles sous-crépitants. *A gauche*, mêmes signes que la veille, quelques petits râles fins dans la partie moyenne.

5 octobre. — En arrière, à gauche, la matité remonte à l'épine de l'omoplate, les vibrations sont diminuées partout où le son est mat ; mêmes signes stéthoscopiques. En avant, la respiration ne s'entend pas ; le Traube est mat.

La pression réveille une douleur très vive au rebord costal gauche. Le maximum est nettement sur la xe côte. Une ponction dans le xe espace en arrière ramène un liquide franchement hématique, d'un rouge noirâtre, d'odeur un peu fade. En avant on retire dans le 7e espace un liquide analogue.

6 octobre. — On retire par ponction 400 c. c. d'un liquide rouge incoagulable, se séparant après repos en 2 couches, une superficielle de sang noirâtre liquide, une profonde, violacée, épaisse, composé d'éléments et constituant à peu près les 3/4 de la masse.

7 octobre. — La matité s'arrête en haut, en arrière, à la 4e apophyse épineuse dorsale.

Les signes d'auscultation sont identiques. En avant, la partie inférieure du Traube est sonore. L'oppression et la douleur sont moins vives. Albuminurie insignifiante.

9 octobre. — Matité stationnaire en arrière. Abolition du murmure à la base, souffle pleurétique et œgophonie à la limite supérieure. Le traube est de nouveau complètement aboli. Une ponction ramène du liquide hématique en haut, mais plus dans le cul-de-sac inférieur.

11 octobre. — Etat général meilleur. Mêmes signes d'auscultation.

14 octobre. — La matité remonte en haut à la 5e apophyse épineuse dorsale. Le cœur est un peu refoulé à droite. Broncho-ego-
phonie en bande descendante entre la 2e et la 5e apophyses épineuses.
Ponction : On retire sans aspiration 700 gr. de liquide hématique,
semblant plus riche en éléments.

15 octobre. — La matité remonte à la 6e épineuse. Les signes
d'auscultation sont les mêmes.

16 octobre. — Bon état général. Matité depuis la 6e épineuse,
mais descend rapidement vers l'aisselle où elle atteint la 8e côte.
Le Traube est presque complètement sonore. On n'entend rien à la
base ; à la partie supérieure de la matité, souffle pleurétique avec
broncho-égophonie et pectoriloquie aphone.

19 octobre. — Le malade fait une élévation thermique inexpliquée.

20 octobre. — Il se trouve bien. La matité remonte à la 7e épineuse et atteint la 9e côte sur la ligne axillaire. Auscultation analogue. Dans la journée, 2 vomissements avec douleur précordiale
très vive et élévation thermique à 39° 6.

21 octobre. — Température normale, légère arythmie cardiaque.
La matité est stationnaire, le souffle paraît plus intense.

24 octobre. — La matité remonte en arrière à la 7e épineuse. Le
Traube est sonore. Les vibrations réapparaissent à la partie moyenne
du poumon gauche ; mais très faibles.

On entend un gros souffle expiratoire avec quelques frottements
qu'on perçoit jusqu'à la base. L'égophonie est remplacée par une
bronchophonie légèrement chevrotante ; la pectoriloquie aphone a
disparu. L'auscultation des sommets ne révèle rien d'anormal ; il
y a un peu de skodisme au sommet gauche en avant.

26 octobre. — Mêmes signes stéthoscopiques. La ponction
ramène un liquide rosé, se coagulant immédiatement.

29 octobre. — Très bon état général. Le malade ne tousse pas.
Ponction négative. Le Traube est normal. En arrière, la submatité
remplace la matité. Les vibrations très diminuées existent partout.
On trouve quelques frottements à la partie moyenne. Le souffle a
disparu. La voix est encore légèrement chevrotante.

3 novembre. — La respiration s'entend diminuée à la partie moyénne, elle est nulle à la base. On entend quelques frottements. Par la ponction, on a la sensation de traverser une plèvre très épaissie ; on ne ramène pas de liquide.

10 novembre. — Le malade sort sur sa demande, conservant sa submatité postérieure.

Révu le 7 décembre. — Sommets normaux, Traube libre. So Vo » R —, à la base gauche en arrière à partir de la 9e épineuse. Pas de râles. Quelques douleurs quand le malade se fatigue. Pas d'albumine.

12 avril 1906. — Même état local. Très bon état général.

Recherches de laboratoire.

Analyse du liquide pleural. 16 octobre 1905.

Chlorures en Nacl. $^{0}/_{00}$	4 gr. 21
Phosphates en P2 O5	0 gr. 50
Urée	2 gr. 60
Albumine et globules.	60 gr.
Globulines.	45 gr.
Salicylate de soude et KI	Néant.

(Le malade avait pris de l'iodure et du salicylate, ces éléments passèrent dans l'urine et non dans le liquide pleural).

Cytologie et bactériologie.

6 octobre 1905. — Epanchement hématique, incoagulable. Sérum hémolysant. Quelques globules rouges bien conservés. Très nombreux polynucléaires, le plus souvent sains, quelquefois tuméfiés.

Quelques rares amas microbiens autour de certaines cellules. Aspect de diplocoque encapsulé.

Un ensemencement bouillon et liquide en parties égales montre en 24 heures de nombreux diplocoques encapsulés ne prenant pas le Gram.

Sur gélose, traînée blanc verdâtre épaisse. Pas de capsule.

Sur gélose profonde, développement sur toute la piqûre avec quelques bulles de gaz.

Sur bouillon simple, trouble très net, léger voile en surface, et dépôt au fond. Pas de capsule.

Gélatine. Pousse très vite sans liquéfier. Clou caractéristique du pneumobacille. Inoculation à la souris, à la racine de la queue, avec quelques gouttes de culture en bouillon de 24 heures. Mort en 17 heures. On retrouve les microbes dans l'œdème de la queue (très belles capsules) et dans le sang du cœur. Pneumobacille typique.

14 octobre. — Même formule, sauf que les polynucléaires s'altèrent. Tuméfaction du noyau et du protoplasma. Même culture.

21 octobre. — Même formule. La culture donne encore du pneumobacille.

26 octobre. — Liquide sérofibrineux, très fortement hématique. Beaucoup de fibrine.

Culot avec très nombreux globules rouges sains et presque exclusivement des lymphocytes.

Il est intéressant de voir cet épanchement si spécial, se terminer comme une simple pleurésie chronique.

27 octobre. — Plus de liquide.

Hydrothorax bacillifères
1° Granulie pleurale à type hydrothoracique.

OBSERVATION XIV

Hépatite graisseuse et polynévrite alcoolique. Péritonite granuleuse subaiguë. Epanchement pleural droit à type clinique et cytologique d'hydrothorax. Résorption. Epanchement sanguin de la plèvre gauche. Autopsie. Granulie pulmonaire et pleurale bilatérale ; œdème et granulie des adhérences pleurales, et des scissures interlobaires.

Résumé de l'observation clinique. F..., Marie, laveuse, 44 ans, entre le 7 août 1905, salle Axenfeld, pour de l'ascite avec amaigrissement et troubles digestifs.

Début il y a un an et demi par une sensation de pesanteur dans le ventre et des douleurs en ceinture. Suppression des règles en décembre dernier.

Depuis quatre mois, épistaxis fréquentes, une légère hématurie il y a trois mois.

Depuis janvier, vomissements alimentaires et glaireux. Dégoût pour la viande. Anorexie progressive. Ne prend plus que du lait et du café. Dit avoir maigri de moitié depuis l'hiver dernier.

A l'examen, c'est une femme amaigrie ; les pommettes sont variqueuses, la pupille droite est rétrécie. Le ventre est tendu, météorisé. On ne peut délimiter le foie et la rate ; mais la palpation et la percussion légère sont très douloureuses au-dessous des fausses côtes droites. On sent à droite et à gauche du ventre une surface mamelonnée qui paraît être un gâteau péritonéal.

Cœur rapide avec frottement péricardique de la base.

Poumons normaux, sauf submatité et diminution de l'inspiration au sommet gauche en arrière.

Rate très volumineuse. Toucher vaginal douloureux. Réflexes rotuliens très diminués.

20 septembre. — Paraplégie presque complète avec abolition des réflexes rotuliens.

Diminution de la quantité des urines. De 38°, la température monte à 39°, 39°5. Diarrhée. Rien de nouveau aux poumons.

27 septembre. — Légère hématurie qui cesse le 1er octobre.

3 octobre. — Mauvais état général, peau écailleuse, langue très sèche, haleine fétide. Pas de sang ni d'albumine dans les urines. Ventre très gros et très douloureux. Douleur précordiale avec persistance du frottement. Légère hématémèse. Rien de nouveau aux poumons. Paraplégie persistante avec douleurs à la pression des muscles et atrophie musculaire considérable. Réflexes rotuliens abolis.

12 octobre. — Malade un peu dyspnéique.

On trouve en arrière de la submatité des deux bases, avec atténuation légère du murmure vésiculaire.

Ponction exploratrice positive à droite.

25 octobre. — En arrière, matité de trois travers de doigt à la base droite. De ce côté on entend la respiration jusqu'à la base en même temps que de fines crépitations disséminées dans toute la base.

A gauche, la matité remonte jusqu'à l'angle de l'omoplate.

On trouve à la base un souffle très légèrement rude et quelques râles fins.

En avant, les deux sommets sont submats. La percussion à gauche est douloureuse.

Ponctions exploratrices. Négative à droite.

A gauche ramène un liquide sanglant.

4 novembre. — A droite, mêmes signes.

A gauche la matité ne remonte que jusqu'à trois travers de doigt au-dessous de l'angle de l'omoplate. Souffle localisé dans une petite région contre la colonne vertébrale sur une hauteur de deux espaces. Quelques râles fins tout autour et au-dessous.

7 novembre. — Décès.

Recherches de laboratoire : *Cultures* : non faites.

Inoculation au cobaye de 20 c. c. de l'épanchement droit, le 12 octobre 1905.

Le cobaye sacrifié au bout de 35 jours a montré une tuberculose généralisée diffuse, avec énorme rate et ganglions épiploïques riches en bacilles.

Cytologie : Epanchement *droit*, 12 oct. 1905, nombreux globules rouges.

Cellules endothéliales isolées ou en placards.	63.7 %
Macrophages avec inclusions	1 %
Lymphocytes	14.3 %
Polynucléaires	21 %

Epanchement *gauche*, 25 oct. 05, sanglant.

Polynucléaires souvent vacuolaires.	77 %
Gros mononucléaires analogues à ceux du sang. . . .	7.5 %
Lymphocytes.	6.5 %
Cellules endothéliales isolées et vacuolaires.	10 %
Eosinophiles	0 %

Formule qui en dehors des cellules endothéliales se rapproche beaucoup de la composition normale du sang en leucocytes.

Autopsie : Le poumon droit vu par sa face postérieure présente de l'emphysème dans ses deux tiers supérieurs et dans son tiers inférieur et externe un exsudat fibrineux très peu épais, très hémorrhagique, qui soulevé, montre des granulations miliaires grises très fines. Scissurés adhérentes avec granulations développées dans les adhérences mêmes. Granulie des ganglions du hile. Granulie du parenchyme pulmonaire beaucoup plus faible que celle de la plèvre.

Le poumon gauche montre une pleurésie hémorrhagique occupant toute la base et deux travers de doigt au-dessus de l'interlobe

qui est libre d'adhérences. Au sommet, quelques tubercules crétifiés avec de l'emphysème et de la pleurite adhésive.

A là partie la plus externe, la scissure est adhérente par des
fausses membranes lâches tuberculisées à leur tour.

Cirrhose hypertrophique graisseuse sans tubercules du foie visibles à l'œil nu. Rate grosse criblée de tubercules. Granulie diffuse
du péritoine.

Examen des coupes : La scissure interlobaire droite est adhérente par un tissu en partie anhiste, rempli d'un exsudat muco-
albumineux. Dans cet exsudat, on trouve en grande quantité des
éléments cellulaires qui sont pour la plupart des polynucléaires
dégénérés et quelques gros mononucléaires. La scissure est bordée
par une zone de broncho-pneumonie tuberculeuse ; par endroits,
on trouve de nombreux vaisseaux gorgés de sang. Prolifération
des cellules fixes de la plèvre. Tuberculisation miliaire pleurale
et interpleurale.

Plèvre viscérale : La plèvre présente par endroits un léger dépôt
de fibrine ; elle est épaissie, congestionnée, œdémateuse par places.
La lésion dominante est la mobilisation des cellules fixes avec
infiltration diffuse par les polynucléaires et les lymphocytes. Par
endroits, un pseudo-endothélium s'est reformé. A l'origine de la
scissure, on trouve encore dans la fibrine de nombreux macrophages isolés.

Autre coupe du poumon droit : Sur le poumon droit, existe un
dépôt de fibrine récent, contenant de nombreux macrophages
isolés ; lymphocytes et polynucléaires. La surface de la plèvre se
confond intimement avec la fibrine. La plèvre elle-même est transformée en un véritable angiome caverneux, avec çà et là quelques
tubercules. Dans le poumon, congestion intense avec quelques
tubercules miliaires et foyers de broncho-pneumonie.

Poumon gauche : Même aspect que la dernière coupe avec moins
de fibrine et encore plus de sang. La scissure n'est pas totalement
adhérente ; on y trouve surtout dans la fibrine du sang épanché
hors des vaisseaux. Dans la plèvre et aussi dans la fibrine on
trouve de très nombreux tubercules miliaires entourés de vrais
lacs sanguins. A la surface de la plèvre viscérale, il y a peu de
fibrine et l'on y voit encore un nombre considérable de macrophages isolés.

Foie. Dislocation de la travée ; péritonite tuberculeuse ; cirrhose graisseuse avec évolution nodulaire.

2: Hydrothorax bacillifères consécutifs à des lésions pulmonaires ou péritonéales

OBSERVATION XV

Insuffisance aortique, myocardite et dilatation du cœur droit. Sclérose rénale. Crises d'œdème avec rétention chlorurée et hypertension relative. Splénomégalie, hyperglobulie. Double épanchement pleural, cytologiquement hydrothoracique, variable, avec prédominance gauche (épanchement bacillifère). Signes fugaces et passagers de tuberculose pulmonaire gauche au début. Autopsie confirmative.

Résumé de l'observation clinique.

D..., Eugène, relieur, 50 ans, entre salle Delpech le 8 mai 1905, pour de la dyspnée avec œdèmes. Il nous est passé du service de chirurgie où on vient de l'opérer pour une hydrocèle. Aucune maladie antérieure. Il a eu de l'œdème des jambes pour la première fois en 1896. Cet œdème disparut en 8 jours. Depuis il a eu trois fois les jambes enflées mais pour quelques jours seulement. Il est essouflé depuis 6 à 7 semaines.

Examen : Cyanose légère surtout accentuée aux jambes. Œdème très accentué des jambes, mais remontant jusqu'au thorax.

Foie très gros et douloureux, 17 centimètres et demi sur la ligne médiane, 18 sur la ligne axillaire.

Rate très volumineuse. Grand diamètre : 18 centimètres. On sent très bien le pôle inférieur.

Distension des jugulaires. Pouls régulier à 104. Tension artérielle 13 à 14.

Cœur. Déborde le sternum à droite de 2 centimètres et la ligne mamelonnaire à gauche de 1 centimètre et demi. Pointe difficile à sentir dans le 5ᵉ espace.

Dilatation de l'aorte. Souffle diastolique aortique. Double souffle crural.

Poumons. Crachats visqueux, aérés, avec quelques filets de sang.

Skodisme du poumon gauche en avant. Matité de trois travers de doigt à la base gauche en arrière, allant jusqu'à la ligne axillaire postérieure.

15 mai. — Œdèmes stationnaires, matité à gauche à partir de la 8e épineuse.

Bronchophonie. Souffle diffus, surtout latéralement. Vibrations diminuées. Murmure conservé partout où il n'y a pas de souffle.

Ponction exploratrice positive. Liquide jaune foncé. On retire 400 grammes à gauche.

A droite, un peu de submatité, sans autres signes. Liquide citrin.

3 juin. — Dyspnée plus accusée. Urines moins abondantes. Les œdèmes ont augmenté. La matité remonte assez haut à gauche. La pointe du cœur est un peu déviée. Traube submat.

Galop de la pointe. Souffle diastolique toujours net. T. A. = 16. Ponction 1.350 gr. à gauche.

Examen du sang :

H	130 %
R	6.060.000
B	10.500

5 juin. — Un peu d'expectoration mousseuse. Etat général meilleur. Diminution des œdèmes. Le malade a été mis 2 jours au régime de l'eau. T. A. = 13.

8 juin. — Submatité à gauche jusqu'à la 9e épineuse, et à droite jusqu'à la 10e. Elévation de la tonalité au sommet gauche avec V légèrement +. V = O à la base gauche, V — à la base droite.

En arrière, dans toute la hauteur du poumon gauche, on entend des crépitations fines. Au sommet droit, la respiration est un peu saccadée, on entend également quelques crépitations dans toute la hauteur, prédominantes à la partie moyenne et à la base.

Au niveau de la scissure, quelques frottements le long de la colonne vertébrale.

En avant, tonalité un peu plus élevée au sommet gauche. Traube submat dans sa partie supérieure. V légèrement + au sommet gauche. Pas de bruits adventices.

Frottement péricardique au foyer pulmonaire avec galop gauche.

Le malade quitte l'hôpital sur sa demande.

Il entre à nouveau le 11 juin.

14 juin. — Œdèmes plus accentués, cyanose des membres inférieurs et de l'abdomen, foie très gros, légère ascite. Traube mat. Le malade tousse en s'asseyant. En arrière S — à gauche depuis la 8e dorsale. V très diminuées à droite et à gauche. S — V — au sommet gauche. R très atténuée à la base gauche. Quelques craquements rares au sommet. Broncho-égophonie de la scissure gauche. Quelques frottements à la limite supérieure de matité. A droite, très léger souffle à la base. Broncho-égophonie de la scissure. En avant V — au sommet gauche. Tonalité un peu élevée. Respiration rude. Craquements surtout en dedans. Albuminurie.

18 juin. — Phlébite du membre inférieur droit, avec gros œdème. En même temps, dyspnée plus accentuée. On trouve un foyer de râles fins à la base gauche. A ce niveau point de côté. Quelques crachats hémoptoïques.

26 juin. — Dyspnée. Traube submat. Submatité depuis la 7e épineuse. Skodisme du sommet avec V + et quelques crépitations scissurales sans craquements au sommet. Souffle pleurétique et broncho-égophonie à la limite supérieure de la matité.

Quelques craquements en avant avec S + V — R —.

```
Sang.      H. . . . . . . . . . . .      120 °/₀
           R. . . . . . . . . . . .    - 6.260.000
           B. . . . . . . . . . . .      11.600
```

6 juillet. — L'œdème phlébitique diminue, mais l'épanchement gauche remonte en arrière jusqu'à l'épine de l'omoplate. Traube mat. Ponction 1.600 grammes.

8 juillet. — Œdème des membres inférieurs, ascite. Traube mat.

13 juillet. — Le foie mesure 16 centimètres sur la ligne médiane, 20 centimètres sur la ligne mamelonnaire.

Pas de galop, mais souffle diastolique net. Le cœur droit déborde le sternum de presque trois travers de doigt. Pouls 112. Double matité aux bases. Plus de craquements au sommet gauche.

Actuellement, le malade se comporte comme un myocardiaque.

25 juillet. — Le malade n'urine que 500 grammes, malgré qu'il boive 2 litres. L'œdème augmente à nouveau. Cyanose. Les épanchements augmentent.

3 août. — La quantité des urines diminue tous les jours. Les œdèmes augmentent. On retire 800 grammes à droite.

7 août. — Subictère. Anasarque. Ascite énorme. Foie à l'ombilic. Agitation nocturne.

13 et 14 août. — Hémoptysies. Décès le 14.

Ajoutons que ce malade n'a jamais eu de fièvre, sauf à deux reprises, de 38 à 38°4 pendant 4 jours.

Recherches de laboratoire : Culture : 2 fois stérile ; 1 fois staphylocoques.

Inoculation au cobaye de 20 c. c. de l'épanchement gauche, le 14 juin 1905. Mort spontanée le 2 septembre 1905. Tuberculose généralisée, même aux poumons.

Cytologie

Epanchement gauche.	Epanchement droit.
15 mai. Endoth. 60.25	83.75
Lympho. 38.5	17
Poly. 1.25	0.25
	Quelques globules rouges.
3 juin. Beaucoup de sang.	Beaucoup de sang.
End. 86.5	86.75
Lympho. 11,5	11.3
Poly. 2.	1.95
Quelques macrophages actifs.	Pas de macrophages actifs.
14 juin. Beaucoup de sang.	Moins de sang.
End. 67.	63.3
Lympho. 21.	6.
Poly. 3.5	0.
Poly. Eosi-	
nophiles. 7.5	30,7
Quelques macrophages et figures de division.	Quelques figures de division. Eosinophilie intense.
25 juin. End. 71.3	Pas d'examen.
Lympho. 24.	
Poly. 3.3	
Eosinophi-	
les. 1.1	
26 juin (Embolie pulmonaire).	
End. 68.	Pas d'examen.
Lympho. 11.5	
Poly. 14.	
Eosino-	
philes. 6.5	

Beaucoup de sang.

13 juillet. End.	66.		74.
Lympho.	22.		19.
Poly.	10.		7.
Eosino-			
philes.	**2.**		0.

Autopsie : Liquide abondant dans le péritoine et les plèvres.

Cœur très gros, dilaté dans toutes ses cavités. Insuffisance aortique. Athérome sus-valvulaire, mitrale normale. Ventricule droit hyperplasié avec induration de la tricuspide. Myocarde feuille morte.

Poumons très congestionnés et œdémateux. Quelques tubercules aux deux sommets, surtout à gauche.

A la base gauche. Infarctus de la grosseur d'une noisette, blanchâtres, organisés, l'un deux crétifié.

Foie. Plaques de périhépatite avec traînées scléreuses. Foie muscade typique.

Rate très grosse sans tubercules.

Pas de péritonite tuberculeuse.

Reins très congestionnés, scléreux.

Examen microscopique : n'a pu être pratiqué, le malade étant mort pendant les vacances, et les pièces n'ayant pas été conservées.

OBSERVATION XVI

(communiquée par notre collègue et ami Villaret) Hôpital Broussais. Cirrhose éthylo-tuberculeuse. — Péritonite tuberculeuse. — Symphyse pleuro-costale droite avec tuberculose ancienne cavernuleuse du sommet droit. — Epanchement abondant, cytologiquement hydrothoracique, mais bacillifère de la plèvre gauche, sans membrane fibrineuse notable; et sans lésions tuberculeuses pleuro-pulmonaires.

Résumé de l'observation clinique.

F... Sylvine, 39 ans, blanchisseuse, entre le 10 août 1905, Salle Gübler, pour ascite et œdème des jambes.

L'ascite a débuté seulement il y a dix jours. Pas d'anorexie ; la malade a des crises boulimiques. Elle a des pituites depuis quelques mois, de temps à autre, digestions difficiles avec narcolepsie. Quelques épistaxis.

Foie petit, grosse rate, urines foncées, rares, contenant du chromogène de l'urobiline, de l'indican. Pas d'albumine.

Rien aux poumons ni au cœur. Pouls petit, rapide 110 T. art. 14.

12 septembre. — La malade a été ponctionnée deux fois. (5 litres et 8 litres) ; l'œdème a gagné la région dorso-lombaire. Submatité de la base gauche avec un peu de liquide non examiné (P. expl. pos.).

15 octobre. — Amaigrissement très notable. Suppression des règles. Ascite très abondante avec circulation collatérale développée. Anorexie. Pouls 120 T. art. 12.

Toux persistante. Matité de la base gauche allant jusqu'à la pointe de l'omoplate. Murmure vésiculaire aboli à la base.

Respiration soufflante au sommet ;

19 octobre.—Epistaxis journalières. Insomnie avec cauchemars.

Pouls 120 T. art. 11. Dyspnée vive. Lassitude extrême. Température entre 37 et 38°. Toux quinteuse sans expectoration.

Voussure thoracique gauche avec abolition des vibrations.

La matité remonte à l'épine de l'omoplate. Souffle bronchique à la partie supérieure. A la base abolition du murmure. Un peu d'égophonie et pectoriloquie aphone à la région moyenne.

Maximum de systole cardiaque à trois travers de doigt du mamelon et en dedans.

Traube mat.

Ponction : on retire 2 lit. 400 de liquide fortement rosé, peu fibrineux.

20 octobre. — Epistaxis. Décès.

Recherches de laboratoire : cultures non faites.

Inoculation au cobaye de 20 c.c. de liquide pleural le 19 octobre 1905 : Autopsie au bout de 40 jours.

Tuberculose généralisée. Grosse rate avec tubercules. — Ganglions épiploïques caséeux. Granulie de l'intestin. — Tuberculose hépatique. Un tubercule du péricarde.

Cytologie. 19 octobre 1905.— Peu de fibrine, beaucoup de sang.

Prédominance des grands placards endothéliaux. Polynucléaires et lymphocytes peu nombreux en quantités à peu près égales.

Autopsie. Le poumon droit présente une symphyse pleuro-costale totale. Scissures adhérentes. Au sommet, cavernules du volume d'un gros pois entourées de tissu fibreux cicatriciel très résistant au doigt. Pas de pus dans ces cavernes, mais une membrane blanchâtre qui les tapisse. Quelques tubercules crétifiés.

Poumon gauche. Ici, la scissure est libre de toute adhérence, le poumon flotte dans une quantité de liquide légèrement hémorrhagique, qui reste encore dans la plèvre. Le poumon est atélectasié, congestionné, mais sans lésions nettes de tuberculose.

A l'examen *histologique*, la plèvre est épaissie et riche en tissu conjonctif déjà ancien comme le reste du poumon qui est scléreux. A la surface on retrouve des cellules endothéliales, tantôt aplaties et sur une couche, comme à l'état normal, tantôt pédiculisées, et englobant quelques lymphocytes comme dans les irritations légères, même aseptiques de la plèvre. On trouve, autour des bronchioles quelques nodules embryonnaires, sans aucune trace de tubercules vrais.

Ces nodules ne contiennent pas de bacilles. A la surface de la plèvre, au contraire, dans l'endothélium, sur de nombreuses préparations, nous avons vu quelques très rares bacilles de Koch du type long.

Cirrhose et péritonite tuberculeuse granuleuse.

Tuberculose pleurale chez les cirrhotiques. Concomitance d'hydrothorax et de pleurésie.

OBSERVATION XVII

Cirrhose (ascite et splénomégalie. — Péritonite tuberculeuse. — Epanchement pleural. — Tuberculose granulique à gros grains caséeux.

Résumé de l'observation clinique :
Mes... Marie, 49 ans. 28 juin 1905. Hôpital Broussais.
4 enfants morts en bas-âge. En octobre 1904, forte grippe (?) qui a duré plus d'un mois. En novembre, le ventre se met à grossir.

Mise au lait et au repos, la malade voit le liquide disparaître.
En décembre, toux, légères hémoptysies ; épistaxis fréquentes ; anorexie, amaigrissement.

Malloizel 20

De janvier 1905 à avril ; état asthénique, sans toux ; santé chancelante, travaille néanmoins. En avril nouvelle bronchite : épistaxis répétées. Depuis 3 semaines, l'ascite s'est reproduite.

Examen : Malade pâle, émaciée. Pouls petit à 102, température oscillante 37°-38°.

Thorax : En avant. Submatité sous la clavicule *droite*. Expiration rude. Craquements secs et humides, quelques sibilances ; à *gauche* S = ; inspiration rude, quelques sibilances.

Cœur normal, pointe mobile.

En arrière, à droite, S — au sommet gauche ; S=V+ au sommet droit ; V — au sommet gauche.

Aux 2 bases, matité, de 3 espaces à droite, de 4 espaces à gauche.

Auscultation à droite : Sommet : quelques craquements à la toux. Egophonie scissurale. Base R — et quelques frottements.

Auscultation à gauche : Sommet. Inspiration soufflante. Egophonie scissurale. Base : R — et rares frottements.

Ponctions : Positive à droite ; à gauche, on a la sensation de traverser une plèvre fibreuse et on ramène du sang pur.

Abdomen globuleux, distendu ; peu de circulation complémentaire. Ascite. Liquide mobile. Le foie est indécelable ; la rate volumineuse déborde les fausses côtes. Pas d'œdème des jambes.

Sort sur sa demande, 12 jours après. Vient mourir dans le service voisin en septembre ou on trouve : cirrhose, péritonite tuberculeuse, pleurésie tuberculeuse à gros grains caséeux à droite, symphyse pleurale à gauche.

Recherches de laboratoire : Cultures et inoculations pas faites.

Cytologie : 29 juin 1905. Prédominance des polynucléaires sains ou vacuolaires. Macrophages isolés ou en placards ; quelques lymphocytes. Quelques figures de pycnose.

OBSERVATION XVIII

Cirrhose subaiguë avec ictère. — Tuberculose ? Ascite et double épanchement pleural identiques au point de vue cytologique. — Inoculation négative au cobaye.

Résumé de l'observation clinique. — B. Emile, 48 ans, typo graphe, 10 juillet 1905. Hôpital Broussais. Ethylisme certain, bronchites très fréquentes, plus tenaces l'hiver dernier.

Crise douloureuse hépatique en mars dernier, passagère. Le 24 mai dernier, épistaxis ; ascite augmentant rapidement ; œdème des jambes, diarrhée très abondante.

Ictère depuis 3 semaines, oppression et toux depuis 15 jours.

Examen : teinte subictérique des téguments et des muqueuses.

Ascite très abondante. Œdème des jambes, des cuisses et des bourses.

Peu de circulation collatérale,

Langue rouge et sèche. Tachycardie. Température à 38°. Urines rares contenant urobiline et pigments.

Poumons. Matité aux 2 bases ; surtout à droite où elle remonte jusqu'à l'épine de l'omoplate et latéralement jusqu'à la 6e côte.

Silence respiratoire. Au-dessus de la matité, quelques râles fins. Emmené mourant par sa femme après une ponction de 6 litres d'ascite.

Recherches de laboratoire : Culture : pas faite.

Inoculation au cobaye 25 c. c. Pas de tuberculose.

Cytologie : Ascite et 2 épanchements pleuraux, même formule.

Très nombreux placards et globules rouges, très rares lymphocytes : polynucléaires assez nombreux, criblés de vacuoles.

Observation XIX

Cirrhose avec ascite. — Pleurésie tuberculeuse gauche.

Résumé de l'observation clinique.

Poi... Camille, 45 ans, marchande, 8 octobre 1904. Hôpital St-Antoine.

Troubles digestifs depuis 3 mois. Ascite depuis 5 semaines. Œdème des jambes et dyspnée progressive.

Examen : Stigmates nets d'éthylisme. Ascite notable, libre avec subictère. Foie gros, dur, granuleux à la palpation : ponction 6 l. 600.

Poumons : Submatité au sommet gauche en avant, la respiration y est rude. En arrière quelques râles sous-crépitants aux 2 bases, surtout à droite.

11 octobre. — Amélioration ; la malade sort.

Entre à nouveau le 7 novembre pour de la dyspnée.

Poumons. En avant : poumon droit normal. Matité absolue de tout le côté gauche. Les vibrations exagérées au sommet, sont diminuées à la partie moyenne et nulles à la base.

Au sommet, souffle rude bronchique. A la base, souffle à type pleurétique.

En arrière : rien à droite ; submatité au sommet gauche et matité partout ailleurs. Vibrations comme en avant. Respiration soufflante au sommet. Souffle et égophonie à partir de la 4e épineuse dorsale.

Ponction de 1500 gr.

9 novembre. — Skodisme au sommet gauche. Matité du Traube avec souffle pleurétique.

En arrière, matité. souffle et égophonie depuis la 6e épineuse. La malade sort sur sa demande.

Recherches de laboratoire :

Examen du liquide pleural.

8 novembre 04. — Lymphocytes très prédominants, mais nombreux polynucléaires ordinaires et sains et nombreux macrophages sains, au repos, isolés ou en petits placards de 4 à 6 éléments.

La malade est morte en mars dans un autre service. [

Autopsie : Cirrhose et péritonite tuberculeuse. — Tuberculose pleuro-pulmonaire gauche et tuberculose peu avancée du poumon droit,

---

OBSERVATION XX

Alcoolisme et délirium tremens. — Hépatite subaiguë avec cirrhose. — Péritonite tuberculeuse. — Epanchement pleural, endothélio-lymphocytaire, avec quelques tubercules pleuraux, constatés à l'autopsie. — Poussées récidivantes de purpura radiculaire. — Mort. — Autopsie.

Résumé de l'observation clinique : Duf..., 34 ans, blanchisseuse, 15 février 1905. Hôpital Broussais.

Pituites et troubles gastriques depuis 6 à 7 ans, cauchemars et

hallucinations, amaigrissement. Crise de délirium il y a 8 mois.
Augmentation de volume du ventre depuis 3 mois avec œdème
des membres inférieurs.

Examen : ascite, circulation veineuse. Signes d'éthylisme.
Subictère, foie gros. Polynévrite sensitive ; albuminurie, urobili-
nurie. Glycosurie alimentaire positive. Rien aux poumons.

28 mars. — Ascite très abondante, météorisme ; rien à l'auscultation.

3 avril. — Crachats sanglants, teintés au niveau de la bouche
par le suintement sanguin des gencives.

12 mai. — Ponction de l'ascite, râles sous- crépitants à la base
droite.

17 mai. — Subdélire et somnolence. Quelques râles fins aux 2
bases avec S — à la base droite.

18 mai. — Purpura des 2 jambes qui s'étend aux bras les jours
suivants.

22 mai. — Grande dyspnée ; S — et quelques râles fins aux 2
bases. Ponction exploratrice positive à droite, négative à gauche.

27 mai. — Le purpura disparaît.

30 mai. — Récidive du purpura qui devient presque confluent.
Grande dyspnée. Mort le 1er juin.

Recherches de laboratoire: Cultures et inoculations pas faites.

Cytologie: 6 mai 05. — Ep. droit : Très nombreux macrophages
isolés ou en placards, sains, au repos et quelquefois avec inclusions, parfois bourgeonnants. Très nombreux lymphocytes et globules rouges. Quelques figures de Karyokinèse dans les macrophages. Après la mort : Double épanchement. Même formule.

Autopsie : Ascite abondante ; Cirrhose, péritonite tuberculeuse granuleuse.

Poumon droit : Liquide très hémorrhagique. Poumon atélectasié.

A la palpation, on trouve 4 ou 5 nodules tuberculeux caséifiés.

Plèvre paraissant saine sans fausses membranes ; 3 tubercules
miliaires dans la scissure interlobaire non adhérente.

Poumon gauche : liquide moins abondant et moins hémorrhagique. Poumon emphysémateux ; 1 tubercule caséeux au sommet
Quelques rares granulations miliaires dans l'interlobe ?

Examen des coupes. Scissure droite : Tuberculisation pleurale très localisée avec cellules géantes et nombreux bacilles. Pas de fausse membrane. La plèvre est formée d'un feutrage de cellules fines et de lymphocytes. Ailleurs, lymphomes sous-pleuraux. Léger œdème avec desquamation active. Angiomatose.

Scissure gauche : Plèvre épaissie ; fibreuse ; congestion pulmonaire. Pas de tubercules nets.

OBSERVATION XXI

Pleurésie tuberculeuse ancienne droite avec fibrose et ossification pleurale. — Tuberculose cavitaire du sommet. — Pleurésie gauche récente tuberculeuse médiastino-diaphragmatique, accompagnant un anasarque. — Hydrothorax clinique. — Lymphocytose. — Inoculation au cobaye négative. — Hépatite graisseuse avec cirrhose. — Sclérose rénale. — Mort. — Autopsie.

Résumé de l'observation clinique : B .., 63 ans, serrurier, 16 novembre 1905. Hôpital Broussais.

Le malade n'accuse aucune affection antérieure sauf de la céphalée avec oppression et polyurie nocturne depuis quelques années, Il y a un mois, crise d'anasarque qui disparut en 5 jours par le repos. Depuis le 13 novembre, l'anasarque a reparu.

Examen : Œdèmes généralisés. Cœur droit dilaté. Arythmie et tachycardie. Ascite abondante.

Gros foie douloureux. Température entre 37 et 38°

Poumons : En avant, à gauche, skodisme du sommet, pectoriloquie, souffle cavitaire ; à droite, rien d'appréciable.

En arrière : Matité aux de 2 bases ; à droite, la matité est légèrement descendante, elle débute à la 6ᵉ épineuse dorsale. Râles de bronchite disséminés. Respiration soufflante au sommet droit. Gargouillement à gauche.

Nombreux bacilles dans les crachats, d'ailleurs nummulaires.

Ponctions exploratrices : Plèvre cartilagineuse à gauche, qui fait plier l'aiguille ; à droite liquide clair.

19 Novembre. — Œdème moins accusé. Emphysème sous-cutané de tout l'hémithorax droit, consécutif à la ponction, dessinant en avant le contour pulmonaire.

20 Novembre. — L'emphysème persiste. — L'œdème a diminué. Arythmie plus accentuée, mêmes signes pulmonaires.

26 Novembre. — L'emphysème a disparu depuis la veille. L'ascite augmente. Même état.

3 Décembre.—Les œdèmes ont disparu. Délire tranquille la nuit.

8 Décembre. — Un peu de sang dans les selles. Prostration le jour, délire la nuit.

10 Décembre. — Décès après une hémorrhagie intestinale très abondante.

Recherches de Laboratoire : Culture non faite.

Inoculation au cobaye de 25 c c. de liquide le 18 Novembre : Pas de tuberculose.

Cytologie : 18 Novembre 1905. Très nombreux lymphocytes.

Quelques cellules endothéliales et quelques mononucléaires moyens isolés. Quelques polynucléaires ; sang.

Autopsie : Pas d'ulcérations intestinales. Cirrhose surtout corticale avec périhépatite. — Dégénérescence graisseuse. Quelques rares tubercules très petits. Rate de dimension normale, avec périsplénite cartilagineuse.

Reins gros, kystiques ; quelques tubercules.

Poumons : Un peu de liquide dans la plèvre droite ; sur le poumon droit on trouve un léger dépôt fibrineux qui tapisse la face diaphragmatique et le médiastin, ainsi que les bords de la scissure.

Quelques tubercules çà et là sur le diaphragme et dans la plèvre pariétale, qui est également granuleuse et couverte de fibrine.

On trouve dans la plèvre médiastine à la partie moyenne, des franges d'aspect adéno-graisseux, à contours circulaires, longues de 3 à 4 cm., larges de 1 cm., peu épaisses, faisant saillie dans la plèvre.

A leur surface on voit des granulations très nettes. C'est un véritable tuberculome bourgeonnant, fongueux et frangiforme, rappelant de loin certaines tuberculoses articulaires.

A gauche : la cavité pleurale n'existe plus, la plèvre a plus d'un cm., d'épaisseur dans les 2/3 inférieurs, un demi cm., seulement au sommet où elle recouvre 3 cavernes anfractueuses, mal limitées, récentes ; scissure banalement adhérente, sans propagation du processus tuberculeux.

Œdème du médiastin postérieur siégeant sous l'épaississement fibreux pleural. Ossification large de 4 doigts à la base.

Poumon congestionné avec tubercules disséminés.

Examen des coupes : franges diaphragmatiques (analogues aux médiastinales). Ces franges sont formées de tissu adéno-graisseux recouvert par la plèvre. Dans cette plèvre, et aussi dans la plèvre diaphragmatique, on trouve une quantité considérable de tubercules.

Ces tubercules n'affleurent pas. A la surface de la plèvre, on trouve une fausse membrane fibrineuse peu épaisse, déjà organisée et envahie par des cellules fixes. On trouve néanmoins dans la fibrine de nombreux lymphocytes et quelques cellules isolées.

Le tissu sous-pleural est infiltré partout de lymphocytes. On retrouve des tubercules avec de belles cellules géantes (bacilles très rares) au milieu de la graisse.

Sur la surface du poumon, la couche de fibrine est beaucoup plus épaisse, on y trouve des lymphocytes, quelques gros mononucléaires et quelques polynucléaires en pycnose. En certains points de la plèvre tubercules typiques ; il existe de l'emphysème très marqué, avec artérite des vaisseaux, au sommet. Lymphocytose marquée partout.

Poumon gauche : Il présente des interstices où les plèvres ne sont pas soudées ; les plèvres sont entièrement fibreuses sans nodules embryonnaires. Dans le poumon, broncho-pneumonie péri-caséeuse.

Là où les plèvres sont moins accolées, on trouve un œdème du tissu conjonctif, où dominent les cellules fixes mobilisées, mais où l'on trouve aussi quelques polynucléaires et lymphocytes.

Foie : Cirrhose diffuse, avec dégénérescence graisseuse disséminée. Lobules à peine reconnaissables.

Comparaison anatomo-clinique entre 2 malades :
Le 1ᵉʳ atteint d'hydrothorax chronique d'origine cardiaque,
Le 2ᵉ de pleurésie tuberculeuse s'accompagnant de dilatation
du cœur.

OBSERVATION XXII

Emphysème. — Insuffisance mitrale. — Hyposystolie variable, avec épanchement pleural droit chronique et phénomènes pulmonaires variables. — Eosinophilie pleurale.

Résumé de l'observation clinique :

Bal... Auguste, 69 ans, journalier, 19 janvier 1906. Hôpital
Broussais.

Jamais de maladie antérieure ; l'an dernier a été soigné à
l'hôpital pour œdème des jambes, essoufflement et toux ; 1 mois
de séjour. Il y a quinze jours, il s'aperçut qu'il avait le soir les
jambes enflées.

Il est arrêté depuis 4 jours. Jamais il n'a eu de point de côté.

Examen : très léger œdème des membres inférieurs.

Poumon à droite. Rien d'anormal au sommet. Matité à la base
à partir de la 8ᵉ épineuse dorsale. Diminution des vibrations. Respiration abolie. Bronchophonie légère. Emphysème et râles de
bronchite disséminés.

A gauche, sonorité et vibrations normales, quelques gros sous-
crépitants à la base.

On retire à droite un liquide jaune foncé, se coagulant rapidement.

Foie, douloureux, déborde les côtes de 3 doigts. Cœur droit
dilaté débordant le sternum de 2 travers de doigt, pas de souffle.
Pouls assez bien frappé. Légère albuminurie.

20 Janvier. — Dyspnée ; un peu de cyanose. On entend des sibilances en avant. Léger souffle systolique à la pointe. Matité pulmonaire stationnaire.

22 Janvier. — Matité stationnaire à droite ; sous-crépitants
moins nombreux à gauche.

23 Janvier. — Malade très cyanosé, dyspnée intense ; extrémités refroidies, foie abaissé, pas d'œdème.

La matité droite remonte en arrière à la 3e vertèbre dorsale, jusqu'à la 4e côte en avant. Souffle pleurétique à la limite de matité ; bronchophonie. Ponction évacuatrice 1.300 gr.

Après la ponction, la matité ne remonte guère qu'à la 8e dorsale.

24 Janvier. — Malade dyspnéique et cyanosé. Examen du cœur identique. La matité remonte en arrière à la 9e épineuse. Ni souffle, ni égophonie. Quelques sous-crépitants à gauche.

28 Janvier. — Cœur stationnaire. Urines plus abondantes.

Poumons. Quelques sous-crépitants à gauche ; à droite, matité depuis la 8e épineuse avec V—RO, beau souffle expiratoire, voix légèrement chevrotante. Rien avant.

30 Janvier. — Mêmes signes. Arythmie. Souffle net.

10 février. — Le malade a souffert de son côté gauche. L'examen montre une submatité à la base gauche remontant à la 10e côte, et une matité à droite jusqu'à la 9e ; diminution du murmure aux bases. Frottements à droite au-dessus de la matité.

Pas d'égophonie.

13 février. — Douleur dans le côté gauche. La percussion montre à gauche une matité de 3 doigts à la base, et à droite une matité de 4 doigts. V= des deux côtés ; R= à la base droite ; avec au niveau de la 9e côte un foyer très localisé de râles crépitants avec souffle expiratoire très net. Pas d'égophonie.

A gauche, R—à la base. Râles sous-crépitants à la partie moyenne.

20 février. — Submatité de 2 doigts à la base gauche ; à ce niveau R — et quelques sous-crépitants ; à droite, S=R— à la base.

19 Mars. — Le malade mis au régime déchloruré va très bien.

Le cœur est sourd, pas d'œdème. S= à la base gauche, S— à la base droite avec R —. La ponction ramène très facilement du liquide rouge.

22 avril. — Même état, R— à la base droite. Submatité à partir du bord inférieur de la 9e côte ; quelques râles sous-crépitants des 2 côtés.

29 avril. — Le malade a de la diarrhée. Légère cyanose, pas d'œdème. Oreillette droite nettement perceptible en arrière. Sommets sonores.

Matité d'une main à la base droite, et de 2 doigts à la base gauche. Retrait des espaces intercostaux à l'inspiration, V — — à la base droite. A la base droite, souffle tubo-pleurétique avec sous-crépitants fins. Légère égophonie à la base avec pectoriloquie aphone très nette. Quelques frottements à la base gauche. En avant sonorité normale ; R plus rude à droite qu'à gauche.

Recherches de laboratoire : Cultures : Staphylocoque.

Inoculation au cobaye, 1ᵉʳ cobaye 30 c.c. le 19 janvier, mort 1/4 d'heure après, femelle pleine.

2ᵉ cobaye 30 c. c. le 1ᵉʳ février ; survie. Pas de tuberculose.

Cytologie.

20 janvier 1906. — Pas mal de sang, macrophages isolés ou en petits placards, avec quelques inclusions ; polynucléaires très nombreux. Lymphocytes presque aussi nombreux.

23 janvier 1906. — Beaucoup de sang, placards très rares, nombreux macrophages isolés,quelquefois en activité : assez nombreux polynucléaires et lymphocytes.

1ᵉʳ février 1906. — Beaucoup de sang. Lymphocytes prédominants. Quelques macrophages isolés de taille moyenne bien colorés ou plus gros, vacuolaires; assez nombreux polynucléaires éosinophiles ou cyanophiles.

14 Février 1906. — Même formule.

10 Mars 1906. — Beaucoup de sang, peu d'éléments. Lymphocytose. Cellules vacuolaires, quelques polynucléaires éosinophiles.

12 Avril 1906. — Liquide foncé, beaucoup de sang, assez nombreux macrophages moyens et nombreux lymphocytes ; rares polynucléaires neutrophiles ; quelques-uns éosinophiles et cyanophiles·

28 Avril 1906. — Beaucoup de sang, nombreux lymphocytes et macrophages moyens, quelques cellules vacuolaires. Rares polynucléaires, quelques-uns éosinophiles ou cyanophiles.

La température est restée toujours presque normale ; avoisinant 37°8 et 38°, le soir, surtout par périodes.

Revu le 30 mai 1906. Un peu d'œdème des jambes. Pouls bien frappé, régulier. Souffle systolique à maximum tricuspidien avec propagation axillaire.

Poumons : quelques râles aux deux bases. Légère submatité à la base droite. Liquide citrin.

11 juin 1906. — Encore un peu d'œdème. Le souffle cardiaque et la matité pleurale ont disparu.

27 juin 1906. Etat satisfaisant ; rien de pulmonaire. Le malade quitte l'hôpital.

Le liquide du 30 mai contenait : lymphocytes et globules rouges Quelques rares cellules isolées très vacuolaires, 1 éosinophile dans toute la préparation.

Observation XXIII

Type clinique d'hydrothorax chronique chez un myocardiaque de 78 ans. — Syndrôme asystolique de temps à autre. — Apyrexie. — Eosinophilie pleurale. — Tuberculisation du cobaye. — Mort. — Autopsie. — Tuberculose broncho-pneumonique et pleurésie tuberculeuse.

Résumé de l'observation clinique : Gué... Pierre, 78 ans, s. p. 30 décembre 1905, Hôpital Broussais.

Depuis quelques années, il tousse un peu l'hiver, mais ses rhumes passent vite. Il y a trois mois, au retour d'une promenade, il s'est senti mal à l'aise et essoufflé. Il n'a eu à ce moment ni douleur, ni toux, ni fièvre. Un peu d'œdème des jambes le soir, qui avait disparu le matin. 2 ou 3 jours avant l'entrée, l'œdème a augmenté ; le malade est fortement dyspnéique et prostré.

A l'examen, on constate une forte matité de la base droite du thorax remontant en arrière à la 6e épineuse dorsale. et à la 4e côte en avant. Pas de douleur, ni de toux. Le cœur droit est dilaté. Arythmie légère. Aucun souffle. Pouls petit, mais hypertendu. Albuminurie. On évacue 1280 grammes de liquide.

15 janvier 1906. — A droite, la matité remonte à la 5e dorsale en arrière, à la 5e côte en avant, et descend dans l'aisselle jusqu'à la hauteur de l'angle de l'omoplate. R. diminuée ; mais ni souffle, ni égophonie. Sommet droit légèrement submat en avant. Ponction : 1000 gr. de liquide clair, peu fibrineux. Le cœur droit est toujours dilaté, la pointe bat en dehors du mamelon. Arythmie.

19 Janvier. — La matité remonte en arrière à la 6e épineuse, en avant au bord supérieur de la 5e côte.

Pas de râles dans les poumons. Respiration égale aux deux sommets. Vibrations conservées. La respiration est diminuée à droite, mais se perçoit presque jusqu'à la base. A gauche, rien d'anormal.

24 janvier. — La matité diminue en avant et en arrière. Quelques râles de bronchite perçus les jours précédents ont disparu. Le malade urine davantage.

19 février. — Thoracentèse à droite de 800 gr., liquide citrin ; jet très faible, peu d'épaisseur de liquide ; le poumon vient obturer sans cesse le trocart peu enfoncé.

22 février. — L'état général reste bon, l'épanchement n'augmente pas.

25 février. — Toux légère. Quelques râles de bronchite dans les 2 poumons.

3 mars. — Dyspnée plus accentuée, sans changement dans les signes physiques.

7 mars. Malade de plus en plus fatigué et somnolent. Albuminurie. La dyspnée persiste sans que l'épanchement augmente. Dilatation du cœur droit. Pas d'œdème des jambes. Pouls rapide 110 à 130, T. A. = 17.

11 mars. — Même état de prostration et de somnolence. Incontinence d'urine.

15 mars. — Décès dans le collapsus.

Recherches de laboratoire : Culture : stériles.

Inoculation au cobaye le 15 janvier 1906 de 25^{cc} de liquide pleural. Mort spontanée au bout d'1 mois 1/2 le 9 mars. Tuberculose généralisée. Embolies tuberculeuses du foie et de la rate.

Double pleurésie et péricardite.

Cytologie.

31 décembre 1905. — Quelques placards et cellules isolées souvent vacuolaires, au repos avec quelques figures de macrophagie. Très rares polynucléaires. Pas mal de sang. Nombreux lymphocytes.

15 janvier 1906. — Fibrine en quantité moyenne, pas mal de sang ; quelques macrophages isolés, au repos, vacuolaires.

Prédominance des lymphocytes, mais très nombreux polynucléaires éosinophiles ou à gros grains cyanophiles.

16 janvier 1906. — Sang.

Très nombreux hématoblastes.

Polynucléaires. . . . .   78 %

Mononucléaires. 17, 3

Eosinophiles. . . . . , .   4, 7

26 janvier 1906. — Liquide clair peu fibrineux. Même formule que le 15.

10 février 1906. — Lymphocytes prédominants, nombreux globules rouges, puis gros et moyens macrophages isolés. Rares polynucléaires éosinophiles.

12 février 1906. — Même formule.

20 février 1906.— Beaucoup de sang, quelques cellules vacuo·lisées, nombreux lymphocytes, assez nombreux polynucléaires neutrophiles ordinaires, très rares éosinophiles.

12 mars 1906. — Prédominance des. lymphocytes, encore de nombreuses cellules endothéliales isolées, vacuolaires. Eosinophiles assez nombreux vacuolaires et tuméfiés. Pas de gros cyanophiles. Un peu de sang.

Autopsie : à droite. La plèvre pariétale adhère à la plèvre viscérale La plèvre est extrêmement épaisse en arrière et en bas, beaucoup plus mince au sommet et en avant. Au sommet l'adhérence a lieu par des fausses membranes assez développées. On trouve, au sommet, une sclérose cicatricielle, dure au doigt, surtout corticale. La base est atélectasiée par l'épanchement ; à son niveau, on trouve du pus dans les bronches. A la partie inférieure, le tissu pulmonaire est d'une dureté spéciale. On y trouve des noyaux caséeux correspondant à un lobule et tout autour un fin semis de granulations miliaires. Quand on sectionne la plèvre pariétale, on la voit extrêmement cloisonnée, alvéolisée , dure, parsemée de saillies tuberculeuses.

A la surface de la plèvre viscérale, après râclage de la fibrine, on voit un semis presque confluent de tubercules. Dans l'interstice qui sépare le diaphragme de la plèvre on trouve également des granulations confluentes.

A gauche, tubercules anciens du sommet, scléreux, avec petites cavités et adhérences anciennes.

Pas d'épanchement.

Cœur énorme 580 gr. Orifice mitral calcifié. Dilatation aortique

avec calcification d'une valvule. Tissu mou.

Foie dur, muscade. Reins petits scléreux impossibles à décortiquer, avec substance corticale réduite.

Examen des coupes : *Poumon droit*. Au niveau de la scissure, les plèvres sont unies par des fausses membranes fibrineuses irrégulièrement disposées, formant des aréoles. — Les plèvres sont très épaissies.

Dans le tissu pleural, nombreux tubercules typiques avec cellules géantes. A la surface de la plèvre, on trouve en certains points un néo-épithélium, formé par la mobilisation des cellules fixes.

A ce niveau, il n'y a pas de fausse membrane. La plèvre est infiltrée partout de lymphocytes et parfois de tubercules, dans l'exsudat, nombreux lymphocytes et quelques polynucléaires éosinophiles.

La scissure interlobaire elle-même est transformée en un tissu de fibrine aréolaire. On voit des tubercules dans la plèvre et aussi dans la fibrine.

Même exsudat ; on y trouve en plus de nombreux macrophages libres, ainsi que dans les parties déjà organisées de l'adhérence. Dans ce tissu ou prédominent les macrophages, on trouve aussi des éosinophiles. Au voisinage, les alvéoles sont remplis de fibrine avec de nombreuses cellules cardiaques ou épithéliales isolées. En d'autres points, type de broncho-pneumonie tuberculeuse.

Sommet : Même aspect, mêmes fausses membranes, tuberculose fibreuse ancienne.

Base : Même aspect : Tuberculose confluente pleurale et pulmonaire.

En certains points l'organisation de la membrane est plus avancée, mais envahie par le precessus tuberculeux.

Tuberculose broncho-pneumonique en certains points, avec lobules entièrement caséeux.

Plèvre diaphragmatique : Aréolisation, tuberculisation secondaire, coupe analogue à la scissure.

Infarctus pulmonaires simples aseptiques.

OBSERVATION XXIV

Myocardite chronique. Infarctus pulmonaires bilatéraux avec épanchement
pleural droit. — Asystolie. — Phlébite oblitérante terminale.

Résumé de l'observation clinique : Gr. Paule, 66 ans, marchande, 22 octobre 1904. Hôpital St-Antoine.

Il y a 1 an, rhumatisme généralisé. Depuis longtemps, dyspnée d'effort ; depuis 6 mois, dyspnée paroxystique après déjeuner. Crises de palpitations.

Examen : Asystolie. Cœur hypertrophié et dilaté. Arythmie,
souffle systolique mitral.

Foie douloureux et gros. Oligurie, Anasarque, Cyanose.

Dyspnée très vive ; toux fréquente ; mais pas d'expectoration :

Bronchite et Emphysème des sommets. Congestion des 2 bases
en arrière.

28 Octobre. — Amélioration. Moins d'œdème. Mais hyposystolie
persistante.

10 Novembre. — Evacuation de 660 c. c. de liquide rouge fibrineux de la plèvre droite.

12 Novembre. — Sous-crépitants disséminés à la base droite
avec foyer de râles plus gros analogues aux râles de retour de la
pneumonie.

Congestion de la base gauche. Crachats rouillés, aérés, visqueux,
adhérents.

15 Novembre. — Phlébite oblitérante de la jambe gauche. Décès.

Recherches de laboratoire : *Cytologie.*

10 Novembre. — Culot hématique avec grumeaux blanchâtres.

Beaucoup de sang, pas de placards, très grande prédominance
des polynucléaires sains, quelques lymphocytes et macrophages
isolés au repos, quelques rares éosinophiles.

Analyse chimique.

Densité.	1,105
Urée.	1.42 °/₀₀
Chlorures	6,5
Albumines totales	34,4
Globuline.	15,8
Sérine	17,9
Fibrine et globules	1,77

Autopsie : Cœur gros, 570 gr., encombré de caillots. Foie cardiaque avec calcul vésiculaire.

Poumon droit : Plèvre rugueuse, chagrinée en avant seulement. Infarctus assez étendu à la partie antérieure du lobe moyen. Sommet emphysémateux avec plèvre saine. Point ramolli au centre de l'infarctus, voisin de la plèvre. La pleurite est d'ailleurs beaucoup plus étendue que le foyer d'infarctus. Au niveau de cet infarctus ramolli qui est large comme une pièce de 5 fr., le parenchyme pulmonaire forme une bouillie rougeâtre, sans odeur. Autour de l'infarctus, le tissu pulmonaire est splénisé, mais non hépatisé.

Poumon gauche. Infarctus très superficiel, la plèvre paraît peu touchée. Cet infarctus rouge récent occupe le bord antérieur et inférieur du poumon.

Pas trace de tuberculose nulle part.

Examen des coupes.

Infarctus ramolli. Fausses membranes fibrineuses très épaisses contenant surtout des polynucléaires et quelques rares macrophages. La plèvre, très épaissie, est infiltrée d'un œdème où dominent les polynucléaires, souvent désagrégés ; on n'y voit plus de cellules fixes.

Infarctus récent. — La plèvre est légèrement épaissie ; lacs sanguins sous-pleuraux. On voit, dans l'œdème, les cellules fixes qui commencent à se mobiliser, çà et là quelques lymphocytes, polynucléaires et éosinophiles, mono ou polynucléés.

En d'autres point, la plèvre également épaissie montre le début de l'infiltration par les polynucléaires, ou simplement un œdème riche en macrophages mobilisés avec quelques éosinophiles.

Infarctus pulmonaires suppurés : pneumonie au cours d'un rétrécissement mitral.

OBSERVATION XXV

Rétrécissement mitral et pneumonie prolongée. — Infarctus et abcès pulmonaires consécutifs. — Pleurésie fibrineuse gauche. — Mort. — Autopsie.

Résumé de l'observation clinique : Dev. Antoinette, 35 ans, lingère, 7 janvier 1905. Hôpital St-Antoine .

Début des troubles fonctionnels d'origine mitrale vers l'âge de 18 ans ; 4 grossesses ; 3 enfants morts en bas âge et un accouchement prématuré. A chaque grossesse, crise d'hyposystolie. — Crise d'asystolie en juillet dernier guérie en 15 jours.

Elle est souffrante depuis 15 jours environ ; elle a été prise brusquement de fièvre avec mal de tête, courbature, faiblesse générale. Pas de point de côté. Vomissements au début de la 2e semaine.

Examen : Faciès anhélant, vultueux. Pouls petit, rapide ; impulsion cardiaque vive avec thrill très net. Roulement présystolique et dédoublement du 2e bruit.

Poumons : Matité aux 2 bases avec râles crépitants fins dans les 2/3 inférieurs des 2 côtés. Bronchite aux sommets.

14 janvier. — Souffle tubaire dans les 2/3 inférieurs du poumon gauche avec bronchophonie et V +.

17 janvier. — Le souffle tubaire apparaît à droite.

20 janvier. — Crachats abondants, blancs gris, spumeux et filants, sans bacilles de Koch.

R = 34 En avant V = à gauche. S = R + ; à droite S — R — quelques râles sibilants.

En arrière ; *à gauche*. Sommet S = ; sous-crépitants. Base : Matité absolue remontant à 2 travers de doigt au-dessous de la pointe de l'omoplate. — Dans la même zone, souffle tubaire avec râles sous-crépitants fins, bronchophonie et pectoriloquie aphone.

A droite, S — et sous-crépitants. Base : Mêmes signes qu'à gauche, mais remontant à 2 travers de doigt au-dessous de l'épine de l'omoplate. Herpès au coin des lèvres. T. 38. 6.

24 janvier. — Mêmes signes d'auscultation. Oligurie. Albumine.

26 janvier. — Le souffle et les râles sont moins nets, surtout à gauche. Dyspnée par crises. Anasarque.

30 janvier. — Souffle tubaire à timbre très aigre le long de la colonne vertébrale dans la partie moyenne du poumon gauche. En même temps, pluie de râles fins éclatant sous l'oreille. L'œdème et la cyanose augmentent.

1ᵉʳ février. — Décès dans le collapsus cardiaque.

Autopsie : 500 grammes de liquide séro-fibrineux dans la plèvre gauche. Adhérences de la base du poumon droit.

Poumon droit : Plèvre chagrinée dans les 2 lobes inférieurs et à la partie inférieure du lobe supérieur.

A la base, fausses membranes fibrineuses, blanchâtres, alvéolaires. Plèvre interlobaire très cloisonnée.

A la coupe, poumon exsangue, grisâtre, mais dont la coupe sèche et lisse ne rappelle pas du tout l'hépatisation grise. Les parties ainsi caractérisées plongent. Près de la base, en un point, se trouvent 3 masses arrondies, d'où la pression fait sourdre du pus. Tout à fait à la pointe du bord inférieur, se trouve un infarctus triangulaire conique. On en trouve un autre à la partie antérieure et à la base du lobe supérieur. Pas trace de tuberculose.

Poumon gauche : Dans le lobe inférieur, la plèvre est recouverte de fausses membranes fibrineuses, très chagrinées ; il y a quelques petits abcès pulmonaires, contenant un pus épais et crémeux. La plèvre diaphragmatique est épaissie, recouverte d'une couenne fibrineuse surtout en un point limité à la partie postérieure. A la coupe, infarctus multiples à la base des deux lobes. A la base du lobe supérieur, foyer d'hépatisation rouge entourant un infarctus. Les parties supérieures sont sèches, exsangues, emphysémateuses. Aucune lésion tuberculeuse. Ganglions bronchiques sains.

Foie cardiaque avec glissonite villeuse récente. Pachypéritonite à ce niveau. Au-dessus du diaphragme, foyer purulent pleural enkysté de la grosseur d'une noix. Poids, 1.450 gr.

Cœur très dilaté, péricardite récente ; végétations endocarditiques récentes sur lésions anciennes, mitrales, aortiques et tricuspidiennes.

Examen des coupes : Au niveau des abcès, la plèvre est recouverte d'une fausse membrane fibrineuse reposant sur un tissu dont les vaisseaux sont extrêmement dilatés. Dans la plèvre et aussi dans la fibrine, on trouve de nombreux polynucléaires et aussi quelques macrophages, dont certains avec inclusions.

L'épithélium de la plèvre prolifère et l'exsudat tend à l'organisation.

Dans le poumon, on trouve de nombreuses cellules cardiaques et des infarctus suppurés. Dans les points où la suppuration est très marquée, les polynucléaires de la plèvre sont très dégénérés.

Dans l'œdème pleural, correspondant à une scissure, on voit une très belle prolifération des cellules fixes et de nombreux polynucléaires.

La scissure interlobaire elle-même est adhérente par de la fibrine remplie de polynucléaires. En un point, se trouve même un véritable petit abcès inter-pleural.

Plèvre diaphragmatique. Extrêmement œdémateuse. On y trouve quelques polynucléaires, de nombreux macrophages et aussi d'assez nombreux éosinophiles à noyau uni ou multilobé.

Infarctus pulmonaires suppurés avec lymphangite pleurale et double œdème scissural. (Origine : ulcérations intestinales).

OBSERVATION XXVI

Diagnostic clinique : tuberculose pleuropéritonéale. — Mort. — Autopsie. — Rétrécissement de l'S iliaque par épithéliome kystique chez une femme de 26 ans. — Latence des lésions. — Pseudo-occlusion paralytique, puis péritonite par perforation de l'angle colique droit.

Bronchoégophonie bi-scissurale sans liquide. — Œdème pleural biscissural, consécutif à des embolies septiques pulmonaires d'origine intestinale.

Résumé de l'observation clinique : Ro..., Julie, 26 ans, cordonnière, 5 mai 1905. Hôpital Broussais.

Examen des poumons : R = 34. Sonorité normale partout, sauf à la base droite où l'on constate une légère matité. Une ponction exploratrice est négative et fait conclure à un refoulement du foie dû au météorisme. A l'auscultation, on ne perçoit que 2 bandes d'égophonie scissurales avec craquements bilatéraux à la partie interne des 2 scissures.

Autopsie : Cancer sténosant de l'S iliaque. Au-dessus, colite ulcéreuse très étendue.

Poumons : A gauche ; œdème pleural, avec quelques adhérences scissurales ; œdème pulmonaire, pas de tuberculose.

A droite, mêmes lésions à la scissure. Sur la plèvre et particulièrement à la base on trouve des fausses membranes grisâtres peu épaisses, lâches. A la base, gros infarctus blanc avec oblitération vasculaire récente.

Un gros ganglion bronchique non tuberculeux au hile droit.

Examen des coupes : Scissure droite: Adhérences anciennes ; de plus œdème actif actuel, caractérisé par un engorgement des lymphatiques du hile, par une prolifération et une desquamation active des cellules endothéliales qui deviennent pédiculées, par la mobilisation des cellules fixes, enfin par l'invasion dans l'œdème de lymphocytes nombreux et de quelques polynucléaires. En somme, œdème inflammatoire récent surtout macrophagique dans un tissu de fibrose ancienne. A certains endroits fausses membranes fibrineuses avec prédominance des polynucléaires, d'origine évidemment récente. Dans les ganglions du hile, prolifération réticulaire, polynucléose et macrophagie des cordons.

Languette pulmonaire inférieure. Là existe une fausse membrane fibrineuse nette, s'appuyant sur un endothélium très bien conservé. Dans la fibrine, on voit surtout des polynucléaires et quelques gros mononucléaires. Dans la plèvre qui est œdémateuse, on voit surtout des cellules fixes mobilisées, des polynucléaires plus ou moins désagrégés, de très rares lymphocytes. Lymphangite des lymphatiques pleuraux. *Infarctus.* Type d'infarctus suppuré avec invasion de polynucléaires.

Embolie pulmonaire septique.

OBSERVATION XXVII

Embolie pulmonaire septique avec léger épanchement pleural chez un prostatique après un sondage·

Résumé de l'observation clinique : Bid., Etienne, 62 ans. 10 octobre 1905. Hôpital Broussais.

Vieux prostatique. Rétentionniste incomplet ; a eu plusieurs crises de rétention aiguë.

3 novembre 1905. — A la suite de sondages répétés, la température monte à 38" ; le malade est pris de dyspnée avec toux légère, sans expectoration et d'une violente douleur sous le rebord costal droit.

4 novembre 1905. — T. 38°.5. Douleur plus aiguë, dyspnée.

5 novembre 1905. — T. 39ᶜ — Pouls 118. La dyspnée et la douleur sont extrêmes. Matité à la base droite, avec R — et V — à ce niveau. La ponction ramène du liquide légèrement trouble.

6 novembre. — 37°-37°7 le soir. La dyspnée a diminué ; quelques crachats hémoptoïques. Les jours suivants, la température ne dépasse pas 37°2. L'expectoration hémoptoïque dure 5 à 6 jours. Le point de côté disparaît.

Recherches de laboratoire : Culture pas faite.

Cytologie : 11 novembre 1905. — Prédominance des polynucléaires, quelques globules rouges et lymphocytes.

Assez nombreux macrophages isolés dont certains en activité phagocytaire, riches en inclusions.

Pleurésie séreuse à « Proteus vulgaris » consécutive à des embolies au cours d'une cachexie cardiaque.

OBSERVATION XXVIII

Bronchite chronique ; Myocardite et lésion mitrale. — Crises répétées d'asystolie à type dyspnéique avec épanchement gauche. — Crise terminale d'asystolie, à prédominance hépatique; infarctus pulmonaires. — Pleurésie secondaire séreuse à Proteus vulgaris. — Pas de tuberculose. — Mort. — Autopsie.

Résumé de l'observation clinique :

Franc... Jules, 46 ans, tailleur, 20 septembre 1905. Hôpital Broussais.

Malade trouvé dans le service au retour des vacances. Entré pour des crises de dyspnée nocturne à type asthmatique.

1er novembre 1905. Le malade a toussé ces temps derniers, a eu un point de côté il a 8 jours à gauche.

Légère température depuis 3 jours.

Examen : matité à la base gauche depuis la 9e épineuse, avec égophonie en bande entre la 5e et la 6e épineuses ; souffle très localisé au flanc gauche de la 6e vertèbre dorsale. R — à la base.

Foie très gros descendant à un cm. au-dessus de l'ombilic.

Le malade sort, et va à Vincennes où il a des vomissements et des crises de dyspnée. Il en sort, reste 3 jours chez lui au régime ordinaire, et rentre à Broussais le 5 janvier 1906.

Examen : Malade bouffi, jugulaires distendues, lèvres cyanosées, extrémités froides ; un peu d'œdème des cuisses.

Cœur débordant le sternum de 2 doigts à droite. La pointe bat dans le 7e espace à 2 cm. en dehors du mamelon. Bruits sourds, tachycardie et arythmie. Souffle systolique piaulant de la pointe. Foie très gros et douloureux. Légère submatité à la base gauche sans bruits surajoutés. On retire par la ponction quelques cm³ de liquide séreux. Pouls filiforme à 120. Urines albumineuses.

7 janvier. — Diarrhée, même état. Dyspnée.

8 janvier. — Moins de dyspnée. Mêmes signes avec râles de congestion aux 2 bases.

9 janvier. — Un peu meilleur état. Foie moins gros. Cœur moins dilaté, rapide, moins arythmique — rythme fœtal. Râles plus nombreux aux 2 bases.

10 janvier. — Violente douleur thoracique, sans localisation précise, mêmes signes pulmonaires.

11 janvier. — Un peu de submatité à la base droite avec V conservées. Nombreux râles sous-crépitants. Pas de souffle. Crachats hémoptoïques. A gauche, quelques râles à la base.

13 janvier. — La température jusque là à 36° s'élève : Signes d'infarctus S — V =, à la partie moyenne du poumon droit et râles sous-crépitants. Pas de modification de la voix.

14 janvier. — Mêmes signes. Insuffisance tricuspidienne.

15 janvier. — Même état, frottements de la région précordiale rythmés par le cœur.

17 janvier. — Dyspnée intense. Mêmes signes. Crachats hémoptoïques.

18 janvier. — Délire. Subictère. Frottements précordiaux. Quelques râles à la base gauche.

Matité à droite en arrière jusqu'à un travers de doigt de l'épine de l'omoplate. R. — à la base et au-dessus, gros râles sous-crépitants

19 janvier. — Œdème des membres inférieurs. Mêmes signes. Arythmie.

20 janvier. — Ictère plus prononcé. Gros râles et respiration soufflante à la base droite.

22 janvier. — Ictère jaune d'or. Dyspnée intense. Algidité.

Matité à droite, remonte à l'épine de l'omoplate en arrière à la 3ᵉ côte en avant. R. très diminuée à la base, légèrement soufflante au-dessus. Râles sous-crépitants. A *gauche*, quelques sous-crépitants à la base. Modifications de la voix impossibles à percevoir. Pouls imperceptible, foie descend presque au pubis. Œdème considérable des membres inférieurs.

On retire 1 lit. 250 de liquide sans aspiration de la plèvre droite, liquide très foncé, ictérique.

23 janvier. — Dyspnée, somnolence, mêmes signes pulmonaires. Décès.

Recherches de laboratoire.

Cultures du liquide : stériles en novembre.

Le 22 janvier : proteus vulgaris à l'état de pureté.

Analyse chimique du liquide le 22 janvier. Sédiments : leucocytes et petite quantité de fibrine.

Na Cl.	10,15 ‰
P_2O^5.	0,57
Urée.	8,50
Urobiline	35,
Globules et fibrine.	12,
Sang.	⎫
Urobiline	⎬ Réactions positives
Pigments biliaires.	⎭

Cytologie : 30 octobre 1905. *E. gauche* : Nombreux macrophages au repos, isolés ou en placards, quelques lymphoyctes et polynucléaires, pas de sang.

5 novembre 1905. — *E. gauche* : Même formule, davantage de polynucléaires vacuolaires et de lymphocytes ; quelques hématies.

22 janvier 1906. *E. droit* : Culot très abondant. Polynucléaires vacuolaires à grains neutrophiles bien conservés.

Macrophages abondants ; microphagie intense d'un gros bacille (Proteus vulgaris).

Autopsie : Organes en place. La plèvre gauche adhère au plastron sterno-costal et présente des fausses membranes assez épaisses, boursouflées par des bulles de gaz développées à leur intérieur. La plèvre médiastine gauche est totalement adhérente au péricarde. (Adhérences anciennes et quelques fausses membranes récentes). Le sommet du poumon gauche est adhérent à la paroi.

Poumon gauche : Tuberculose ancienne guérie du sommet. Adhérences fibreuses anciennes ; scissure interlobaire non adhérente, mais avec pleurésie surtout à la partie inférieure.

La pleurésie prédomine au bord du poumon sous forme de fausses membranes irrégulières, piquetées et colorées en jaune pâle. A la partie inférieure on sent un noyau d'infarctus. Cet infarctus est noir, assez mal limité. Le reste du poumon crépite mal et est atélectasié.

Poumon droit : Sur la plèvre diaphragmatique, énorme amas de fausses membranes adhérentes au poumon par l'intermédiaire d'une zone colorée en rouge.

Le sommet est totalement atélectasié, sans tubercules. La plèvre est recouverte de fausses membranes fibrineuses très épaisses et à la surface du poumon, on voit de nombreux infarctus noirâtres qui ne paraissent pas suppurés. Scissure non adhérente.

Cœur, mou, distendu, contenant de gros caillots. Sténose mitrale. Foie muscade 1.750 gr. Reins petits, scléreux.

Examen des coupes :

Poumon droit : Infarctus pulmomaires disséminés.

Les alvéoles sont pleins de sang ou de cellules cardiaques noyées dans un exsudat albumineux. Sclérose péri-bronchiques et fibrose pleurale.

Pleurésie avec fausses membranes fibrino-purulentes, riches en longs bacilles. Ces fausses membranes sont déjà un peu organisées du côté pleural ; on y trouve des cellules étoilées, des lymphocytes, de gros mononucléaires vacuolaires ou sains. A mesure qu'on se rapproche de la cavité, on trouve surtout des amas de polynucléaires à noyau plus ou moins désagrégé, phagocytes. La plèvre elle-même fibreuse est néanmoins œdémateuse. Elle contient de nombreux lymphocytes et des cellules fixes mobilisées. Une autre coupe fournit le même aspect sauf que l'infiltration de la plèvre œdémateuse par les leucocytes de toute espèce y est plus marquée.

Coupe au niveau d'un infarctus sans fausse membrane : A ce niveau, on voit le début de la pleurésie sous forme de villosités fibrineuses englobant des leucocytes. Ces villosités sont surtout abondantes là où l'infarctus touche la plèvre ; ailleurs, la plèvre est extrêmement œdémateuse, renfermant de nombreux leucocytes, polynucléaires, lymphocytes et cellules fixes mobilisées. En certains points, ces cellules forment un faux endothélium pleural. La plèvre est fibreuse, angiomateuse.

Dans l'intervalle des villosités fibrineuses, ont voit de nombreux polynucléaires et des macrophages qui s'appuient sur la fibrine.

Plèvre diaphragmatique. Fausse membrane analogue à celle de la plèvre viscérale ; la partie profonde est organisée, riche en vaisseaux. On y trouve de très nombreuses cellules fixes étoilées et de gros mononucléaires mobiles.

Poumon gauche : Atélectasie, sclérose péribronchique.

Les cellules du revêtement endothélial tombent dans la cavité. Il s'en forme un nouveau au-dessous, dû à la prolifération très belle des cellules fixes. On y constate en outre une infiltration lymphocytaire discrète et de temps à autre quelques polynucléaires. *Foie* cardiaque type avec leucocytose intravasculaire.

Endothéliome primitif de la plèvre.

Observation XXIX

Cancer primitif de la plèvre.

Obs. in thèse de Bloch M (1905). Cancer primitif de la plèvre (Th. Paris).

Observations faites sur des coupes et des examens ayant rapport à ce cas.

Examen cytologique : Nombre extrêmement grand de cellules endothéliales, souvent vacuolisées, dont beaucoup avec dégénérescence, spéciale du noyau (cell. cancéreuses) ; quelques petits placards, énormément de sang, rares polynucléaires et lymphocytes.

Examen des coupes : Poumon normal ; pleurésie hémorrhagique avec dépôt fibrineux abondant, gorgé de sang.

La plèvre est fibreuse (tissu adulte) avec par places, infiltration lymphocytaire. Les cellules épithéliales des lymphatiques prolifèrent, et se transforment en cellules cancéreuses; par places, les cellules de l'endothélium subissent la même transformation sans être en relation avec des lymphatiques profonds. Dans la fibrine, on trouve quelques lymphocytes et polynucléaires et surtout des cellules endothéliales dont beaucoup cancéreuses avec noyau dégénéré.

Spléno-pneumonies simples aiguës avec bronchite,

Observation XXX

Splénopneumonie simple aiguë à évolution rapide.

Résumé de l'observation clinique : An. Rosalie 21 ans, bonne, 26 février 1906. Hôpital Broussais.

Mère morte de tuberculose. 9 frères et sœurs et père bien portants.

Jamais malade ; accouchée il y a 2 mois d'une fille bien portante qu'elle n'allaite pas. Il y a 8 jours, céphalée et courbature Toux irritative avec légère dyspnée et sueurs nocturnes. Ne s'est pas soignée pendant 8 jours. Depuis le 25 février, douleurs intercostales et dyspnée un peu plus vive.

- *Examen* : Submatité de la base droite depuis la 9ᵉ épineuse.

Submatité d'une main au sommet droit en arrière, $V+$, R forte et rude. Elévation de la tonalité au sommet gauche en avant, mais $R =$ des 2 côtés. Pas d'égophonie.

27 Février. *S — R —* à la base droite. La submatité et la respiration rude du sommet ont disparu.

28 Février. — Défervescence complète et brusque. La submatité remonte moins haut. Herpès de la lèvre supérieure.

1er Mars. — Tousse beaucoup ; pas de râles. *S* un peu diminué encore au sommet droit en arrière sans autre signe. *S =* à la base. Retour de couches.

2 Mars. *S =* partout. Râles de bronchite gros, secs, disséminés.

5 Mars. — Sort, guérie.

Recherches de laboratoire.

Cytologie : 26 Février 06 ; quelques gouttes de liquide à droite contenant pas mal de sang.

Macrophages nombreux isolés, quelques lymphocytes et quelques polynucléaires. A l'éocyanine, quelques mononucléaires sont remplis de fines granulations cyanophiles. Les granulations des polynucléaires sont vertes et assez grosses.

Crachats : pneumocoques, pas de Koch.

Revue le 18 juillet 1906. Excellent état ; rien de pulmonaire.

Observation XXXI

Rhume avec splénopneumonie simple aiguë. — Catarrhe naso-bronchique. — Otite aiguë suppurée.

Résumé de l'observation clinique. Bru... Marguerite, 18 ans, bonne, 9 mars 1906. Hôpital Broussais.

Hérédosyphilis probable ; quelques rhumes de temps à autre ; malade depuis 3 semaines. Début subit par céphalée, toux le lendemain, pas de point de côté. Courbature. Larmoiement. Coryza.

Entre parce qu'elle souffre de l'oreille.

Examen : face bouffie de rougeole avant l'éruption. Ecoulement par l'oreille gauche. Micropolyadénopathie.

Poumons : Bronchite diffuse des 2 côtés. *S —* à la base gauche, avec *R —* et au-dessus quelques râles sous-crépitants. Bronchoégophonie légère scissurale. Rien aux sommets.

10 Mars. — Fièvre due à l'otite, plus d'égophonie, quelques frottements à la base gauche.

12 Mars. — Bon état, peu de bronchite. Encore quelques frottements.

15 Mars. — Signes pulmonaires identiques ; frottements, gros
sous-crépitants à la base gauche.

17 Mars. *S* —, quelques frottements à la base gauche ; crépitations fines au-dessus. Rien aux sommets.

19 Mars. — Oreille va mieux. Encore quelques frottements.

27 mars. — Sort guérie sans aucun reliquat.

Recherches de laboratoire.

Cytologie. 8 Mars.— Quelques gouttes de liquide à gauche contenant seulement de très nombreuses cellules endothéliales isolées.

Spléno-pneumonie simple aiguë : type pneumococcique.

OBSERVATION XXXII

Splénopneumonie simple aiguë à type pneumococcique.

Résumé de l'observation clinique : Le Fl. Rosalie, 21 ans,
ménagère, 28 février 1906. Hôpital Broussais.

Aucun antécédent tuberculeux héréditaire ou personnel ; enceinte de 5 mois et demi, primipare.

Le 23 février, après avoir lavé, elle a frissonné, s'est alitée et
peu après a ressenti un point de côté mamelonnaire droit. Le
point de côté a persisté ; depuis elle tousse et a de la dyspnée.

Examen : Visage coloré, lèvres fuligineuses. Douleur très vive,
irradiée dans l'épaule droite, et sur le trajet du phrénique (point
cervical droit). Toux pénible et quinteuse surtout quand elle s'as-
seoit. Crachats visqueux, adhérents, ambrés.

Poumons.— En avant. S — et souffle au-dessous de la clavicule
droite. La percussion est douloureuse.

En arrière à gauche. Matité à la base descendante latéralement
depuis la 7ᵉ épineuse. *V* conservées jusqu'en bas, pas d'égophonie, sauf un peu en bas contre la colonne vertébrale. *R* — presque
O à l'extrême base. Dans l'aisselle et à la partie moyenne de la
zone mate, on trouve un souffle tubaire peu rude avec un foyer de
crépitations.

A droite : Submatité depuis la 9ᵉ épineuse. Respiration soufflante
au hile avec bande d'égophonie scissurale.

Souffle mésosystolique de la pointe. Beaucoup d'albumine.

2 Mars. — Points douloureux classiques du phrénique (Bouton diaphragmatique ; point cervical.)

Mêmes zones de matité en arrière ; R — aux 2 bases. Râles crépitants dans l'aisselle droite.

Souffle et petit foyer d'égophonie à la base droite.

En avant : Souffle persiste sous la clavicule droite. Quelques frottements dans le cul-de-sac costo-médiastinal.

3 Mars (soir).— En avant : à gauche $S\ V\ R =$; à droite $S - V =$ respiration soufflante au sommet avec douleur à la percussion. En s'asseyant, la malade est prise de quintes de toux très violentes.

En arrière. S — aux 2 bases mais presque $=$ à gauche ; $R +$ soufflante, au hile droit et dans l'aisselle avec quelques sibilances ; frottements râles à la base et à la partie moyenne.

T. normale ; bon état de la mère et du fœtus. Plus du tout d'albumine.

6 Mars. — Moins de toux, ne crache plus. Le souffle hilaire persiste seul, sans râles.

8 Mars. — Submatité stationnaire avec quelques frottements aux 2 bases et quelques râles fins au hile droit. Le sommet respire bien.

10 Mars. — Sort guérie. Il ne persiste qu'un peu de submatité aux 2 bases avec R — .

Recherches de laboratoire.

Crachats : Nombreux pneumocoques, pas de Koch.

Cytologie : *à droite* on retire le 28 février, quelques gouttes de liquide visqueux d'aspect purulent (pseudo-pus). Macrophages isolés ou en petits placards vacuolaires, très rarement phagocytaires : prédominance des polynucléaires dont beaucoup fortement vacuolaires. Lymphocytes exceptionnels. Pas de microbes :

Cultures : Stériles.

A gauche, quelques gouttes de liquide hématique, même formule ; mais les polynucléaires sont moins nombreux ; et les macrophages isolés ou souvent en placards vacuolaires, sont beaucoup plus abondants. Rien d'autres à l'éocyanine.

Spléno-pneumonie à prédominance des signes pulmonaires ; syndrôme de la fluxion de poitrine.

OBSERVATION XXXIII

Spléno-pneumonie avec prédominance des signes pulmonaires. — Evolution subaiguë. Phlébite oblitérante vers le 20ᵉ jour. — Tuberculose possible, mais aucunement prouvée.

Résumé de l'observation clinique : Pel. François, 51 ans, mécanicien, 12 mai 1905. Hôpital Broussais.

Aucun antécédent tuberculeux sauf que sa femme est morte
phtisique, il y a 5 ans. Souffrant depuis 15 jours, il toussait un
peu mais continuait à travailler. Le 7 mai, il travailla tout le
jour sous la pluie ; se sentit plus fatigué et se coucha. Le 9, toussant davantage, il sentit un point de côté à gauche irradiant dans
l'épaule.

Examen : *Poumon droit* normal en avant ; en arrière R — à
la base avec quelques râles fins.

Poumon gauche, normal en avant. En arrière S — au sommet
avec V + et R — ; à partir de la 7ᵉ épineuse. S. O. Ligne de
matité supérieure presque horizontale. — V — bronchoégophonie
R —. Râles sous-crépitants disséminés avec léger souffle latéralement. Ponction négative.

14 mai. — Râles plus humides, autrement mêmes signes.

15 mai. — Gros râles de retour, V + dans la zone de matité.
Bronchoégophonie de la base et de la scissure. Frottements scissuraux.

16 mai. — Crépitations inspiratoires peu variables avec la toux,
très superficielles — S — V +. Pas de bronchophonie, quelques
frottements scissuraux.

18 mai. — Grosses crépitations inspiratoires. S un peu plus sonore ; V +.

20 mai. S — V + à la base ; bruits fins, secs, inspiratoires, successifs, superficiels, non modifiés par la toux.

Voix normale. R — partout jusqu'au sommet ; quelques crépitations au sommet et dans l'aisselle.

23 mai. — Encore un peu de submatité à la base gauche avec R — et quelques rares crépitations comme le 20.

27 mai. — Phlébite oblitérante de la jambe droite : qui dure 3 semaines.

22 juin. — La phlébite est guérie, la température n'est pourtant pas tout à fait normale ; sommets normaux. S — depuis la 7ᵉ épineuse à gauche, mais surtout depuis la 9ᵉ ; V + à la base avec R—, frottements dans la zone de matité ; quelques crépitations au-dessus. Sort.

Revu au mois de septembre, pour œdèmes consécutifs à sa phlébite. Guérison rapide. S — et quelques frottements à la base, pas de râles. Sommets normaux ; ne tousse pas ; toujours un peu maigre.

Broncho-pneumonie chronique, non tuberculeuse à début spléno-pneumonique.

OBSERVATION XXXIV

Bronchopneumonie chronique à début splénopneumonique ; puis avec signes pseudocavitaires. — Expectoration gangréneuse avec bacilles acido- résistants rares. — Mort. — Autopsie. —Aucune trace de tuberculose actuelle.

[*Résumé de l'observation clinique* : Four. Marie, doreuse, 58 ans 5 novembre 1904. Hôpital St-Antoine. Son père est mort il y a 38 ans, d'une affection pulmonaire qui a duré 3 mois avec toux, expectoration, amaigrissement, sueurs nocturnes. Son second mari est mort tuberculeux à 49 ans il y a 3 ans. Il y a 12 ans, elle-même aurait eu une bronchite qui dura 1 an, avec toux expectoration abondante, amaigrissement, quelques crachats hémoptoïques. Soignée par suralimentation et créosote. Depuis elle est restée anémique, toussant tous les hivers. Depuis la mort de son 2ᵉ mari, elle tousse davantage, a maigri et perdu ses forces, aurait eu une légère hémoptysie. Il y a 8 jours, elle fut prise subitement d'un grand frisson unique et prolongé avec fièvre intense et céphalée. En même temps point de côté extrêmement intense au-dessous du sein droit. Toux fréquente et très pénible, crachats épais, verts, quelques-uns hémoptoïques, mais non **rouillés**.

Examen le 7 novembre, malade pâle , anémiée, doigts hip-pocratiques.

Poumon : Matité peu étendue à la base gauche ; remontant jus-qu'à l'angle de l'omoplate à droite V. O. dans toute la matité droite. R. soufflante partout à droite et à gauche.

Petit foyer de râles sous-crépitants à la base gauche ; à droite, souffle tubaire avec râles-crépitants fins et sous-crépitants dans toute la matité ; plus haut derrière l'omoplate râles sous-crépitants.

Ponction exploratrice négative dans 8 espace droit.

15 novembre. — Le souffle tubaire est très net à droite à partir dela 6e épineuse ; il semble siéger plus haut qu'au début. Râles crépitants seulement après la toux. Broncho-égophonie et pecto-riloquie aphone dans les mêmes limites. A gauche, R. très souf-flante ; avec râles crépitants dans les 2/3 inférieurs.

On trouve dans les crachats quelques bacilles courts, acido-ré-sistants, très rares.

16 novembre. — Mêmes signes ; un peu de souffle à l'extrême base gauche.

19 novembre. — Mêmes signes à droite ; à gauche, râles crépi-tants et sous-crépitants sans souffle avec V. S=.

22 novembre. — A droite, en arrière, souffle tubo-amphorique depuis la partie moyenne de la fosse sous-épineuse jusqu'en bas et dans l'aisselle, quelques crépitants rares après la toux. Bron-chophonie, pectoriloquie aphone, matité absolue. V +.

En avant R + V + S =. Respiration soufflante dans toute l'étendue droite.

23 novembre. — A droite, skodisme inférieur à la percussion.

Retentissement métallique de la voix. Souffle amphorique dans les 2/3 inférieurs.

27 novembre. — Les signes précédents ont disparu. Matité à timbre élevé à droite. Souffle tubaire.

2 décembre. — Même état à droite. Tonalité plus élevée au som-met gauche en avant, avec râles sibilants du haut en bas. En ar-rière râles crépitants dans le 1/3 inférieur.

9 décembre. — En avant S. V. R = à gauche ; à droite, S — partout. V + au sommet ; R + partout. En arrière ; à gauche, skodisme partout avec V = et R +. Bronchophonie, pectoriloquie aphone et quelques crépitants à la base. A droite, skodisme du

haut en bas, surtout à la partie moyenne, V + dans les 2/3 supérieurs. R + au sommet.. Souffle tubaire et râles crépitants dans les 2/3 inférieurs. Fétidité de l'haleine et des crachats depuis 3 jours. La malade tousse et expectore dès qu'on la remue. On croit à un foyer de sphacèle central.

13 décembre. — On entend dans une région large comme une paume de main à la base droite un souffle amphorique ; et tout autour du souffle tubaire. Skodisme et gargouillement au niveau du souffle amphorique. Moins d'odeur des crachats.

14 décembre. — Mêmes signes à droite ; à gauche, bronchite disséminée et, à la base, sur 4 travers de doigts, souffle tubaire et râles crépitants fins. Les crachats ont de nouveau une odeur fétide. Cyanose, diarrhée.

Décès le 17 au matin. Signes identiques.

Autopsie : adhérences très nombreuses de la plèvre droite, on est obligé de décoller la plèvre pariétale ; pas de liquide. A gauche, ni adhérences, ni liquide. L'aspect de la face antérieure des poumons est celui de l'emphysème. Quelques adhérences récentes du péricarde avec le poumon droit. Nombreux ganglions trachéo-bronchiques, petits, durs sans trace de tuberculose.

Poumon droit : Les parties supérieures du poumon droit sont emphysémateuses avec quelques enfoncements cicatriciels superficiels ; sans pleurésie, sans adhérences. Emphysème réticulé de tout le lobe supérieur avec petits nodules, scléreux, saillants. Hépatisation du lobe inférieur : bloc grisâtre, granuleux, identique à un bloc de pneumonie franche à la fin de l'hépatisation rouge. Pas de pus ni de sang. La plèvre est dépolie, chagrinée avec des adhérences récentes. Œdème sous-pleural des adhérences anciennes dans la zone médiastinale inférieure.

Poumon gauche : Emphysème du lobe supérieur, splénisation du lobe inférieur limitée aux bords et à la partie externe. Pas de pleurésie notable ; sauf dépoli de la plèvre aux endroits splénisés. Tous les ganglions intercostaux et vertébraux du côté droit sont gros, mous, violacés, comme ramollis, sans œdème sous-pleuro-pariétal. Rien d'analogue à gauche.

Examen des coupes. Recherches des bacilles de Koch. On n'en trouve nulle part ; on voit dans les bronches seulement quelques rares bacilles courts analogues à ceux des crachats, acido-résis-

tants ; mais rien ne prouve que ce sont de vrais bacilles de Koch.
D'ailleurs une décoloration énergique les rend invisibles.

Emphysème du sommet droit : Type d'emphysème réticulé avec
quelques nodules scléreux ; à ce niveau, plèvre normale avec un
peu d'infiltration lymphocytaire.

Adhérences des plèvres viscérale et médiastine. Tissu conjonctif avec œdème très intense, vaisseaux très abondants souvent
atteints d'artérite et quelquefois oblitérés. L'œdème contient surtout de gros mononucléaires et quelques lymphocytes.

Poumon droit : Bronchite et péribronchite ; alvéolite desquamative ; nodules lymphocytaires péribronchiques, périvasculaires, et sous-pleuraux. La plèvre est épaissie, adhérente. Les adhérences lâches, organisées sont œdémateuses ; et cet œdème contient à côté des cellules fixes, de nombreux gros mononucléaires
et lymphocytes, quelques rares polynucléaires. Les alvéoles sont
remplis de cellules épithéliales avec très rares polynucléaires.

A la base, la plèvre épaissie est recouverte d'une très légère
couche de fibrine ; elle est très œdémateuse, très vasculaire. Les
lésions alvéolaires et pleurales sont les mêmes ; dans certains
alvéoles on trouve de la fibrine ; l'œdème pleural, la fibrine et les
alvéoles contiennent surtout de gros mononucléaires isolés, quelques rares polynucléaires et de rares lymphocytes. En certains
points, il n'y a ni fibrine, ni polynucléaires, mais une simple réaction endothélio-conjonctive. En d'autres, au contraire, la couche
de fibrine est épaissie, scalariforme. Dans les mailles de la fibrine
et dans l'œdème pleural, aussi bien que dans les alvéoles, on
trouve surtout des macrophages libres avec quelques lymphocytes
et de rares polynucléaires. La plèvre profonde à ce niveau est
infiltrée de lymphocytes et très vasculaire.

Lésions analogues à gauche.

Pleurésies avec éosinophilie d'allures spéciales sans tuberculose vraisemblable.

OBSERVATION XXXV

Pleurésie double latente apyrétique, avec éosinophilie et phagocytose des macrophages très intense, macro et microcytaire.

Résumé de l'observation clinique. Len, 18 ans, journalière,
28 octobre 1905. Hôpital Broussais. Aucun antécédent héréditaire.

Rhumatisme à 4 ans et à 11 ans. Soignée à 12 ans, 3 mois à l'hôpital pour anémie ; réglée à 13 ans : grossesse normale à 16 ans (enfant sain) ; fausse couche de 3 mois 1/2 en janvier dernier. N'a jamais toussé. Depuis un mois, transpire un peu la nuit et aurait maigri de 3 kg.

Le 22 octobre au soir, elle ressent une douleur vive sous le sein gauche, sans irradiation, empêchant le sommeil, la faisant marcher courbée en deux. Pas de toux, ni d'expectoration. Cette douleur augmente progressivement pendant 2 jours, puis diminue et disparaît. A ce moment (25 octobre) ; nouvelle douleur à droite avec les mêmes caractères qu'à gauche mais moins prononcée.

Examen. Malade paraissant en excellente santé ; très bonne mine ; se plaint toujours d'une douleur à droite : Ne tousse pas, ne crache pas.

Poumons : *En avant.* S — V + R— au sommet droit, Traube sonore, on ne peut dire si la lésion est ancienne ou récente. En arrière, submatité depuis la 8ᵉ épineuse à droite s'accentuant vers la base, la ligne de matité descend vite latéralement. R — à ce niveau. Petite zone de bronchoégophonie hilaire qui n'existait pas à l'entrée. A gauche, S — R —depuis la 10ᵉ épineuse, même forme de matité. On retire 3 c. c. de liquide dans le 10ᵉ espace droit.

30 octobre. — Toujours excellent état. Mêmes signes : On retire à droite 1 c. c. de liquide légèrement louche et rien à gauche.

31 octobre. — Mêmes signes sauf que la matité droite ne remonte plus qu'à la 9ᵉ épineuse. Aucune modification de la voix. Sort le 31 au soir sur sa demande.

Recherches de laboratoire : *Cultures* : En bouillon trouble peu accentué, sans voile, avec dépôt au fond.

Sur gélose, 1 à 2 colonies blanchâtres, saillantes, poussant lentement et pas sur tous les tubes. Morphologie ; diplocoque allongé, sans capsule, ne prenant pas le Gram, associé par 5 — 7 — ; 1 centim. cube de culture en bouillon et une goutte de culot ne tuent pas la souris ; même en injection intrapéritonéale.

Inoculation au cobaye de 3 c. c. de liquide le 28 octobre : Pas de tuberculose, mais depuis 2 mois n'a pas augmenté de poids, malgré sa jeunesse (390 grs.).

Cytologie. 28 octobre. — Liquide couleur d'urine nerveuse avec gros culot gluant. Très grande prédominance des macrophages

áctifs, vacuolisés, en division ou phagocytaires, peu de polynucléaires. Lymphocytes un peu plus nombreux. Rares éosinophiles.
Au Dominici, on voit dans les polynucléaires et aussi dans quelques macrophages de rares diplocoques allongés, analogues à
ceux de la culture, dont quelques-uns sont libres.

30 octobre. — Liquide plus trouble. Macrophages énormes.
bourrés d'inclusions. Les macrophages non phagocytaires sont
très rares. — Nombreuses hématies. — Rares polynucléaires et
lymphocytes. Très nombreux éosinophiles sains ou pycnotiques,
jusque dans les macrophages. A l'éocyanine, on voit à côté d'éosinophiles francs des polynucléaires à granulations d'un violet rouge,
assez rares, de moyenne grosseur ; ceux-là seuls sont macrophagés.
A l'hématéine, ces polynucléaires se confondent avec des éosinophiles vrais ; cependant leurs grains sont petits, plus rares, et
moins rouges .

Observation XXXVI

Pleurésie survenue après un accouchement avec fièvre irrégulière et évolution
subaiguë paraissant influencée par les lésions utérines. Eosinophilie constante
et abondante, macrophagie et polynucléose durables; lymphocytose terminale
mais pas pure ; tuberculose peu vraisemblable.

Résumé de l'observation clinique. Bon. Augustine, 24 ans,
ménagère, 6 avril 1906, Hôpital Broussais. Aucun antécédent héréditaire ou personnel de tuberculose ; première grossesse il y a
2 ans ; enfant mort à 11 mois de convulsions. Deuxième accouchement il y a 6 semaines (26 février) normal. Fille vivante et bien
portante. La mère l'a nourrie un mois. Au bout de 13 jours
après l'accouchement elle rentre chez elle où elle prend froid.

Dans la nuit du 12 au 13 mars, elle est prise de frissons et d'un
point de côté gauche. Elle se lève néanmoins les jours suivants et
15 jours après, part pour la Creuse, où elle reste 8 jours, toujours
souffrante de points de côté bilatéraux au niveau du rebord costal.
Elle a perdu en rouge pendant 1 mois, depuis elle perd beaucoup
en blanc.

Revenue à Paris le 30 mars, elle s'alite ne toussant pas encore ;

actuellement elle tousse un peu. Depuis 15 jours elle a rapidement maigri.

Examen : Elle se plaint surtout de douleurs au niveau du rebord costal et sous les mamelons. La pression réveille la douleur sur les bords du sternum et au niveau du point phrénique sterno-mastoïdien des 2 côtés. Bouton diaphragmatique très douloureux. Nausées depuis 4 jours. Hoquet la veille de l'entrée.

Poumons : En avant. S $=$ aux 2 sommets. Traube sonore. $R =$ aux 2 sommets avec quelques râles inspiratoires qu'on entend surtout bien dans l'aisselle. En arrière, $S =$ aux 2 sommets. Légère submatité à la base droite ; à gauche, matité depuis la 5e épineuse s'inclinant vers l'aisselle rapidement. A droite, respiration soufflante, avec bronchoégophonie légère à la base. A gauche. $R = $ O à la base. On entend aussi à la partie supérieure de la matité et vers l'aisselle, un souffle plus rude avec quelques râles sous-crépitants. Egophonie très nette sur toute la hauteur de la matité et dans l'aisselle, sauf à l'extrême base. En avant, matité de 2 travers de doigt suivant le trajet scissural.

8 avril. — La matité droite n'a pas varié. Rien au hile. Bronchoégophonie et R soufflante à l'extrême base.

Ponction négative. A gauche, la matité remonte aussi haut que la veille, mais est divisée en 2 zones, l'une basilaire l'autre scissurale séparées par 2 doigts de submatité. La matité supérieure s'étend dans l'aisselle et jusqu'en avant. Traube libre. Dans toute la zone de submatité et de matité, on entend un souffle à type pleurétique, mais légèrement tubaire et une égophonie très franche qui s'étendent jusqu'en avant. Douleurs moins vives sauf le bouton diaphragmatique.

9 avril. — Même matité. Le souffle est franchement pleurétique.

De plus, on entend dans l'aisselle et à la base gauche de fines crépitations.

11 avril. — La matité gauche tend à s'entendre à la partie postéro-inférieure du Traube. Léger skodisme au sommet.

12 avril. — La température tombe. Etat général très bon.

La matité ne remonte qu'à la 7e épineuse. R — dans la zone de matité. Le souffle très léger ne s'entend plus que dans l'aisselle au niveau du prolongement antérieur de la matité. On y entend aussi quelques frottements. L'égophonie existe aux 2 hiles et dans la zone de matité, mais n'est très nette qu'à gauche le long de la colonne du hile à la base. Règles.

16 avril. — La température remonte à 39°. Pouls 100. Elle se plaint de l'épaule droite ; les points supérieurs du phrénique sont encore sensibles. Rien d'anormal à droite. A gauche, matité depuis la 5ᵉ épineuse, postéro-latérale, avec Traube libre. Le souffle pleurétique très typique s'entend dans toute la matité déjà depuis la veille. Egophonie dans les mêmes limites. S + au sommet gauche en avant. Cessation des règles depuis le matin.

18 avril.— Même état. Toucher vaginal. Col entr'ouvert et déchiqueté ; antéflexion du corps ; léger effacement du cul-de-sac latéral droit et immobilisation de l'utérus de ce côté. Utérus très gros.

21 avril.— Même état. Légère résistance au doigt sous la clavicule gauche.

23 avril. — Mêmes signes.

28 avril. — La matité ne remonte plus qu'à la 9ᵉ épineuse.

Là $R = $ O. Au-dessus légère submatité. Souffle pleurétique et égophonie depuis le hile jusqu'à la base et dans l'aisselle. Pas d'expectoration ; ni de râles. La malade se trouve bien ; quelques sueurs. Ces jours derniers, légère poussée thermique, en rapport avec une réapparition des règles (1 jour). Ponction à gauche, on retire avec peine 6 cm³. de liquide qui est en lame mince. Sommet sonore en avant.

29 avril. — Point de côté droit. T. 38° S—V—R— à l'extrême base droite. Mêmes signes à gauche. La malade sort 2 jours après sur sa demande.

Revue le 20 mai : sommets normaux ; il reste uniquement une respiration un peu forte en arrière à gauche au niveau de l'angle de l'omoplate avec S — légèrement—. Bon état ; mais malade assez maigre et sans appétit.

Revue en novembre 1906. Aucun reliquat pulmonaire.

Recherches de laboratoire. Cultures : Stériles.

Cytologie ; 6 avril. — Très nombreux macrophages isolés ou en placards petits, le plus souvent bourrés d'inclusions. Très nombreux polynucléaires dont beaucoup sont éosinophiles ou à gros grains cyanophiles, nombreux lymphocytes. Sang.

7 avril. — même formule.

9 avril. — Même formule ; un peu plus de lymphocytes.

12 avril. — Même formule, les polynucléaires sont plus nombreux que les lymphocytes, plus de la moitié sont éosinophiles.

20 avril. — Les macrophages sont plus vacuolaires, même formule.

28 avril. — Même formule, les lymphocytes prédominent.

11 avril. — Epanchement droit : quelques gouttes de liquide ; quelques petits placards endothéliaux.

Inoculations à 2 cobayes de 20 c. c. d'épanchement le 9 avril 1906. 1er cobaye mort en 24 heures : femelle pleine. 2e cobaye survit, pas de tuberculose.

Pleurésie traumatique éosinophilique.

Observation XXXVII

Pleurésie hémorrhagique à éosinophiles succédant à un traumatisme.— Latence presque absolue. Inoculation négative au cobaye.

Résumé de l'observation clinique. Lal. Julien, 46 ans, parqueteur, 17 mai 1906. Hôpital Broussais. Le malade est passé de chirurgie où il était soigné pour des contusions multiples et où on avait constaté par hasard les signes d'un épanchement pleural gauche évoluant sans signes fonctionnels. Marié une première fois à une femme morte de tuberculose pulmonaire il y a 11 ans, il en a eu 5 enfants tous morts de méningite tuberculeuse. Remarié à une deuxième femme bien portante, il en a eu 5 enfants tous bien portants dont l'aîné a 10 ans. Exempté du service militaire pour fracture de jambe, il a toujours joui d'une santé parfaite.

Le 24 avril, il fit une chute de 2 étages et tomba sur le côté gauche. Transporté à Boucicaut, où on constata l'absence de toute fracture, il en sortit 2 jours après, mais pour rentrer bientôt à Broussais, à cause de douleurs dans la hanche, le côté et l'épaule gauches. C'est en chirurgie, qu'on reconnut par hasard sa pleurésie, car il ne se plaignit pas de quelques élancements dans son côté gauche.

Examen le 17 mai. Homme grand et vigoureux. Ecchymose étendue de la hanche gauche ; sur le bras et l'avant-bras droits, nœvi congénitaux.

Poumons. S et R normaux partout, sauf à la base gauche sur les 3 derniers espaces intercostaux.

Là SOVO.—La matité est uniquement postérieure et ne s'étend ni latéralement, ni avant. A ce niveau, on entend un souffle pleurétique doux très net, avec broncho-égophonie et pectoriloquie aphone. Rien dans tous les autres appareils.

19 mai. — Ponction exploratrice. L'aiguille pénètre dans une cavité où elle reste mobile, ne bute pas contre le poumon. Le liquide retiré est franchement hémorrhagique.

21 mai. — Etat général toujours parfait ; mêmes signes.

22 mai. — Nouvelle ponction. Liquide encore plus hémorrhagique.

23 mai.— Sort sur sa demande. Matité des 2 derniers espaces avec souffle et égophonie.

Recherches de laboratoire.Inoculation de 10 c.c. de liquide au cobaye : pas de tuberculose.

Cytologie : 19 mai et 22 mai : formule identique. Enormément de sang, macrophages vacuolaires isolés ou en petits placards, rares lymphocytes, quelques polynucléaires ordinaires ; très nombreux mono ou polynucléaires éosinophiles avec tous les intermédiaires. Dans les mononucléaires, les granulations sont un peu allongées et moins nombreuses. A l'éocyanine, quelques mono et polynucléaires ont des grains cyanophiles allongés. Pas de mononucléaires moyens à petits grains cyanophiles.

Réactions pleurales dans les pneumonies séreuses, contemporaines de l'infection.

OBSERVATION XXXVIII

Pneumonie franche aiguë ; avec exsudation pleurale très légère pseudo-purulente.

Résumé de l'observation clinique. Kœn..., 22 ans tailleur, 5 juin 1904. Hôpital St-Antoine. Aucune maladie antérieure : le 31 mai à 3 heures du matin, il est pris subitement d'un violent point de côté dans l'hypochondre gauche. Puis apparaît un grand frisson intense et prolongé. Il se soigne quelques jours chez lui.

Examen : Expectoration peu abondante, muqueuse ; quelques crachats rouillés.

Poumons : Rien en avant ; En arrière ; dans la partie moyenne du poumon gauche souffle tubaire avec couronne de râles crépitants. A ce niveau matité. V +; ces derniers signes s'étendent jusqu'à la base. Vomissements, constipation, grosse rate. Légère albuminurie ; prostration marquée.

8 juin.— Défervescence brusque, le souffle à disparu, râles sous-crépitants de retour très nombreux.

14 juin. — Le malade sort guéri, sans aucun reliquat.

Recherches de laboratoire : Cultures : Stériles.

Cytologie : On retire le jour de l'entrée de la base gauche, quelques gouttes de liquide d'aspect séro-purulent.

Grande prédominance des polynucléaires ordinaires, sains. Pas d'éosinophiles, ni de lymphocytes. Nombreux macrophages dont beaucoup en activité phagocytaire. Presque pas de sang.

OBSERVATION XXXIX

Pneumonie gauche franche, aiguë avec participation pleurale décelée uniquement par la clinique.

Résumé de l'observation clinique : Bou..., Alfred, 36 ans, boulanger, 5 juin 1905. Hôpital Broussais. Aucune maladie antérieure. Depuis 8 jours est fatigué et courbaturé. Le 3 juin, à 7 heures du soir, il sent brusquement un point de côté violent, l'empêchant de respirer et localisé au côté gauche en arrière. En même temps; violent frisson prolongé. .

Examen : A l'entrée, on trouve un gros souffle tubaire à la base gauche avec S O — ; mais les vibrations sont plutôt diminuées. En avant, l'espace de Traube est mat. Ponction négative.

6 juin. — Léger skodisme au sommet gauche. L'espace de Traube est redevenu sonore. En arrière, S O. V — à la base gauche ; S — V = à la base droite. R — à la base droite. Petits râles fins à la base gauche avec quelques frottements. Souffle tubaire peu accusé près de la ligne médiane, mais s'élargissant et s'amplifiant dans l'aisselle où il s'accompagne de râles crépitants. Broncho-égophonie à ce niveau. Expectoration visqueuse, collante, mais non teintée.

7 juin. — Extension et renforcement du souffle. Bronchoégophonie et pectoriloquie aphone.

9 juin. — Gros râles de retour à la base et dans l'aisselle. Le souffle persiste.

10 juin. — Défervescence. Gros râles de retour, frottements nombreux. Le souffle a tendance à remonter.

13 juin. — Mêmes signes, matité moins étendue, le souffle s'entend presque uniquement au-dessous du sommet. Au-dessous, gros râles et frottements.

26 juin. — Sort guéri pour aller à Vincennes. Toutes les ponctions exploratrices ont été négatives, malgré les signes d'auscultation qui révèlent la participation de la plèvre au processus inflammatoire.

OBSERVATION XL

Paludisme et dysenterie anciens. — Double lésion aortique et mitrale. — Tuberculose des 2 sommets discrète. — Pneumonie avec pleurésie rapidement mortelle. — Autopsie.

Résumé de l'observation clinique : Pot... Emile, 32 ans, fumiste, 22 novembre 1905. Hôpital Broussais. En dehors de ses multiples affections antérieures, le malade tousse depuis août dernier, et a maigri de 7 kg.

Examen des poumons : Submatité au sommet droit en avant et en arrière ; avec respiration rude et expiration prolongée ; quelques craquements en arrière. Submatité sans liquide aux 2 bases.

15 décembre. — Céphalée passagère. Point de côté à gauche à la base avec S — R — sans souffle ; ponction exploratrice négative.

20 janvier. — Le malade allait bien, quand depuis 2 jours il est pris de la fièvre le soir ; il est abattu ; a la voix complètement voilée et tousse par quintes.

Poumons : Sonorité à la base gauche avec gros frottements ; à la base droite, matité depuis la 8e épineuse. Souffle tubaire en dehors avec V +. Voix impossible à entendre. Pas de râles. R = O, sans souffle en dedans. Ponction exploratrice positive dans le 10e espace ; liquide un peu trouble.

21 janvier. — La matité atteint la 6e épineuse ; V +. Le souffle tubaire s'étend en dedans, très limité, vers les 7e et 8e épineuses. Dans toute la matité, râles sous-crépitants de retour. Mort le soir.

Recherches de laboratoire : Culture : Staphylocoque ; culture du suc pulmonaire à l'autopsie : Pneumocoque virulent.

Cytologie : Prédominance très grande des polynucléaires. Pas de lymphocytes, quelques globules rouges. Quelques gros macrophages isolés ou en petits placards, presque tous au repos, nombre assez grand de moyens macrophages bien colorés avec quelques figures de karyokinèse.

Autopsie : Poumon droit : sommet, adhérences scléreuses cicatricielles avec quelques tubercules en voie de guérison. Scissure interlobaire inférieure lâchement adhérente par des fausses membranes peu épaisses. Lobe inférieur, plèvre chagrinée ; bloc avec coupe humide et granuleuse et pus grisâtre, d'hépatisation intermédiaire entre la rouge et la grise.

Poumon gauche : Tubercules au sommet en voie de guérison. peu nombreux. Congestion et tendance à la splénisation du lobe inférieur. Quelques adhérences anciennes brident la scissure interlobaire.

Examen des coupes : Scissure interlobaire inférieure droite adhérente à distance par des fausses membranes récentes et anciennes ; alvéolite exsudative albumino-fibrineuse avec accumulation de polynucléaires dans l'alvéole. Les deux plèvres sont œdémateuses ; l'endothélium est conservé, mais les cellules ont tendance à s'isoler, à se pédiculiser. Dans l'œdème, on voit côte à côte, des polynucléaires ; des macrophages mobilisés, quelques rares lymphocytes ; les adhérences anciennes elles-mêmes sont œdémateuses et la réaction endothéliale (pédiculisation, isolement actif) y est très marquée. Dans l'œdème on trouve aussi des polynucléaires.

Pneumonie : Légère fausse membrane fibrineuse. Les vaisseaux de la plèvre sont gorgés de sang ; dans l'œdème pleural, on trouve quelques macrophages, mais surtout des polynucléaires. L'endothélium n'existe plus. Dans la fibrine, on trouve les mêmes éléments que dans l'œdème. *Poumon*, début de pneumonie suppurée ; abondantes cellules cardiaques.

Poumon gauche ; congestion, exsudation alvéolaire, sans pleurite notable.

Observation XLI

Pneumonie franche. (Hépatisation rouge) du sommet droit avec lésions tuberculeuses récentes conglomérées et anciennes caséeuses, très limitées au milieu
du bloc. Mort au 8ᵉ jour. Autopsie.

Résumé de l'observation clinique. Br... Xavier, 36 ans, canti-
nier, 28 janvier 1905. Hôpital St-Antoine. Aucun antécédent
tuberculeux. Il y a 4 jours, point de côté et frisson violent.

Examen: Délire d'action et de parole continu. Diarrhée : incontinence. Albuminurie abondante. S—V+ au sommet droit, avec
râles crépitants fins, secs, localisés en un foyer au niveau de l'é-
pine de l'omoplate. Rien ailleurs.

30 janvier. — Agitation, délire augmente. Souffle tubaire net au
sommet droit.

Décès le 31 janvier.

Autopsie : Hépatisation rouge du lobe supérieur droit. A ce
niveau, plèvre dépolie, chagrinée, recouverte d'un léger voile
fibrineux facile à enlever. Au sommet, dépression cicatricielle
avec lésions tuberculeuses récentes en un point, anciennes et
caséeuses ailleurs, très limitées. Couenne fibrineuse le long de la
scissure interlobaire qui est adhérente. Un ganglion du hile est
tuberculeux et crétifié. Poumon gauche, congestion et œdème.

Examen des coupes ; *foyer pneumonique* : plèvre œdémateuse ;
couche de fibrine à sa surface. Dans la plèvre même nombreux
globules rouges, polynucléaires, cellules fixes mobilisées, formant
un néo-endothélium. En d'autres points, pas de fausse membrane,
simple prolifération des cellules fixes avec œdème, malgré le
foyer de pneumonie qui est sous-pleural. En ces points, la plèvre est fibreuse, épaissie, très vasculaire et riche en charbon ; çà
et là cependant on y trouve quelques polynucléaires.

Scissure interlobaire. Adhérente par de la fibrine, contenant
dans ses mailles des globules de sang épanché, quelques polynucléaires et cellules fixes déjà étoilées ou macrophages libres. Les
bords de la scissure sont formés des 2 côtés par une bordure de
vaisseaux gorgés de sang et même rompus par places. La prolifération des cellules fixes dans l'œdème est très belle, dans la plèvre viscérale qui borde la scissure.

OBSERVATION LXII

Affection à début grippal puis pleuro-pneumonie avec méningisme.

Résumé de l'observation clinique. Lar... Eugène, 17 ans, Livreur, 10 janvier 1906. Hôpital Broussais. Son père et 2 frères sont morts tuberculeux. Lui-même, bien portant d'habitude et encore la veille, se sent courbaturé le 9 au matin ; souffrant de la tête, des reins et des membres, il vomit une fois.

Examen : Malade pâle, abattu ; haleine fétide, catarrhe oculo-nasal, langue porcelainée, P. 120. T. 39.5.

Poumons : Rien en avant ; quelques râles sous-crépitants aux 2 bases en arrière.

12 janvier. — La température monte ; le pouls est à 120. Il a eu un frisson la nuit avec un point de côté gauche. Céphalée, raideur de la nuque, position en chien de fusil, léger Kernig.

Poumons : Submatité de 3 travers de doigt à la base gauche avec V—. R — Léger souffle expiratoire.

Pas d'égophonie à la base ; mais voix chevrotante au hile gauche. Une ponction dans le Xe espace ramène quelques cm³ de liquide louche.

13 janvier. — Signes méningés persistants. Liquide céphalo-rachidien hypertendu, clair, sans éléments. La matité remonte à la 9e côte et se prolonge en avant jusqu'à la matité splénique ; souffle plus intense à la base avec égophonie vraie à ce niveau.

14 janvier. — A droite, submatité de 4 doigts à la base en arrière avec R —. A gauche, la matité est remontée d'un travers de doigt ; à la partie supérieure de la matité, on entend un souffle inspiratoire et aigre avec nombreux gros râles sous-crépitants. Plus d'égophonie, mais pectoriloquie simple et aphone.

15 janvier. — La céphalée a disparu. Quelques râles à la base droite. La matité à gauche en arrière remonte à la 7e épineuse — V =. Nombreux râles sous-crépitants et frottements. A la partie supérieure souffle expiratoire très net avec belle égophonie. La ponction ramène un peu de liquide sanguinolent.

16 janvier. — Meilleur état, même signes à droite. A gauche, S — depuis la 6e épineuse, V —, Egophonie remplacée par de la bron-

chophonie. A la base R —, avec quelques sous-crépitants ; à la partie moyenne, râles crépitants avec nombreux frottements. A la partie supérieure, on perçoit un gros souffle aux 2 temps qui s'étend jusque dans l'aisselle.

17 janvier. — Début de défervescence. Matité absolue dans les 2/3 inférieurs du poumon gauche. V — Bronchophonie. Quelques crépitants à la base, plus nombreux au-dessus. Souffle tubaire à l'épine de l'omoplate.

19 janvier. — Défervescence complète ; à droite, quelques râles à la base. A gauche S — à la base, S = à la partie moyenne, S O dans la région épineuse. Souffle tubaire intense au niveau de l'épine de l'omoplate, entouré de râles de retour et de quelques frottements.

Rien à la partie moyenne. A la base R — et quelques frottements.

23 janvier. — Aucun signe, si ce n'est R — au siège de la pneumonie. Sort guéri.

Recherches de laboratoire.

Cytologie.

12 janvier 1906. — Prédominance des polynucléaires souvent vacuolaires avec tendance à la pycnose. (Noyau poussiéreux ou arborescent). Quelques macrophages, vacuolaires ou phacocytaires ; quelques hématies.

15 janvier 1906. — Même formule, beaucoup de sang ; quelques polynucléaires sont en pycnose franche.

Pas de microbes sur lames.

OBSERVATION XLIII

Pneumococcie à allure typhoïde. — Phénomènes intestinaux. — Epanchement pleural.

Résumé de l'observation clinique.

Le Bo.. 37 ans, journalier, 12 janvier 1905. Hôpital Broussais. 1 frère et 2 sœurs morts tuberculeux. Lui-même n'a jamais été malade. Il y a 10 jours, sans aucun prodrome, il a été pris brusquement de vomissements, de céphalée, d'insomnie, puis de diarrhée. Par intervalles, délire et hallucinations. Il accuse en outre une douleur légère au rebord costal droit qu'il attribue aux efforts de vomissements. Aucun frisson.

Examen : Pouls 120. T. 40°. Langue sèche. Ventre ballonné, diarrhée, grosse rate, pas de taches rosées. Albuminurie.

Poumons : R = 36. Rien en avant. En arrière, submatité à la base gauche et matité de la base droite ; respiration normale à gauche, avec quelques sous-crépitants à la base. Inspiration et expiration diminuées au sommet droit. Souffle tubaire dans toute la base depuis l'angle de l'omoplate, nombreux râles crépitants ; pectoriloquie aphone, pas d'égophonie. Gros frottements à l'extrême base. Ponction positive.

14 janvier. — Défervescence brusque ; ventre plus souple, sueurs, profuses. A la base gauche, quelques sous-crépitants. A droite, souffle tubaire localisé près de la colonne vertébrale entre la 7ᵉ et la 8ᵉ épineuses. Nombreux frottements en cuir neuf, et râles de retour.

15 janvier. — Mêmes signes.

19 janvier. — On entend encore un souffle à la partie moyenne du poumon droit, avec râles fins autour de la région soufflante. Ce souffle est toujours localisé contre la colonne vertébrale, il a un timbre doux. A ce niveau, bronchophonie, V +. Frottements au-dessous avec V — R —. Pas d'égophonie. Ponction négative.

Sort le 23 janvier. S — et frottements à la base droite. Plus de souffle.

Recherches de laboratoire.

Cytologie. 13 janvier 1906. — Nombreux macrophages moyens, peu de gros, la plupart au repos et sans inclusions. Grande prédominance des polynucléaires avec tendance à la pycnose.

Etude anatomique de 2 scissures pneumoniques.

1° *Pneumonie* (Hépatisation rouge), chez un vieillard. Hôpital Broussais.

Plèvre viscérale : fausses membranes fibrineuses épaisses, avec nombreux polynucléaires.

Scissure ; adhérente, peu œdémateuse avec une bordure vasculaire ; il n'y a pas d'organisation, mais seulement un exsudat fibrineux gluant, qui englobe quelques macrophages libres, non phagocytaires et de très rares polynucléaires.

2° *Pleurésie interlobaire parapneumonique chez un cardiaque* ; petit foyer enkysté, séreux, de 2cm de long. sur 1 cm. de large. Hôpital St-Antoine.

On trouve dans la scissure un exsudat fibrineux rempli de globules blancs remplissant la poche déjà décrite, qui siège à 2cm de la paroi externe du poumon. La scissure se continue sur les côtés avec la plèvre viscérale qui bientôt ne présente plus de fausses membranes. Les leucocytes de l'exsudat sont pour la plupart des polynucléaires ; on y trouve aussi quelques gros mononucléaires. La scissure adhérente est bordée de vaisseaux turgescents.

Pleurésies purulente et séreuse évoluant chez le même individu au cours d'une pneumonie

OBSERVATION XLIV.

Pneumococcie pleuro-pulmonaire hyper-virulente serpigineuse. — Pleurésie droite d'emblée purulente, 24 heures après le début. — Apparition d'autres foyers à gauche (Pleurésie séreuse amicrobienne) et à droite (foyers périscissuraux). — La pleurésie purulente droite paraît augmenter, en diminuant sa virulence.— Apyrexie relative.— Eléments mal colorés. — Un foyer interlobaire paraît distinct de la pleurésie de la grande cavité qui a des tendances à l'aréolisation (Ponctions diverses). Il est manifesté par des signes cliniques et la ponction profonde. — Réviviscence du pneumocoque (Streptopneumocoque) avec éléments jeunes nouveaux dans le pus. Elévation thermique. — Pleurotomie et évacuation d'1 litre de pus le 58ᵉ jour. — Guérison. — A noter l'hypervirulence du pneumocoque qui au 50ᵉ jour tue non seulement la souris, mais encore le cobaye par inoculation sous-cutanée.

Résumé de l'observation clinique : Pir..., 29 ans, camionneur, 4 octobre 1905, Hôpital Broussais. Aucune maladie antérieure, homme très robuste. Il y a 15 jours, s'est un peu refroidi et a eu quelques douleurs entre les épaules ; il toussait un peu, mais ne s'est pas arrêté.

Le 4 octobre, à 8 heures du matin, il fut pris d'un violent point de côté sous-mamelonnaire droit puis d'un malaise général et de frissons répétés. Il vomit un peu. Rapidement la dyspnée s'installe et il entre le soir même à l'hôpital.

Examen : Etat général bon, langue humide, dyspnée très marquée accrue par la douleur. Légère submatité à la base droite avec quelques râles crépitants au hile droit.

5 octobre. — Visage vultueux. Langue sèche, un peu de tirage sus-sternal. La respiration est superficielle, rapide, le changement de position provoque la toux. Signes physiques peu nets :

Matité de la base droite remontant à 1 travers de doigt au-dessous
de l'angle de l'omoplate, s'étendant peu latéralement, limitée en
dedans par une ligne obliquement descendante. V. conservées
partout, mais faibles à droite et à gauche. Murmure affaibli,
partout, mais surtout à la base droite, au-dessus de laquelle on
entend quelques râles bulleux, espacés, au niveau du hile. Expectoration visqueuse. adhérente, un peu verdâtre, non aérée.
Une ponction faite à 9 heures du matin dans le Xe espace ramène
du pus.

6 octobre. — Extension des signes physiques. La matité est plus
étendue transversalement V — R— presque O à la base droite.
Râles de bronchite à gauche. Au hile droit, râles bulleux, plus
humides qu'hier et R très soufflante.

7 Octobre. — A la base droite,la matité s'est un peu élargie dans
les deux sens. V —. Les bruits scissuraux ont disparu ; mais on
entend un souffle tubo-amphorique avec quelques râles crépitants
au-dessus. Bronchoégophonie. Pectoriloquie aphone.

8 Octobre. — La matité remonte à la 8e épineuse. On entend
toujours le souffle et les râles crépitants. Bronchoégophonie à la
base. Une nouvelle ponction dans le 8e espace ne ramène qu'un
peu de liquide séreux.

9 Octobre. — Foyer de râles crépitants un peu gros dans l'aisselle
gauche avec souffle difficile à percevoir. A droite, la matité
remonte à 2^{cm} au-dessus de l'angle de l'omoplate ; mêmes signes
à l'auscultation. Une ponction ne ramène qu'une goutte de
sérosité.

10 Octobre. — Mêmes signes.

11 Octobre. — Matité à droite depuis la 6e côte. Le souffle a notablement diminué. Une ponction dans le 7e espace est négative V—.
A gauche, mêmes signes.

12 Octobre. — A droite, mêmes signes. A gauche, matité jusqu'à
la 9e épineuse avec gros frottements et sous-crépitants. Une ponction dans le 9e espace gauche ramène un liquide riche en éléments,
mais séreux. A droite, ponction négative dans le 9e espace, dans
le 8e, ramène une faible quantité de liquide très louche. Aucune
égophonie nulle part.

13 Octobre. — A droite, S O; — V O,R O, à la base,peu de râles ;
après la toux, on entend un léger souffle contre la colonne verté-

brale. A gauche, mêmes signes. V — à la base. Le malade est monté brusquement à 40' sans explication.

14 Octobre.— Même matité. Contre la colonne, au niveau des 6ᵉ et 7ᵉ épineuses, souffle très limité et râles crépitants. — V O — Bronchoégophonie. Foyer de souffle tubaire intense avec râles crépitants latéralement vers l'angle inférieur de l'omoplate. Ponction négative à droite dans le 7ᵉ espace ; ramène à gauche avec facilité un liquide clair.

15 Octobre.—Matité depuis la 6ᵉ épineuse, descendant vers l'aisselle : et de plus matité scissurale en bande avec quelques râles crépitants sans souffle au hile. Souffle et frottements à l'angle inférieur de ,l'omoplate latéralement. Bronchoégophonie à la limite supérieure de la matité inférieure. V O —, R — à la base. A la base gauche , S — V — R — depuis la 9ᵉ épineuse avec gros frottements. Respiration soufflante au hile gauche : Herpès lingual.

17 Octobre. — Plus de souffle à droite, pas de râles, quelques frottements à la partie supérieure de la matité qui est toujours très intense. Bronchoégophonie dans la moitié inférieure du thorax. Silence respiratoire absolu. A gauche, quelques frottements à la base.

18 Octobre. — Mêmes signes ; une ponction à la base droite ramène du séro-pus ; à la base gauche seulement quelques gouttes de liquide.

23 Octobre.—Matité absolue jusqu'à l'épine de l'omoplate ; submatité de 4 doigts au-dessus. A droite quelques râles crépitants dans la région correspondant à la submatité avec R O, souffle, bronchoégophonie et pectoloriquie aphone. Rien de nouveau à gauche, le malade se plaint d'une douleur localisée sur les dernières côtes en avant.

25 Octobre.— Matité droite depuis la 8ᵉ épineuse. Submatité au-dessus plus accusée contre la colonne entre la 4ᵉ et la 6ᵉ épineuses. Là R soufflante et râles crépitants hilaires. Un foyer de râles crépitants se retrouve dans l'aisselle. S — V — R — au sommet. Douleur des attaches diaphragmatiques à la pression. S — V=. Expiration prolongée au sommet droit en avant. Ascension thermique.

26 Octobre. — Souffle tubaire et râles crépitants dans l'aisselle

droite avec égophonie franche. En somme les signes semblent localisés à la région périscissurale.

28 Octobre. — Mêmes signes ; une ponction dans le 5e espace droit ramène du pus.

2 Novembre. — Souffle axillaire et râles crépitants avec égophonie et pectoriloquie aphone. Quelques râles humides plus bas.

3 Novembre.— Matité depuis la 3e épineuse à droite, descendant obliquement vers l'aisselle, la matité se retrouve en avant en étroite bande suivant le trajet de la scissure inférieure. Là, la pression réveille de la douleur. En avant, dans l'aisselle, gros râles plus humides. Sur une bande obliquement descendante entre la 3e et la 6e épineuses, on entend un souffle expiratoire tubo-pleurétique avec de la bronchoégophonie : ce souffle se propage vers l'aisselle. A la base. Expiration soufflante, bronchoégophonie, et quelques râles. Entre ces 2 zones, la voix est normale. Ponction au niveau du 7e espace intercostal ramène du pus. Une ponction profonde scissurale ramène d'autre pus, bien plus verdâtre.

4 Novembre.— Douleur en arrière et en avant sur le trajet scissural ; souffle moins fort et râles crépitants plus nombreux. Une sonorité relative reparaît entre la scissure et la base.

5 Novembre.— Ponction scissurale, on retire 25 c.c. de pus. Avec l'aiguille, on a la sensation d'être dans une poche. Soulagement.

8 Novembre. — On entend dans l'aisselle et jusqu'en avant un souffle tubo-pleurétique, avec râles crépitants. Dans la base et contre la colonne, léger souffle avec crépitations superficielles. Ce soufle atteint le hile. Bronchoégophonie de la base, contre la colonne, surtout, au hile, avec égophonie plus franche dans l'aisselle.

10 Novembre. — La douleur scissurale persiste. Souffle en arrière au-dessous de la scissure avec nombreux râles humides.

12 Novembre. — La douleur n'est plus qu'antéro-latérale, même matité. Plus de souffle, mais râles sous-crépitants humides dans l'aisselle. Ponctions : Dans le 10e espace, pas de pus ; dans le 8e 20 c. c. de pus retiré à siccité ; à 4 doigts de la ligne médiane. Dans le 6e contre le bord de l'omoplate 18 c. c. de pus ; profondément dans la scissure 12 c. c. de pus plus sanguinolent.

16 Novembre. — Même matité ; râles en avant et arrière, nombreux. Pas de souffle. Plus d'égophonie.

17 Novembre. — Mêmes signes, un peu moins de râles.

18 Novembre. — Mêmes signes, névrite du cubital.

20 Novembre. — Le son revient un peu en haut. Le souffle réapparaît se prolongeant dans l'aisselle avec de fines crépitations et de l'égophonie. Sonorité en avant.

26 Novembre. — Passage en chirurgie. Pleurotomie le 28 à la cocaïne. On résèque 2 cm. de la 7e côte, on tombe sur une plèvre très épaisse très vascularisée, puis sur une petite poche ne renfermant que quelques grammes de pus. En décollant les adhérences supérieures, on tombe enfin dans une poche renfermant 500 gr. de pus et quelques gaz.

7 Décembre. — Plus de fièvre, bon pouls, excellent état. S = V = R = en avant. Matité en arrière depuis la 6ᵉ épineuse sans souffle, ni râles, R = au sommet, R — à la base.

24 Décembre. — Très amélioré. Engraissé. Fistule presque fermée. S — à la base et au hile droit, S = — à la base gauche. Pas de râles, sommets normaux. V — R — aux 2 bases. Sort le 30 Décembre 1905.

Recherches de laboratoire. Cytologie et bactériologie, 5 Octobre. E. droit 15 c. c. de pus séreux avec prédominance des polynucléaires, quelquefois pycnotiques, gros macrophages non phagocytaires, quelques globules rouges, nombreux pneumocoques,

8 octobre. — E. droit. 3 cmc. de liquide séreux, globules rouges et polynucléaires souvent remplis de pneumocoques, très nombreux à l'état libre dans le liquide.

12 octobre. — E. droit, même formule.

E. gauche. Liquide séreux avec gros culot blanc. Prédominance des polynucléaires, puis des macrophages gros et moyens, souvent phagocytaires. Aucun microbe.

14 octobre. — E. gauche, même formule ; polynucléaires sains : quelques lymphocytes.

18 octobre. — E. gauche. Nombreux polynucléaires, les uns sains, les autres vacuolaires sans pycnose, quelques macrophages très rares lymphocytes, beaucoup de sang.

E. droit. Pus avec polynucléaires tuméfiés, mais sans pycnose, à granulations bien conservées. Nombreux pneumocoques dans les cellules libres.

22 octobre. — Epanch. droit seul désormais. Polynucléaires de

plus en plus tuméfiés et vacuolaires, mal colorés ; figures de phagocytose et de pycnose.

3 novembre.— Pus interlobaire. Débris cellulaires, dans lesquels on reconnaît quelques polynucléaires tuméfiés plus ou moins colorés ; quelques pneumocoques mal colorés.

Pus de la grande cavité : même formule.

12 novembre. — Interlobe et grande cavité ; même formule, mais on constate surtout dans l'interlobe un nombre assez grand de polynucléaires, sains, bien colorés. Dans les 2 épanchements, on trouve des pneumocoques en chaînettes encapsulées de 12 à 15 éléments. Davantage de sang dans l'interlobe.

Inoculation d'une goutte à la souris.

Meurt en 24 heures. Pneumocoque dans le sang, repiqué sur bouillon donne une culture nette, mais ne repousse plus sur gélose A l'éocyanine, les polynucléaires sains sont bien granuleux.

18 Novembre. — Même formule : les polynucléaires sont plus tuméfiés ; mais leur noyau est très colorable, quelques-uns sont phagocytaires ; ils sont à peine nombreux.

Inoculation de 2 c.c. au cobaye sous la peau de la fesse : Mort en 48 heures avec gros œdème local, riche en pneumocoques encapsulés typiques, et septicémie sans lésions.

Réactions pleurales éosinophiliques au décours ou dans convalescence de pneumonies.

OBSERVATION XLV.

Pneumonie franche double chez un ancien tuberculeux (Mal de Pott avec abcès). — Pleurésie séreuse métapneumonique éosinophilique assez rapide. — Inoculation négative au cobaye.

Résumé de l'observation clinique. Dis... Marius, 22 ans, mécanicien, 21 avril 1905, Hôpital St-Antoine. Sur 9 enfants nés de parents bien portants, 5 sont morts dans l'enfance, 1 d'entr'eux de méningite. A 6 ans, le malade a eu un mal de Pott, avec abcès par congestion ouverts dans les aînes. A 10 ans, fluxion de poitrine droite qui a duré 1 mois. En 1901, appendicite opérée d'urgence. Depuis lors, il va bien cependant a maigri depuis 1 an 1/2.

Le 20 avril il fut pris au réveil d'un point de côté à gauche, extrêmement violent, avec un grand frisson qui dura 2 heures. Il rend dans la journée des crachats rouillés.

Examen. Souffle tubaire au niveau de l'angle inférieur de l'omoplate gauche se propageant dans l'aisselle ; pas de râles. S = O dans toute la hauteur du poumon. A droite, S = R =. Rien dans les sommets.

24 Avril. — Début de défervescence, dyspnée moindre T. 38.

25 Avril. — Nouvelle poussée (40°8) dyspnée très intense et point de côté droit

Poumon *droit.* Matité dans le 1/3 inférieur du poumon avec souffle tubaire sans râles.

Gauche. Matité diminuée, mais le souffle s'entend sur toute la hauteur.

27 Avril. — Défervescence de la pneumonie droite.

28 Avril, — T. 37° Signes identiques.

4 Mai. — On trouve en arrière dans le 1/3 inférieur droit du souffle pleurétique à timbre doux et voilé qu'il semble s'être substitué au souffle tubaire. Au sommet, souffle tubaire véritable qui s'atténue de haut en bas. — V + en haut, VO à la base. Bronchoégophonie du sommet qui mue progressivement en égophonie franche dans le 1/3 inférieur. Matité absolue dans la région des 7e et 8e épineuses. A gauche, mêmes signes, toujours sans râles. Ponction à la base droite, liquide jaune foncé un peu trouble.

6 et 10 mai. Mêmes signes ; ponctions positives.

15 mai. — Poumon gauche ; en arrière, S — au sommet, S.O ailleurs. R — au sommet, partout autour souffle d'intensité variable avec crépitants à la base ; en avant S=V=R soufflante. Poumon droit. S — au sommet. SO partout ailleurs surtout vers les 7 et 8e épineuses. R — au sommet ; souffle très intense dans les 2/3 inférieurs, surtout au maximum de matité où on trouve égophonie et pectoriloquie aphone. En avant. R—S—V— des 2 côtés en arrière, VO à la base droite.

17 mai. — SO entre 6e et 9e épineuses ; où on trouve bronchophonie et pectoriloquie aphone. Souffle dans tout le poumon.

19 mai. — Mêmes signes des 2 côtés.

22 mai. — A gauche, le souffle s'entend toujours et en outre de

gros sous-crépitants dans le 1/3 inférieur. A droite, RO partout avec VO.SO — Le souffle pleurétique persiste.

24 mai, à gauche, S. O dans le 1/4 inférieur, gros râles de retour, pas de souffle, à droite ; SO.VO.RO. depuis la 7e épineuse. Pas de souffle ; égophonie nette à la base. Ponction négative.

30 mai. — Quelques crachats hémoptoïques depuis la veille.

3 juin.— Radioscopie, légère obscurité du sommet et de la base à droite.

5 juin.—Le malade sort sur sa demande : S= aux 2 sommets en arrière. S — au sommet droit avant net avec V+R — ; S— dans les 2/3 inférieurs à gauche avec R — ; SO à droite avec V et RO. les 2/3 inférieurs. R — aux 2 sommets en arrière. A la base gauche, quelques crépitants fins ; à droite : Bronchophonie jusque vers la 7e épineuse. Bon état général.

Recherches de laboratoire. Cytologie.

6 Mai. — Nombreux globules rouges. Beaucoup de leucocytes. Réaction nettement polynucléaire, (5 à 6 pour un lymphocyte). Quelques macrophages au repos, quelques éosinophiles.

10 Mai.— Polynucléaires dont beaucoup sont éosinophiles. Beaucoup de sang. Rares lymphocytes. Macrophages isolés au repos.

13 Mai.— Liquide trouble, très fibrineux. Sang. Quelques rares mononucléaires ; pycnose légère des polynucléaires ; quelques éosinophiles.

Cultures. Staphylocoque blanc.

Inoculation au cobaye de 20 c. c. de liquide pleural le 6 mai. Pas de tuberculose.

OBSERVATION XLVI

Spléno-pneumonie, puis tardivement pleurésie avec réaction éosinophilique. —
Tuberculose peu vraisemblable.

Résumé de l'observation clinique. Guy... Charles, 54 ans, peintre, 27 avril 1906, Hôpital Broussais. Aucun antécédent héréditaire de tuberculose sauf une sœur morte de méningite. A eu 13 enfants ; 2 survivent. Aucun des autres n'est mort tuberculeux. Femme bien portante. Scarlatine dans sa jeunesse, depuis bonne santé. Il y a 3 semaines, il a été pris brusquement pendant son travail d'un point de côté droit avec frissons répétés sans être très violents. Fièvre pas très élevée. Il se met au lit, tousse beau-

coup, ne mange plus, transpire la nuit pendant 5 jours. Il entre
enfin à l'hôpital 3 semaines après le début de la maladie.

Examen. Malade maigre, pas de liseré saturnin. A l'inspection
on constate une légère dépression à la partie antérieure du thorax
à droite, reste d'une triple fracture de côtes survenue il y a 30 ans.
Le malade est assez dyspnéique. R 44 enroué.

28 avril. — En avant, sonorité normale à gauche au sommet, légèrement diminuée à droite dans les 2 premiers espaces intercostaux, V—R très légèrement plus rude à droite. En arrière à droite,
matité très intense depuis l'angle de l'omoplate avec V—. V+ au-
dessus et au sommet. R soufflante au sommet avec quelques râles.
Dans la base, souffle à type tubo-pleurétique avec égophonie,
avec quelques sous-crépitants et frottements. Ponction, quelques
gouttes de liquide à la base.

29 avril. — Mêmes signes, moins dans l'aisselle et à la base, on
entend un souffle tubaire typique sans râles.

30 avril. — Mêmes signes, souffle tubaire sans râles.

5 mai. — Le malade ne souffre pas, mais les signes se sont modifiés. En arrière, la matité remonte à la 5e épineuse et se prolonge
vers l'aisselle pour atteindre la matité hépatique normale en avant.
V— à la base, V— au-dessus. Souffle pleurétique net à la base,
pas de râles. Egophonie à la partie supérieure de la matité avec
pectoriloquie aphone très nette.

7 mai. — Le souffle ne s'entend plus qu'à l'expiration. Egophonie
et pectoriloquie aphone. Le malade est sorti une heure hier pour
aller voter, il a eu un peu plus de fièvre. La matité remonte à la
4e dorsale.

11 mai. — L'état général reste bon. La matité ne remonte plus
qu'à l'angle de l'omoplate. V— —à ce niveau, VO à la base, mêmes
signes à l'auscultation.

19 mai. — Le malade sortira demain. La température se main-
tient autour de 38°. La matité inférieure persiste sans souffle. En
somme bon état, mais signes non encore disparus.

Recherches de laboratoire. Inoculations non faites; l'épanchement n'étant apparu qu'après notre départ du service.

Cytologie. 28 avril 1906. — Quelques gouttes de liquide. Quelques globules rouges. Quelques lymphocytes et cellules endothéliales isolées peu colorées.

5 mai 1906. — Nombreux globules rouges, macrophages moyens,
au repos ; nombreux lymphocytes, assez nombreux éosinophiles
presque tous polynucléés. Revu le 9 juillet 1906. S= mais l'inspiration est légèrement diminuée au sommet droit en avant. Submatité scissurale en arrière, avec R — Bronchophonie légère et
quelques crépitations disséminées. S— à la base depuis la 8ᵉ épineuse avec V—R— ; quelques légers frottements. Le malade va
bien, mange et boit beaucoup. Il ne tousse pas pour ainsi dire, mais
se plaint de temps à autre d'élancements dans le rebord costal
droit, irradiés jusqu'à l'aine et au scrotum. Il a plutôt engraissé.

OBSERVATION XLVII

Pneumococcie à foyers successifs. — Epanchement insignifiant pseudo-purulent de la plèvre gauche. — Guérison rapide. — Sortie du malade qui revient
quelques jours après avec un épanchement éosinophilique très fugace avec
douleurs thoraciques, sans température.

Résumé de l'observation clinique. Dug... 39 ans, charpentier,
8 avril 1906. Hôpital Broussais. Aucune maladie antérieure,
malade depuis 8 jours. A ce moment, il a été pris de fièvre, courbature et céphalée, et d'une toux légère, il continue à travailler
4 jours, puis s'arrête, car la fièvre et la toux augmentent et l'expectoration apparaît. En même temps, point de côté à la base
du poumon gauche.

Examen : faciès bon ; céphalée violente, fièvre élevée, toux
quinteuse fréquente. Crachats assez abondants, visqueux, adhérents, ambrés, purulents en partie.

Poumons : En arrière ; submatité à la base droite sur 2 travers
de doigt, matité à gauche deux fois plus haute. Traube conservé.
A droite, râles crépitants dans la moitié supérieure du poumon,
plus accentuée au niveau du hile. R —à la base. A gauche. Râles
crépitants dans la moitié supérieure du poumon ; dans la fosse
sous-épineuse submatité, râles sous-crépitants et souffle expiratoire
léger. A la base R. O. La ponction ramène quelques centimètres
cubes d'un liquide d'aspect purulent. Pas d'œdème pariétal ni
de ganglions axillaires.

11 avril. — 2 doigts de submatité à la base gauche où on retire
encore un peu de pus. Râles crépitants à la base et à la partie
moyenne où S =. A droite, à la base, une main de matité avec

R —, sans liquide. Matité d'une main au sommet avec gros souffle tubaire sans râles. En avant, au sommet droit, matité avec respiration soufflante.

19 avril. — Mêmes signes. Râles au niveau du souffle à droite. Bronchophonie. Pas d'égophonie.

14 avril. — Il ne reste que des râles de bronchite des 2 côtés. Ponction négative à la base gauche.

18 avril.— Guéri ; sort. Souffre très légèrement de sa base gauche.

21 avril.— Le malade revient se plaignant de douleurs dans la ceinture scapulo-thoracique et dans le côté gauche. A l'auscultation, rien d'anormal sauf. R. très diminuée à la base où on trouve une bonne main de matité. Ni souffle, ni égophonie. Rien au hile. On retire facilement 30 c,c. de liquide hémorrhagique. Pas de fièvre.

28 avril. — Les douleurs diminuent sans disparaître avec maximum dans l'aisselle gauche. A l'examen, submatité d'une main à la base gauche avec V — R— ; quelques frottements pleuraux au-dessus. Ni souffle ni égophonie. Ponction négative.

29 avril. — Sort en bon état.

Recherches de laboratoire. 9 avril. Liquide purulent d'aspect mais ne cultivant pas et ne tuant pas la souris.

Cytologie, très grande prédominance des polynucléaires sains, gros et moyens macrophages isolés, dont pas mal phagocytaires. Pas de microbes.

11 avril.— Même formule ; beaucoup de polynucleaires sont pycnotiques ; les macrophages moyens augmentent plutôt de nombre.

22 avril. — Liquide hémorrhagique : macrophages isolés vacuolisés, quelques-uns phagocytaires ; très rares lymphocytes, nombreux polynucléaires, les uns neutrophiles ordinaires, d'autres à gros grains cyanophiles, beaucoup enfin sont des éosinophiles vrais.

Inoculation de 20 c.c. de liquide au cobaye : Pas de tuberculose.

OBSERVATION XLVIII

Pneumonie avec bronchite et léger exsudat pleural droit. — Défervescence au
  9ᵉ jour, mais persistance des signes physiques pleuro-pulmonaires pendant
  1 mois, avec localisations basilaires et scissurales et épanchement tardif,
  fugace, apyrétique, éosinophilique le 35ᵉ jour.

Résumé de l'observation clinique.

Bouc. Albert, 58 ans, homme de peine, 14 février 1906. Hôpital
Broussais. Jamais de maladie antérieure, Tousse sans arrêter son
travail depuis 4 ou 5 jours ; enfin il y a 2 jours a été pris brusquement le matin à 10 heures d'un violent point de côté droit suivi
d'un frisson intense et prolongé. Pas d'expectoration, toux pénible à cause de l'intensité de la douleur.

Examen. Grande dyspnée. R = 61. Langue sèche. Légère albuminurie. Herpès labial.

Poumons. Matité absolue dans la partie supérieure du poumon
droit se prolongeant vers l'aisselle ; submatité à la base ; séparée
de la matité par une zone de sonorité. S = à gauche. Râles sibilants à la partie supérieure du poumon droit ; un peu au-dessous,
gros souffle tubaire se prolongeant vers l'aisselle sans râles crépitants. Bronchophonie. A la base droite on ramène quelques
gouttes de liquide. A gauche, râles sibilants et ronflants dans toute
l'étendue du poumon.

16 février. R = 42. Souffle plus intense que la veille, pas de
râles crépitants.

18 février. — Le souffle est toujours très intense, quelques râles
crépitants à la périphérie. Râles sous-crépitants aux 2 bases.
R = 42.

19 février. R = 42. Râles plus nombreux que la veille. Pouls
bon = 100.

20 février. — En arrière, à droite, souffle tubaire moins intense,
râles crépitants de retour plus nombreux ; à gauche, quelques râles
sous-crépitants prédominant à la base.

21 février. — Défervescence, pouls à 80.

Poumons ; à droite, matité localisée à la partie moyenne du
poumon Submatité au-dessus et au-dessous. Nombreux râles de
retour au sommet ; à l'épine de l'omoplate, souffle et râles ;

à la partie moyenne, souffle tubaire très rude avec quelques crépitants ; à la base, râles sous-crépitants. Bronchophonie. Rien à
gauche. Sous-crépitants dans l'aisselle droite.

23 février. — Souffle au sommet droit, râles et frottements dans
a moitié supérieure du poumon.

28 février. — Très bon état général ; le malade a de très longues
et fréquentes quintes de toux sans expectoration. Auscultation
identique.

2 mars. — Très amélioré. Le souffle persiste mais bien moins
étendu, au niveau de l'épine et un peu au-dessous. Nombreux
râles de retour autour du souffle. A la base, S — R —.

A gauche ; sous-crépitants au niveau de l'épine de l'omoplate.

6 mars. — Matité scissurale avec souffle tubaire et quelques râles
crépitants. Bronchoégophonie et pectoriloquie aphone de la même
région. A la base droite, quelques gros frottements et quelques
sous-crépitants. Ponction exploratrice scissurale négative.

11 mars. — Les râles sont beaucoup moins nombreux au niveau
de la scissure droite ; le souffle s'entend très mal ; la sonorité
revient. Le malade souffre au niveau du mamelon droit. Rien
d'appréciable à ce niveau .

17 mars. — Le malade souffre du côté droit sans température.

Examen. Matité au niveau du hile. S — V — à la base. Zone
sonore entre les 2 matités. R — à la base. Souffle pleurétique expiratoire au hile avec quelques frottements, sans égophonie. Ponction négative à la scissure, mais ramène un peu de liquide à la
base. Rien à gauche.

24 mars. — Rien à gauche. S — à la scissure droite et à la base.
Souffle doux au 2 temps à la scissure avec râles crépitants et sous-
crépitants tout autour. R — à la base. Aucune modification de la
voix. Ponction exploratrice négative.

26 mars. — Submatité moins étendue au hile avec moins de
râles. Le souffle a disparu.

28 mars. — Aucun signe physique. Le malade sort guéri.

Recherches de laboratoire : *Cytologie*. 14 février. Quelques
gouttes de liquide contenant surtout des polynucléaires et quelques éléments endothéliaux, isolés, au repos.

17 mars. — Enormément de sang ; quelques placards disloqués ;
assez nombreux macrophages bien colorés, de taille moyenne.

Lymphocytes assez nombreux. Polynucléaires un peu moins nombreux, tous éosinophiles (ou cyanophiles).

Inoculation de 20 c.c. du dernier liquide. Pas de tuberculose.

[Pneumonie prolongée avec syndrôme scissural tardif.

OBSERVATION XLVIX

Tuberculose chronique très ancienne ouverte du sommet droit. — Affection à type pneumococcique de la base gauche, très prolongée avec localisations tardives à la scissure gauche, sans fièvre, et sans modifications consécutives du sommet droit.

Résumé de l'observation clinique. [Lec..., 56 ans, comptable, 10 janvier 1906. Hôpital Broussais. Il y a 10 ans, hémoptysie subite évaluée [à 1 litre. Le malade ne s'arrête pas et se met à faire des écritures. Jusqu'en 1902,[il s'enrhume facilement, toussant toutes les nuits, sans maigrir davantage et conservant son appétit. Soigné en 1902, 11 jours à Cochin, et en 1904, 24 jours au même hôpital pour bronchite. Rien de nouveau depuis. Le 4 janvier 1906 il est pris brusquement d'une douleur dorsale si vive qu'on doit le ramener chez lui. Il n'a ni frissons, ni point de côté et continue à tousser comme auparavant.

Examen : Malade amaigri, pas très dyspnéïque.

Poumons : En avant : S = au sommet gauche ; S — au sommet droit. V = à gauche, V — à droite. R. soufflante au sommet droit avec râles crépitants à la toux qui est résonnante. En arrière. S O, V + Expiration prolongée et soufflante, craquements au sommet droit. Rien à la base.

A gauche : Rien au sommet. S — à la base ; vibrations conservées. Souffle tubaire très net avec râles crépitants à la périphérie de la zone soufflante et bronchophonie.

12 janvier.—Moins de douleur. Mêmes signes au sommet droit. A gauche, mêmes signes avec davantage de râles ; plus de fièvre.

15 janvier.— Mêmes signes ; la zone soufflante est plus étendue.

18 janvier. — Température tout à fait normale. Le souffle persiste.

20 janvier. — Mêmes signes.

1er février. — Le [souffle tubaire persiste, même sur une plus grande surface. La nuit, accès de dyspnée.

20 février.— Au sommet droit, on ne trouve plus qu'une respiration soufflante sans râles ; à gauche, la sonorité est revenue à la

base avec V= et de nombreux sous-crépitants. La respiration est très soufflante au hile gauche.

2 mars. — Sortie du malade très amélioré. Le sommet droit est toujours identique. A gauche, il n'y a pas de souffle, mais une respiration soufflante avec râles crépitants et sous-crépitants localisés autour de la scissure gauche.

Recherches de laboratoire : Les crachats, le 20 janvier et le 2 mars, renfermaient quelques bacilles de Koch. Inoculés à la souris le 20 janvier, la souris est morte 10 jours après seulement de septicémie poly-microbienne.

Réactions pleurales au cours d'affections streptococciques.

OBSERVATION L

Fluxion pleurale double au cours d'un érysipèle de la face ayant débuté par un coryza.

Résumé de l'observation clinique. Duf... 25 ans, 25 juillet 1905.
Hôpital Broussais. Souffre du nez depuis 2 jours, par la narine droite, s'échappe du pus jaunâtre mélangé à de nombreuses croûtes. Aucune trace de lésion cutanée. Fièvre à 39°. L'examen microscopique du pus et la culture montrent la présence de chaînettes de streptocoques très longues presque à l'état de pureté.

Poumons. Légère submatité de la base droite avec double égophonie scissurale. Par la ponction, on retire quelques gouttes de liquide à la base droite.

26 juillet. — Frisson la nuit. T. 40°, adénopathie sous-maxillaire ; érysipèle des 2 joues et du nez. Passage à Aubervilliers.

Recherches de laboratoire. Cytologie : 25 juillet. Nombreux macrophages isolés, au repos, quelques-uns cyanophiles.

OBSERVATION LI

Septicémie puerpérale d'origine abortive avec localisations pleuro-pulmonaires

Résumé de l'observation clinique. Dat... Marie, 27 ans, ménagère, 20 mai 1905. Hôpital Broussais. Aucun antécédent morbide, 3 enfants vivants. Le 9 mai, à la suite d'une chute ? elle fit une fausse couche de 7 semaines. Depuis elle a de la fièvre. Entrée le 12 mai en chirurgie, la température oscille entre 39 et 40°.

Le 18, elle a un violent frisson, qui dure 1 heure, auquel fait suite un point de côté intense. Ce jour là, à l'examen on trouve : submatité des 2 bases, avec sous-crépitants à la base droite, plus nombreux à gauche. En avant, à gauche, râles crépitants types de pneumonie. Egophonie et souffle au niveau des 2 scissures. Ponctions exploratrices : positive à gauche, négative à droite.

Le 19 mai, elle tousse, et la température atteint 40° 7 le matin. Passée en médecine.

Examen le 20 mai : Très émaciée, faciès terreux ; réponses difficiles ; dit ne pas souffrir. Le ventre est un peu ballonné, les lochies sont un peu odorantes.

Poumons : Submatité à la base droite et matité à gauche depuis la 6e épineuse — V — à la base droite. V — à gauche dans la matité. A l'auscultation ; à droite, quelques sous-crépitants à la base ; à gauche, souffle tubaire avec maximum à la base mais s'entendant jusqu'à l'épine de l'omoplate. Tout autour, quelques râles crépitants et quelques frottements qui se prolongent en avant dans la région précordiale, où ils sont très gros et rythmés par le cœur. Bronchoégophonie biscissurale. Aucune expectoration.

21 mai. — Très mauvais état ; langue sèche, pouls 120. En avant, dans le cul-de-sac, frottements rythmés par le cœur. Matité de la base droite depuis la 10e dorsale ; submatité de tout le poumon gauche avec skodisme à la base. A partir de 4 doigts du sommet gauche, souffle tubaire avec râles sous-crépitants humides. A la base, le souffle moins fort, devient lointain, presque voilé. Souffle à la scissure droite avec douleur à la percussion et râles sous-crépitants. Râles sous-crépitants humides et frottements à la base droite, sans souffle. Bronchoégophonie nette dans le 1/3 moyen du poumon gauche et à la scissure droite. Ponction ; à gauche, 4 c.c. de liquide hémorrhagique, à droite négative.

22 mai. — P. 136, arthrites, dyspnée. Ballonnement du ventre. Matité à gauche en arrière et souffle tubaire de haut en bas avec râles sous-crépitants humides. A droite, S — V — à la base ; un peu au-dessous de l'angle de l'omoplate foyer de râles crépitants, avec souffle tubaire moins intense qu'à gauche.

23 mai. — Même état général et local. Les râles à gauche sont

gros sous-crépitants humides, à droite mêmes signes. Bronchoégophonie bilatérale plus étendue à gauche.

24 mai. — Arthrites temporo-maxillaires. Délire ; même état pulmonaire.

25 mai. — Décès à 9 heures du matin.

Autopsie : Refusée.

Recherches de laboratoire. Cytologie. 18 mai 1905.

Lymphocytes et polynucléaires en nombre à peu près égal. Macrophages isolés, souvent petits, assez nombreux, avec figures de kariokynèse. Pas mal de sang. Pas de figures de macrophagie. Pycnose assez fréquente des polynucléaires. L'aspect de la préparation rappelle assez bien une pleurésie tuberculeuse commune vers le 6ᵉ ou 8ᵉ jour.

21 mai. *Liquide hémorrhagique.* Très nombreux polynucléaires et quelques macrophages isolés au repos. Lymphocytes très rares.

OBSERVATION LII

Pleurésie purulente à streptocoques, diagnostiquée par la clinique ; non reconnue à la ponction, par suite de l'oblitération par des fausses membranes du sinus inférieur.

Résumé de l'observation clinique. Lau, Augustine, 57 ans, 25 février 1905. Hôpital St-Antoine. Interrogatoire difficile vu la dyspnée (50 R.) ; néanmoins aucun délire. Aucun antécédent pulmonaire. Il y a 12 jours environ, après un refroidissement, malaise subit, toux et expectoration, pas de point de côté, légère gêne d'abord à droite, puis dyspnée croissante. Pas de frisson.

Poumons : S — dans le 1/3 moyen du poumon droit, S O à la base. S = à gauche. V O dans la matité, V + + au-dessus. Respiration rude partout avec râles de bronchite. Quelques sous-crépitants à la base gauche ; à droite aucun souffle tubaire ; souffle pleurétique et égophonie dans la matité. On pratique 3 ponctions négatives : 9ᵉ, 10ᵉ et 11ᵉ espaces. En avant, S = à gauche ; S — à droite, à une main du sommet. Albuminurie considérable. Voussure thoracique et léger œdème de la paroi à la base droite.

26 Février. — 39°6 Dyspnée très vive. R — 40, mêmes signes à la percussion. En haut, à droite, vers l'aisselle, on entend un souffle à caractère tubaire qui s'entend aussi jusqu'au hile et même à gauche. A la base, égophonie et souffle pleurétique, mais plus

rude, plus tubaire, que la veille, où il était doux, voilé, classique.
Expectoration peu abondante très fibrineuse, aérée, adhérente ;
ce ne sont pas des crachats rouillés. Toux presque nulle.
Quelques ganglions axillaires à droite. Mort le soir,

Autopsie. Le poumon droit adhère très fort à la colonne vertébrale par des fausses membranes anciennes très œdématiées.
Il existe au-dessus du diaphragme une cavité correspondant aux
6e, 7e, 8e espaces intercostaux contenant 2 litres de pus. Le
sinus inférieur est comblé par des fausses membranes. L'aiguille exploratrice aurait trouvé du pus 1 espace plus haut. Le
poumon est atélectasié, réduit à un moignon, recouvert de fausses
membranes purulentes. Hépatisation nulle part. Bronchite purulente. Ganglions bronchiques droits, gros, mous, violacés. Congestion du poumon gauche.

Examen cytologique du pus. Bactériologie. Polynucléaires
en plasmolyse. Nombreux mononucléaires et lymphocytes.
Streptocoque pur très abondant.

Examen des coupes : Base du poumon. Atélectasie : la
plèvre est recouverte d'une épaisse membrane fibrino-purulente,
riche en polynucléaires, avec tendance à l'organisation par sa
face profonde : à ce niveau, dans les alvéoles il n'existe qu'une alvéolite catarrhale légère.

Coupe vers la partie moyenne : La lésion prédominante est une
alvéolite à la fois épithéliale et fibrineuse par places ; dans les
alvéoles on trouve, outre les cellules épithéliales et la fibrine,
quelques polynucléaires et de nombreux lymphocytes quelquefois en amas ; tout le poumon est très congestionné ; à ce niveau
la plèvre n'est recouverte que d'un léger exsudat fibrineux, renfermant des polynucléaires des macrophages isolés et de nombreux
lymphocytes. La plèvre est très œdémateuse et renferme des macrophages mobiles en abondance ; beaucoup de lymphocytes et des
polynucléaires quand l'alvéolite sous-pleurale est suppurée. Congestion, lymphomes abondants à la limite de la plèvre et du
poumon.

Coupe au niveau du diaphragme. A ce niveau les plèvres
diaphragmatique et viscérale sont adhérentes, mais limitent entre
elles de petits espaces, petites pleurésies enkystées microscopiques, dont les unes sont fibrineuses, les autres sont suppurées,

Les deux plèvres sont très œdémateuses, très riches en éléments :
macrophages, lymphocytes et polynucléaires et en vaisseaux.
L'état du poumon rappelle la coupe précédente.

OBSERVATION LIII

Hépatisation pulmonaire abcédée à streptocoques avec épanchement pleural chez
un tuberculeux.

Résumé de l'observation clinique. Bl. 28 Mai 1905. Hôpital
Broussais. Le malade entre d'urgence à 3 heures du soir. Il est
malade depuis 5 jours ; bien que très fatigué, il répond encore aux
questions. Trémulation de la langue et des mains. T. 40°6. Langue
sèche ; crachats jus de pruneaux. Le soir, agitation, délire, hallucinations de la vue. Décès subit à 9 heures.

Poumons : S —, R + soufflante aux 2 sommets, V — à droite au
sommet. Matité de la base gauche, avec VO à la base, V + à la
partie moyenne. R — à la base. Bronchite diffuse bilatérale, gros
râles sous-crépitants dans l'aisselle gauche. Ponction positive à
gauche.

Recherches de laboratoire: Cultures : Streptocoque. *Cytologie* :
Prédominance très nette des polynucléaires en pycnose, avec
noyau unique réduit à une boule sphérique. Quelques placards et
cellules endothéliales isolées non macrophagiques. Beaucoup de
sang. Les polynucléaires n'ont plus de grains neutrophiles et le
protoplasma est légèrement basophile (bleu gris au Dominici).

Autopsie. Adhérences anciennes du poumon droit, surtout au
sommet ; emphysème marqué et quelques tubercules au sommet ;

Poumon gauche. A la base, la plèvre est mate, dépolie, recouverte d'une fausse membrane jaunâtre qui tapisse aussi le diaphragme. Le lobe inférieur est atteint d'hépatisation grise et on
trouve au centre une grosse cavité anfractueuse et déchiquetée,
grosse comme une orange, remplie de pus de couleur grise. Au-
dessus, hépatisation rouge. Tuberculose peu étendue du sommet ;
nodules isolés. Foie gras et gros.

Examen des coupes : foyer de pneumonie, alvéolite fibrineuse
suppurée, la plèvre est recouverte d'une légère couche de fibrine
lamellaire, dans laquelle on trouve des polynucléaires et quelques
macrophages isolés, éléments qui se retrouvent dans l'œdème
pleural.

Coupe à la partie moyenne. On y trouve près de la plèvre des îlots tuberculeux caséeux en dehors de ces points, le parenchyme pulmonaire est presque normal ; il existe par places, des fausses membranes fibrineuses irrégulières, riches en polynucléaires et en macrophages isolés près du poumon. En certains points, on perçoit la lésion pleurale à son début, et alors, on voit un dépôt fibrineux régulier, réticulaire, bordé du côté pulmonaire et du côté de la cavité, par une couche unique de cellules endothéliales. toutes isolées les unes des autres, et s'appuyant sur la fibrine. Dans le réseau réticulaire, on trouve aussi quelques cellules endothéliales isolées, des polynucléaires et de très nombreux streptocoques ; l'œdème pleural est peu marqué, on y assiste à la mobilisation typique des cellules fixes.

Réaction pleurale dans un cas de septicémie appendiculaire

Observation LIV

Septicémie d'origine appendiculaire. Pleurésie droite. Mort par péricardite avec double bronchopneumonie et épanchement pleural double.

Résumé de l'observation clinique. Mon. Alice, 20 ans, concierge. 15 Mai 1906. Hôpital St-Louis. Père mort tuberculeux à 68 ans. après 10 ans de maladie. Un oncle et une tante morts de tuberculose. Elle même a eu dans l'enfance une adénite cervicale froide suppurée. Anémie depuis la formation à 15 ans avec fatigue facile ; surmenage et veilles prolongées depuis 2 ans. En Juillet 1905, la fatigue et la pâleur augmentent. Apparurent alors des accès fébriles qui se sont reproduits d'une manière irrégulière jusqu'à l'heure actuelle. Sueurs nocturnes abondantes. Douleurs lombaires et abdominales qui font croire un moment à une appendicite, d'autant que la malade est très constipée. Les douleurs disparaissent en Janvier 1906. A ce moment, apparition de douleurs rhumatoïdes des doigts et des 2 genoux, s'accompagnant de nodosités sous-cutanées ; durée 15 jours. Enfin il y a deux mois, la malade s'est réveillée bouffie ; anasarque les jours suivants qui s'atténue par le régime lacté. Enfin, depuis 15 jours, elle a une toux opiniâtre, quinteuse, mais grasse, qui n'existait pas auparavant.

Examen : Embonpoint conservé. mais pâleur extrême. Adénopathies multiples généralisées, dures, mobiles. Rate volumineuse débordant les côtes. Rythme ébauché de galop à gauche. Pouls très rapide et très petit (120) : Albuminurie, 0 g. 50 par litre. Ventre météorisé sans ascite et peu douloureux.

Poumon : S O. V O R O sur une main à la base droite, avec quelques sous-crépitants très fins. Egophonie scissurale droite. Rien au sommet.

17 mai — Même état : galop plus net. Plus de râles ; l'égophonie hilaire persiste avec S — R —.

20 mai. — Depuis le matin, vomissements incessants, alimentaires et bilieux. Vertige. Pâleur extrême malgré 39•. 6 de Θ. Pouls à 150, très petit. Signes pulmonaires plus atténués. Météorisme abdominal plus intense. Amblyopie. Légère surdité.

21 mai.— Submatité aux 2 bases, râles crépitants ; souffle tubo-pleurétique au-dessus des râles à droite, dans tout le poumon à gauche. Pouls radial imperceptible. Décès à 2 h. du matin, le 22 mai.

Recherches de laboratoire. Sang : 16 mai. Crise hématoblastique nette. Grande abondance de globules nains. Pas de leucocytes anormaux, ni de leucocytose.

Cytologie. 21 mai: *Epanchement droit* : énormément de sang, prédominance des polynucléaires ; quelques gros mononucléaires isolés ; assez nombreux lymphocytes.

Epanchement gauche : liquide d'aspect séro-purulent, prédominance des polynucléaires dont beaucoup encore sains, quelques lymphocytes et mononucléaires.

Autopsie : Un peu d'ascite sanguinolente. Appendice à extrémité tuméfiée et rouge avec exsudat fibrineux récent et ganglions rouges dans le mésentère. Foie mou 1810 gr. Rate 270 gr. Liquide péricardique abondant sans fausses membranes.

Poumon gauche. Pas d'adhérences: Epanchement jaunâtre séro-purulent. Le poumon est recouvert de fausses membranes jaunâtres. Bloc inférieur compact, rouge violacé, avec foyers blanchâtres de broncho-pneumonie suppurée. Œdème et légère carnification du lobe supérieur. Aucun tubercule.

Poumon droit : Adhérences déjà anciennes à la base. Un peu de liquide sanguinolent. Poumon dur à la base, carnifié, avec léger dépôt fibrineux à la base. Œdème pulmonaire et congestion des lobes supérieurs. Œdème de la scissure interlobaire adhérente lâchement. Pas de trace de tuberculose.

Examen des coupes : Des 2 côtés l'aspect général est le même. Les alvéoles sont littéralement bourrés de polynucléaires ; ainsi que le tissu pleural. La réaction macrophagique paraît infime à côté de l'afflux des polynucléaires. Des 2 côtés, l'œdème pleural est marqué, mais à droite, il se fait dans une plèvre fibreuse, et c'est dans l'épaississement fibreux que se trouvent les polynucléaires (Reste de l'atteinte primitive à droite). Du côté gauche, fibrine peu abondante avec mêmes éléments que dans la plèvre.

Broncho-pneumonies médiastinales postérieures gangréneuses avec signes localisés à l'angle vertébro-scissural.

OBSERVATION LV

Cancer œsophagien avec fistule œsobronchique. — Bronchopneumonie gangréneuse, — Œdème pleural et bronchopneumonie médiastinale. — Signes physiques localisés dans l'angle vertébro-scissural. —Mort. — Autopsie.

Résumé de l'observation clinique. Lec...56 ans, employé de banque, 28 février 1906. Hôpital Broussais. Signes de cancer œsophagien depuis 15 mois. Amaigrissement de 30 kil. Les solides ne passent plus dans l'estomac. Depuis 15 jours, il tousse ; fréquemment enrhumé l'hiver, il crachait abondamment au réveil, mais jamais comme à l'heure actuelle. La toux a débuté brusquement il y a 15 jours, et de suite, l'expectoration a apparu, verdâtre, très abondante, d'odeur gangréneuse.

Examen : Poumons, à gauche rien d'appréciable. A droite, râles de bronchite en avant ; en arrière, matité angulaire, à sommet hilaire et à sinus inférieur de la 3e à la 8e dorsale. A ce niveau, quelques râles crépitants et bronchoégophonie ; juste au-dessous, souffle peu fort et très localisé avec pectoriloquie aphone très nette. Ponction négative.

3 mars. — Souffle très rude plus étendu. Les râles prennent un timbre humide. A gauche, bronchite.

6 mars. — Très mauvais état. Voix voilée ; légère dyspnée continue. A l'auscultation, souffle intense dans toute la matité, à timbre caverneux et gros râles humides caverneux. Bronchite partout ailleurs et dans le milieu du poumon gauche.

8 mars. — Décès par dyspnée progressive.

Autopsie : Poumon gauche ; le tissu ne s'affaisse pas. Le poumon est recouvert d'une plèvre légèrement dépolie. Gros emphysème des bords. Quelques foyers de bronchopneumonie disséminés.

Poumon droit : Œdème pleural médiastinal et dans la région correspondant au triangle de matité. La scissure inférieure est adhérente par des fausses membranes récentes. Le poumon forme bloc. A sa partie postéro-intérieure, se trouve un nodule cancéreux. Nodules bronchopneumoniques à la partie moyenne. En incisant l'œsophage par sa face postérieure, on trouve un cancer au niveau du hile pulmonaire et un orifice à l'emporte pièce large comme une pièce de 50 centimes, oblitéré par un bouchon de poumon sphacélé, faisant communiquer l'œsophage avec l'origine de la bronche droite. Les ganglions de la gaîne bronchique sont aussi cancéreux. Au niveau de la bifurcation de la bronche droite, on trouve une petite cavité gangréneuse pulmonaire de la taille d'une noisette. Aortite aiguë récente dans la zone voisine du cancer.

Examen des coupes : Poumon gauche ; type de broncho-pneumonie ; nodules péri-bronchiques extrêmement nets, tantôt fibrineux, tantôt déjà suppurés. Œdème notable de la plèvre avec villosités fibrineuses à la surface. Dans la fibrine, on trouve surtout des macrophages isolés, de nombreux lymphocytes, quelques polynucléaires au voisinage des foyers suppurés. L'endothélium pleural n'existe plus. Dans la plèvre elle-même, il n'y a pas de cellules fixes, mais de nombreux vaisseaux dilatés et une infiltration par les lymphocytes et les macrophages. Çà et là, quelques polynucléaires. Bronchite purulente. Angiomatose péribronchique.

Poumon droit : zone médiane en plein œdème. Mêmes lésions du poumon qui est très scléreux, mais davantage de suppuration. La surface pleurale peut à peine se délimiter de la fausse membrane qui la recouvre; cette membrane est plus épaisse qu'à gauche. La plèvre est extrêmement œdémateuse, criblée de vaisseaux. Dans la fibrine, on trouve de nombreux polynucléaires, quelques macrophages et lymphocytes. On retrouve les mêmes éléments dans la plèvre, qui ressemblent à un véritable tissu aréolaire.

Coupe au niveau du noyau secondaire cancéreux. Là aussi existe une fausse membrane fibrineuse, mais bien moins épaisse elle existe même au niveau du cancer sous-pleural. Dans la région non cancéreuse, on trouve des lésions identiques à celles du poumon gauche, avec de très nombreux macrophages dont certains riches en inclusions et même quelques cellules géantes tout à fait isolées et sans trace de tubercules ; et de nombreux polynucléaires. Au niveau même du cancer, superficiellement, on trouve encore des gros mononucléaires, contre le cancer même seulement de nombreux lymphocytes.

OBSERVATION LVI

Bronchopneumonie gangréneuse limitée de la région médiastinale avec signes physiques perceptibles seulement dans l'angle vertébro-scissural.

Résumé de l'observation clinique. Bar... Adolphe, 39 ans, cocher, 14 janvier 1905. Hôpital Broussais.

Le 7 janvier, très bien portant la veille, et même le matin, il est pris vers midi de céphalée, de frissons et d'un point de côté gauche assez intense. Il se met à tousser. Il travaille néanmoins jusqu'à 2 heures du matin.

Les 8 et 9 janvier. — L'haleine devient fétide. Sueurs nocturnes.

Le 10 et le 11, il retourne travailler ; mais continue à tousser et à expectorer des crachats fétides.

Examen : Homme très vigoureux. Bon faciès.

Poumons : Rien en avant. En arrière, matité à gauche dans l'angle vertébro-scissural de la 3e à la 7e épineuses.

Au-dessous, légère submatité. On réveille par la pression une douleur très vive au niveau de la 4e épineuse à 2cm de la ligne médiane, S — R — dans la zone mate avec quelques râles crépitants et quelques frottements. Légère bronchoégophonie au même niveau.

Expectoration. Muco-purulente, très fétide, aigre, rappelant la colle forte.

Ponctions : Basilaire et scissurale négatives.

16 janvier. — La matité ne descend plus qu'à la 6e épineuse. Mêmes signes.

18 janvier. — La matité diminue et on n'entend plus de frottements. Crachats identiques.

21 janvier. — La matité n'occupe plus que 2 travers de doigt.

V = à ce niveau ; quelques frottements. Expiration soufflante, voix normale à ce niveau. Expectoration très abondante.

24 janvier. — Même état, mêmes signes.

4 février. — Légère élévation thermique. Point douloureux à la base du poumon droit : à ce niveau, gros frottements en cuir neuf.

5-9 février. — Même état. Disparition légère, puis réapparition des frottements à la base. Crachats toujours fétides.

10 février. — La douleur basilaire est moins vive. Crachats moins abondants et moins fétides. Les frottements persistent très localisés ; au-dessus, la respiration est un peu soufflante.

12 février. — Disparition des frottements, baisse thermique. Crachats beaucoup moins fétides.

14 février. — Bon état. Aucun signe physique. L'expectoration est encore une peu fétide.

16 février. — Sort en très bon état.

Pleurésies interlobaires gangréneuses.

OBSERVATION LVII

Pleurésie interlobaire gangréneuse examinée depuis le début. — Syndrôme scissural typique. — Guérison assez rapide par vomique.

Résumé de l'observation clinique. Mal... Joseph, peintre 38 ans, 1ᵉʳ Mai 1906. Hôpital Broussais. De bonne santé antérieure, sauf une légère bronchite depuis 3 mois sans retentissement sur l'état général ; est malade depuis 8 jours. Après un refroidissement, il a senti un léger point de côté à gauche. Il se repose 2 jours, travaille le 3ᵉ, puis ne peut continuer. Depuis il tousse et crache.

Examen : 1ᵉʳ Mai. Submatité localisée à la région scissurale gauche ; râles sous-crépitants au sommet et à la scissure. Frottements et bronchoégophonie localisés à la scissure, — S — et R — dans toute la base.

3 Mai. — Aucun signe physique, si ce n'est quelques râles au sommet et la bronchoégophonie scissurale.

5 Mai. — R. soufflante, râles sous-crépitants au sommet. Bronchophonie scissurale ; un filet de sang dans les crachats.

6 Mai. — Expectoration fétide, gangréneuse. Pas de vomique ;

mais sitôt qu'on percute la région interlobaire, le malade tousse et crache abondamment. Sommet submat.

7 Mai. — Ponction exploratrice scissurale profonde ramène un peu de pus fétide.

10 Mai. — Le sommet est moins submat, submatité entre la 3ᵉ et la 6ᵉ épineuses jusqu'au bord interne de l'omoplate, et au delà en suivant le trajet scissural zone de skodisme net. Au-dessous inspiration un peu humée, soufflante jusque dans l'aisselle avec gros râles sous-crépitants. Submatité à la base.

13 Mai. — Frottements scissuraux très nets.

16 Mai. — Légère vomique la nuit. V — au niveau de la matité scissurale, S — V — à la base ; quelques crépitations fines à la base, plus grosses et plus abondantes dans la région scissurale où l'expiration est légèrement soufflante et où l'on entend de la bronchophonie et de la pectoriloquie aphone. Ponction négative à la base.

18 Mai. — R — au niveau de la scissure et gros frottements.

19 Mai. — Matité dans tout le sommet gauche jusqu'à l'angle de l'omoplate et à la base. Submatité à la base droite. Expiration un peu prolongée au sommet droit et R — à la base. A gauche R — à la base, R très soufflante à la scissure, surtout l'expiration. Bronchophonie. Presque plus de râles. Crachats moins nombreux avec quelques petits filets de sang.

21 Mai. — Mêmes signes. R moins soufflante à la scissure. Encore quelques râles.

23 Mai. — Submatité des 2 bases. Presque plus de râles. R — dans les 2 bases, un peu soufflante au sommet gauche. Bronchophonie très légère du hile gauche. Crachats moins nombreux, presque sans odeur.

26 Mai. — Toujours S — aux 2 bases. Quelques râles après la toux dans la région scissurale. Légère bronchophonie du hile gauche. A la suite de quintes de toux, le malade a eu une vomique ce matin et a rempli un crachoir en 20 minutes.

3 Juin. — Très légère submatité aux 2 bases. Petite zone de submatité à la scissure gauche avec V —. Au sommet gauche, S — V —, mais ces signes sont à peine accusés. Dans le voisinage, et par intervalle, râles très fins et très nombreux. Très légère bronchophonie du hile gauche. Pas de pectoriloquie aphone. Dans l'ais-

selle, frottements provoqués par le choc cardiaque. En avant, tonalité un peu plus élevée au sommet gauche avec légère résistance au doigt — V — R =. Traube mat, pas de frottements. Crachats aérés, spumeux, quelques-uns encore purulents. 1/4 de crachoir en 24 heures. Va à Vincennes.

Revu à son retour de Vincennes.

13 Juin. — Très bon état général, bon appétit. Quelques quintes de toux le matin. Légère submatité du sommet et du hile gauche avec inspiration un peu soufflante au hile. Quelques crépitations dans le sommet et la région moyenne.

Revue en Janvier 1906. Il ne reste qu'une légère submatité à la base gauche : quelques tiraillements dans les efforts et aux changements de temps.

Recherches de laboratoire.

Cytologie : Pus interlobaire. 7 Mai 1905. — Quelques cellules pleurales désagrégées, à noyaux incolores, à peine reconnaissables ; quelques polynucléaires à noyau excentrique dégénérés. Pas de Koch sur lames, très nombreux microbes en chaînettes, en diplocoques ; quelques grands bacilles prenant le Gram.

<h3 style="text-align:center">OBSERVATION LVIII</h3>

Histoire rappelant la dilatation bronchique. — Signes physiques correspondant plutôt à une pleurésie interlobaire droite. — Expectoration gangréneuse. — Double épanchement pleural, passager à gauche, durable à droite, où il devient purulent. — Mort ; Autopsie. — Dilatation cylindrique des bronches, unilatérale droite, et gangrène scissurale en foyer. — Pleurésie purulente droite avec petits foyers localisés au sommet, au diaphragme, dans la scissure interlobaire.

Résumé de l'observation clinique.

Bur... 60 ans, mécanicien 10 Mai 1905, hôpital Broussais. Depuis longtemps, il tousse et crache beaucoup, faisant pour ainsi dire sa vomique le matin ; mais depuis 8 jours seulement, après s'être refroidi, il a été pris de frissons, étouffe, tousse par quintes et expectore des crachats purulents à odeur de sphacèle pulmonaire.

Examen. Rien en avant. Rien à gauche en arrière. A droite, sommet sonore ; au niveau de l'épine de l'omoplate, commence une bande de submatité de 3 travers de doigt descendant vers l'aisselle au-dessous, sur 4 travers de doigt, matité franche. Base sonore. Dans l'aisselle et en avant, pointe de matité vers le 4ᵉ espace intercostal. V — dans l'espace mat. A l'auscultation, râles sous-crépitants disséminés jusque dans la base et dans l'aisselle. Pas de souffle. Ponction scissurale profonde négative.

12 Mai. — Au niveau de la scissure, quelques bruits hydro-aériques, analogues à des bulles de gaz éclatant dans une cavité pleine de liquide.

13 Mai. —Frottements, dans la zone de matité, le long de la scissure et aussi dans l'aisselle.

16 Mai. — Mêmes signes, mais en plus, matité de 4 doigts à la base droite, avec V — à ce niveau. On entend aussi un souffle à la partie interne de la matité supérieure avec des râles sous-crépitants, 'plus abondants dans l'aisselle. Râles sous-crépitants à la base. Bronchophonie à timbre profond et pectoriloquie aphone à timbre cavitaire au niveau du souffle. A gauche, quelques râles sous-crépitants dans toute la hauteur et plus nombreux à la base. On entend la respiration jusqu'en bas, et à la base existe à peine une légère submatité. Ponction dans le 10e espace droit positive, on ne retire que 1 centimètre cube de liquide très pâle ; à gauche, la ponction est aussi positive malgré peu de signes physiques. Enfin une ponction scissurale profonde ramène 2 cmc. 4 de pus gangréneux.

17 Mai. — A droite, on n'entend plus de souffle, beaucoup de râles, crachats moins fétides.

10 Mai. — A droite respiration emphysémateuse au sommet avec quelques sibilances. A la partie interne, hilaire, souffle à caractère profond, bronchophonie ; à gauche, gros râles à la base.

22 Mai. — Pâleur, agitation, insomnie, langue sèche. En arrière, à droite, matité jusqu'à la 8e dorsale ; la submatité reparaît à la base, S — latéralement, quelques frottements à la base ; souffle à la partie moyenne du poumon s'étendant dans l'aisselle. A gauche, bronchite diffuse, souffle léger dans la scissure, quelques sous-crépitants à la base. Ponction négative à la scissure droite.

24 Mai. — Etat général un peu meilleur.

26 Mai. — Le souffle droit devient franchement cavitaire dans la région du hile. Bronchophonie et pectoriloquie aphone à ce niveau.

28 Mai. — Souffle cavitaire intense se propageant dans l'aisselle, maximum entre le 2e et le 3e espace intercostal en arrière.

30 Mai. — Teint terreux, pâleur extrême, anéantissement. Mêmes signes. Mort.

Recherches de laboratoire.

Cytologie : 16 Mai 05. *Epanchement droit* : Macrophages le plus souvent isolés, souvent mal colorés et vacuolaires. Nombreux polynucléaires, souvent vacuolaires et pycnotiques ; quelques lymphocytes ; pas de sang.

E. gauche : prédominance des polynucléaires sains. Nombreux macrophages isolés ou en petits placards souvent phagocytaires. Pas de lymphocytes ; quelques globules rouges.

Pus scissural ; Sans structure ; quelques squelettes cellulaires. Très nombreux microbes variés.

Autopsie : On trouve 2 litres et demi de liquide purulent dans la plèvre droite. En arrière, on constate que la poche purulente s'arrête au niveau de la scissure interlobaire. La languette pulmonaire inférieure et postérieure est adhérente à la plèvre diaphragmatique. En avant, entre la base du poumon et le diaphragme, nouveau foyer purulent limité par des adhérences. Bronchectasie cylindrique généralisée à droite surtout dans la partie moyenne et inférieure. — A la coupe, la scissure interlobaire est libre dans ses deux tiers inférieurs, plus haut, sur 3 centimètres, elle est adhérente, très œdémateuse, creusée de petites loges purulentes, et semble se continuer enfin avec un foyer de sphacèle pulmonaire, gros comme un petit œuf, se dirigeant vers le sommet. Le sommet du poumon est adhérent à la plèvre pariétale. Dans l'intervalle, petite poche purulente enkystée de la grosseur d'une noisette, avec œdème énorme tout autour. Œdème pleural diaphragmatique. Pas de dilatation bronchique dans le voisinage de la cavité gangréneuse.

Poumon gauche ; Un peu de bronchite, sans adhérences, sans liquide, sans reliquat de la pleurésie passagère ; sans dilatation bronchique.

Examen des coupes : *Plèvre viscérale* : Enormes fausses membranes fibrineuses contenant de nombreux polynucléaires transformés en globules de pus. Pour ainsi dire, pas d'autres éléments. Hémorrhagies près du poumon dans la fibrine. Bronchopneumonie fibrineuse suppurée.

Petite pleurésie purulente du sommet. Cette petite poche pleurale est comprise entre la plèvre pariétale et la plèvre viscérales, adhérentes partout ailleurs. On trouve au centre du pus avec de la fibrine et tout autour, s'avançant jusque dans le pus, une quantité innombrable de néo-vaisseaux.

Tout autour, le tissu lâche des adhérences est œdématié avec mobilisation des cellules fixes et dépôts de fibrine, probablement antérieurs aux adhérences.

Interlobe: adhérence des deux plèvres extrêmement œdématiées bordées des deux côtés par de la broncho-pneumonie. En certains points, véritables petits abcès interpleuraux avec nombreux polynucléaires; en d'autres points, on voit la réaction pleurale à son début avec nombreux polynucléaires et macrophages bourrés d'inclusions.

Tout autour, bordure vasculaire avec néoformation des vaisseaux.

OBSERVATION LXIX

Pleurésie ancienne; Foyer de gangrène pulmonaire corticale. avec pleurésies. interlobaire et diaphragmatique limitées. Pleurésie purulente putride· Pas de tuberculose. Mort. Autopsie.

Résumé de l'observation clinique. Gou.., Félix 49 ans serrurier, 7 Mai 1904, Hôpital Saint-Antoine. Père mort asthmatique, (tuberculose). Il y a quinze ans, lui-même a eu une bronchite qui dura 3 semaines, et il y a 9 ans, une pleurésie droite qui dura 15 jours, mais avec une convalescence de 6 mois. Depuis il a toujours été bien portant. Il y a 6 semaines, il a été pris brusquement de toux avec expectoration fétide, et abondante (1 litre en 24 heures). Depuis trois semaines, il a remarqué qu'il crachait moins quand il était étendu sur le dos et davantage dans le décubitus latéral. Il n'a jamais eu de point de côté, ni d'hémoptysies.

Il a beaucoup maigri et est très affaibli.

Examen: La toux persisté, mais les crachats diminuent (1 crachoir en 24 heures), muco-purulents, à odeur fétide.

Poumons; S-V-R- au sommet gauche; sans bruits adventices; S-V-R- au sommet droit. Entre la 7· et 8ᵉ épineuse contre la colonne, existe une zone circulaire de sonorité skodique avec souffle caverneux, gargouillement et tout autour quelques crépitants; S- à la base; frottements dans les 2/3 inférieurs.

11 Mai.— On ne perçoit plus les signes cavitaires.

12 Mai.— Les signes réapparaissent identiques.

14 Mai.— Le skodisme est remplacé par de la matité. A la radioscopie, on aperçoit à ce niveau un cercle un peu foncé divisé en
deux par une ligne horizontale; la moitié inférieure étant opaque.

18 Mai.— Les signes cavitaires s'accentuent, gagnent la base;
au-dessous râles crépitants.

24 Mai.— Décès.

Autopsie, côté droit: Le bord supérieur du foie adhère à la face
inférieure du diaphragme par des brides isolées, très résistantes.
La plèvre droite est adhérente au diaphragme par sa partie postéro-latérale. En avant, la plèvre viscérale est très épaissie. Pleurite œdémateuse des scissures interlobaires supérieure et inférieure. A la partie interne de la scissure interlobaire supérieure se trouve une cavité close du volume d'un œuf de poule
pleine de sérosité louche. Le globe inférieur est œdématié. Entre
le poumon et le diaphragme, on trouve une cavité assez volumineuse dont les parois sont constituées par la plèvre épaissie et recouvertes de fausses membranes purulentes. La cavité contient
du séro-pus. Dans la grande cavité, on trouve environ 1 lit. 1/4 de
liquide purulent fétide. A la partie postérieure, dans la gouttière
costale on trouve un foyer gangréneux superficiel, situé là où l'a-
vait révélé la clinique et la radioscopie d'une forme ellipsoïde à
grand axe vertical, d'environ 10cm. sur 5 cm. Ce foyer est très
superficiel. Paquet d'étoupes, odeur infecte.

Côté gauche : Œdème considérable, quelques adhérences au
sommet.

Examen des coupes : Plèvre diaphragmatique.(Foyer purulent) :
fausses membranes fibrino-purulentes contenant surtout des polynucléaires dans sa partie centrale et à la périphérie de nombreux
macrophages qui se fixent et transforment les membranes en un
tissu de sclérose jeune. Infiltration lymphocytaire profonde, pas
de tuberculose.

Pleuropathies du début de la fièvre typhoïde avec endothéliose pure.

OBSERVATION LX

Fièvre typhoïde avec rechute. — Epanchement uniquement macrophagique peu abondant, bilatéral, contemporain des taches rosées. — Disparition.— Hypostase. — Rechute et de nouveau épanchement pleural passager avec les mêmes caractères.

Résumé de l'observation clinique. Del... Ernestine. 18 ans, domestique, 14 mars 1906. Hôpital Broussais. A Paris depuis 1 an et demi. Malade depuis 15 jours. Depuis ce temps, vertiges, céphalée, état nauséeux, insomnie ; diarrhée depuis hier. Epistaxis ce matin.

Examen : Fièvre typhoïde sans stupeur, avec grosse rate, ballonnement du ventre ; rares taches rosées. Poumons : S — avec R — aux 2 bases. Egophonie au niveau des 2 hiles, descendant vers l'aisselle et le long de la colonne vertébrale en bandes 2 à 2 symétriques. Aucun bruit surajouté. Ponction : quelques gouttes de liquide.

16 mars. — La submatité pleurale a augmenté surtout à droite sans autres signes que R — et une égophonie extrêmement nette aux 2 hiles, moins accusée le long de la colonne vertébrale. Ponction = 1 cmc. de liquide à droite ; coloré, trouble.

17 mars. — La matité monte à droite à la 7e épineuse, à la 8e à gauche. Au hile droit, léger souffle aux 2 temps. Pas un râle. Ponction 1/2 cmc. à droite. L'égophonie n'est plus manifeste qu'aux 2 scissures. Rien aux sommets.

19 mars. — La matité diminue, atteignant la 8e épineuse à droite, la 9e à gauche. V et R diminuées à son niveau surtout à droite. Souffle moins net au hile droit. Egophonie légère à la scissure droite. Quelques frottements doux aux 2 bases.

21 mars. — Légère submatité aux 2 bases avec R très légèrement diminuée. Quelques rares sibilances dans les 2 poumons. Plus de souffle, ni d'égophonie.

24 mars. — Somnolence, constipation ; pas de toux, ni d'expectoration. Légère submatité aux 2 bases, un peu plus prononcée à gauche. Quelques sibilances.

28 mars. — Plus de sibilances. Il reste seulement un peu de submatité de la base droite.

11 avril. — Début d'une rechute. Rien aux bases.

13 avril. — La submatité reparaît aux bases avec légère roncho-égophonie hilaire. Ponction positive à droite. Signes marqués d'hypostase.

15 avril. — Il ne persiste plus que les signes d'hypostase.

22 avril. — Au milieu de sa rechute ; dans la période de descente, la malade fait une légère ascension thermique. On ne trouve aucun signe anormal, sauf une matité d'une main à la base droite. Quelques gouttes seulement de liquide. R —, pas de râles, tousse un peu.

26 avril. — Très bon état. Légère submatité de 3 doigts à la base droite — R —, pas de râles. La toux n'existe presque plus.

10 mai. — Guérison complète. Aucun reliquat pulmonaire.

Recherches de laboratoire.

Culture : Stérile.

Cytologie. 15 Mars. — Quelques gouttes contenant de nombreuses cellules endothéliales, isolées, quelquefois en placards.

16 mars. — 1cmc. Très nombreuses cellules endothéliales isolées, quelquefois formant de grands plasmodes, en train de se rompre ; bourgeonnement. Quelques mononucléaires cyanophiles à l'éocyanine.

17 mars. — 1/2 cmc. Même formule que le 15.

13 avril. — Même formule. — Lymphocytes exceptionnels.

22 avril. — Quelques gouttes. Gros culot blanc. Très nombreuses cellules isolées vacuolaires, quelques placards.

OBSERVATION LXI.

Fièvre typhoïde. — Epanchement pleural très fugace et très léger, précoce, presque uniquement macrophagique ; double. — Hypostase. — Quelques Eosinophiles à la fin.

Résumé de l'observation clinique. R... Lydie, 24 ans, domestique. 6 avril 1905. Hôpital Broussais. Début le 26 mars par sensation de froid, courbature, douleurs thoraciques avec toux sèche sans expectoration. Le 3 avril. anorexie, épistaxis, céphalée, insomnie, diarrhée.

Examen : Prostration. Rate débordant les côtes. Gargouillement de la fosse iliaque droite ; pas de taches.

Poumons : En avant, très légère augmentation de tonalité au sommet droit : Quelques sibilances disséminées.

En arrière : Submatité des 2 bases sur une hauteur de 3 travers de doigts — R — à ce niveau. Râles sibilants et ronflants aux 2 bases, surtout à droite — Pas d'égophonie, très légère bronchophonie du hile droit.

Ponction : quelques cmc. de liquide couleur d'eau sale. Culot très abondant ; le liquide surnageant est clair comme de l'eau de Roche.

9 avril. — Quelques crachats. Toux moins sèche, toujours sans point de côté. — Sibilances en avant. Submatité des 2 bases jusqu'à la Xe côte avec R — et de nombreux râles de bronchite. Ni souffle, ni égophonie. La submatité et le liquide disparaissent en 4 jours, restent les signes d'hypostase.

13 avril. — Signes d'hypostase ; sonorité normale. Guérison complète et rapide.

Recherches de laboratoire.

Cytologie ; 6 Avril. — 10 c. c. de liquide. Très nombreux macrophages isolés ou en petits placards, souvent vacuolaires ; quelques lymphocytes.

9avril. — 1c.c. même formule, davantage de lymphocytes ; quelques rares éosinophiles ou polynucléaires cyanophiles. Quelques moyens mononucléaires à petits grains cyanophiles.

Pleurésies accompagnant les broncho-pneumonies du décours de la fièvre typhoïde.

Observation LXII.

Paratyphoïde à bacille de Gaertner. — Poussée pleurale droite tardive avec fluxion œdémateuse bilatérale, sans râles appréciables.

Résumé de l'observation clinique. Ru... 15 ans, serrurier, 29 janvier 1906. Hôpital Broussais. Malade depuis 4 jours : céphalée puis diarrhée ; pas d'insomnie.

Examen : Peu de stupeur ; rate un peu grosse ; diarrhée, pas de taches, rien de pulmonaire.

2 Février. — Quelques taches rosées.

4 Février. — Bon état général. La fièvre est en décroissance. Rien de pulmonaire.

10 Février. — 17ᵉ jour de la maladie. Sensation de malaise. Submatité de 4 doigts à la base droite avec R —. Pas de râles ni de souffle. Bronchoégophonie dans là partie moyenne des 2 poumons en bandes descendantes périscissurales.

11 février. — La température est à 40°. Submatité jusqu'à l'angle inférieur de l'omoplate avec R — V —. Pas d'égophonie, ni de souffle à droite ; l'égophonie persiste au hile gauche. Pouls 116.

13 février. V — R — S — sur la même étendue. Plus d'égophonie. Pouls 100 ; la température est redescendue à 38°

14 février. -- Les signes s'atténuent. Ponction négative. Guérison rapide sans reliquats.

Recherches de laboratoire :

Culture : stérile.

Cytologie : 10. 2. 05. Liquide foncé. Grands plasmodes actifs macrophagiques et macrophages isolés. Assez nombreux lymphocytes. Beaucoup de sang. Très rares polynucléaires.

Agglutination, avec Eberth négative à 1/50 ; avec autres paratyphiques négative ; avec Gaertner + à 1/200, au moins.

OBSERVATION LXIII

Septicémie avec phénomènes pleuro-pulmonaires et intestinaux. — Hémorrhagie intestinale. — Purpura symétrique. (Possibilité de fièvre typhoïde).

Résumé de l'observation clinique. Joy.. 60 ans, 3 janvier 1906. Hôpital Broussais. En juillet 1905, s'est mis à tousser, à maigrir et à perdre ses forces. Obligé de s'arrêter à la fin d'octobre ; à cause de sa toux. A la fin de décembre, diarrhée très abondante qui persiste encore.

3 janvier. — Malade très amaigri. Langue sèche. Pouls assez bien frappé à 80°, diarrhée abondante.

Thorax : Arthrite de l'articulation sterno-claviculaire droite avec œdème et rougeur du tégument.

Poumons : Submatité au sommet droit en avant avec V Râles crépitants et sous-crépitants sous la clavicule droite. Rien à gauche.

En arrière : Submatité de la base droite avec V conservées ; matité absolue dans la moitié inférieure du poumon gauche avec V = O. A l'auscultation à la base droite, quelques râles sous-crépitants ; à gauche pas de râles, mais souffle tubaire dans l'aisselle. Pas d'égophonie. Expectoration peu abondante, nummulaire. Ponctions exploratrices, négative à droite, retire à gauche un 1cmc. de liquide.

5 janvier. — Mêmes signes. La diarrhée diminue.

6 janvier. — Nombreux râles crépitants et sous-crépitants disséminés des 2 côtés de la poitrine.

7 janvier. — Abondante entérorrhagie. Le malade a eu plusieurs frissons.

8 janvier. — Nouvelle hémorrhagie durant la nuit. 3 frissons dans les 24 heures.

Poumons : plus de souffle. Nombreux râles crépitants et sous-crépitants des 2 côtés.

9 janvier. —Abattement continue. Plus d'hémorrhagies. L'auscultation ne révèle plus rien en avant sous les clavicules ; mais il y a encore de nombreux sous-crépitants aux 2 bases, avec S— et V—.

12 Janvier.— mêmes signes.

14 Janvier.— Emaciation. Hypertrophie splénique. La matité persiste à la base gauche mais a disparu à droite. Sous-crépitants et frottements dans les deux bases.

18 Janvier.— Mêmes signes. Expectoration purulente. Apathie.

22 Janvier.— Amaigrissement énorme. Escarre sacrée. Pouls petit, mêmes signes pulmonaires. Eruption purpurique symétrique.

24 Janvier.— Mort.

Recherches de laboratoire : Cultures du sang et du liquide pleural. Staphylocoque.

Cytologie : 4 Janvier.— Peu d'éléments. Prédominance des polynucléaires; squelettes de cellules endothéliales, beaucoup de sang. En somme, reliquat d'un épanchement déjà ancien.

6 Janvier.— Prédominance des macrophages isolés ou en grands plasmodes, bien colorés, au repos ou avec quelques inclusions. quelques polynucléaires et lymphocytes, nombreuses hématies.

Autopsie : Ulcérations gastriques ; iléo-cœcales ; psorentérie, analogues aux lésions typhiques.

Foie dégénéré et gros. Rate diffluente.

Plèvres peu touchées avec quelques adhérences à la base; quelques foyers de broncho-pneumonie dans les deux poumons. Emphysème du sommet et des bords. Sclérose pulmonaire. Aucune trace de tuberculose.

Examen des coupes.

Poumon : Alvéolite desquamative avec présence des polynucléaires dans et autour de certaines bronchioles, catarrhe albumineux alvéolaire, la plèvre est relativement peu modifiée; on constate seulement une légère infiltration lymphocytaire et une mobilisation des cellules fixes. En d'autres points; îlôts types de broncho-pneumonie; mais quand ces lésions siègent seulement à un demi-centimètre de la plèvre, celle-ci n'est pas davantage modifiée. En certains points cependant il existe des adhérences de nouvelle formation, on trouve alors une desquamation en larges placards sous forme de rubans. La plèvre est œdémateuse ; les cellules fixes se mobilisent et çà et là on trouve quelques polynucléaires. Ce point correspond à un foyer de broncho-pneumonie suppurée microscopique exactement sous-pleural.

Foie: Cardio-graisseux.

Fièvre typhoïde accompagnée pendant toute sa durée d'épanchements pleuraux variables

OBSERVATION LXIV

Rétrécissement mitral. Tuberculose ancienne? Affection à allures typhoïdes sans séro-diagnostic d'Eberth positif. Accidents pleuro-pulmonaires d'emblée et variables dans le cours de la maladie avec épanchement pleural droit à formule cytologique variable. Guérison. Inoculation négative.

Résumé de l'observation clinique. Rem... Herminie, 40 ans cartonnière, 21 octobre 1905 Hôpital Broussais.

Rétrécissement mitral diagnostiqué à l'âge de 20 ans. Fatigue facile, toujours maladive. Il y a 15 jours, elle se sentit prise d'un point de côté droit, se mit à tousser, et eut une diarrhée abondante qui s'arrêta ensuite. Laryngite les trois jours suivants. Le point de côté devient de plus en plus douloureux s'accompagnant de courbatures, de vomissements, de céphalée et d'insomnie. Le 21, ballonnement du ventre, coliques et diarrhée; vomissements verdâtres.

Examen : Prostration, céphalée, bourdonnements d'oreilles. Langue sèche, diarrhée ; pas de taches rosées. Signes de rétrécissement mitral. Pas d'albuminurie.

Poumons. Submatité des 3 derniers espaces à droite avec R — ; Bronchoégophonie du hile droit. — Au sommet droit, en avant, l'inspiration s'entend moins et l'expiration est un plus prolongée qu'à gauche. Toux fréquente. Expectoration de bronchite. — Ponction exploratrice dans le Xᵉ espace droit ramème 7 c.c. de sérosité rougeâtre.

25 octobre. — Prostration plus accentuée. Cyanose du visage. Submatité de 3 travers de doigt à la base droite ; ligne de matité oblique en bas et en dehors. A ce niveau, nombreux gros râles crépitants. Mêmes signes en avant R = 28.

27 octobre. — Même submatité à droite ; gros râles crépitants à ce niveau et quelques frottements. On retire dans le 10ᵉ espace droit 40 c.c. de liquide (Inoculation).

28 octobre. — Facies meilleur. Rétention d'urine. — Crachats ambrés, rouillés comme dans une pneumonie.

30 octobre. — La matité augmente surtout en arrière. Elle descend dans l'aisselle suivant une courbe parabolique. (Trajet de la 4ᵉ côte). Respiration soufflante au sommet. Bronchite, R très diminuée à la base, presque abolie entre la 8ᵉ et la 9ᵉ épineuse ; quelques râles fins à la base, plus abondants dans l'aisselle.

1ᵉʳ novembre. — En avant, légère submatité à gauche ; expiration prolongée au sommet droit. Séro-diagnostic négatif même à 1/20.

3 novembre. — Meilleur état, température en baisse, pouls bien frappé. Toux fréquente et expectoration abondante. En arrière, à droite, la matité présente 2 zones, une inférieure s'arrêtant en haut à la 10ᵉ épineuse ; une zone supérieure moins mate suivant le trajet scissural. A l'auscultation, quelques râles très fins prédominants dans l'aisselle.

4 novembre. — La matité hilaire persiste à droite ; la base redevient plus sonore. Frottements dans l'aisselle.

A gauche, à la base, gros râles crépitants, respiration bronchique. En avant au sommet droit, on entend quelques frottements légers à la fin de l'expiration.

5 novembre. — La fièvre diminue, mais la malade continue à tousser. Nombreux râles gros et fins disséminés.

Ponction négative à la base droite.

8 novembre. — Pyélonéphrite droite consécutive aux sondages.

10 novembre. — Poumons stationnaires.

12 novembre. — Les urines sont plus claires. On retrouve une matité très franche à la base droite et une ponction y est positive ; frottements humides et quelques gros râles à la base. Pas d'égophonie.

16 novembre. — Submatité depuis la 9e épineuse, et à la région hilaire. Plus de râles, mais encore R — à la base.

Ponction négative.

8 décembre. — Sortie de la malade ; il ne reste plus de signes pulmonaires sauf S — et R — depuis la 10e épineuse et au sommet droit les mêmes signes qu'à l'entrée.

Recherches de laboratoire : Cultures : Stériles.

Inoculation au cobaye le 27 octobre avec 25 c.c. de liquide : Pas de tuberculose ; le cobaye n'a engraissé que de 30 gr.

Cytologie. 23 octobre. — Liquide foncé, fibrineux, très riche en hématies. Prédominance des mononucléaires moyens de petite taille, quelques lymphocytes assez nombreux. — Gros mononucléaires isolés avec macrophagie, quelques polynucléaires souvent vacuolaires avec tendance à la pycnose, et très rares éosinophiles. Ce jour, le séro-diagnostic n'est positif qu'au 1/20e et en 13 minutes.

27 octobre. — Prédominance très forte de macrophages isolés ou en plasmodes en train de se diviser souvent en activité (macrophagie, division indirecte). Assez nombreux polynucléaires, quelquefois vacuolaires. Rares lymphocytes. Séro-diagnostic négatif au 1/50e.

30 octobre. — Même formule, avec un peu plus de sang.

12 novembre. — Encore quelques macrophages, le plus souvent au repos ; quelquefois en division ou avec inclusions ; mononucléaires moyens ; assez nombreux, mais prédominance nette des polynucléaires sains assez nombreux lymphocytes : éosinophiles en quantité notable (1/4 des polynucléaires). A l'éocyanine ; on trouve quelques polynucléaires cyanophiles à gros grains et quelques gros mononucléaires à petits grains cyanophiles. En résumé ; 3 formules d'épanchement ; la première préexistante et probablement déjà modifiée ; la 2eme coïncidant avec une poussée

broncho-pneumonique ; puis a l'air de disparaître ; quand de nouveau se produit un épanchement éosinophilique, tardif fugace, analogue à certains épanchements tardifs métapneumoniques.

Pleurésies éosinophiliques de déclin de la fièvre typhoïde ou pleurésie tuberculeuse éphémère post-typhique ?

OBSERVATION LXV

Infantilisme et insuffisance aortique. Fièvre typhoïde réveillant une tuberculose latente. Epanchement tardif d'origine typhique ou tuberculeuse ? ? fugace peu abondant, macrophagique, avec légère éosinophilie. — Tuberculose scissurale.

Résumé de l'observation clinique. Cl... Auguste 16 ans ; 7 avril 1905. Hôpital Broussais. Malade depuis 2 jours. Douleurs abdominales diffuses au milieu de la nuit ; quelques vomissements. Constipation.

Examen : Le ventre est douloureux autour de l'ombilic, mais surtout dans la fosse iliaque droite où il y a une défense.

Poumons normaux. Double souffle aortique. Gros cœur. Signes au complet d'insuffisance aortique ancienne.

13 Avril. — Quelques taches rosées. La température monte.

15 et 17 Avril. — Arthropathies des genoux et des articulations métacarpo-phalangiennes.

20 Avril. — Séro-diagnostic négatif.

2 Mai. — Résistance au sommet droit. avec quelques craquements Expiration un peu soufflante. En arrière, à la base droite, S — R — V — ; on retire quelques cmc. 3 de liquide clair, peu teinté.

3 Mai. — Séro-diagnostic positif à 1/50 en 10 minutes, accélération du pouls.

16 Mai. — Poumons. En avant : Submatité au sommet droit avec R — un peu soufflante à l'expiration. En arrière, submatité à la base droite avec R —. Au sommet, respiration soufflante s'étendant jusque dans la fosse sous-épineuse.

19 Mai. — La submatité est moins nette au sommet droit en avant ; mais se retrouve en arrière dans la fosse sus-épineuse où R est très soufflante, presque du souffle.

30 Mai. — Sortie du malade. En arrière, S — V — au sommet droit en arrière. R soufflante au sommet. Au hile droit, on entend un véritable souffle avec des craquements humides remontant

jusqu'au sommet. En avant, au sommet droit S — V +. Respiration soufflante des 2 côtés. Pas de craquements en avant.

Le malade a été perdu de vue : On sait seulement qu'il a eu, à Vincennes, une nouvelle poussée articulaire.

Recherches de laboratoire.

Examen cytologique : 2 Mai 1905. Macrophages isolés ou en petits placards, au repos, quelquefois vacuolaires. Lymphocytes peu nombreux. — Sang. — Quelques polynucléaires sains presque tous éosinophiles.

Pleuropathies syphilitiques secondaires.

OBSERVATION LXVI

Pleuropathie syphilitique secondaire double. Syphilis conceptionnelle probable.

Résumé de l'observation clinique. Rol. Jeanne, 29 ans, bonne, 11 Janvier 1904. Hôpital Broussais. 1re grossesse il y a 12 ans, enfant bien portant ; 2e grossesse il y a 2 ans ; enfant sain. Enfin, le 6 Décembre, elle met au monde un enfant mort-né, âgé de 8 mois environ. Eruption cutanée vers le 5e mois de la grossesse.

Examen : Cicatrices disséminées de papules. Syphilides palmaires typiques ; adénopathies généralisées. On examine les poumons uniquement parce que la malade a eu 8 jours avant l'entrée, un léger point de côté droit. Submatité de 4 travers de doigt à la base droite avec R — sans autre signe. Rien aux sommets. Légère hyperthermie. Durant les jours suivants, l'épanchement augmente légèrement. Ponction exploratrice positive. Liquide transparent, un peu opalescent. On observe aussi, une matité analogue à gauche, moins étendue. A la date du 8 février, les manifestations pleurales et palmaires avaient disparu. Un peu de douleur dans les 2 côtés au moment des fortes inspirations.

Recherches de laboratoire. Epanchement droit. Cytologie :

15 janvier. — Présence presque exclusive de macrophages, le plus souvent au repos, isolés ou en placards. Quelques lymphocytes et très rares polynucléaires.

1er février.

Macrophages isolés.	83, 4 %
Lymphocytes	12, 6 %
Eosinophiles	4, %
Polynucléaires	0, %

Observation LXVII

Pleurésie syphilitique secondaire double. Cytologie en série. Inoculation au macaque négative.

Résumé de l'observation clinique. Leb..., 25 ans, maçon, 12 Novembre 1905. Hôpital Broussais. Pas d'antécédents pulmonaires. Malade depuis 2 mois. Chancre du prépuce ; puis roséole et éruption papuleuse.

Actuellement : plaques muqueuses érosives du prépuce. Syphilides papulo-hypertrophiques du scrotum et du fourreau. Alopécie sourcilière. Adénopathies généralisées. Syphilide pigmentaire du cou. Reliquat de papules sur le tronc et les cuisses. Adénopathies généralisées. Pas de fièvre.

Poumons. Aucun symptôme fonctionnel ; submatité des 2 bases depuis la 9e épineuse avec V — et R — surtout à droite ; aucun autre signe.

15 Novembre. — La submatité a augmenté un peu aux 2 bases, sans signes d'auscultation.

16 Novembre. — La submatité prédomine à gauche.

5 Décembre. — Etat stationnaire.

18 Décembre. — Sortie ; disparition des accidents cutanés. Submatité légère sans liquide à la base gauche.

Recherches de laboratoire. Cultures : Stériles.

Cytologie.

Epanchement gauche.	*Epanchement droit.*
23 novembre. Prédominance des macrophages moyens isolés. Beaucoup de sang. Rares lymphocytes ; polynucléaires plus rares encore.	Quelques placards. Très nombreux macrophages moyens, assez nombreux lymphocytes. Pas de polynucléaires, quelques éosinophiles Assez nombreux mononucléaires moyens à petits grains cyanophiles.
1er décembre. Même formule ; quelques mononucléaires à petits grains cyanophiles et gros mononucléaires à gros grains également cyanophiles.	Même formule.
6 décembre. Très gros culot. Encore de nombreux macrophages, la plupart avec noyau excentrique et grosses vacuoles ; d'autres plus petits sains quelques-uns avec inclusions: Très nombreux éosinophiles vrais, ou cyanophiles à gros grains. Quelques mononucléaires moyens à petits grains bleus.	Petit culot rouge. Nombreux globules rouges, toujours prédominante des macrophages. Lymphocytes plus nombreux. Très rares polynucléaires et éosinophiles. Encore quelques mononucléaires granuleux bleus.

18 décembre, pas de liquide ; la plèvre n'est pas adhérente, car on retire quelques cellules endothéliales.

Sang : 6 décembre. — Contient 3, 5 % d'éosinophiles.

Inoculation au macaque le 6 décembre 1905. M. Ravaut fait une inoculation par scarification au sourcil avec 1 cm.^{3} de culot de l'épanchement gauche (malade non traité). Pas de syphilis expérimentale. Le singe a subi depuis avec succès l'inoculation de produits syphilitiques.

Observation LXVIII

Syphilis secondaire avec ictère, néphrite, double pleuropathie légère.

Résumé de l'observation clinique. Sim... Georges, 23 ans, peintre. 7 mars 1906. Hôpital Broussais. Aucun antécédent pulmonaire. Saturnisme antérieur. Angine il y a un mois, céphalée nocturne, alopécie, ictère depuis 3 jours.

Examen : Plaques muqueuses gutturales. Eruptions généralisée papulo-squameuse, adénopathies généralisées.

Poumons : Submatité de 3 travers de doigt à chaque base, sans autre signe.

Le 25 mars. La sonorité est revenue aux bases.

Recherches de laboratoire : Cytologie : quelques gouttes de liquide renfermant seulement de nombreux macrophages isolés, au repos.

Observation LXVIX

Syphilis secondaire avec double pleuropathie légère.

Résumé de l'observation clinique. Pas.. Marie. 28 ans, 7 mars 1906. Hôpital Broussais. Accident initial inconnu. Aucun antécédent pulmonaire.

Examen : Plaques muqueuses hypertrophiques des grandes lèvres. Adénopathies généralisées. Syphilide pigmentaire du cou. Plaque muqueuse du pilier postérieur droit.

Poumons : S—, depuis la 10e épineuse des 2 côtés, sans autre signe physique ou fonctionnel.

17 mars. — Sonorité normale.

Recherches de laboratoire.

Cytologie : Quelques gouttes de liquide à droite et à gauche le 8 mars. Nombreux macrophages isolés, au repos.

Réactions pleuro-pulmonaires dans la pneumonie blanche de l'adulte.

OBSERVATION LXX.

Syphilome trachéal sténosant et pneumonie syphilitique chez une femme de 47 ans. — Mort.— Autopsie.

Résumé de l'observation clinique : Rid... Marie 47 ans, blanchisseuse, 18 février 1903. Hôpital St-Antoine. Aucun antécédent avéré syphilitique. A eu deux enfants bien portants ; pas de fausses couches : cependant elle aurait eu il y a 10 ans, 2 tumeurs d'aspect gommeux des 2 cuisses qui s'ulcérèrent et guérirent sans traitement. Il y un an nouveaux abcès probablement gommeux qui restèrent 8 mois ulcérés. La malade a perdu ses cheveux à ses dernières couches, il y a 19 ans, mais ne paraît pas avoir eu d'accidents secondaires (Syphilis conceptionnelle probable). En juillet 1902 ; à la suite d'un refroidissement, elle est prise de bronchite et se soigne chez elle jusqu'en octobre. Elle entre alors à St-Antoine dans le service du Dr Béclère. Elle avait des sueurs abondantes, de la diarrhée et une dyspnée bruyante avec tirage et cornage. Elle eut à ce moment quelques crachats hémoptoïques. Elle resta 12 jours à l'hôpital, sortit non guérie, et se soigna chez elle depuis sans grand résultat.

Examen : Grande dyspnée, avec respiration bruyante, tirage et cornage.

Poumons : Râles sibilants et ronflants disséminés. Expectoration très abondante, crachats aérés, bronchitiques. Gommes ulcérées actuelles du mollet gauche.

Radioscopie : Sommets un peu obscurs et suspects ; ganglions bronchiques volumineux. Traitement : 6 gr. de KI et 2 cg. par jour de biodure de Mercure en injection.

26 février. — Diarrhée sanguinolente. Moins de dyspnée. Mêmes signes.

5 mars. — La dyspnée réapparaît.

9 mars. — La dyspnée semble diminuée.

20 mars. — Crise terrible de dyspnée avec expectoration abondante et diarrhée profuse.

27 mars. — Décès.

Autopsie : Poumon droit. Pas de tuberculose au sommet. Bloc de sclérose à la base du lobe supérieur, avec hépatisation ressemblant macroscopiquement à la pneumonie blanche de l'enfant. Bronches gorgées de pus, dilatées.

Poumon gauche : Pas de tuberculose au sommet. Mêmes lésions péribronchiques mais moins prononcées.

Ganglions trachéo-bronchiques : normaux, non tuméfiés, ni lésés.

Trachée : Immédiatement au-dessus de la bifurcation, sténose brusque, atrésie de la lumière par un épaississement scléreux de la paroi qui a environ 2cm d'épaisseur. Vue par le côté laryngé, la lumière trachéale présente un brusque rétrécissement infundébuliforme. Au point de vue le plus atrésié, la lumière admet à peine une plume d'oie.

Examen des coupes.

Examen des coupes. — *Poumons :* Le tissu conjonctif interalvéolaire est épaissi œdémateux, contenant des cellules fixes, des macrophages, des lymphocytes et de rares polynucléaires. Dans les alvéoles, on trouve tantôt une réaction purement épithéliale avec gros macrophages multinucléés (cellules géantes intra-alvéolaires), tantôt une invasion secondaire par les polynucléaires.

Les bronches sont remplies de polynucléaires, entourées par des amas lymphomateux. — Les vaisseaux ont leur lumière rétrécie. Toutes leurs tuniques sont épaissies.

En certains points, le processus de sclérose jeune a étouffé pour ainsi dire les alvéoles ; le poumon est à peine reconnaissable ; on y distingue seulement les orifices bronchiques entourés d'une quantité de lymphocytes

La plèvre est épaissie, riche en lymphocytes dans sa partie profonde ; plus superficiellement, elle est remplie de macrophages isolés, souvent multinucléés, parfois mêlés à des polynucléaires. Un peu de fibrine à la surface.

Observation LXXI

Hérédosyphilis avec lésions pulmonaires.

Enfant mort à l'âge de 2 mois. Crèche de la Charité.

Examen des coupes du poumon. Poumon droit : Tissu pulmonaire à peine reconnaissable, congestion, infiltration par les cellules épithéliales et surtout par de très nombreux polynucléaires

pycnotiques et lymphocytes. Epaississement des travées conjonctives. — *Plèvre* : Léger dépôt fibrineux, avec infiltration par les
lymphocytes et les polynucléaires pycnotiques, macrophages libres
assez abondants, sang. Le tissu pleural même a subi une infiltration analogue ; beaucoup de cellules conjonctives sont encore
fixées ; par places, autour des vaisseaux gommes miliaires.

Poumon gauche : Aspect très différent : Uniquement alvéolite
desquamative intense avec à peine quelques polynucléaires disséminés ; type de pneumonie blanche au début. Pas de dépôt fibrineux.

Plèvre. Congestion, réaction uniquement conjonctive, avec prolifération des macrophages.

Réactions pleurales dans le kyste hydatique du poumon ; mécanisme de la transformation purulente du kyste.

OBSERVATION LXXII

Kyste hydatique du poumon avec phénomènes pleuro-pulmonaires. — Hémoptysies fractionnées, point de côté datant de 3 semaines. — Signes de pleurésie
droite sans souffle ni égophonie avec foie abaissé et gros. — Kyste hydatique
reconnu par la ponction. — Pleurésie concomitante avec souffle et congestion
pulmonaire. — Le kyste est voisin de la plèvre. — Des adhérences au milieu du
poumon divisent la plèvre postérieure en 2 loges contenant chacune du liquide
séreux ; dans l'intervalle petit foyer de pleurésie purulente, reconnue par la
ponction et la cytologie. — Le kyste n'est pas encore suppuré. — Evolution
de la pleurésie. — Eosinophilie pleurale et sanguine. — Suppuration d'origine
pneumonique parakystique, avec rupture du kyste et vomiques fractionnées.
— Puis la loge kystique suppure et on y trouve des crochets. — La pleurésie
inférieure guérit par adhérences ; au-dessus, elle persiste et le liquide séreux
est envahi par les pneumocoques d'abord sans suppurer. — Pneumotomie. —
Amélioration, puis pleurésie purulente à pneumocoques de la loge pleurale
supérieure. — Pleurotomie. — Pus virulent. — Guérison.

Résumé de l'observation clinique : For.... 39, terrassier. 25
Novembre 1905. Hôpital Broussais. Aucune affection antérieure,
aucun symptôme morbide avant le 1ᵉʳ Novembre. Pendant son
travail il fut pris d'une douleur dans le rebord costal droit sans
point précis, assez vive, mais n'empêchant pas le malade de travailler. Il y a 10 jours, les crachats ont été striés de sang à diverses
reprises pendant la journée. Depuis, l'essoufflement s'est accru.
Hémoptysies quotidiennes, fractionnées, de sang vermeil.

Examen : *Poumons*. *En avant* : A gauche, sonorité normale ;
à droite, matité depuis le bord inférieur de la 3ᵉ côte. Expiration
prolongée. En arrière, à gauche, matité à la base depuis la 10ᵉ
côte. Respiration normale, quelques sous-crépitants. A droite,
matité en S italique, commençant à la 5ᵉ épineuse, s'abaissant vers
l'aisselle pour se relever en avant. V=O jusqu'en bas R = O, pas
de souffle, sous-crépitants nombreux. Pas d'égophonie. Le malade
a une expectoration d'un liquide clair, dans lequel surnagent des
mucosités striées de sang, qui ne paraissent pas contenir des débris
de membranes. Le foie paraît énorme, dépasse l'ombilic en bas : au
phonendoscope, le foie paraît surtout abaissé T. 39. Pouls 76. —
Ponction : dans le 9ᵉ espace, sur la ligne de l'angle de l'omoplate,
liquide citrin ; dans le 8ᵉ espace, un peu plus en dedans et plus
profondément, liquide hydatique avec crochets ; dans le 7ᵉ espace,
à 4 doigts de la ligne médiane, on retire du pus.

29 novembre. — Mêmes signes ; crachats plus visqueux : V+
R+ au-dessus de la matité.

30 novembre. — Les crachats muco-purulents ont une odeur
fade. R = 44. Le malade souffre du côté droit. Urticaire développé
aux points de ponction. La matité postérieure a augmenté et commence à la 5ᵉ épineuse. Là, la percussion est douloureuse. Au-dessous V++, avec râles sous-crépitants humides. A la base, R —
V— mais conservées. Une ponction dans le 8ᵉ espace à 3 doigts de
la ligne médiane, ramène un liquide légèrement trouble. La matité
antérieure n'a pas changé.

1ᵉʳ décembre. — Rien de changé. S — R — sous la clavicule
droite.

2 décembre. — Mêmes signes ; ponction au niveau de la 7ᵉ épineuse, liquide. séreux, dans le 5ᵉ espace également liquide séreux.

3 Décembre. — R = 44, mêmes signes.

4 décembre. —S — au sommet ; S O depuis l'épine de l'omoplate.
Sur la ligne axillaire, la matité remonte jusqu'à la 3ᵉ épineuse. En
avant elle n'a pas varié. A l'auscultation, silence absolu, beaucoup
moins de râles, murmure très diminué au sommet. 2 ponctions
dans le 5ᵉ et le 9ᵉ espace ramènent du liquide séreux qui se prend
de suite en gelée. Dans le 7ᵉ espace, liquide purulent et plus profondément liquide clair kystique.

5 décembre. — Le soir, crise formidable de dyspnée et toux

quinteuse analogue à celle d'un début de vomique. Crachats épais, bronchitiques. Matité du haut et en bas en arrière, avec silence absolu à la base. Evacuation ne ramène que 50 c. c. à la base. Passage en chirurgie. Le soir, dyspnée moins intense, crachats bronchitiques mêlés à du liquide clair, dans de violentes quintes de toux répétées. La matité supérieure du poumon droit a disparu le 6 au matin. Le foie semble relevé. Gros râles de bronchite dans tout le poumon droit.

Les ponctions faites en avant et en arrière ramènent du liquide pleural; mais pas de liquide kystique. On ne retrouve pas de crochets dans les crachats. L'opération est remise.

7 décembre. — Le foie est très remonté et affleure les côtes. On sent à la main un frottement pleural depuis les fausses côtes jusqu'au mamelon. La submatité part de la 6ᵉ épineuse et descend vers l'aisselle; la matité franche part de la 8ᵒ épineuse et descend également vers la ligne axillaire où elle croise la Xᵉ côte. V légèrement +. Gros râles de bronchite dans les 2/3 inférieurs du poumon avec quelques frottements à la base et de gros râles humides. Bronchophonie.

11 décembre. — Est repassé de chirurgie. Foie identique. Râles muqueux à la partie moyenne du poumon droit, au-dessus, râles sous-crépitants fins. Râles sibilants au-dessus de la matité qui est absolue de la Vᵉ à la Xᵉ côte — V — au niveau de la matité. A gauche, râles sibilants dans les 2/3 supérieurs, sous-crépitants fins à la base. — Expectoration muqueuse.

14 décembre. — La fièvre a augmenté la veille. Respiration facile sans dyspnée. Matité postérieure identique, — V — à droite. Râles sous-crépitants et frottements à la base où la matité est moins intense qu'au-dessus. Là, râles plus gros, sans aucun signe cavitaire. Ponction dans le 9ᵒ espace; à 4 cm. de profondeur et à 7 cm. de la ligne épineuse: on retire du pus plus épais. Plus en dedans, à la place du liquide, eau de roche, rien. — Dans le 6ᵉ espace, même à 4 cm. de profondeur, liquide séro-fibrineux abondant. On retire 1/2 verre de liquide. A la gauche, à la base —S— avec quelques râles et frottements. — Expectoration muco-purulente, visqueuse, abondante.

16 décembre. — Bon état. Expectoration plus abondante et plus sale. Mêmes signes à la percussion. En arrière, gros frotte-

ment à la base. Un peu en dehors de l'angle de l'omoplate, léger souffle inspiratoire se terminant par un bruit de clapet. Tout autour, frottement et râles humides. Œdème des extrémités.

18 décembre.— Malaise la veille avec T. 40°. Crachats plus visqueux, plus aérés. La matité remonte à l'épine de l'omoplate, Elle est surtout postérieure. V — Nombreux râles de bronchite, sibilants et humides. A la base souffle amphorique avec bruit de soupape. Ponction négative à la base superficiellement. Dans le 8e espace, à 7 cm. de profondeur et à 4 cm., on retire un peu de pus riche en pneumocoques et en crochets. Dans le 5° espace, liquide séreux. Râles de bronchite disséminés à gauche.

20 décembre. — Mêmes signes, souffle sur une plus grande étendue. Œdème augmente.

22 Décembre.— Passé en chirurgie. Souffle bien moins intense. Bruit de soupape très net inspiratoire et terminant le souffle.

Pneumotomie. Résection de 5 cm. des 7e et 8e côtes à la partie postéro-latérale. Les tissus superficiels sont infiltrés d'œdème. On arrive, après incision sur une cavité de la grosseur d'une orange, anfractueuse, à fleur de plèvre. Symphyse pleurale à ce niveau.

Il s'échappe par le courant d'air environ 150 gr. de pus et la membrane hydatique qui est perforée en un point sur la largeur d'une demi lentille. Hémoptysie au réveil. Soirée mauvaise.

23 décembre.— État meilleur. Dyspnée bruyante à cause du courant d'air.

30 décembre. — La température est tombée après l'opération; la dyspnée est toujours assez vive ; le pus sort abondamment par le drain. Œdème toujours considérable. Depuis le 28, la température a un peu monté et la dyspnée s'accroît. La matité occupe un travers de main à la base gauche. Une ponction exploratrice ne ramène que du sang. A droite, la matité remonte à la 4e épineuse et une ponction dans le 5e espace ramène du pus verdâtre, bien lié, en abondance.

15 janvier. — Très gros souffle amphorique au-dessus de la cavité sans râles, ni succussion, fait croire à une communication avec la poche inférieure.

18 janvier. — Pleurotomie au-dessus de la 1re fistule. Issue de 700 gr. de pus épais. Il n'y a aucune communication avec la poche

Malloizel   26 inférieure. La température tombe, la dyspnée disparaît, la toux diminue.

4 février. — Va très bien, a engraissé et se lève. Pas de température, ni de dyspnée. Sort le 18 mars, guéri avec fistules fermées. Revu en avril, très bien portant.

Recherches de laboratoire.

Cytologie: 26 novembre 1905. — Liquide pleural : prédominance des macrophages isolés ou en placard, le plus souvent au repos. Nombreux polynucléaires ; moitié moins de lymphocytes ; assez nombreux éosinophiles. Parmi les polynucléaires 3 °/o ont de gros grains cyanophiles ; on a trouvé un myélocyte cyanophile.

Liquide hydatique : clair ; quelques crochets. *Pus*, sang, polynucléaires très nombreux. Quelques cellules pleurales.

30 novembre 1905. — *Liquide pleural*, liquide un peu louche. Prédominance nette des polynucléaires neutrophiles. Quelques macrophages, un peu de sang. Assez nombreux éosinophiles. Lymphocytes exceptionnels, nombreux polynucléaires cyanophiles et quelques mononucléaires à petits grains bleus.

2 décembre 1905. — *Liquide pleural*. Liquide clair. Assez nombreux macrophages au repos. Pas mal de sang, très rares lymphocytes ; prédominance des polynucléaires dont les 2/3 sont éosinophiles et d'assez nombreux cyanophiles ; une cellule bleue.

4 décembre 1905. — Même formule. Çà et là, quelques éosinophiles sont phagocytés par les macrophages, quelques lymphocytes. Nombreux polynucléaires cyanophiles et quelques cellules bleues.

Pus. Très nombreux polynucléaires dont pas mal vacuolisés. Pas mal de sang. Rares cellules pleurales. Quelques éosinophiles.

6 décembre 1905. — Même formule que le 4. Macrophages plus rares. Tous les polynucléaires sont éosinophiles, mais les lymphocytes prédominent. Polynucléaires cyanophiles exceptionnels.

14 décembre 1905. — Macrophages vacuolaires et très rares. Les éosinophiles diminuent et se vacuolisent. Lymphocytes de plus en plus prédominants. Pas de cyanophiles.

Pus de la cavité inférieure : Pas de cellules pleurales. Surtout nombreux polynucléaires altérés. Pneumocoques et longs bacilles aérobies prenant le Gram. Pas de crochets.

18 décembre 1905. — *Liquide pleural* : Eléments très rares. Lymphocytes, quelques globules rouges, quelques squelettes cellulaires et débris d'éosinophiles. Pneumocoques libres très nombreux.

Pus de la cavité inférieure : Comme le 14. Nombreux pneumocoques et crochets.

Une souris inoculée avec une goutte de ce pus ne meurt pas.

	Polynucléaires . . . . . . 83,7 %.
Examen du sang	Polynucléaires cyanophiles. 0,3 %.
4 décembre 1905	Eosinophiles. . . . . . 4 %
	Mononucléaires . . . . . 12 %

30 décembre 1905. — *Pus de la cavité pleurale supérieure.* Beaucoup de fibrine, polynucléaires tuméfiés sans pycnose ; quelques cellules pleurales isolées, nombreux pneumocoques souvent phagocytés et libres, souvent aussi en chaînettes encapsulées.

Cultures caractéristiques du pneumocoque. Inoculation à la souris à la queue : 1 goutte. Mort en 20 heures. Pneumocoque dans le sang du cœur.

15 décembre 1906. — *Même pus.* Polynucléaires tuméfiés, d'autres sains. Pas de pycnose. Pneumocoques typiques, mais moins nombreux.

Examen d'une coupe de la paroi kystique sous-pleurale : La paroi est formée par du tissu fibreux adulte résultant de la soudure des 2 plèvres et en dedans par des débris de tissu pulmonaire nécrosé et non colorable.

Réactions pleurales dans le rhumatisme articulaire aigu (œdème simple, double pleuropathie légère — grande pleurésie — splénopneumonie.

Observation LXXIII

Œdème biscissural très passager au cours d'une crise de rhumatisme articulaire aigu.

Résumé de l'observation clinique. Tr.. Jeanne, 16 ans, 11 décembre 1905. Hôpital Broussais. Aucune maladie antérieure ; angine il y a 15 jours, puis arthrites typiques des deux cous de pied surtout marquée à droite. T. 39°6 à l'entrée. Chute rapide de la température et disparition des arthrites en 2 jours. A ce moment, légère élévation thermique 38°4 inexpliquée ; on trouve alors à l'auscultation une égophonie biscissurale et latérovertébrale double sans autre signe, qui n'existait pas à l'entrée. Cette égophonie disparaît en 2 jours, en même temps la fièvre tombe définitivement.

OBSERVATION LXXIV

Rhumatisme articulaire aigu (2ᵉ crise) avec double pleuropathie légère.

Résumé de l'observation clinique. Tet... 28 ans, pâtissier, 13 avril 1906. Hôpital Broussais. Il y a 3 ans, crise de rhumatisme avec angine, arthrite, pleurésie gauche et endopéricardite. Malade depuis 8 jours, angine, puis le lendemain arthrite des genoux, des chevilles et des articulations métacarpophalangiennes.

Examen : pas de gonflement des jointures. Douleurs à la pression. Légère tension des culs-de-sac rotuliens. Souffle léger sus apexien, postsystolique (extra cardiaque). Albuminurie. Poumons. En arrière, matité de 2 travers de doigt à la base gauche. V—R à ce niveau, pas d'égophonie. Ponction négative.

17 avril. — Les douleurs articulaires ont presque disparu. La température reste entre 38 et 38°5. Le malade se plaint de tousser. Aux 2 bases en arrière. S—V—R—. On retire un peu de liquide. Cœur : Assourdissement du premier bruit. Guérison lente mais complète.

Recherches de laboratoire.

Cytologie. 16.4.1906. Quelques gouttes de liquide renfermant quelques cellules endothéliales et polynucléaires.

OBSERVATION LXXV

Rhumatisme léger avec pleuro-péricardite.

Résumé de l'observation clinique. Saint... 35 ans, blanchisseuse, 28 mai 1905. Hôpital Broussais. Mari mort de pleurésie il y a 3 ans, un enfant mort de méningite. Crise de rhumatisme articulaire il y a 2 ans. Il y a 8 jours, arthropathies généralisées.

Examen : Aucune tuméfaction actuelle des jointures ; douleurs provoquées par les mouvements.

Poumons : S—R= au sommet droit en arrière avec quelques râles intermittents après la toux.

29 mai. — Température descend. Les douleurs diminuent.

31 mai. — Bon état. On n'entend plus rien au sommet.

5 juin. — La température remonte. Souffle de la base du cœur plus intense qu'à son entrée où on l'a constaté. Quand la malade est assise, il a les caractères d'un frottement.

Poumons : En avant, rien d'anormal ; en arrière, légère submatité à la base droite de 2 travers de doigt avec V — et R —. Egophonie à la base et à la scissure. Quelques gouttes de liquide.

6 juin. — T. 38°. Pouls petit à 100. Douleur de l'épaule droite.

Poumons : Egophonie à la base et à la scissure droite. Mêmes signes à la percussion et à l'auscultation.

7 juin. — Température monte à 39°. Légère matité aux 2 bases. Egophonie à droite. Bronchoégophonie de la scissure gauche.

8 Juin. — 39° 100 pulsations. Plus d'égophonie à droite, sauf un léger chevrotement de la voix à la scissure. Frottement péricardique toujours net. A partir de ce moment, plus aucun signe pulmonaire. Sortie le 15 juin. Revue le 20 avril 1906. Aucun signe pulmonaire.

Recherches de laboratoire.

Cytologie : 7 Juin 1905. Macrophages gros et moyens abondant avec phagocytose, pas de polynucléaires. Eosinophiles assez nombreux. Quelques myélocytes cyanophiles. Assez nombreux petits mononucléaires de la taille d'un lymphocyte à gros grains cyanophiles,

OBSERVATION LXXVI

Rhumatisme avec pleuro-péricardite.

Résumé de l'observation clinique. Lec .., 16 ans, bonne, 19 Juin 1905. Hôpital Broussais. Aucun antécédent morbide. Angine il y a 4 jours, et en même temps arthropathies des genoux, des cous de pied et des poignets. Elle travaille 4 jours avec peine, la veille de l'entrée, crise de dyspnée avec palpitations. T. 40°.

Examen : Arthropathies typiques ; frottement péricardique de la pointe.

Poumons. Submatité dans la fosse sous-épineuse droite. R très diminuées aux 2 temps à ce niveau. Aux bases, submatité à gauche et matité à droite avec R =. Egophonie très nette à la base droite, moins nette au niveau des 2 hiles.

21 Juin. — Même état du cœur et des articulations.

Poumons : Augmentation de la matité à la base gauche, qui remonte aux environs de l'angle inférieur de l'omoplate. En même temps augmentation de l'égophonie à la base et à la scissure. En ce dernier point, respiration soufflante à timbre doux et quelques craquements. A gauche, égophonie plus légère à la base et à la scissure.

22 juin. — Cessation des phénomènes articulaires et cardiaques Amélioration des signes pleuraux.

23 juin. — Diminution de l'égophonie à la base où il ne reste plus que la submatité. Persistance de la température entre 28 et 29°.

12 juillet. — Guérison complète sans aucun reliquat.

Recherches de laboratoire. 3 ponctions positives ne ramènent que quelques centimètres cubes de liquide.

Cytologie. 20 Juin 1905. 1/2 cmc. Placards et macrophages isolés, quelques polynucléaires.

21 juin 1905. — 2 cmc, nombreuses hématies ; encore quelques macrophages ; prédominance des polynucléaires, quelques lymphocytes ; quelques myélocytes cyanophiles ; rares éosinophiles.

26 juin 1905. — Encore de nombreux polynucléaires souvent dégénérés, à noyau diffluent ou arborescent, quelquefois pycnotiques ; nombreux lymphocytes ; gros et moyens macrophages ; éosinophiles peu nombreux.

OBSERVATION LXXVII

Fièvre rhumatismale avec sciatique double et pleurésie droite (2ᵐᵉ attaque).

Résumé de l'observation clinique : Chiq... 27 ans, blanchisseuse, 4 Décembre 1905. Hôpital Broussais. Il y a 2 ans ; crise analogue à la crise actuelle avec sciatique double, arthropathies à peine ébauchées et successives, endocardite qui a laissé une double lésion mitrale. Il y a 10 jours, sans angine, les douleurs réapparaissent dans les cuisses, les épaules et les coudes. La malade travaille encore 5 jours puis doit s'aliter.

Examen : Double sciatique avec réflexes rotuliens exagérés. Douleurs légères des épaules et des coudes.

Poumons : Douleur à la percussion aux 2 sommets et sur la colonne vertébrale (Arthrites) ; tous les muscles du dos sont d'ailleurs douloureux. R — au sommet gauche avec S V =, S — à droite à la base sur 3 travers de doigt et à gauche sur 2 doigts. Broncho-égophonie légère aux 2 hiles surtout à droite. Ponction, positive à droite, ne ramène que quelques gouttes à gauche. Rétrécissement mitral, sueurs profuses.

6 décembre. — Atténuation des douleurs. Réflexes normaux. T = 37º La matité remonte encore à droite à la 9e épineuse, avec R = — ; elle a disparu à gauche. Plus d'égophonie.

8 décembre.— T. 38º. Douleurs réapparues. Réflexes de nouveau exagérés. Rien de pulmonaire. Sort guérie le 16 Décembre : Aucun reliquat pulmonaire.

Recherches de laboratoire.

Cytologie : 4 Décembre 1905.— Prédominance des mocrophages isolés, très souvent en activité phagocytaire. Très nombreux polynucléaires sains. Eosinophiles en assez grand nombre. Lymphocytes et globules rouges très rares. Quelques mononucléaires à petits grains cyanophiles à l'éocyanine.

OBSERVATION LXXVIII

Polyarthrite aiguë rhumatismale débutant après 8 jours de phénomènes généraux. Pleurésie et endocardite survenant après une rémission de quelques jours de la fièvre et des arthrites.

Résumé de l'observation clinique. Gir.... Etienne 37 ans, mécanicien, 19 Juillet 1905. Hôpital Broussais. Blennorhagie, il y a 6 mois, actuellement guérie. — Une crise de rhumatisme franc dans l'enfance. Il y a 3 semaines, il est pris d'un frisson, de céphalée, de malaise général ; il continue néanmoins à travailler pendant 8 jours : puis brusquement apparaissent des arthropathies généralisées (genoux, mains, épaules, temporo-maxillaires), s'accompagnant de sueurs abondantes.

Examen : arthropathies rhumatismales typiques. T. 39º, 6. Souffle mésosystolique sus apexien. Rien de pulmonaire. Atténuation en 4 jours.

Le 26 Juillet, la température remonte à 39e et les douleurs reviennent aux genoux et aux poignets. Egophonie nette du hile droit sans autre signe. On prédit la possibilité d'une pleurésie.

Le 31 Juillet ; la température s'élève encore davantage (39, 5) Le premier bruit est assourdi. Les articulations sont très douloureuses (doigts. poignets) malgré 10 grammes de salicylate.

Appareil respiratoire. Submatité aux 2 bases surtout marquée à droite avec souffle, égophonie et quelques frottements. Ponction positive.

4 août. — Plus rien aux poumons, 1er bruit cardiaque toujours assourdi : Encore quelques douleurs aux poignets et aux doigts. Puis la température baisse et le malade guérit.

Recherches de laboratoire :

Cytologie : 31 juillet, très nombreux macrophages, dont certains actifs, très beaux, remplis d'inclusions ; très nombreux polynucléaires sains neutrophiles ; rares lymphocytes ; ni éosinophiles ni cellules cyanophiles.

Il est regrettable qu'on n'ait pas suivi cet épanchement en série.

OBSERVATION LXXIV

Insuffisance aortique ancienne. — Rhumastisme articulaire aigu avec localisations viscérales multiples.

Résumé de l'observation clinique. Ru.. Louise, 21 ans, tourneuse, 17 mai 1906. Hôpital Broussais. Pas de maladies antérieures, sauf essoufflement facile depuis longtemps. Depuis le 13 mai, angine et arthropathie du genou gauche.

Examen : Le gonflement du genou a diminué. Insuffisance aortique ancienne classique. Péricardite actuelle de la pointe.

Poumons : A la base gauche, matité depuis la 9e côte, submatité à la base droite. V — surtout à gauche, R — à la base gauche : Bronchoégophonie en bandes scissurales bilatérales.

11 mai. — Submatité diminuée aux bases. Plus de douleurs articulaires. Frottement péricardique moins net.

21 mai. — Amélioration sensible ; plus de frottement péricardique. S = dans les bases ; R = sauf au hile gauche où on entend un souffle doux et quelques crépitations. A ce niveau, égophonie très nette. Rien à droite.

23 mai. — Léger souffle au hile gauche sans égophonie. Les coudes sont douloureux.

24 mai. — Plus de douleurs. Insomnie, Trémulation des muscles de la face. Imminence de rhumatisme cérébral. Rien aux poumons.

25 mai. — Moins d'agitation. Les sueurs profuses de la malade ont diminué.

26 mai. — Bon sommeil, bon état.

27 mai. — Frisson, angine, rien d'apparent. Le pouls monte à 120. Poumons normaux.

28 mai. — Léger frisson la nuit, rien d'articulaire. Tousse un peu. Matité de 5 travers de doigts à la base gauche avec V — et R presque O. Submatité de 3 doigts avec R — O. Quelques frottements à droite au-dessus de la matité. Respiration soufflante biscissurale. Egophonie à distribution spéciale à gauche, elle s'étend entre la 3e et la 7o épineuse s'arrêtant au bord externe de l'omoplate ; à droite, elle occupe la base, la scissure sur tout son trajet et une bande descendante latéro-vertébrale.

29 mai. — Bruit de galop péricardique. Mêmes signes pulmonaires.

30 mai. — Peau brûlante et sèche. Bruit de galop, assourdissement des bruits à la pointe. S—V—R— aux deux bases L'égophonie ne s'entend plus qu'à gauche.

31 mai. — La malade très pâle, se trouve mieux. Frottement de la pointe.

Poumons : droit : pas de modifications ; à gauche : matité jusqu'à la 8e épineuse. VO à la base. Souffle pleurétique. Egophonie très nette. Pectoriloquie aphone. Skodisme sous-claviculaire. Traube mat.

1er juin. — Matité stationnaire, mais le poumon ne plonge plus ; le souffle et l'égophonie ne se retrouvent qu'à la partie supérieure de l'épanchement. Bronchoégophonie légère à droite. Ponction positive.

Le même jour, un examen du sang révélait la composition suivante :

H........................	75 °/₀ (Gowers)
R........................	3.400.000
D........................	9.800
Polynucléaires............	87,6 °/₀
Lymphocytes..............	6,4 °/₀
Mononucléaires non granuleux................	2,8 °/₀
Eosinophiles..............	2 °/₀

Petits éléments granuleux de la taille d'un lymphocytes et cyanophiles 4 °/₀. Nombreux hématoblastes.

2 juin. — Bonne nuit ; S — à gauche sur une étendue un peu plus grande. — A gauche. Souffle doux expiratoire et égophonie typique. Bronchoégophonie à droite.

3 juin. — Matité a presque disparu à droite où la voix est normale.

A gauche, même matité, mais l'égophonie s'étend à la base et le souffle est plus léger.

4 juin. — A gauche en arrière, toute la partie inférieure du poumon est envahie par de fins râles humides. Le souffle a disparu, on ne le retrouve qu'à la base sur la ligne axillaire ainsi que l'égophonie : néanmoins la voix est aussi chevrotante dans le cul-de-sac costo-vertébral. L'inspiration est soufflante à la scissure gauche. A droite, submatité de la base avec quelques frottements. En avant, à gauche, frottement pleural rythmé par le cœur.

5 juin. — Amélioration ; mais anémie de plus en plus intense. Poumons : S — à la base droite. Matité de 2 à 3 doigts à la base gauche, avec quelques frottements et souffle doux. Egophonie latéro-vertébrale. En avant. Traube mat.

6 juin. — La veille à 5 heures du soir, violente crise d'œdème aigu du poumon, avec crachats albumineux. Actuellement, soulagée par la saignée, plus de râles fins.

7 juin. — 2 nouvelles crises d'œdème suraigu. Anasarque, diarrhée, anéantissement, pâleur extrême.

8 juin. — Meilleur état, anasarque persiste : S = à droite, S — à la base gauche avec quelques râles.

9 juin. — Calme. — S — sur 3 doigts à la base gauche sans égophonie, quelques râles inspiratoires = S = R à droite. Traube sonore. Galop péricardique ; frottements à la base, Moins d'œdème.

10 juin. — La malade tousse. S— à la base gauche sur deux travers de doigt, V—R —. Egophonie légère. Quelques frottements ; S — à droite sur trois doigts, V—R — ; nombreux frottements. Plus d'œdèmes.

11 juin. — Skodisme à la partie moyenne du poumon droit. Pas de liquide. Température élevée. Arthropathie du genou gauche. Depuis ; aucun accident pulmonaire. Les signes ont complètement disparu le 14 juin. Après une nouvelle poussée articulaire, la malade va bien, engraisse et sort guérie le 11 juillet.

Recherches de laboratoire : *Cytologie* : 17 mai. — Des deux côtés : Liquide hémorrhagique. Prédominance des polynucléaires. Quelques macrophages isolés. Très rares lymphocytes.

Le 31 mai. — A gauche ; globules rouges nombreux ; prédominance des polynucléaires. Macrophages isolés et en placards avec inclusions même dans les placards ; rares lymphocytes ; éosinophiles assez nombreux : A l'éocyanine, les uns sont des éosinophiles vrais ; d'autres plus petits, sont moins granuleux ; il en est qui sont à la fois cyanophiles et éosinophiles. Quelques myélocytes à petits grains cyanophiles.

Observation LXXX

Rhumatisme articulaire aigu chez un syphilitique secondaire actuellement sans accidents. Péricardite typique. Double spléno-pneumonie.

Résumé de l'observation clinique. Sal... Gaston 24 ans, typographe, 2 février 1906.— Hôpital Broussais. Il y a six mois, a été soigné dans le service pour syphilis secondaire (chancre amygdalien), (éruption de syphilides papuleuses, ictère). A suivi depuis un traitement régulier.

Le 30 janvier. — Il ressentit des douleurs dans les articulations des doigts qui se tuméfièrent; puis le lendemain dans les coudes et les genoux.

31 janvier.— Angine très douloureuse. Les douleurs articulaires sont un peu moins vives. Arthrite du cou.

2 février.— Aucune trace actuelle de syphilis, sauf les cicatrices des papules. Arthropathies légères des coudes et des genoux. Sciatique gauche. Gorge rouge, mais sans plaques muqueuses.

6 février. — Les douleurs ont disparu. Le malade accuse un point de côté violent à droite et en bas.

En avant, à droite; S,— quelques frottements dans le cul-de-sac; S — à la base droite en arrière sur 3 travers de doigt avec V — et R —. Au-dessus, inspiration soufflante et léger souffle expiratoire. Pas de râles. Voix normale. Ponction exploratrice négative.

7 février.— Douleur précordiale avec énorme bruit de va et vient. Plus de douleurs articulaires. Matité plus étendue à la base droite, avec V —R—. Toujours léger souffle expiratoire. Chevrotement léger de la voix à la scissure droite. Voix normale ailleurs.

8 février.— Mêmes signes pulmonaires. Péricardite identique.

10 février.— Péricardite améliorée. *Poumons*: à droite, matité d'une main à la base avec V— R—. Légère égophonie le long de

la colonne vertébrale, à gauche, légère submatité (quelques gouttes de liquide.)

12 février. — *Poumons : droit*: stationnaire. *Gauche*: matité jusqu'à l'angle de l'omoplate. V —; R soufflante à la base: plus haut, foyer de râles sous-crépitants. Légère égophonie latéro-vertébrale. Traube sonore.

13 février. — *A gauche* — S—V — dans les mêmes limites. R — à la base. Souffle inspiratoire à la partie supérieure de la matité avec légère égophonie.

14 février. — *A droite* : mêmes signes; à *gauche*, la matité identique en arrière se prolonge en avant sur la largeur de 3 doigts. Souffle très net à la partie supérieure. Pas de râles. R O. à la base Egophonie très nette. Traube partiellement pris. Ponction positive.

16 Février. — *A gauche*, la matité remonte à 2 doigts au-dessous de l'angle de l'omoplate. Souffle expiratoire doux, R O, à la base V --, Egophonie et pectoriloquie aphone très nettes. Traube sonore.

18 février. — La matité ne remonte plus qu'à la 9e côte, V—R— à la base. A la 9' côte, léger souffle et quelques frottements. La pectoriloquie a disparu. L'égophonie est moins nette.

19 février. — Le souffle et l'égophonie sont moins nets.

20 février. — Matité moins étendue, S = en avant. Souffle très léger avec chevrotement léger de la voix.

21 février. — Matité très localisée à la base gauche. Souffle très léger. Plus d'égophonie.

2 mars. — Le malade sort. Submatité aux 2 bases. A gauche, le souffle a disparu, R — à la base avec quelques frottements. A droite R —.

Recherches de laboratoire.

Cultures de l'épanchement: Stériles.

Culture du sang de la veine: Tétragène blanc, non virulent pour l'animal.

Cytologie : Epanchement gauche. 10. 2. 06. Quelques gouttes, quelques placards, rares polynucléaires et lymphocytes.

14 février 1906. — Placards endothéliaux ou macrophages isolés rarement phagocytaires ; sang ; nombreux polynucléaires, quelques lymphocytes.

19 février 1906. — Même formule, nombre à peu près égal de polynucléaires et de lymphocytes, quelques polynucléaires sont en pycnose.

22 février 1906. — Même formule, mais les lymphocytes prédominent un peu sur les polynucléaires.

Pleurésie gauche latente, banale avec type de syndrôme phrénique

Observation LXXXI

Pleurésie gauche avec réaction éosinophilique ; et syndrôme douloureux phrénique dominant la scène. (Pas de tuberculose vraisemblable).

Résumé de l'observation clinique. Jean..., 52 ans. 11 juin, 1905. Hôpital Broussais. N'a jamais été malade. Depuis 6 semaines, elle a des douleurs dans le bras gauche, mais continue à travailler; Il y a 8 jours, légers frissons, douleurs plus violentes s'étendant au côté correspondant au thorax. En même temps, se produisirent des vomissements survenant de suite après le repas et sans effort. Ils durèrent 5 à 6 jours. Hoquet fréquent depuis la même époque. De plus la déglutition des aliments est un peu difficile et de temps à autre, la malade a des crises d'oppression.

Examen : Bon état général, respiration assez facile ; peu de fièvre 37°,8. Le bras gauche est presque immobilisé par les douleurs qui portent surtout sur l'épaule. La palpation de tout le côté gauche du thorax est très douloureuse surtout le long du bord gauche du sternum et au niveau des insertions du diaphragme.

Hyperesthésie douloureuse du côté correspondant de l'abdomen.

Point cervical du phrénique très douloureux.

Poumons : Rien à droite. Submatité d'une main à la base gauche avec R —, et légers frottements.

Traube submat. Ponction positive. La voix est partout normale.

13 juin. — Même état. Ni toux, ni expectoration ; les signes tendent à disparaître.

16 juin. — L'examen de la sensibilité du bras montre une anesthésie complète sur le territoire nerveux du radial et de l'accessoire du brachial cutané interne. Traitement électrique.

20 juin. — Grande amélioration des douleurs. S légèrement diminuée à la base gauche sans autre signe.

22 juin. — Sort guérie.

Revue en janvier 1906. S — à la base gauche sans autre signe. Rien ailleurs.

Recherches de laboratoire.

Cytologie : 12 juin 1905. — On retire 4 c. c. de liquide jaune clair un peu trouble avec la formule suivante.

Macrophages moyens à noyau rond ou incurvé, à protoplasma souvent teinté en bleu par l'éocyanine. 78 %. Quelques gros macrophages avec inclusions. Lymphocytes 18 %. Polynucléaires neutrophiles 4 %. Quelques éosinophiles et quelques mononucléaires moyens à petits grains cyanophiles (7 à 8 dans la lame).

Tuberculoses

Pleuro-tuberculoses à début brusque semblant l'accident initial de la tuberculose

Observation LXXXII

Pleurésie tuberculeuse semblant primitive, très fugace. Début brusque

Résumé de l'observation clinique. Gam. Edmée, 22 ans, 23 Avril 1094, Hôpital Saint-Antoine. Père et mère sont morts tuberculeux. Elle même n'a jamais été malade. Il y a 10 jours, le 13 avril 1904, elle a senti pendant la nuit un violent point de côté droit, sans frissons. Elle ne put se lever et eut une syncope. — L'oppression augmenta les jours suivants, malgré la disparition du point de côté.

Examen. — Epanchement moyen du côté droit, avec submatité du sommet et quelques râles sous-crépitants à ce niveau. Le 3 Mai, il n'y avait pas de liquide.

A la sortie (15 Mai): Aucun signe positif de tuberculose. — S — R — à la base droite. Expiration un peu prolongée au sommet en avant.

Recherches de laboratoire :

Inoculation au cobaye 20 c.c. ; Tuberculose et pleurésie séreuse double.

Cytologie· 25. 4. 04. Très grande prédominance des polynucléaires, ordinaires, assez lésés avec protoplasma fenêtré et noyaux en caryolyse. Beaucoup de macrophages à noyau pâle et à protoplasma incolore, pas de macrophagie. Pas de lymphocytes.

27 avril 1904. — Prédominance des polynucléaires et des macrophages isolés parmi lesquels beaucoup sont phagocytaires. Pycnose fréquente des noyaux des polynucléaires. Lymphocytes en quantité notable.

29 avril 1904. ---- Grande prédominance des lymphocytes. Les polynucléaires sont presque tous pycnotiques. Quelques rares macrophages en lyse. Nous donnons à titre de curiosité *l'examen cytologique du liquide pleural du cobaye*, pris aussitôt après la mort.

2 juin 1904.-- Beaucoup de sang. Grande prédominance des placards endothéliaux à cellules normales, saines, au repos. Assez nombreux lymphocytes ; peu de polynucléaires.

Observation LXXXIII

Pleurésie à début brusque, semblant primitive. Liquide examiné le 8ᵉ jour. Tuberculisation du cobaye. Eosinophilie précoce.

Résumé de l'observation clinique. Lev.. Anna, 27 ans, soudeuse, 9 avril 1904. Hôpital Saint Antoine. Aucun antécédent de tuberculose. Il y a 8 jours, la malade a été prise dans la nuit, d'un violent point de côté siégeant en avant sous le sein gauche. Elle a frissonné toute la nuit. L'oppression s'accrut les jours suivants; et elle dut s'aliter.

Examen. Petit épanchement de la base gauche; avec submatité du sommet, et râles crépitants dans le sommet droit. Sortie le 8 mai; pas de ponction évacuatrice.

A la sortie : *A gauche*, craquements au niveau du hile. Abolition du murmure et S O à la base. *A droite*, submatité en avant au sommet, avec diminution très nette de l'inspiration.

*Recherches de laboratoire: Inoculation au cobaye. 20 c. c. Tu*berculose.

Cytologie. 11 avril 1904. — Grande prédominance des polynucléaires dont beaucoup d'éosinophiles normaux et sains. Beaucoup de macrophage isolés, le plus souvent phagocytaires. Lymphocytes exceptionnels, pas de sang.

13 avril 1904. — Même formule, sauf augmentation du nombre des lymphocytes.

18 avril 1904. — Grande prédominance des lymphocytes, nombreux macrophages isolés. Beaucoup de sang, quelques polynucléaires sains ; dont la moitié sont éosinophiles.

27 avril 1904. — Lymphocytose marquée. Rares polynucléaires sains. Nombreux macrophages isolés, fenêtrés, rarement phagocytaires, certains très colorés.

Observation LXXXIV

Pleurésie tuberculeuse à début brusque, semblant le 1er accident de la tuberculose. Examen clinique et cytologique le 5e jour. Prédominance au début des signes pulmonaires.

Résumé de l'observation clinique : Bon, Jean, déménageur, 38 ans, 14 mai 1904. Hôpital Saint-Antoine. Aucun antécédent tuberculeux. Le 9 mai 1904, le malade travailla beaucoup et se refroidit. Néanmoins il dîna et se coucha sans ressentir aucun malaise. La nuit, il se réveilla en sueurs, toussant beaucoup. Aucun point de côté.

Examen : le 14 mai. Il se plaint de « picotements » dans la partie gauche du thorax. Toux fréquente sèche, rappelée par les mouvements. Légère expectoration muqueuse. S — sur une main à la base gauche, et légèrement S — à la base droite ; V — à la base gauche. A cet endroit, on perçoit un souffle rude, presque tubaire, sans bruit adventice, même à la toux. Bronchophonie, pas d'égophonie. Ponction positive. Liquide très riche en éléments.

15 mai. — La toux augmente. Les vibrations sont simplement diminuées à la base gauche et la submatité y est très légère. Le souffle persiste et a pris un timbre doux. Pas d'égophonie.

16 mai. — VO à la base gauche avec souffle léger et bronchoégophonie.

17 mai. — Le souffle s'étend sur une plus grande hauteur.

18 mai. — VO dans le 1/3 inférieur gauche avec SO. S — dans le reste du poumon. R — partout ; le souffle s'étend seulement dans le 1/3 moyen. Bronchoégophonie dans la moitié inférieure. Egophonie nette seulement à la scissure. En avant, skodisme, avec V+ ; R+ et quelques sous-crépitants entre la clavicule et le mamelon.

20 mai. — Très gros épanchement, avec atélectasie pulmonaire. On retire 1.700 grammes de liquide.

Evolution : Lente. 3 ponctions évacuatrices. Sort seulement le 23 juillet.

Recherches de laboratoire.

Inoculation au cobaye : Pas de tuberculose (20 c. c.).

Cytologie : 14 mai 1904. — Prédominance des polynucléaires ; puis des macrophages isolés au repos et souvent phagocytaires. Très peu de lymphocytes.

17 mai 1904. — Même formule ; davantage de lymphocytes.

19 mai 1904. — Prédominance des lymphocytes, peu de polynucléaires ordinaires, généralement pycnotiques, quelques éosinophiles. Peu de macrophages. Beaucoup de sang.

21 mai 1904. — Lymphocytose presque pure. (Peu de sang).

24 et 27 mai 1904. — Même formule.

3 juin 1904. — Lymphocytose, mais assez nombreux macrophages normaux sains, au repos ou en karyokinèse.

14 juin 1904. — Beaucoup de sang. Lymphocytose, puis moyens macrophages.

19 juin 1904. — Lymphocytose presque pure.

OSERVATION LXXXV

Cytologie en série d'une pleuro-tuberculose primitive suivie dès le 1er jour.

Malade ayant fait une pleurésie dans le service (Charité), soigné pour ulcère de l'estomac.

Cytologie : Tous les 2 jours.

1er jour.	Macrophages souvent en placards rarement phagocytaires	51.3 %
	Polynucléaires	2.5 %
	Eosinophiles	1.4 %
	Lymphocytes	45.8 %
3e jour	Macrophages isolés	26 %
	Polynucléaires.	58.5 %
	Lymphocytes	15.5 %
	Eosinophiles	0

5ᵉ jour	Macrophages	19.3 %
	Polynucléaires	19.3 %
	Lymphocytes	61.4 %.
7ᵉ jour	Macrophages	21.3 %
	Polynucléaires	16.3 %
	Lymphocytes	62.4 %

Pleuro-tuberculose à type pneumonique

OBSERVATION LXXXVI

Pleurotuberculose à début pneumonique. Evolution subaiguë. Tuberculisation
rapide du cobaye. Sortie du malade en excellent état.

Résumé de l'observation clinique.

Ser..., 35 ans, ébéniste, 9 avril 1906. Hôpital Broussais.

Aucun antécédent morbide sauf chorée à 16 ans. Très éthylique. Il y a onze jours, il est pris brusquement, à trois heures de
l'après-midi, d'un grand frisson durant cinq minutes.

Puis il ressent des douleurs lombaires droites, se met à tousser
et est obligé de se coucher.

Il a la fièvre et une dyspnée vive ; le lendemain survient un
point de côté au-dessous du mamelon droit. Huit jours après, il
va à la consultation. Il est soulagé par des ventouses. Le point de
côté cesse, il veut se lever, mais la douleur revient aussitôt.

Examen. S—VR—. — dans les 2/3 inférieurs du poumon droit.
Egophonie très légère. Léger souffle pleurétique d'un jour à la
base ; quelques râles diffus le premier jour. Ponction un litre,
puis diminution de l'épanchement qui tend à s'aréoliser. Sort
le 1ᵉʳ mai en excellent état ; sans signes positifs au sommet.

Recherches de laboratoire : Cytologie.

9 avril 1906. --- Beaucoup de sang, nombreux lymphocytes,
assez nombreux polynucléaires souvent en pycnose, et moyens
macrophages isolés, sans aucune inclusion.

12 avril 1906. — Presque plus de polynucléaires, nombreux
moyens mononucléaires, lymphocytes prédominants.

14 avril 1906. — Même formule.

18 avril 1906. – On ne retire qu'1 cmc. Lymphocytose presque pure.

Inoculation au cobaye de 20 c. c. le 13 avril. Sacrifié le 19 mai : Tuberculose généralisée très diffuse.

OBSERVATION LXXXVII

Tuberculose pulmonaire ulcéreuse subaiguë, consécutive à une pleuro-pneumonie aiguë tuberculeuse. Epanchement pleural très passager.

Résumé de l'observation clinique :

Lag... Paul, 24 ans, terrassier, 11 avril 1905, Hôpital Broussais.

Aucun antécédent tuberculeux familial. Pneumonie droite avec pleurésie en 1902 ; depuis, il a toujours un peu toussé. Il y a six jours, brusquement vers deux heures de l'après-midi, il ressent une violente douleur dans le côté gauche avec un grand frisson. Il continue cependant péniblement à travailler jusqu'au lendemain soir.

Depuis il est couché, tousse et est oppressé.

Examen : Submatité au sommet droit en avant et en arrière avec R— et sibilances dans tout le poumon.

A gauche : Petit souffle dans la fosse sus-épineuse avec S= et quelques gros râles inspiratoires ; légère submatité à la base.

15 avril. — Tout le poumon gauche est submat en arrière ; il est sonore latéralement et en avant.

Souffle au sommet. S— — à la base avec R—. Egophonie et pectoriloquie aphone. En avant S=, sibilances. Ponction ramène très peu de liquide.

17 avril. — Mêmes signes, la submatité basilaire s'étend un peu latéralement.

19 avril. — Pas de bacilles de Koch, ni de pneumocoques dans les crachats.

20 avril. — On entend des râles de bronchite jusqu'en bas à gauche.

1er mai. — Matité dans tout le poumon gauche. Traube sonore. Bronchophonie et sous-crépitants à la base.

3 mai. — Souffle et sous-crépitants nombreux au sommet gauche ; disséminés dans le reste du poumon. Ponction négative.

16 mai. — *A droite*, S — — au sommet, S— à la base. VO au sommet. Craquements dans toute l'étendue droite avec souffle au sommet ; *à gauche* : SO au sommet, S —à la base. Souffle localisé à la partie interne du sommet avec quelques craquements et V+ : Nombreux bacilles de Koch dans les crachats.

25 juillet. — *En avant* ; Sommet gauche : S—, craquements humides : sommet droit, SO gargouillement. S—R— à la base droite en arrière, SO et gargouillement. A gauche, SORO au sommet et à la base, S— dans l'intervalle ; V+ au sommet avec nombreux craquements.

Recherches de laboratoire : *Cytologie.*

15 avril 1905. — Prédominance des polynucléaires, dont quelques-uns pycnotiques. Quelques macrophages isolés non phagocytaires ; rares lymphocytes.

Observation LXXXVIII

Pneumonie tuberculeuse et pleurésie purulente tuberculeuse parapneumonique. — Guérison de la pleurésie. — Atténuation des phénomènes pulmonaires qui persistent autour de la scissure interlobaire et dans le cul-de-sac costovertébral.

Résumé de l'observation clinique.

Vas. Philomène, 36 ans, ménagère, 25 novembre 1905, Hôpital Saint-Antoine. Aucun antécédent héréditaire de tuberculose. Son mari tousse un peu depuis cinq ans. Elle a eu huit enfants et une fausse couche. Quatre enfants sont morts tout jeunes (convulsions, entérite). L'aînée, survivante, a eu une coxalgie. Très bonne santé jusqu'au sixième accouchement, après lequel phlébite de la jambe gauche qui dura trois mois. Après sa fausse couche, septième grossesse, phlébite du bras gauche qui dure aussi trois mois. C'est quinze jours après la dernière couche (il y a six semaines environ) que la malade est prise de dysphagie et de dysphonie. Ce mal de gorge ? dure un mois, sans aucune toux. Puis brusquement la malade est prise d'un point de côté très violent siégeant au-dessous du sein gauche et de frissons modérés, répétés.

Elle tousse et expectore des crachats visqueux, blancs, aérés, jamais de sang. Elle reste quinze jours chez elle, puis son état s'aggrave, elle a du délire nocturne et entre à l'hôpital.

Examen : Malade pâle, pas maigre (dit cependant avoir maigri depuis deux mois), sueurs profuses, toux fréquente, expectoration verdâtre et spumeuse.

Poumons : S=V=R= à droite, avec nombreux râles sibilants ou ronflants. A gauche, en avant, V—S— (Traube mat), quelques râles crépitants au sommet. En arrière, submatité jusqu'à l'angle de l'omoplate et matité au-dessous: V diminuant de haut en bas, VO à la base. Au sommet nombreux râles crépitants très fins et souffle expiratif un peu moins fort que le souffle tubaire. Egophonie et pectoriloquie aphone à la scissure. Dans les 2/3 inférieurs, râles sous crépitants plus gros.

27 novembre. — Ponction négative dans le neuvième espace gauche.

28 novembre. — Malade très affaiblie, sueurs profuses, teint pâle. Œdème pariéto-thoracique à la base gauche. A gauche, dans la moitié inférieure, les râles et R s'entendent beaucoup plus confusément. A sommet, toujours crépitants très fins ; souffle, égophonie et pectoriloquie aphone à la scissure. A droite, sibilances et gros râles sous-crépitants à la base.

29 novembre. — Ponction dans le dixième espace gauche. Pus grumeleux et vert.

2 décembre. — P. 132. Malade très faible. Mêmes signes.

4 décembre. — Ponction exploratrice dans le huitième espace. Evacuation de 180 c.c. de pus.

5 décembre. — La matité franche ne dépasse pas le neuvième espace intercostal ; au-dessus submatité ; R soufflante au sommet sans râles ; quelques sibilances : à la scissure, souffle assez fort surtout expiratoire près de la colonne et légère bronchophonie. Ce souffle s'étend jusqu'au onzième espace avec maximum, au neuvième à 6 cm. de la colonne. Crépitants à grosses bulles. Quelques frottements dans les 2/3 inférieurs avec bronchoégophonie et pectoriloquie aphone.

A droite, en arrière, on trouve encore de gros sous-crépitants à la base, les sibilances ont disparu. La respiration est forte partout.

6 décembre. — Le souffle ne s'entend plus qu'au niveau de la scissure gauche où persiste un peu de bronchophonie et de pectoriloquie aphone ainsi que des sous-crépitants. Les 2/3 inférieurs du poumon gauche sont mats mais on n'y entend plus ni souffle

ni crépitants. Encore quelques frottements dans le neuvième espace : à droite, quelques râles isolés à la base.

7 décembre. — Le mieux persiste. Mêmes signes sauf que les frottements ont disparu.

14 décembre. — Il existe une zone de matité suspendue scissurale, avec bronchoégophonie et pectoriloquie aphone au hile. R— à droite avec nombreux sous-crépitants et crépitants dans les 2/3 inférieurs.

17 décembre. — Plus de pectoriloquie. Bronchophonie hilaire.

27 décembre. — Elévation thermique due aux vaccins. La bronchoégophonie et la pectoriloquie ont reparu à la scissure

31 décembre. — Bronchophonie scissurale et légère pectoriloquie. A la base, égophonie franche et pectoriloquie aphone. Il existe aussi une bande de bronchoégophonie et de pectoriloquie aphone latéro-vertébrale au niveau du 1/3 moyen. — Sortie. —

Recherches de laboratoire.

Cytologie. 30 novembre 1905. — Pus mal lié, froid, fait de particules blanchâtres épaisses, en suspension dans un liquide jaune verdâtre assez limpide. Sur un fond de fibrine se détachent de nombreux débris cellulaires, des macrophages pâles, à contours peu nets, à noyau en lyse. Nombreux polynucléaires en voie de destruction. Pas de pycnose.

3 décembre 1905. — Pus froid, mieux lié ; formule analogue.

Cultures. 4 décembre : bouillons stériles.

Crachats. 26 novembre : très nombreux bacilles de Koch.

**Pleurésies tuberculeuses à début lent et insidieux ;
Où l'interrogatoire montre la fréquence des épisodes pleuraux
passagers pré-pleurétiques.**

Observation LXXXIX

Pleuro-tuberculose à évolution lente confirmée deux mois après le point de côté. Lymphocytose précoce. Inoculation positive.

Résumé de l'observation clinique.

Guy., Elise, 20 ans, bonne, 26 mars 1904. Hôpital Saint-Antoine.

Aucun antécédent tuberculeux. A Paris depuis 4 ans, elle s'y est bien portée jusqu'en janvier 1904.

Il y a deux mois, elle est prise d'un violent point de côté droit siégeant sous le sein.

Elle ne s'est pas alitée, mais elle était obligée de se reposer. Elle va chez des amis pendant deux mois, mais ne se soigne pas. Elle ne toussait pas du tout. Règles normales.

Il y a huit jours, le point de côté a augmenté et a irradié dans tout le côté droit. Depuis ce temps, elle tousse continuellement et a quelques crachats muqueux. De plus, elle souffre d'une céphalée intense, frontale, depuis quatre jours ; et a eu une légère épistaxis.

Evolution: Epanchement peu abondant résorbé en un mois ; à la sortie, le 28 avril, température vespérale toujours autour de 38° ; craquements au sommet, légers et fugaces.

Recherches de laboratoire : *Inoculation au cobaye*: Tuberculose.

Cytologie : Au début, très rares polynucléaires fenêtrés et macrophages vacuolaires avec lymphocytes prédominants, puis rapidement lymphocytose pure. (6 examens).

Observation LXXXX

Pleuro-tuberculose à début lent. Epanchement abondant, signes pulmonaires positifs à la sortie.

Résumé de l'observation clinique.

Gui., Albert. 30 ans, employé de commerce. 22 février 1905. Hôpital Saint-Antoine.

Son père mort tuberculeux il y a huit ans. Aucun autre antécédent morbide.

En novembre 1904, pendant ses 28 jours, il a eu un violent point de côté à gauche, sans fièvre.

Le lendemain, ce point de côté avait disparu. Au retour du corps, il travailla pendant un mois et demi, puis vers le 15 janvier fut forcé de s'arrêter à cause d'une dyspnée progressive avec toux fréquente et abondante expectoration muco-purulente. Il n'avait à ce moment, ni point de côté, ni fièvre. Depuis, la toux a diminué, puis disparu, pendant que la dyspnée au contraire augmentait.

A part cette dyspnée, l'état du malade est satisfaisant et il a à peine maigri.

Epanchement considérable avec déviation du cœur. Evacuation de 1650 c. c. vers le 15 mars, apparition de signes pulmonaires (crépitations diffuses) et de craquements au sommet. Sortie le 28 mars.

Recherches de laboratoire.

Inoculation au cobaye.

Cytologie : Lymphocytose ; quelques polynucléaires et moyens mononucléaires.

OBSERVATION LXXXXI

Pleuro-tuberculose apparue nettement longtemps après le point de côté. Epanchement abondant lymphocytaire. Résorption très lente. Signes positifs pulmonaires à la sortie.

Résumé de l'observation clinique.

Wep..., 54 ans, billardier, 27 février 1704. Hôpital Saint-Antoine.

Aucun antécédent familial ou personnel de tuberculose. Vers octobre 1903, il s'est senti peu à peu fatigué et sentait une lourdeur croissante dans le côté gauche. Il travaillait avec plus de peine mais, malgré la gêne croissante dans le côté, ne toussait pas, ne maigrissait pas, avait bon appétit. L'état est resté ainsi stationnaire jusque vers le 15 février, quand tout à coup, au milieu de son travail, il a senti une lassitude intense qui le força à s'aliter. Le 20, il voit un médecin. L'oppression s'accroît, même au repos, presque sans toux avec une expectoration spumeuse minime.

Le jour même de l'entrée on retire 1.750 gr, de liquide à gauche.

Evolution très rapide. — Deux autres ponctions évacuatrices. A sa sortie, le 10 juin, quelques craquements au sommet.

Recherches de laboratoire :

Inoculation au cobaye: positive.

Cytologie. Lymphocytose et globules rouges avec macrophages moyens non phagocytaires évoluant vers la lymphocytose pure. (7 examens).

Observation LXXXXII

Pleuro-tuberculose à début très lent. Début apparent aigu, il y a sept jours.
Lymphocytose le 8ᵉ jour.

Résumé de l'observation clinique.

Bea..., Louis, 20 ans, garçon d'hôtel. 9 avril 1904. Hôpital Saint-Antoine.

Aucun antécédent familial ou personnel de tuberculose. Arrivé à Paris, en octobre, il reste en bonne santé jusqu'en janvier. Dans le courant de janvier, à la suite d'un refroidissement, le malade contracte un gros rhume, mais il n'a pas de fièvre et bien que toussant beaucoup avec expectoration abondante banale, il continue à travailler.

Environ quinze jours après le début de son rhume, vers le 20 ou 25 janvier, il éprouve tout à coup un violent point de côté un peu au-dessous du mamelon droit, qui le réveille pendant son sommeil. Cette douleur est exagérée par la respiration et atténuée par le décubitus latéral droit.

Il continue à travailler ; à part son point de côté, il se sent bien, ne maigrit pas et conserve son appétit. La douleur persiste variable dans son intensité d'un jour à l'autre, plus forte la nuit.

Le soir du 3 avril. sans raison, le malade a de la céphalée frontale vive avec fièvre, agitation et insomnie. Le 4, il essaye de se lever, mais doit bientôt se recoucher. Le 5, il a une épistaxis ; (il en avait déjà eu une le 10 mars). Le 6, il se purge et se sent soulagé ; enfin, entre à l'hôpital le 9.

Examen : Epanchement peu abondant sans souffle, ni égophonie, avec signes pulmonaires (craquements), périscissuraux et basilaires.

Hémoptysies légères le 29 et 30 mai

Au départ, 14 juin ; S — V + R au sommet droit, sans bruits adventices autres que des frottements pleuraux

Recherches de laboratoire.

Inoculation : pas faite.

Cytologie : Lymphocytose et globules rouges avec nombreux macrophages, moyens non phagocytaires. (11 et 21 avril).

Observation LXXXXIII

Pleuro-tuberculose évoluant lentement. Epanchement diagnostiqué longtemps
après le point de côté survenu lui-même après un accouchement.

Résumé de l'observation clinique.

Lhu..., Marguerite, 15 ans, bonne, 5 mars 1904. Hôpital Saint-
Antoine. Anémie depuis l'âge de 15 ans. Aucun autre antécédent
morbide familial ou personnel. Un enfant bien portant né en novembre dernier ; 15 jours après son accouchement, elle ressent
un point de côté droit, gênant la respiration et en même temps
quelques frissons. L'état reste stationnaire pendant un mois ; à
ce moment, elle consulte un médecin et la douleur disparaît.
En janvier 1904, la douleur revient mais moins intense, la malade
commence alors à maigrir ; mais ce n'est que le 5 mars qu'elle
consulte à nouveau un médecin qui diagniostique une pleurésie.
Sueurs abondantes, pas d'hémoptysies.

Evolution lente de l'affection avec hyperthermie vespérale légère
persistante. L'épanchement existait encore minime le 6 mai au départ de la malade. Signes positifs et craquements au sommet
droit.

Recherches de laboratoire.

Inoculation au cobaye : Positive.

6 examens cytologiques. Lymphocytose avec macrophages
moyens et sang, évoluant vers la lymphocytose pure.

Observation LXXXXIV

Pleuro-tuberculose à début lent. — Signes positifs de tuberculose à la sortie.

Résumé de l'observation clinique : Mar, Léon, horloger, 12 mars
1904, Hôpital Saint-Antoine. Aucun antécédent familial ou personnel de tuberculose, mais a cohabité à l'atelier pendant deux
ans avec un tuberculeux.

Il y a deux mois, le malade a senti un point de côté peu violent
le soir en se couchant. Il siégeait au niveau des fausses côtes
droites. Depuis ce point de côté a persisté peu violent, disparaissant de temps à autre et se faisant à nouveau sentir tous les deux

jours en moyenne, toujours peu intense et n'empêchant pas le malade de travailler. Ni toux, ni frissons, ni expectoration.

Le 6 mars après déjeûner, il ressentait un léger malaise et de petits frissons. Il est sorti cependant.

Le 7 mars en se levant, il était courbaturé, avait froid. C'est alors qu'un point de côté bien plus fort que le 1er se déclara, siégeant au même niveau. Très affaibli, il se couche.

Le 12 mars, au matin. épistaxis très abondante.

Evolution et guérison en 1 mois; sortie le 11 avril. A la sortie, craquements aux 2 sommets; frottements à droite.

Recherches de laboratoire.

Inoculation au cobaye positive : Cirrhose tuberculeuse avec foie ficelé.

Cytologie : Polynucléose évoluant rapidement vers la lymphocytose (6 examens).

Types de poussées pleurales successives dans la tuberculose
(Fluxions pleurales tuberculeuses successives)

OBSERVATION LXXXXV

Tuberculose à poussées pleurales successives et prédominance droite.—Développement des signes pulmonaires.

Résumé de l'observation clinique :

Ger..., Jean, 20 ans, domestique, 14 mai 1904, Hôpital Saint-Antoine. Pas d'antécédents héréditaires ; à 8 ans, bronchite. Rien de marquant jusqu'à son service militaire (Infanterie coloniale). Arrivé au corps en avril 1903, il tombe malade au mois d'août avec un grand frisson, et une fatigue qu'il ne peut vaincre. Il a des points de côté surtout à droite. A plusieurs reprises, il a craché des stries de sang noirâtre. Pendant les quatre mois précédents, le malade avait beaucoup maigri, se plaignant de sueurs nocturnes et d'un peu de diarrhée. Le major lui retira à droite deux verres de liquide séro hématique.

Après un séjour de 2 mois à l'hôpital, il fut réformé pour bronchite chronique. De retour chez lui, il reprend ses forces, engraisse et arrive à Paris en novembre 1904. Au début de 1905, il est pris à nouveau de frissons et d'un violent point de côté droit; il eut en même temps un ictère qui dura 1 mois. Il vient à la consultation, n'est pas reçu et se soigne chez lui 15 jours, souffrant surtout de coliques et de diarrhée.

Enfin il y a 8 jours, nouveau point de côté droit et frissons, épistaxis légères et répétées qui l'amènent à l'hôpital.

Examen : Il tousse beaucoup et crache peu (crachats muqueux sans caractères nets). Pas de sueurs, ni de nouvel amaigrissement.

Poumons = SO à droite du haut en bas, — S — dans les 2/3 inférieurs gauches.

Traube sonore — V — à la base gauche, VO à la base droite. A droite, R == au sommet, R — dans les 2/3 inférieurs. Pas de souffle, mais frottements nets. A gauche, R — et quelques frottements. Aucun signe net aux sommets.

15 mai. — Ponction positive (quelques cm. c.) des 2 côtés.

19 mai. — La matité diminue à gauche ; les frottements persistent ; liquide existe à droite seulement.

20 mai. — Souffle et égophonie à droite depuis la sixième épineuse. — Ponction positive le lendemain.

23 mai. — S=O dans la demi-inférieure droite. Souffle, égophonie et pectoriloquie aphone à la limite supérieure. R==O sans autre signe à la base. Submatité à l'extrême base gauche avec R— sans autre signe. En avant, S— aux deux sommets ; Traube mat. R soufflante au sommet droit. En arrière ; à droite, râles ronflants et sibilants à partir du hile ; quelques sous-crépitants au sommet avec R+, quelques frottements à la partie moyenne gauche ; S—V+ aux deux sommets, R+ au sommet droit, R— à gauche. Sort sur sa demande le 27 mai.

Recherches de laboratoire.

Inoculations au cobaye 20 c.c. Pas de tuberculose.

Cytologie, 15 mai 1904. E. gauche : Beaucoup de lymphocytes, quelques polynucléaires en lyse et en pycnose ; quelques macrophages phagocytaires.

E. droit: Prédominance des polynucléaires presque tous lésés, en lyse ou surtout en pycnose ; quelques éosinophiles avec granulations en lyse. Beaucoup de macrophages, isolés ou phagocytaires, rares lymphocytes.

17 mai 1904. — *E. droit, seul désormais.* Même formule.

19 mai 1904. — Prédominance des polynucléaires lésés comme précédemment et des lymphocytes. Assez nombreux macrophages

isolés dont quelques phagocytes, quelques éosinophiles. Un peu de
sang.

21 mai 1904. — Mêmes éléments, beaucoup de sang, prédominance des lymphocytes.

23 mai 1904. — Même formule ; accentuation des lymphocytes.

25 mai 1904. — Beaucoup de sang. Lymphocytose presque pure.

27 mai 1904. — Coagulum fibrineux instantané. Rares lymphocytes purs.

Réactions pleurales accompagnant la tuberculose péritonéale. Prolongation de la réaction endothéliale

OBSERVATION LXXXXVI

Tuberculose pleuro-péritonéale avec lésions pulmonaires. — Début par péritonite et pleurite œdémateuse double. — Pleurésie gauche confirmée avec forte
endothéliose macrophagique persistante. — Eosinophilie légère pleurale secondaire aboutissant à la résorption de l'épanchement. — Signes positifs de tuberculose pulmonaire, à la sortie, malgré l'inoculation négative au cobaye.

Résumé de l'observation clinique :

Chat..., Auguste, 45 ans, menuisier, 14 mai 1906, Hôpital Saint-
Antoine. Sa mère est morte en 1893 de fluxion de poitrine ? aurait
toussé trois ou quatre ans. S'est marié à 27 ans. Il y a quatre ans,
sa femme bien portante jusque là, a eu une hémoptysie assez abondante, qui a duré huit jours. Elle est restée cinq semaines alitée ;
puis s'est complètement remise pendant quatre ans. Il y a un
mois, elle a eu de nouveau une légère hémoptysie. Deux enfants :
un mort né, l'autre à 18 mois de convulsions. Rien de personnel
sauf grippe en 1889, qui a duré huit jours.

Il y a 6 semaines, il fut pris d'une grande lassitude et de frissons
répétés. En même temps, anorexie et légère diarrhée. Cette diarrhée s'atténue et fait bientôt place à une constipation invincible.
Depuis longtemps il tousse un peu et a légèrement maigri. Son
ventre augmente bientôt de volume, et il entre en chirurgie le 24
mai 1904 ; où nous le voyons.

On constate alors 2 bandes d'égophonie scissurales, puis à gauche, une bande d'égophonie contre le rachis en suivant le cul-de-
sac postéro-inférieur de la plèvre. On trouve du souffle aux mêmes points. Le malade est passé en médecine.

Examen. En arrière, S — V — surtout à droite. R = au sommet avec quelques craquements, R O à la base droite. A gauche, S O depuis l'angle de l'omoplate. Râles de bronchite dans la partie supérieure, souffle pleurétique et égophonie depuis la 8ᵉ épineuse. En avant — S + à gauche, S — à droite au sommet, V = à droite, V — à gauche.

R normale à droite, exagérée à gauche au sommet, très diminuée dans les 2 /3 inférieurs. Le malade tousse et expectore un peu ; il a légèrement maigri, pas de dyspnée ni de douleur. Le ventre est uniformément tendu et météorisé, sans ascite notable ; le foie paraît petit.

28 mai. — Diarrhée abondante. Ponction positive à gauche, négative à droite.

1ᵉʳ juin. — Souffle et égophonie à la partie supérieure de l'épanchement ; quelques crépitants à la base droite.

16 juin. — Mêmes signes, légère ascite.

5 juillet. — Toujours congestion de la base droite. Mêmes signes à gauche.

9 juillet. — Ponction négative à gauche.

31 juillet — La matité est localisée à la scissure et à la base gauches, ni souffle, ni égophonie. Plus de congestion à droite. VOR. — aux deux bases. En avant S — au sommet droit : Sibilances et expiration prolongée des deux côtés.

2 août. — Ventre plus gros, très douloureux.

7 août. — Le ventre a diminué un peu.

12 août. — Ventre moins météorisé. Sortie.

Poumon droit, au sommet, en arrière S—V=R + avec quelques craquements ; quelques sous crépitants très fins à la base. *Gauche*: S+R— au sommet. R soufflante à la scissure ; quelques frottements à la base où S—V=R—.

Recherches de laboratoire

Inoculation au cobaye ; Négative.

Cytologie : 26 mai 1905. — Beaucoup de sang et de lymphocytes, nombreux gros macrophages, sains au repos ou macrophagiques ou même en division indirecte, isolés ou en petits plasmodes. Rares polynucléaires ordinaires.

29 mai 1904. — Mêmes éléments ; prédominance du sang et des lymphocytes.

21 mai 1904. — Même formule ; beaucoup de macrophages isolés ou encore en placards souvent fenêtrés.

2 juin 1904. — Même formule avec davantage de lymphocytes.

14 juin 1904. — Beaucoup de sang, prédominance des lymphocytes. Encore beaucoup de macrophages le plus souvent fenêtrés ou vacuolaires. Peu de polynucléaires, mais tous éosinophiles.

22 juin 1904. — Même formule.

29 juin 1904. — Même formule.

Observation LXXXXVII

Tuberculose pulmonaire, mais surtout bipleuro-péritonéale. Persistance de la
réaction endothéliale dans les épanchements pleuraux.

Résumé de l'observation clinique.

Blan, 23 ans. Imprimeur. 7 mars 1906. Hôpital Broussais. Aucun
antécédent tuberculeux familial. Tousse un peu l'hiver depuis
2 ans. Angine qui dure 6 jours en janvier dernier, laissant après
elle un peu de fatigue. Le 26 février, il commence a avoir de la
diarrhée, fétide, brun noirâtre, peu abondante. Cette diarrhée
persiste 8 jours, sans céphalée, sans douleurs. Il continue son
travail.

Le 5 mars, il est brusquement pris à 7 heures du soir d'une douleur vive abdominale sous-ombilicale et gauche qui dure 1/2 heure.
Il boit un peu de lait qu'il vomit immédiatement. La douleur revient
par intervalles avec la diarrhée.

Examen : Malade très éveillé, se remuant parfaitement et ne
souffrant pas. Un peu de cyanose des mains et des genoux, abdomen distendu. Légère ascite, mais zone de sonorité gauche large
comme une paume de main au point douloureux primitif.

Poumons : En avant, S=R— au sommet droit. En arrière
S—R— au sommet, S—à la base sur trois doigts avec R—. Ponction positive. A gauche. S— en arrière avec R un peu soufflante au
sommet.

9 mars. — Matité abdominale sous-ombilicale sans sonorité gauche mobile (Ascite). La matité de la base droite augmente un peu.

11 mars. — Pas de diarrhée. Matité abdominale à l'ombilic.
S—R— sur quatre doigts à la base droite, sans souffle ni égophonie.

12 mars. — Mêmes signes à droite. A gauche, submatité de deux doigts à la base avec R—.

14 mars. — Ponction pleurale positive des 2 côtés.

16 mars. — Le malade maigrit ; l'ascite diminue un peu.

Poumon : S — R — au sommet droit en avant et en arrière. A la base droite — SO — VO. RO jusqu'à la 8ᵉ côte sans souffle ni égophonie ; à gauche SO RO VO depuis la 9ᵉ côte.

20 mars. — Le malade ne souffre plus, mais maigrit vite. Le pouls reste à 120.

22 mars. — Même état. L'ascite diminue, la pleurésie droite n'augmente pas ; la pleurésie gauche augmente un peu.

24 mars. — Presque plus d'ascite. Météorisme intense. L'épanchement gauche augmente légèrement.

26 mars. — Le malade a toussé et craché davantage cette nuit : crachats blanchâtres, un peu épais. Il est dyspnéique. Pouls 135.

En avant. — Submatité au sommet gauche, inspiration saccadée, expiration prolongée, gros râles de bronchite dans les 2 poumons, — S —R — au sommet droit. En arrière, submatité aux 2 sommets ; A droite, l'épanchement a légèrement augmenté. Râles de bronchite diffuse, à gauche, l'épanchement dépasse l'angle de l'omoplate, s'étend dans l'aisselle et jusqu'au Traube qui est mat. R — à la base avec une légère égophonie. Râles au-dessus. Thoracentèse gauche = 1.150 c. c. liquide citrin.

27 mars. — Malgré la ponction, la matité persiste à gauche et le traube est à 1/2 sonore. R.+ à la base, quelques râles. La dyspnée est moindre. Sueurs profuses ; amaigrissement très rapide. Pouls 120.

29 mars. — Persistance de la matité en arrière dans les 2/3 inférieurs gauches et à la base droite. Râles disséminés dans les deux poumons.

30 mars. — Dyspnée à nouveau. Cependant on entend R des deux côtés presque jusqu'à la base, mais les râles sont très nombreux dans les deux poumons. Malade trempé de sueurs. Pouls 120.

31 mars. — Est emmené par sa famille dans un état très grave.

Recherches de laboratoire : *Cytologie.*

7 mars. — *E. droit* : Prédominance des macrophages isolés peu

phagocytaires. Sang, polynucléaires et lymphocytes en nombre à peu près égal. Quelques éosinophiles et cyanophiles.

13 mars. — *E. droit* : Même formule ; un peu plus de lymphocytes. Nombreux macrophages phagocytaires.

E. gauche : Même formule ; mais moins de gigantophagocytes ; bourgeonnement nucléaire des macrophages ; assez nombreux polynucléaires ; quelques éosinophiles et cyanophiles et de plus quelques cellules à petits grains cyanophiles.

17 mars. — *E. droit* : Même formule ; quelques placards, énormément de sang.

E. gauche : Même formule ; les polynucléaires sont plus nombreux que les lymphocytes ; quelques-uns sont en pycnose ; la plupart sont des neutrophiles ordinaires.

26 mars. — *E. gauche* : Sang. Macrophages encore très nombreux, peu phagocytaires, nombre égal de lymphocytes et de polynucléaires souvent vacuolaires ou pycnotiques.

Inoculation au cobaye le 13 mars : 20 c. c. de l'épanchement droit : Tuberculose généralisée.

Fluxion pleurale bilatérale de début dans la pleuro-tuberculose commune

Observation LXXXXVIII

Pleurésie droite sérofibrineuse avec fluxion pleurale passagère à gauche au début. (Analogie avec certaines spléno-pneumonies tuberculeuses).

Résumé de l'observation clinique.

Dig..., Marie, 24 ans, bonne. 15 mai 1905. Hôpital Broussais. Aucun antécédent tuberculeux familial ou personnel. Elle tousse un peu depuis janvier dernier, mais sans douleur, sans fièvre ; elle n'a pas interrompu son travail. Il y a 3 semaines, la toux est devenue plus sèche ; grande lassitude. Depuis 8 jours, fièvre et douleur augmentant dans les grandes inspirations au-dessous du sein droit.

Examen : VO à la base gauche et dans tout le poumon droit ; en avant, V — à gauche, V — à droite au-dessus de la 3ᵉ côte. S — à la base gauche depuis la 9ᵉ épineuse ; à droite, S — au sommet. SO partout ailleurs. En avant : à gauche, S = sauf le Traube où S'O. A droite, matité depuis la 3ᵉ côte.

Auscultation : En arrière, à gauche, exagération de la toux, respiration rude au sommet. R — à la base, égophonie en bande scissurale. Crépitations fines depuis la 8e épineuse. Léger souffle hilaire.

A droite ; souffle doux dans la région moyenne, étalé ; égophonie et pectoriloquie aphone. Crépitations fines dans toute la matité.

En avant ; à gauche R rude au sommet ; à droite, murmure presque éteint, égophonie au-dessous du sommet.

16 mai. — Mêmes signes, sauf que les crépitations ont totalement disparu. Thoracentèse : 560 grammes.

17 mai. — En avant, à droite, S+V+ au sommet ; S — depuis la 4e côte. R plus perceptible avec nombreux râles ; à gauche, la respiration est moins rude. En arrière, matité depuis l'épine de l'omoplate, et dans l'aisselle ; le souffle pleurétique persiste dans la région moyenne ; à la partie interne de la scissure, souffle très fort et égophonie, pas de râles.

19 mai. — Thoracentèse : 1 300 grammes de liquide.

21 mai. — Sonorité relative à droite jusqu'à la 10e dorsale, plus de souffle. RO dans l'extrême base. Crépitations diffuses dans tout le poumon depuis le sommet. Egophonie légère hilaire et latéro-vertébrale. A gauche, R—— à la base. Matité dans le cul-de-sac ; râles fins au-dessus. Egophonie hilaire. Le Traube est sonore.

Quelques frottements au devant du foie.

24 mai. — R — au sommet droit — depuis la 4e côte.

Le Traube est de nouveau submat, râles de bronchite à la base gauche en avant. En arrière, à droite, matité depuis la 8e dorsale, pas de souffle, RO à la base. A gauche S presque = à la base.

Guérison rapide : A la sortie, il ne reste plus qu'un peu de submatité à la base droite. R s'entend bien sauf à l'extrême base. Cependant au sommet droit, l'inspiration reste bien plus faible qu'à gauche et l'expiration plus prolongée.

Recherches de laboratoire.

Inoculation au cobaye le 16 mai. 20 c.c. Pas de tuberculose.

Cytologie. 16 mai. — Nombreux globules rouges ; prédominance des lymphocytes, quelques macrophages dont quelques-uns en division indirecte ; quelques polynucléaires à protoplasma vacuolaire ; éosinophiles assez fréquents.

Pleurésie tuberculeuse interlobaire séro-fibrineuse.

OBSERVATION IC (communiquée par M. Mosny)

Epanchement séro-fibrineux, tuberculeux, de la plèvre droite, à début aigu et semblant localisé à l'interlobe droit. Ebauche de splénisation à la base gauche Ultérieurement, craquements aux 2 sommets. Epanchement surtout macrophagique avec légère éosinophilie et augmentation peu marquée des lymphocytes (20 °/₀ au maximum). — Tuberculisation de 2 cobayes.

Résumé de l'observation clinique.

Aeb.,. 37 ans, laveuse, 24 mars 1906. Hôpital Saint-Antoine, mère morte à 36 ans de phtisie. Aucune maladie antérieure sauf une métrite à sa 2e grossesse à l'âge de 28 ans. Actuellement enceinte de 6 mois.

L'affection actuelle a débuté il y a quinze jours par des frissons et un point de côté au-dessous du sein droit. Peu à peu l'oppression a augmenté et la malade tousse, sans cracher depuis 8 jours. L'état général est resté bon malgré une diminution de l'appétit.

Examen. Les signes généraux n'existent plus sauf une légère toux.

Poumons : A gauche matité de 4 travers de doigt à la base avec légère diminution des vibrations R = à droite, SO jusqu'à l'angle de l'omoplate avec VO. Egophonie très nette sauf sur une surface triangulaire à la base dans le cul-de-sac contre le rachis. Pectoriloquie aphone à la pointe de l'omoplate. Souffle pleurétique léger au même niveau entre l'angle et la colonne.

RO à la base. (La veille de l'examen le souffle et l'égophonie étaient localisés à la région scissurale et la base, on entendait des frottements).

26 et 27 mars. — Ponctions négatives dans le 9e espace.

28 mars. — Les signes de pleurésie se confirment de plus en plus vers la scissure ; à la base, il y a des frottements sans souffle ni égophonie.

29 mars.—Ponction interlobaire droite. On évacue 500 grammes de liquide séro-fibrineux. Matité depuis le milieu de l'omoplate. Broncho-égophonie scissurale. Frottements dans le 1/3 inférieur,

2 avril. — Frottements à la base. Plus d'égophonie scissurale, cependant ponction positive.

3| avril. — Même matité, frottements râles au-dessous de la pointe de l'omoplate. Rien à l'interlobe. Ponction interlobaire. On évacue 300 grammes de liquide. Cette ponction se fait très vite à siccité, comme si le trocart pénétrant dans une poche bien close l'avait instantanément vidée.

7 avril. — Frottements scissuraux très marqués descendant vers la base. Ponction scissurale 2 c.c.

10 avril. — Submatité aux 2 sommets en arrière. Matité de la base droite remontant à 2 doigts au-dessous de l'angle de l'omoplate.Matité de 4 doigts à la base gauche. VO à la base droite, V — à la base gauche. Craquements des 2 côtés dans les fosses sus et sous-épineuses. R — à la base droite. R = ailleurs. Frottements à la base droite depuis le 8ᵉ espace. A ce niveau, bronchophonie.

11 avril. — Radioscopie.: Obscurité de la base et du sommet droit. Rien de net à l'interlobe.

13 avril. — Ponction scissurale négative.

15 avril. — Sortie. Très bon état général. Quelques frottements scissuraux droits ; craquements aux 2 sommets dans les fosses sus et sous-épineuses, surtout à droite et en dehors.

Recherches de laboratoire. Cytologie : 28 mars 1906. Liquide citrin, peu fibrineux.

Macrophages isolés, quelquefois vacuolaires ou phagocytaires..............	60 %
Polynucléaires presque tous sains.....	18 %
Eosinophiles........................	6 %
Lymphocytes........................	22 %

30 mars 1906. — Même liquide, même formule.

2 avril 1906. — Liquide trouble, jaunâtre. Très gros culot. Macrophages, la plupart déformés, vacuolaires, pâles. 75,8 %. Rares polynucléaires, dont beaucoup éosinophiles. Très rares lymphocytes.

4 avril 1906.— Liquide citrin, légèrement trouble.Même formule Les lymphocytes atteignent 10 %.

7 avril 1906. — Liquide citrin jaunâtre. Macrophages pâles, très altérés, 60 à 70 %. Polynucléaires dont certains éosinophiles 8 à 10 %. Lymphocytes 15 à 20 %.

Inoculation à 2 cobayes 20 c.c. le 28 mars 1906. Tous les deux sont morts tuberculeux le 5 et le 16 juin Bacilles constatés dans les frottis.

Réaction pleurale au cours d'une destruction cavitaire nécrotique de la base (broncho-pneumonie tuberculeuse).

OBSERVATION C

Bronchopneumonie tuberculeuse avec destruction cavitaire nécrotique de la base et léger épanchement pleural chez une femme de 71 ans. — Phlébite oblitérante terminale.

Résumé de l'observation clinique. Tréf..., 71 ans, couturière, 27 novembre 1905. Hôpital Broussais. Interrogatoire presque impossible. Depuis 3 ans, ses forces déclinent ; elle maigrit et est plus fatiguée depuis 1 an, enfin depuis 5 semaines ? elle a des douleurs thoraciques et étouffe, sans tousser ni cracher.

Examen. Dyspnée très violente . Gémissements continuels. Faciès cyanosé, terreux. Un peu d'œdème malléolaire.

Poumons : En avant : râles sibilants à gauche ; à droite, SO au sommet avec V + et R très retentissante.Quelques frottements au-dessous. En arrière ; rien aux sommets, S — avec résistance très nette au doigt dans la fosse sous-épineuse droite. Submatité de 2 travers de doigt à la base droite ; V + à la partie moyenne, V — en bas, R soufflante sans râles à la partie moyenne. Cœur dilaté. Gros foie douloureux.

1ᵉʳ décembre. — Malade toujours très dyspnéique. En avant, même signes ; quelques crépitants dans la région moyenne du poumon droit et quelques frottements. En arrière à droite, respiration toujours très soufflante dans la fosse sous-épineuse, avec nombreux râles sibilants et muqueux disséminés. Sibilances à gauche.

3 décembre.— Phlébite oblitérante du membre inférieur gauche. On ne peut plus remuer la malade qui meurt 4 jours après.

Recherches de laboratoire.

Cytologie 29 Novembre 1905.— Quelques cmc de liquide un peu trouble. Rares éléments; surtout mononucléaires isolés et très rares polynucléaires avec tuméfaction du noyau et du protoplasma.

Autopsie. Poumon droit. Tuberculose broncho-pneumonique à petits grains caséeux. Œdème considérable. Adhérences pleurales anciennes banales recouvrant la scissure. Cavités à la base, récentes, résultant de la fonte caséeuse, remplies de pus, d'éléments nécrosés, et de liquide d'œdème. Très léger épanchement pleural 50. grammes. *Poumon gauche*: Tuberculose granulique diffuse sans pleurésie.

Examen des coupes. Région cavitaire de la base: Sclérose-pulmonaire; cavités pleines de pus: les alvéoles voisins contiennent un peu de fibrine, des cellules épithéliales isolées et quelques polynucléaires. La plèvre épaissie assez fibreuse, très riche en vaisseaux, présente à sa surface une fausse membrane fibrineuse peu épaisse. Dans cette fibrine et dans la plèvre, on trouve surtout des cellules endothéliales isolées, mal colorées, non macrophagiques et quelques rares polynucléaires.

Pleurésies dans la broncho-pneumonie tuberculeuse

OBSERVATION CI

Broncho-pneumonie caséeuse double avec double pleurésie. Pleurésie gauche séreuse occupant uniquement le médiastin antérieur. Tuberculisation granulique des adhérences pleurales. Mort. Autopsie.

Résumé de l'observation clinique: Chan... 40 ans, papetière 15 mai 1905. Hôpital Broussais. Aucun antécédent morbide. Malade depuis 2 mois. A cette époque, elle commence à tousser, à maigrir et a perdu l'appétit. Au bout de 15 jours, elle doit interrompre son travail, insomnie, fièvre surtout matinale. Pas d'hémoptysie. Depuis 8 jours, la malade étouffe et a de l'œdème des jambes.

Examen. T. 39° 5. Pouls 120. Enorme masse ganglionnaire crue sous-maxillaire droite avec syndrôme oculaire de compression du sympathique. Mauvais état. Dyspnée intense.

Poumons: S — *en avant à droite* à la percussion, respiration soufflante au sommet. V = Frottements pleuraux très intenses à la base; *à gauche* S — R — très voilée presque éteinte sur toute la hauteur.

En arrière. A droite S O dans la moitié supérieure, S — à la base. V + au sommet, avec respiration soufflante saccadée, râles sous-crépitants à la base. Bronchophonie au sommet.

A gauche. S O dans la moitié supérieure, S — à la base dans les derniers espaces intercostaux ; S = dans l'aisselle, quelques râles ; murmure vésiculaire très faible presque nul.

18 mai. — Mêmes signes à droite ; à gauche, skodisme dans le 4ᵉ espace intercostal en avant et en arrière. Très limité à ce niveau, on entend un souffle amphorique typique.

Décès le 30 mai.

Autopsie. Poumon gauche ; pleurésie séreuse entre le cœur, le diaphragme et la plèvre médiastine. Le poumon est adhérent au diaphragme par son bord postérieur et sa face diaphragmatique. Il y a peu de liquide par rapport à la cavité médiastine. De nombreuses adhérences cloisonnent ce foyer pleurétique et sur ces adhérences on trouve des granulations miliaires. Tuberculisation pleurale surtout dans la zone hilaire où on trouve un gros ganglion tuberculeux. Bronchopneumonie caséeuse du sommet et granulations disséminées dans le reste du poumon d'ailleurs atélectasié. Scissures interlobaires adhérentes,

Poumon droit : Très léger épanchement libre. Bronchopneumonie du sommet. Pneumonie ardoisée totale du lobe moyen avec plèvre villeuse à ce niveau. Foyers isolés dans le reste du parenchyme. Foie gras et muscade ; quelques tubercules péritonéaux correspondant à des ulcérations de l'intestin grêle.

Examen des coupes. Poumon droit : On constate au niveau des foyers bronchopneumoniques un œdème pleural extrêmement riche en cellules fixes mobilisées, avec infiltration lymphocytaire diffuse profonde au contact des foyers. Au niveau de la scissure, même aspect œdémateux avec présence des gros mononucléaires. Cette scissure adhérente dans la partie externe, l'est beaucoup plus lâchement plus loin ; elle sépare un parenchyme subnormal d'un foyer caséeux. La plèvre viscérale diffère dans ces 2 zones. Au niveau des foyers caséeux, elle est recouverte d'un dépôt fibrineux déjà organisé, irrégulier ; on y trouve des cellules fixes, çà et là quelques lymphocytes et des néo-vaisseaux. Au niveau du parenchyme normal, la fibrine forme des lames parallèles épaisses ; la plèvre est œdémateuse et contient surtout de nombreuses cellules fixes ou mobilisées. Dans l'exsudat, il y a surtout de gros mononucléaires, quelques polynucléaires, peu de lymphocytes.

Dans la scissure même on trouve des fibrilles conjonctives distendues par un œdème riche en mononucléaires avec quelques lymphocytes et des néo-vaisseaux. Du côté de la pneumonie la bordure est formée par les tissus pneumoniques, du côté opposé par un épaississement fibreux. En certains points, on trouve dans l'œdème de petits blocs de fibrine.

Observation CII

Pleurésie fugace au cours d'une bronchopneumonie tuberculeuse ulcéreuse rapide.

Résumé de l'observation clinique. Meg. **Auguste, 21 ans**. cimentier, ; 26 février 1906. Hôpital Broussais. Aucun antécédent de tuberculose. Depuis septembre dernier, il tousse et crache ; il entre dans le service en septembre avec des symptômes de bronchite aiguë et y reste 3 jours. Il a d'ailleurs continué à travailler sans arrêt. L'appétit est conservé. Il a peu maigri ; enfin il transpire la nuit depuis 10 jours. Depuis 5 à 6 jours, il souffre du côté gauche.

Examen : Embonpoint conservé ; mais teint très pâle. Adénite tuberculeuse suppurée mastoïdienne, qui aurait évolué sans douleur en 10 jours.

Poumons. Matité de 4 doigts à la base gauche, $V =$ sauf à la base gauche où $V - -$. $R -$ à la partie externe de la fosse sus-épineuse gauche ; R O à la base. Ni égophonie, ni pectoriloquie aphone. En avant, $S - -$ sous la clavicule gauche avec $R -$ et craquements secs après la toux. Sonorité latérale et dans le Traube.

28 février. — Mêmes signes. Herpès labial.

5 mars. — Extension des signes pulmonaires, râles fins aux 2 sommets. T entre 39 et 40°.

12 mars. — La matité s'étend en arrière, à gauche, dans la fosse sous-épineuse et la région hilaire. Au sommet, inspiration $- -$, expiration prolongée et un peu rude : quelques craquements. Dans la fosse sous-épineuse près du rachis, les râles sont plus nombreux et plus humides donnant l'impression de gargouillement. En avant : râles crépitants fins dans tout le poumon gauche. T. autour de 39°. Pouls à 130. Dilatation pupillaire. Albuminurie légère.

26 mars. — Le malade a été pris la veille au matin d'une violente dyspnée sans douleurs. T. 40°, faciès bouffi ; pâle. Râles fins dans toute la poitrine.R=80. Pouls très faible 160. Le 26 au matin, mêmes râles fins, souffle amphorique dans la fosse sous-épineuse gauche. Silence respiratoire en arrière du cœur avec V=. Crachats sanglants, rouillés. Décès le soir. Autopsie refusée.

Recherches de laboratoire : 26 février ; quelques bacilles de Koch dans les crachats.

Inoculation au cobaye du liquide pleural 20 c.c. le 26 février : Tuberculose.

Cytologie : 26 février. —Macrophages assez nombreux non phagocytaires ; quelques lymphocytes, mais prédominance des polynucléaires dont la moitié sont dégénérés ou en pycnose.

6 mars. — Lymphocytose prédominante ; peu de sang.

Types variés de pleuro-tuberculose secondaire à évolution lente.

OBSERVATION CIII

Pleuro-tuberculose secondaire avec pleurésie d'abord lymphocytaire, puis à polynucléaires.

Résumé de l'observation clinique : Jou... Michel, 44 ans ; 9 janvier 1904. Hôpital St-Antoine. Début il y a 3 semaines ; évolution lente, torpide ; 3 évacuations d'un litre ; craquements aux 2 sommets. Aucune modification clinique expliquant le changement de formule cytologique.

Recherches de laboratoire : *Inoculation au cobaye* : Tuberculose.

Cytologie : 10 janvier 1904. — Beaucoup de sang, prédominance des lymphocytes ; quelques macrophages isolés, vacuolaires, ou moyens et sains ; quelques polynucléaires ordinaires sains.

12, 19 janvier 1,2 février 1904. — Mêmes formules.

10 février 1904. — Presque pas de sang ; polynucléaires presque purs à noyaux sains ou quelques-uns pycnotiques, à protoplasma toujours très fenêtré.

11 février 1904. — Même formule, nombre croissant de figures de pycnose.

12, 13, 14, 15, 16, 17, 18, 20, 23 février ; 1, 3, 11, 17, 24 mars. — Même formule.

11 avril 1904. — Beaucoup de sang, nombre croissant de polynucléaires lésés.

23 avril 1904. — Même formule.

OBSERVATION CIV

Pleurésie droite en 1899. — Nouvelle pleurésie droite chronique en février 1904, puis généralisation tuberculeuse (pleurale gauche et péritonéale) à la suite d'un traumatisme abdominal. — Mort. — Autopsie : Une pleurésie séreuse interlobaire droite paraît distincte de celle de la grande cavité.

Résumé de l'observation clinique : Dup., 54 ans, papetier, 8 octobre 1904. Hôpital St-Antoine. Aucun antécédent tuberculeux avant 1899. En mai 1899, point de côté droit extrêmement violent et pleurésie droite qui guérit rapidement. Depuis, rhumes fréquents avec douleurs dans le côté droit. En février 1904, il ressentit encore brusquement un point de côté droit, et des frissons, toussa beaucoup. Il fut malade 3 semaines, mais ne s'alita que 8 jours. Depuis, il toussait toujours un peu, quand à la fin de septembre, il fut attaqué et piétiné par des rôdeurs. Peu de temps après, il perdit l'appétit, son ventre augmenta de volume et ses jambes commencèrent à enfler.

Examen : Epiploïte tuberculeuse, avec météorisme et très légère ascite. Pleurésie droite avec épanchement moyen. Induration du sommet gauche.

13 novembre. — Le malade ressent un violent point de côté à la base gauche. A ce niveau légère submatité et quelques râles sous-crépitants lointains. Ponction positive. Les jours suivants l'épanchement gauche augmente puis reste stationnaire. Généralisation tuberculeuse aux vésicules séminales et aux épididymes. Mort subite le 11 janvier 1905.

Recherches de laboratoire.

1° *Cytologie. E. droit.* Lymphocytose et globules rouges avec quelques macrophages vacuolaires ; beaucoup de fibrine.

E. gauche. Polynucléose se transformant rapidement en lymphocytose (3 examens).

Autopsie : *Poumon gauche* : 2 litres de liquide dans la plèvre ;

poumon atélectasié, rétracté vers le hile. Fausses membranes fibrineuses, épaisses, blanchâtres, abondantes. Plèvre pariétale épaissie. Peu de tubercules pulmonaires.

Poumon droit : Symphyse pleurale par tractus épais, fibreux, durs, peu d'atélectasie. En arrière, le long du rachis, on trouve une poche de liquide séreux limitée par les plèvres interlobaires, la plèvre pariétale postérieure et des adhérences. Dans cette région, l'épaississement pleural est énorme. Infiltration du sommet. La plèvre diaphragmatique, le diaphragme, le péritoine, le foie et la rate sont impossibles à séparer les uns des autres. Tous ces organes sont réunis par une infiltration caséeuse diffuse.

Observation CV

Pleuro-tuberculose caséeuse droite secondaire chronique s'étendant aux scissures et aux ganglions des logettes sternales. Type de tuberculome envahissant. Granulie secondaire. Cirrhose et péritonite tuberculeuse. Pleurésie hémorrhagique gauche tardive. L'air injecté dans la plèvre droite met plus de 2 mois à se résorber entièrement.

Résumé de l'observation clinique.

Fal..., 50 ans, plombier. 25 juillet 1905. Hôpital Broussais. Sa femme est morte tuberculeuse. Lui-même à l'âge de 30 ans a eu une pleurésie droite. Vers le 15 janvier dernier, il aurait eu une grippe ? qui dura 2 mois et guérit mal. Depuis, il ne travaille pas, est essoufflé et tousse beaucoup.

Examen : En avant ; au sommet gauche, S+V+R++ avec quelques sous-crépitants. A droite ; S+V+R — au sommet. Matité, depuis le bord inférieur de la 3ᵉ côte jusqu'au bord inférieur du foie qui descend à l'ombilic. Le phonendoscope montre le bord supérieur du foie à la 7ᵉ côte. En arrière, à gauche, S=V=R++ avec quelques sibilances et râles ; à droite, au sommet, S+V+R— ; matité, VORO depuis la 4ᵉ épineuse avec souffle pleurétique à la partie supérieure et légère égophonie.

Traitement : évacuation de 500 gr. de liquide, remplacés par 500 gr. d'air stérilisé. Le liquide se reproduit et le 31 juillet, sans que les signes de pneumothorax aient disparu, on enlève de nouveau 450 c. c. de liquide remplacés par 350 gr. d'air.

4 août. — Succussion très accentuée.

15 septembre. — Diarrhée; ballonnement du ventre, début d'ascite. Succussion persiste,

4 octobre. — Ascite plus abondante, nombreux râles dans les deux poumons. A partir de ce moment, phtisie subaiguë avec œdèmes, muguet, oppression permanente, et poussée thermique à 40° ; en même temps se développe insidieusement un épanchement gauche.

24 novembre. — On retire *à gauche*. 1 litre de liquide hémorrhagique. Décès le lendemain.

Recherches de laboratoire : Cytologie.

29 juillet 1905. — *E. droit*. Très nombreux globules rouges ; Très nombreux polynucléaires en karyolyse ou en pycnose. Très peu d'autres éléments. Les grains neutrophiles des polynucléaires sont conservés.

18 octobre 1905. — *E. droit*. Liquide un peu trouble. Culot extrêmement abondant. Beaucoup de cellules endothéliales et d'autres éléments à l'état de squelette. Polynucléaires pycnotiques et globules rouges. Quelques grains neutrophiles seulement sont conservés.

24 novembre 1905. — *E. gauche*. Liquide hémorrhagique. Prédominance des lymphocytes ; quelques grosses cellules endothéliales isolées. Quelques polynucléaires souvent vacuolaires.

Inoculation au cobaye : 20 c. c. de liquide *droit*. Le 31 juillet : Mort le lendemain.

Autopsie : poumon droit. Enorme poche adhérente aux côtes, au sternum, au diaphragme, au péricarde. Le poumon atélectasié est refoulé en haut et en arrière. La coque pleurale a de 1/2 à 1 cm. d'épaisseur. Partout elle est infiltrée de tubercules qui s'énucléent à son intérieur. Le poumon contient quelques petits tubercules caséeux. Tuberculose caséeuse des ganglions bronchiques et des gouttières sternales. Plèvre interlobaire adhérente, fibreuse parsemée d'îlôts tuberculeux caséeux sur toute son étendue.

Poumon gauche : Liquide hémorrhagique. La plèvre paraît peu malade ; il y a très peu de fausses membranes, néanmoins, la zone médiastinale postérieure est œdémateuse et recouverte par places de granulations miliaires. Le poumon est splénisé dans son tiers moyen et contient çà et là de petits foyers de bronchopneumonie tuberculeuse. Au sommet, cicatrice pleurale entourant des tuber-

cules anciens. Scissure non adhérente. Péritonite granuleuse.
Cirrhose à petits grains. Grosse rate farcie de tubercules miliaires.

Examen des coupes, Scissure interlobaire. Tissu fibreux
adulte avec de temps à autre de gros îlôts caséeux entourés d'une
bordure de tubercules. Dans le tissu fibreux, nombreux néo-vaisseaux et par places, dans de petits nids situés entre les fibres conjonctives, ébauche de tubercules avec une cellule géante et deux
ou trois cellules épithélioïdes.

<h2 style="text-align:center">OBSERVATION CVI</h2>

Double pleurésie sous-pulmonaire tuberculeuse. Epanchements successifs. Evolution hémorrhagique passagère. Mort rapide par extension des lésions aux
deux poumons.

Résumé de l'observation clinique. Fal..., 46 ans, croquemort,
16 mars 1906, Hôpital Broussais. Sa femme est morte tuberculeuse. Lui-même a eu, il y a dix ans, une bronchite qui a duré
six mois. Le malade toussait, crachait, transpirait la nuit, avait
maigri de 17 kilos. Depuis, il s'est remis et n'a plus toussé. Il y a
trois semaines, il a été pris de céphalée, de frissons, de douleurs
lombaires sans vrai point de côté ; il tousse beaucoup sans arrêter son travail. Depuis, accentuation des symptômes,

Examen : Poumons : V. — au sommet gauche en avant. S =. La
percussion et la phonendoscopie montrent la ligne de matité inférieure du foie à l'ombilic, son bord supérieur dans le 7e espace,
Mais il y a de la matité depuis la 4e côte. Le cœur est basculé en
bas et à gauche. Sa pointe bat dans le 7e espace très en dehors
de la ligne mamelonnaire.

En arrière sonorité aux deux sommets ; matité à droite depuis
au-dessus de l'angle de l'omoplate, V O à la base, V — à la partie
moyenne. R O à la base ; R — à la partie moyenne ; pas de râles.
Respiration soufflante dans le 1/3 supérieur. Bronchoégophonie
et pectoriloquie aphone. Périmètre thoracique égal des deux côtés.
Ponction : 600 gr. de liquide. La matité postérieure ne remonte
plus qu'à l'angle de l'omoplate. Souffle pleurétique peu intense
(Le foie est remonté un peu, mais le cœur reste dévié).

19 mars. — T. 40° P. 120 — R — 36. Douleur très vive, épigas-

trique depuis hier soir. On trouve à gauche une légère bande de matité au-dessous de la région cardiaque, atteignant presque la matité hépatique et se prolongeant en arrière où elle s'étend sur une plus grande surface et va jusqu'à la ligne médiane. V — ; ni souffle, ni égophonie, ni pectoriloquie aphone. Ponction positive.

20 mars. — Matité gauche jusqu'au septième espace. Ponction : 1.500 gr. à droite.

21 mars. — Le foie est remonté et la matité sus-hépatique a disparu.

25 mars. — Même état à droite ; matité depuis l'angle de l'omoplate. A gauche, la R s'entend atténuée presqu'en bas ; ni souffle ni égophonie.

29 mars. — Le liquide augmente un peu des deux côtés. Légère matité sus-hépatique. R presque abolie à droite. Ni souffle, ni égophonie.

31 mars. — Traube mat, matité postérieure gauche depuis l'angle scapulaire. Ponction à gauche : 1 litre.

22 avril. — L'état général reste bon, mais la température persiste entre 38 et 40°. Toux fréquente.

Poumons : Sommets sonores en avant, matité en arrière, à droite depuis la quatrième épineuse, à gauche depuis la sixième. R très diminuée aux bases, soufflante aux hiles. Râles sous-crépitants disséminés. Ponction exploratrice : des deux côtés, liquide hémorrhagique de couleur noir violacé. Les signes pulmonaires progressent ensuite et gagnent les sommets.

9 juin. — Ponction exploratrice : à droite, le liquide a la couleur de bière brune ; à gauche, il est ambré mais très foncé. Souffle rude au sommet droit. Frottements à la base gauche avec léger souffle hilaire.

30 juin. — Météorisme, douleurs abdominales, diarrhée glaireuse.

18 juillet. — Décès par méningite qui a débuté il y a deux jours.

Autopsie refusée.

Recherches de laboratoire.

Cytologie. 16 mars. *E. droit*, pas mal de sang. Lymphocytose, mais pas mal de macrophages vacuolaires ; quelques polynucléaires, dont certains éosinophiles.

19 mars. — *E. droit* : lymphocytes et globules rouges. — Autres éléments très rares.

E. gauche : pas mal de sang. Prédominance des polynucléaires puis des cellules endothéliales isolées. Rares lymphocytes. A l'éocyanine, quelques éosinophiles et cyanophiles.

23 avril. — Epanchement sanglant à droite et à gauche. En dehors du sang, très peu d'éléments, surtout lymphocytaires. — Rares polynucléaires et gros mononucléaires.

OBSERVATION CVII

Pleurésie tuberculeuse à début insidieux ; karyokinèse des macrophages ; augmentation brusque du liquide (Ponction : 3 l. 500), puis épanchement éphémère du côté opposé. — Evolution chronique. — Mort subite.

Résumé de l'observation clinique. Roug... 65 ans, charretier. 8 avril 1906. Hôpital Broussais. Aucun antécédent morbide familial ou personnel, sauf paludisme en Algérie. Il tousse un peu depuis décembre dernier, est entré dans le service 4 jours en janvier pour douleurs dans les jambes. Depuis 3 semaines, point de côté gauche; la toux augmente et s'accompage d'expectoration légère. Depuis 15 jours, légère fièvre le soir avec quelques frissons. Arrêt du travail il y a 8 jours.

Examen : *Poumons*. Rien à gauche. R soufflante au sommet droit en avant. En arrière S— sur 4 doigts à la base gauche, avec V— et RO. La matité s'étend un peu en dehors, mais le Traube est sonore. Pas de souffle, ni d'égophonie.

14 avril.— Mêmes signes, mais on perçoit pour la 1re fois de l'égophonie, de la pectoriloquie aphone et un léger souffle.

17 avril. — Enorme augmentation brusque de la matité en arrière et à gauche remontant à l'épine scapulaire; pas de dyspnée. Egophonie nette.

19 avril. — S O partout en avant et en arrière à gauche ; quoique pas de dyspnée. Pectoriloquie et égophonie. V — — R — — partout. Ponction par le siphon, 3 l. 1/2.

20 avril. — La matité remonte à l'épine en arrière. Ni souffle, ni égophonie. Sonorité en avant. Rien à droite.

21 avril. — Mêmes signes à gauche ; matité de quatre doigts à la base droite et ponction positive ; ni souffle ni égophonie. Aucune dyspnée.

23 avril, — La matité droite diminue. Mêmes signes à gauche.

29 avril. — Submatité à peine sensible à droite. A gauche, matité depuis la huitième épineuse ; là R — —. Les vibrations reviennent.

5 mai. — Rien à droite, matité depuis l'épine de l'omoplate à gauche.

14 mai. — Abaissement de la matité de deux doigts.

20 mai. — Le murmure s'entend moins. On retire à gauche 500 gr. de liquide très fibrineux.

24 mai. — S O depuis l'épine à gauche, avec V — R O —. Egophonie et pectoriloquie aphone.

28 mai. — Matité antérieure depuis le 4ᵉ espace.

30 mai. — Mort subite.

Recherches de laboratoire. Cytologie: 8 avril E. *gauche* Liquide très fibrineux. Lymphocytes et quelques globules rouges.

E. droit. Prédominance des macrophages au repos ou phagocytaires, rares polynucléaires et lymphocytes. Pas d'éosinophiles.

Autopsie : Très incomplète. *Corps pourri*. Plèvre gauche très épaisse et adhérente remplie de liquide séreux. En bas, les 2 plèvres et le péricarde sont unis en une gangue épaisse fibrineuse. Liquide notable dans le péricarde.

Poumon droit très congestionné sans rien d'appréciable du côté de la plèvre.

Pleurésie tuberculeuse chronique et récidivante par poussées. — Liquide hémorrhagique (pseudo-purulent).

OBSERVATION CVIII

Pleurésie tuberculeuse chronique hémorrhagique récidivante depuis 1897, avec intégrité absolue des autres organes et de l'état général. — Tuberculisation du cobaye en 1902 et en 1905. — Polynucléose.

Résumé de l'observation clinique :

Bro... 40 ans, poseur de rails, 23 mai 1905. Hôpital Broussais. Aucun antécédent morbide avant août 1897. 1ʳᵉ pleurésie droite en 1897, durée 1 mois, soigné dans le service. Pas de ponction ; Rétablissement parfait. 3ᵉ pleurésie droite en juillet 1902 soignée également dans le service. Durée 2 mois, 7 ponctions évacuatrices dont la 1ʳᵉ de 2 litres, le lendemain de son arrivée. Liquide couleur malaga. Inoculation positive au cobaye. Le malade en sortant de l'hôpital n'avait plus de liquide dans la plèvre. 3ᵉ pleurésie droite en février 1903. Le malade est resté 5 semaines à l'hôpital. Sorti le 14 mars, il a travaillé 5 jours après et est venu plusieurs fois se faire examiner pendant les mois suivants où il avait d'ailleurs une excellente santé.

Examen durant son séjour en 1903. Le malade entre uniquement pour la dyspnée qui a débuté vers la fin de janvier. La matité droite remonte à la 8ᵉ côte en arrière, au bord supérieur de la 5ᵉ en avant. Le liquide retiré par ponction est encore couleur malaga. Une injection intra-pleurale de bleu de méthylène fut faite le 9 février. Le 16 février les urines contiennent encore du bleu ; le 18 encore du chromogène.

Le 21 février ; ponction de 2.100 gr. Le liquide d'abord incolore bleuit au contact de l'air. On retire encore 500 gr. le 2 mars et le 13 mars. A l'auscultation, il n'y avait ni souffle, ni égophonie, mais seulement de la diminution du murmure.

15 mai 1905. — Le malade est un peu essoufflé depuis quelques jours et souffre du côté droit. Il a conservé un excellent état. mais a maigri de plusieurs kilogr.

3 juin. — On retire 600 gr. de liquide brunâtre foncé et on injecte 600 c. c. d'air stérilisé. Avant la ponction ; la matité franche remontait en arrière à la 7ᵉ côte ; mais au-dessus on avait de la submatité depuis la 4ᵉ épineuse. En avant la matité suivait le bord inférieur de la 4ᵉ côte.

23 juin. — La succussion provoquée par le pneumothorax a disparu seulement le 17 juin soit au bout de 14 jours. On retire à nouveau 600c.c. de liquide remplacés par 600c.c. d'air stérilisé. La matité absolue remonte seulement à la 10ᵉ épineuse, la submatité au milieu du 8ᵉ espace. Ni souffle, ni égophonie. Le malade sort.

Revu en juin 1906. Excellent état général. Il reste un peu de submatité à la base droite depuis la 10ᵉ côte. On retire un peu de liquide jaune clair contenant en abondance des paillettes brillantes de cholestérine. Le malade semble guéri.

Recherches de laboratoire. Inoculations au cobaye : positives en 1902 et en 1905 (25 cm³ en 2 fois).

Examen chimique du liquide 3 juin 1905. Caractères :

      Couleur .... rouge brun
      Réaction. .... alcaline.

Dépôt. .... sang.
Densité. .... 10 18.
Résidu sec à 100°. 85 gr. %.
Matières minérales. 8 gr. 5.
Matières albuminoïdes.
    Mucine.............. 9 gr. 75 °/₀₀
    Albumine totale...... 70 gr. 50
    Globuline. .... 39 gr.
    Sérine.............. 31 gr. 50
    Traces d'albumoses.

Matières grasses : traces.

Chlorures : 5 gr. 85 °/₀₀ en Na Cl.

Glucose : Néant.

Cytologie ; 3 examens : formule identique. Beaucoup de sang; prédominance des polynucléaires en pycnose ou avec noyau lobulé et étiré, criblés de vacuoles, limitées par des granulations neutrophiles ; quelques cellules endothéliales rarement saines souvent dégénérés et vacuolaires comme les polynucléaires.

Juin 1906. — Pas d'éléments ; fragments de chromatine isolés.

Spléno-pneumonies tuberculeuses primitives. (A) type bronchitique.

OBSERVATION CIX.

Splénopneumonie primitive probablement tuberculeuse au cinquième mois d'une grossesse.

Résumé de l'observation clinique.

Hen... Victorine, 23 ans, fleuriste, 9 février 1905. Hôpital Broussais. A. héréditaires. Père mort tuberculeux après 3 ans de maladie, mère bien portante ; un frère bien portant, une sœur morte à 3 ans de convulsions. Mari bien portant.

A. personnels : Fièvre typhoïde à 16 ans. Fleuriste monteuse depuis l'âge de 13 ans, enceinte de 5 mois ; débuts de grossesse faciles, quelques vomissements les 2ᵉ et 3ᵉ mois.

Le 31 janvier, elle éprouve dans la nuit une douleur assez intense dans le côté droit, gênant la respiration. En même temps, frisson court. Le lendemain, douleurs dans le côté droit et dans la région lombaire ; vomissements, mais pas de toux ni d'expecoration. Herpès aux commissures labiales. Température élevée.

Les douleurs persistent, mais toujours sans toux, ni expectoration ; la malade entre le 9 février.

Examen : Malade un peu pâle, faciès légèrement bouffi, langue rose et nette, herpès flétri des lèvres.

Poumons. Rien en avant ; en arrière, légère submatité des deux bases postérieure et latérale remontant à la 7ᵉ épineuse à droite, à la 9ᵉ à gauche. V — aux deux bases. R — légèrement à la base sans râles ni souffle. Voix normale aux bases, mais légèrement chevrotante à la partie moyenne. Cœur, foie, utérus normaux. Beaucoup d'albumine.

11 février. — La matité n'a pas changé à droite, mais elle remonte aussi à gauche à la 7ᵉ épineuse. R — à la base gauche, presque O à la base droite. On entend de la bronchoégophonie à gauche, au hile et à la partie moyenne ; à droite, également dans la partie moyenne, mais elle s'arrête à la limite supérieure de matité. Céphalée, fièvre le soir. Ponction négative des 2 côtés.

13 février. — Plus de céphalée. S — VO aux deux bases depuis la 7ᵉ épineuse. Pas d'égophonie. Toujours beaucoup d'albumine.

14 février. — Etat général meilleur ; matité bilatérale depuis la 8ᵉ épineuse. R = à gauche, R — à droite.

15 février. — Submatité aux deux bases avec V — et R —. *Sommets* en avant rien d'anormal. En arrière, légère résistance au doigt à la percussion à droite. Résonnance de la voix augmentée à ce niveau.

17 février. — Même signes en arrière ; submatité à droite en avant au sommet avec inspiration saccadée et expiration légèrement soufflante. La malade sort sur sa demande et n'a pu être revue. Elle n'a jamais craché ; toussant à peine. Durant tout son séjour, fièvre à type hectique.

Recherches de laboratoire. Cytologie : 10 février 1906. Quelques gouttes de liquide dans le cul-de-sac pleural droit, contenant seulement quelques larges placards endothéliaux.

<h3 style="text-align:center">OBSERVATION CX</h3>

Bronchite et submatité de la base droite, guérison rapide. — 6 mois après évolution rapide d'une tuberculose pulmonaire bilatérale.

Résumé de l'observation clinique. Dub. Armand, 23 ans, trancheur, 21 janvier 1905. Hôpital St-Antoine. Son père est mort tuberculeux après 2 ans de maladie. Sa mère est morte en couches à 39 ans après s'être remariée avec un homme qui est mort depuis de tuberculose ; notre malade a vécu avec ce dernier pendant ses 9 mois de maladie. Jamais malade dans l'enfance, il avait, dit-il, la grippe chaque hiver depuis quelques années. Vers le mois de juin 1904, il perdit l'appétit, commença à maigrir, eut des sueurs nocturnes et commença à tousser sans cracher. Le 30 juillet, il entre à l'hôpital dans le service et y reste jusqu'au 10 août ; à ce moment, l'état général était bon. On entendait partout dans la poitrine de gros râles de bronchite sans signes spéciaux au sommet. On remarquait cependant *une légère submatité de 4 doigts à la base droite*. La température qui était à 38° 2 le soir de l'entrée s'abaisse vite et redevient normale. Il sortit de l'hôpital en excellent état apparent le 10 août.

Depuis lors, il allait bien, quand le 1er janvier, il fut pris d'un violent point de côté droit, avec des frissons, sans toux ni expectoration. Il ne tarda pas à maigrir à nouveau et à s'affaiblir.

Examen le 21 janvier : S. V. R presque O à la base droite en arrière. S — V + R — au sommet gauche, S — V — R. — au sommet droit, en avant et en arrière. Dans la zone de matité du sommet gauche on entend de gros craquements humides, presque du gargouillement. A la base droite, outre la respiration très lointaine on entend des râles crépitants très lointains que la toux ne rend pas plus perceptibles. Ponction négative à la base droite.

Evolution : Les signes de la base droite restent identiques. Au sommet droit, simple induration avec pleurite. Au sommet gauche, le ramollissement s'étend rapidement.

Crachats : Nombreux bacilles de Koch, petits, courts, par paquets.

Observation CXI

Bronchite aiguë avec submatité de la base droite. — Evolution tuberculeuse ultérieure du sommet droit.

Observation clinique : résumé :

Men... Marguerite, 13 ans et demi, bonne, 27 février 1906, hôpital Broussais. Père mort tuberculeux il y a 12 ans ; mère vivante est restée alitée 2 ans après une pleurésie et tousse encore. A Paris depuis 7 ans, à eu la coqueluche et la rougeole avec broncho-

pneumonie et otite double. Elle tousse tous les hivers. Réglée
depuis septembre dernier ; en décembre, bronchite aiguë. Placée
depuis le 17 février dans une maison où il y a deux tuberculeux
avec lésions ouvertes.

Le 26 février. — La maladie débute par de la céphalée avec
douleur dans le côté droit, fièvre intense dans la nuit du 26 au 27.
Tousse un peu.

Examen : forte fille bien développée pour son âge. Langue sa-
burrale; toux quinteuse incessante.

Poumons. Ronchus de bronchite bilatéraux en avant et en arrière. A la percussion, on trouve à la base droite un peu de submatité en forme de triangle adossé à la colonne vertébrale.
(Ponction négative).

Sommet droit. Légère douleur à la percussion S = V = R. légèrement — surtout l'inspiration. Peu d'expectoration. Albuminurie
notable.

2 mars. — Mêmes signes, râles plus humides. Plus d'albumine.

3 mars. — Toujours un peu de douleur en arrière à la percussion du sommet S — V + R — à la base droite. R — au sommet
droit en avant. Beaucoup moins de râles de bronchite. Quelques
gros sous-crépitants disséminés.

6 mars. — Sort guérie sans reliquats.

Crachats : pas de bacilles de Koch.

Revue fin avril 1906, a pâli et maigri, tousse un peu le matin.
S—V+R —au sommet droit en avant et en arrière. Plus rien à la
base. Induration tuberculeuse nette.

<h2 style="text-align:center">OBSERVATION CXII</h2>

Bronchite avec pleuropathie légère, localisation rapide à un sommet. Evolution
très bénigne d'apparence. Tuberculose possible.

Résumé de l'observation clinique : Ma. Louise, 19 ans, mécani-
cienne, 20 avril 1906. Hôpital Broussais. Aucun antécédent héréditaire de tuberculose ; père emphysémateux et cardiaque soigné
dans le service, n'a pas de lésion actuelle tuberculeuse. Bonne
santé habituelle. En août 1905, après un refroidissement, elle tousse
quelques jours, est prise de points de côté et doit s'aliter pour congestion pulmonaire double et bronchite (diagnostic du médecin de
ville). Elle reste 3 semaines au lit, se repose 8 jours, puis se remet

au travail ne toussant plus, mais essoufflée et transpirant au moindre effort. Elle aurait sensiblement maigri pendant sa maladie, puis engraissé à nouveau. Fin décembre, elle a toussé quelques jours sans se soigner.

Réglée à 13 ans, tous les 15 jours depuis ; grossesse normale il y a 2 ans ; enfant sain. Depuis 15 jours, elle tousse le matin et souffre de douleurs intercostales, bilatérales, exagérées par la toux ; elle maigrit depuis la même époque.

Examen. Déformation emphysémateuse de la poitrine. Scoliose légère de croissance.

Poumons en avant : S==R== aux sommets, râles sibilants au sommet droit. Respiration à type emphysémateux.

En arrière : S== aux 2 sommets, — S— à la base droite. L'inspiration est très diminuée aux 2 sommets surtout à droite ; et le murmure a le type emphysémateux. Dans toute la hauteur du poumon droit, on entend des sous-crépitants disséminés, humides et de fins frottements. Bronchite et sous-crépitants à la base gauche.

23 avril. — Très bon état ; mais l'appétit ne revient pas. T. normale. Crache encore un peu. Les râles de bronchite ont disparu. A la base droite, S—R—. Au sommet droit en avant la sonorité est un peu diminuée et l'inspiration est nettement moins forte qu'à gauche.

28 avril. — S—V+R— au sommet droit en avant, avec expiration rude et prolongée ; S— en arrière au hile droit. R est diminuée partout mais surtout au sommet droit. La malade a engraissé de 3 kilog. sort le 29. Pas revue depuis.

Recherches de laboratoire. Crachats, pas de bacilles de Koch.

Cytologie : 21 avril, 1 cm³. 1/2 de liquide à droite ; gros culot blanc. Prédominance des polynucléaires ordinaires, mais très nombreux macrophages isolés, vacuolaires. Lymphocytes exceptionnels

(B) type serpigineux.

OBSERVATION CXIII

Spléno-pneumonie double alternative tuberculeuse ; à type subaigu.

Résumé de l'observation clinique. Har..., 36 ans, boulanger, 21 juillet 1905. Hôpital Broussais. Aucun antécédent héréditaire Variole à 17 ans. Depuis 4 ans, date de son arrivée à Paris, s'enrhume facilement en hiver et depuis un an, se trouve plus faible, maigrit un peu et tousse le matin. Il y a 3 mois, double congestion pulmonaire ? Il reste 8 jours au lit et arrête son travail. A la suite, il perd ses forces et maigrit, toussant beaucoup le matin au réveil. Dans la nuit du 20 juillet, il est réveillé brusquement par un point de côté très douloureux à gauche avec oppression et gêne respiratoire. Fièvre ; pas de toux ni d'expectoration.

21 juillet. — *Examen*. Malade un peu amaigri, pâle, se plaignant uniquement de son point de côté et de son oppression. Transpiration abondante.

Poumons : Submatité *en avant* dans le creux sous-claviculaire droit avec R peu modifiée. es = au sommet gauche avec R très soufflante, rappelant le souffle ... e. En arrière, submatité du sommet droit; matité de 4 travers côt/oigts dans la zone scissurale. Submatité dans toute la base ; Submatité du poumon gauche en bande descendant vers l'aisselle de la 3e à la 8e épineuse. V — dans la zone de matité droite. Souffle rude à ce niveau. A la base droite, souffle doux et égophonie se prolongeant jusque dans l'aisselle. Respiration soufflante dans la zone de submatité gauche. Quelques râles disséminés dans toute la poitrine.

22 juillet. — Mêmes signes mais le souffle tubaire du hile droit est remplacé par de la respiration soufflante.

24 juillet. — Mêmes signes ; le souffle persiste à la base droite avec pectoriloquie et légère égophonie. Ponction basilaire négative ponction scissurale profonde ramène quelques gouttes d'œdème.

27 juillet. — S = R = à gauche en avant au sommet ; S — — R + au sommet droit ;

En arrière *d droite*, S — au sommet, submatité plus accusée dans la bande scissurale qui s'est notablement rétrécie, S = à la base ; *à gauche* ; S = au sommet, S— dans la scissure et à la base depuis la 8e épineuse. *A l'auscultation* ; à droite, quelques craquements à la partie interne de la fosse sus-épineuse, **R** — à la scissure, R + à la partie moyenne et dans l'aisselle ; R — — à la base. *A gauche* : R = au sommet, R — à la scissure ; R — dans la submatité de la base, souffle intense à la limite supérieure de cette submatité, plus faible au-dessus. Egophonie très franche limitée dans un triangle formé par la colonne de la 3e à la 7e épineuses, la 7e côte, et la direction scissurale. Ponction exploratrice négative à gauche. Les signes de gauche disparaissent en 2 jours.

14 août. — Sortie du malade, il persiste de la submatité au sommet droit avec quelques craquements en arrière.

Recherches de laboratoire. Cytologie. Œdème scissural droit le 22 juillet : quelques macrophages au repos et lymphocytes, rares polynucléaires.

C. — Types pleuro-corticaux.

OBSERVATION CXIV

Splénopneumonie primitive subaiguë très probablement de nature tuberculeuse.

Résumé de l'observation clinique. Jöl..., Louis, boulanger, 26 ans, 27 mai 1905. Hôpital St-Antoine. Aucun antécédent familial ou personnel de tuberculose. La maladie actuelle a débuté assez brusquement, en bonne santé apparente, il y a 3 semaines. Le malade a eu, en plein travail quelques frissons et un point de côté au rebord costal droit. Depuis, fièvre, dyspnée, toux fréquente, expectoration épaisse, verdâtre adhérente au vase.

28 mai 1905. — Malade pâle, oppressé. Toux fréquente, mais non quinteuse ; expectoration très abondante fluide, aérée, avec quelques traînées muco-purulentes. Peu d'amaigrissement ; sueurs nocturnes depuis quelques jours.

Poumons : En avant ; S — au sommet droit avec V +. S = V = R rude au sommet gauche. A droite, au sommet, râles sous-crépitants à grosses bulles et tout à fait en dehors, sous l'aisselle, souffle tubaire et bronchophonie.

En arrière : V S = à gauche. A droite, au sommet V +. V — à la base. Au sommet, râles sous-crépitants à grosses bulles et en dehors souffle très intense. A la base, égophonie très nette, pectoriloquie aphone et souffle pleurétique. Ponction négative dans le 9e espace.

29 mai. — L'oppression et la toux ont diminué. Le souffle n'existe plus au sommet, mais est perçu au niveau de la scissure inférieure droite avec des râles sous-crépitants très limités en ce point. Le souffle pleurétique et l'égophonie existent toujours à la base.

30 mai. — Mêmes signes sauf que les sous-crépitants et le souffle tubaire s'entendent maintenant sur toute la hauteur du bord axillaire droit.

1er juin. — Le souffle et l'égophonie persistent à la base. Il y a des sous-crépitants et crépitants sur le bord axillaire et à la base. V + au sommet, V — à la base. L'affection prend de plus en plus le type pneumonique.

6 juin. — A droite, frottements dans la fosse sus-épineuse et en dehors à partir de la scissure, râles crépitants et souffle sur la ligne axillaire. Bronchophonie pure de la base avec pectoriloquie aphone. Plus d'égophonie. Le malade ne crache plus.

15 juin. — En avant, R normale ; en arrière, un peu de souffle et quelques râles.

20 juin. — Craquements aux 2 sommets surtout à droite et bronchophonie avec quelques crépitations à la base, plus de souffle.

23 juin — A la base droite et du côté de la scissure, quelques râles crépitants. La sonorité est diminuée dans tout le côté droit. Les vibrations sont = des 2 côtés. Frottements à la partie externe de la scissure droite. Craquements au sommet droit et quelques-uns à gauche. Sort sur sa demande.

Recherches de laboratoire. Crachats le 9 juin : pas de Koch, à l'examen direct. *Inoculation à la souris* ; mort 4 jours après de septicémie.

Observation CXV

Splénopneumonie tuberculeuse à signes variables d'un jour à l'autre. Evolution cavitaire dans les sommets avec tuberculoses osseuses tardives.

Résumé de l'observation clinique. Car... Etienne, 50 ans, journalier. 26 Mars 1904. Hôpital St-Antoine. Femme bien portante, mais sur 9 enfants, 7 sont morts de convulsions. Ethylisme très net. Goître congénital (né en Savoie) basedowifié. La maladie a commencé il y a 5 ou 6 mois par des quintes de toux matinales accompagnées de vomissements et d'expectoration filante et visqueuse. Peu après il a commencé à maigrir, vers la fin de décembre, hémoptysies de la valeur d'un verre répétées pendant 1 semaine. A la fin de janvier ; points de côté bilatéraux surtout nocturnes, anhélation diurne dans les efforts. Amaigrissement de plus en plus notable malgré la conservation de l'appétit.

Examen : Malade très amaigri. Pouls rapide et régulier (Goître basedowifié) léger tremblement rapide et menu des extrémités.

Poumon : Respiration courte et superficielle. Expectoration assez abondante, banale. S — V = R très soufflante au sommet droit en avant et en arrière, rien à la base. A gauche, S + V — R — au sommet. Matité à la base progressive depuis la 6ᵉ épineuse, avec V — tendant vers V O à la base où S O. Crépitants dans le cul-de-sac. R — dans toute la matité, R O à la base. Voix normale. Traube libre.

28 mars. — Ponction exploratrice négative à gauche.

29 mars. — Un peu d'égophonie tout près du rachis à la base gauche. en forme de triangle adossé à la colonne. A ce niveau, souffle léger très limité.

31 mars. — Mêmes signes persistent.

2 avril. — Elévation thermique. Le souffle et l'égophonie s'entendent latéralement.

3 avril. — Crachats sanglants ; pas de modifications locales.

6 avril. — Plus d'égophonie, ni de souffle. V — —, S O, R O à la base, R — — au-dessus.

9 avril. — Egophonie contre la colonne au niveau de la 10ᵉ épineuse en un foyer très petit (pièce de 5 fr.) entouré d'une zone de bronchoégophonie. Point de côté gauche axillaire et au niveau du rebord costal.

11 avril. — Egophonie franche de la scissure à la base avec souffle pleurétique et râles crépitants, égophonie par places.

12 avril. — Disparition complète de l'égophonie et du souffle. Plus de râles.

14 avril. — Bronchoégophonie à la base gauche. Dans le 1/3 inférieur souffle, râles crépitants, égophonie par places.

29 avril. — Bronchoégophonie du 1/3 moyen à gauche, V — partout, V O à la base. Un peu de souffle le long du rachis. Craquements au sommet droit. Le malade sort.

Recherches de laboratoire : *Crachats.*

8 avril. — Assez nombreux bacilles petits et non fragmentés, par paquets.

Malade reçu le 15 Mai. entre à nouveau dans le service S — — V — R — à la base gauche, sans autres signes ; craquements humides au sommet gauche. Caverne au sommet droit. Aspect typique du phtisique. La maladie évolue vite sans signes pleuraux particuliers. Bientôt apparaissent des ostéites (côtes, omoplate gauche, genou gauche), qui hâtent la cachexie terminale. Sort mourant, sur sa demande le 29 novembre. —

Observation CXVI

Splénopneumonie tuberculeuse primitive, guérison apparente. — OEdèmes avec
bruit de galop, hypertension et myocardite. Mort subite à Vincennes.

Résumé de l'observation clinique. Lal... Frédéric, 64 ans, journalier, 5 novembre 1904. Hôpital St-Antoine. Aucun antécédent héréditaire, familial ou personnel de tuberculose. Ethylisme avéré (Aveux et stigmates). Début de l'affection actuelle, il y a 6 semaines. A ce moment, état de malaise, vomissements alimentaires, puis bilieux après les repas ; asthénie. Enfin il y a 8 à 10 jours, léger point de côté droit au niveau du rebord costal avec irradiations dans l'épaule. Pas de toux, ni d'expectoration ; amaigrissement peu notable.

Examen. Homme robuste malgré son âge. Pouls égal, mais un peu irrégulier. Ebauche de bruit de galop. Foie un peu gros, plus de troubles digestifs, pas d'albumine.

Poumons. Rien d'appréciable en avant. Rien à gauche en arrière; à droite, en arrière S — V + R — au sommet. Au-dessous de la zone scissurale, petite zone latéro-vertébrale où V + ; S — V — partout ailleurs et surtout à la base à partir de la 9e épineuse. A ce niveau, souffle léger, voilé et égophonie typique, avec au-dessus quelques râles crépitants. Ponction exploratrice basilaire négative (9e et 10 espaces).

9 novembre. — Disparition complète du souffle et de l'égophonie, à la base droite, remplacés par des râles crépitants et de gros frottements.

10 novembre. — Les vibrations sont toujours accrues au sommet droit. Au-dessous de la scissure existe une petite bande de sonorité. Partout ailleurs matité très accusée. Tout à fait à la base on trouve encore une petite zone de souffle, d'égophonie et de pectoriloquie aphone, le long de la colonne. La langue devient sèche, rôtie.

11 novembre. — Quelques craquements au sommet droit. A la base, bronchoégophonie. Au-dessus, râles crépitants fins à type pneumonique dans la moitié inférieure du poumon. Souffle de la 6e épineuse à la base. V — Aucune expectoration.

12 novembre. — Les râles ont disparu à droite ; à gauche, dans le 1/3 inférieur du poumon souffle, bronchophonie et pectoriloquie aphone.

13 novembre. — A droite, le souffle remonte presque jusqu'à l'épine de l'omaplate. Pas de râles. Bronchophonie et pectoriloquie aphone. A gauche, quelques sous-crépitants fins.

14 novembre. — A droite, mêmes signes à la percussion ; V = partout. Depuis la 5e épineuse, souffle, bronchoégophonie tendant à l'égophonie franche. Râles crépitants à la base gauche, souffle et gros sous-crépitants.

15 novembre. — Râles crépitants fins dans la partie moyenne droite, gros sous-crépitants de retour à la base, bronchoégophonie et souffle depuis la 6e épineuse.

16 novembre. — La bronchoégophonie ne s'entend à droite que dans le cul-de-sac. Le souffle ne s'entend que depuis la 6e épineuse. Les râles s'entendent de haut en bas, grossissant à mesure qu'on descend, perceptibles surtout après la toux. Auscultation normale à gauche et en avant. Ponction exploratrice négative à droite.

17 et 18 novembre. — Le souffle et les râles diminuent à droite

20 novembre. — Voix normale, plus de souffle. — R. soufflante partout avec V —. Toujours de nombreux râles.

21 novembre. — Mêmes signes ; moins de râles.

22 novembre. — S — V — partout à droite ; râles crépitants à la base gauche. Pas de souffle.

23 novembre. — Mêmes signes, quelques crépitants à la base, gauche. Depuis 3 jours, expectoration de quelques rares crachats, gras, verts, adhérents.

26 novembre. — Plus rien à gauche. Malade, abattu, somnolent, semblant être dans un rêve perpétuel.

1er décembre. — Râles crépitants aux 2 bases. Plus de subdélire.

10 décembre. — Sonorité un peu diminuée dans tout le poumon gauche avec V et R =. A droite S O partout, V O au sommet et à la base, V — à la partie moyenne. R — partout. Quelques crépitants dans toute la base. Zone de souffle tubaire et d'égophonie exactement limitée à la scissure droite.

21 décembre. — Mêmes signes. Souffle tubaire scissural avec

égophonie et pectoriloquie aphone.R. Soufflante partout ailleurs,
On n'entend les râles qu'après la toux dans la base.

3 janvier. — Mêmes signes. V O partout à droite en arrière,
S — au sommet, SO au hile SO à la base.

10 janvier. — On ne trouve plus que de la matité suspendue à
la scissure droite avec submatité au-dessus et au-dessous. Souffle
tubaire, bronchoégophonie, presque égophonie, très peu de râles
à la partie interne de la scissure droite. Quelques sous-crépitants
après la toux à la base. Frisson violent le soir.

11 janvier. — Mêmes signes ; le souffle et l'égophonie gagnent
vers le sommet en arrière, on les retrouve en avant sur le trajet
scissural.

14 janvier. — Ponction scissurale droite négative,

17 janvier. — Le souffle et l'égophonie sont très localisés à la
région scissurale ainsi que la pectoriloquie. Râles crépitants, tout
autour et V —. V + vers la base avec quelques frottements.

19 janvier. — Mêmes signes. La sonorité revient un peu sauf à
la scissure.

26 janvier. — La bande où on entend les signes se rétrécit de
plus en plus. Quelques râles à la scissure et à la base. Pectoriloquie aphone à la scissure gauche (ainsi d'ailleurs qu'à droite) sans
autre signe.

29 janvier. — Mêmes signes avec tendance à l'atténuation. Plus
d'expectoration. *Sort le 10 février.*

14 Mars. — Le malade revient pour des essoufflements s'accompagnant d'œdème notable des membres inférieurs. Pouls tendu ;
bondissant. Bruit de galop, pas d'albumine.

Poumons. S — V — R = au sommet gauche en arrière. S V R=
à gauche, partout ailleurs, S — au sommet droit en avant. S —
V — R soufflante au sommet droit en arrière. Le reste du poumon
et en particulier la région scissurale, est sonore et on n'y note
aucun signe. Quelques frottements à la base. Température normale.

11 avril. — Les œdèmes diminuent. TA = 23 1/2.

25 avril. — Le malade sort pour aller à Vincennes, où il meurt
subitement quelques jours après.

Recherches de laboratoire.

Examen des crachats le 23 novembre. Nombreux bacilles de Koch, courts, fragmentés, typiques.

OBSERVATION CXVII

Pleuro-pneumonie tuberculeuse aiguë simulant la congestion pneumococcique.

Résumé de l'observation clinique.

Guer.., Marie, 47 ans, couturière 19 juin 1906. Hôpital St-Louis Aucun antécédent tuberculeux, mais il y a 2 mois, elle a eu une bronchite qui a duré 25 jours. Arrivée à l'hôpital dans un état lamentable de misère physiologique, ramassée dans un fossé du bois de Vincennes ; remplie de poux et de larves de mouches ; avec un œdème inflammatoire du cuir chevelu, s'étendant à la nuque et aux paupières

21 juin. — La malade va mieux.

24 juin. — La malade se plaint d'un point de côté droit. On trouve une main de submatité à la base droite, avec une forte diminution du murmure. Egophonie hilaire droite, frottements à la partie externe de la scissure et à la base. Crépitations lointaines dans toute la base. Ponction exploratrice positive : 2 c. c. de liquide opalescent, très épais, foncé en couleur.

25 juin. — Au-dessus de la matité, la respiration devient rude et on entend quelques sous-crépitants au sommet droit, il y a aussi quelques râles inspiratoires. Bronchite à gauche.

28 juin. — La température est en baisse, mais on trouve *au sommet gauche,* des craquements sans matité notable. Pas d'expectoration.

4 juillet. — La malade va mieux. Submatité aux 2 sommets et matité à la base droite. Craquements aux 2 sommets ; frottements et R — à la base. Submatité du sommet droit avec R.—

7, 8, 9, juillet. — Mêmes signes, la malade a une expectoration bronchitique où on trouve des bacilles de Koch.

18 juillet. — L'expectoration est tarie ; on trouve encore au sommet gauche qui est submat quelques craquements après la toux. Meilleur état général. La malade se lève, mais se fatigue vite.

18 août. — Sortie de la malade ; elle a engraissé, va bien, mange bien, tousse à peine, ne crache plus. Submatité des 2 som-

mets avec quelques craquements surtout à gauche. Matité de la base droite avec frottements.

Recherches de laboratoire.

Crachats. 7 juillet. — Bacilles de Koch peu nombreux.

Cytologie. 24 juin. — Prédominance des polynucléaires à noyau souvent tuméfié ; tous neutrophiles ; macrophages isolés peu phagocytaires ; pas de lymphocytes ni d'éosinophiles.

28 juin. — Ponction négative.

Renseignements complémentaires : La malade à l'asile du Vésinet a eu une légère hémoptysie deux jours après sa sortie.

D. — Type fluxionnaire éphémère.

OBSERVATION CXVIII

Poussée spléno-pneumonique d'un jour au cours d'un épisode subaigu grippal de tuberculose.

Malade de ville soignée par M. Mosny.

Résumé de l'observation clinique.

Mlle X.., 18 ans, n'ayant aucun antécédent familial ou personnel de tuberculose, fut prise pendant un séjour dans le midi de fatigue générale avec lassitude, anorexie, sans toux, sans expectoration. En 5 mois, elle perdit 4 kilog. A l'auscultation, elle présentait à ce moment un foyer congestif avec râles sous-crépitants à la base gauche. Sommets normaux. A son retour à Paris, M. Mosny constate, outre les râles sous-crépitants de la base gauche de la submatité et une voix légèrement chevrotante sur un travers de main à la base gauche. La malade aurait eu depuis 2 jours un point de côté gauche. Pendant 6 jours, les signes restent identiques, la température varie entre 37°6 et 38°. Le 7° jour, la malade ressent le matin un violent point de côté et un frisson prolongé. La température monte à 39°3. On entend un souffle pleurétique typique, de l'égophonie dans les 2/3 inférieurs du poumon. Le soir, la température retombe à 38°. Le lendemain, tous les signes avaient disparu et il ne restait que quelques râles à la base. T. 37 3. La malade s'améliore rapidement, la température tombe 8 jours après on trouve dans la région scissurale quelques frottements. Bientôt, la guérison apparente fut complète. Cependant en même temps que là malade allait mieux on constata l'apparition de S—R —au sommet gauche en arrière. Ces signes ont persisté depuis.

OBSERVATION CXIX

Syphilis tertiaire. — Tuberculose pulmonaire peu étendue du sommet droit. — Poussée pleuro-corticale éphémère. — Lupus érythémateux de la face.

Résumé de l'observation clinique :

Ol... 32 ans, employée de commerce 16 juin 1906. Hôpital St-Louis. Pas d'antécédents de tuberculose, sauf un frère mort phtisique. Mariée il y a 9 ans ; syphilis conjugale ; elle-même n'a pas eu d'accidents, mais son mari atteint de syphilis cérébrale s'est suicidé. Sur 4 enfants, les 2 derniers sont vivants ; les 2 aînés sont mort-nés à 7 mois (syphilis conceptionnelle probable).Il y a 3 semaines, à la suite d'un mal de gorge, elle a remarqué une saillie anormale du voile du palais. De plus, depuis 15 mois elle a du lupus érythémateux de la face.

Examen : Gomme ulcérée de la voûte palatine, consécutive à une lésion nasale passée inaperçue. Lupus érythémateux : typique du nez, des joues, du front et des oreilles. S— au sommet droit en avant avec R très diminuée sans autre signe. La malade est mise au traitement mercuriel et au traitement d'essai ioduré. Au bout de 2 jours, la température monte le soir à 38°5, la malade tousse un peu et la respiration devient rude au sommet droit en arrière. On supprime l'iodure, et 3 jours après, la température redevient normale.

Le 29 juin, la perforation du voile est fermée. La malade va très bien, ne tousse pas ; le sommet droit reste stationnaire.

Le 17 août, la malade, employée comme infirmière, s'endort comme à l'habitude. Dans la nuit, elle est réveillée par un violent point de côté droit sur le rebord costal ; elle transpire beaucoup, tousse et se sent courbaturée.

Le 18 août : submatité de 3 doigts à la base droite, submatité dans l'angle vertébro-scissural. T. 39°. Double égophonie hilaire ; crépitations diffuses dans les 2/3 inférieurs du poumon droit. Ponction exploratrice : quelques gouttes de liquide. Le soir soulagement ; T. 37°.

19 août. — Plus d'égophonie ; mais les crépitations sont plus nombreuses et diffuses de la scissure à la base.

21 août. — R=S= à la base ; S— au-dessous du hile. Plus de râles. Sommet identique au jour de l'entrée. Bon état général T. normale ou subnormale (37°2. 37°6).

Recherches de laboratoire.

Cytologie : Macrophages isolés non phagocytaires ; quelques placards et polynucléaires, assez nombreux lymphocytes.

(E.) type chronique avec épisodes aigus.

OBSERVATION CXX

Spléno-pneumonie tuberculeuse chronique droite avec épisodes aigus répétés.

Résumé de l'observation clinique.

Roh.., 22 ans, relieuse, 20 juillet 1905. Hôpital Broussais.

A. héréditaires : Père mort tuberculeux à 29 ans, une sœur morte tuberculeuse à 25 ans, une autre bien portante.

A. personnels : A 9 ans, bronchite qui dura 3 mois, sans hémoptysie ni fièvre. Longue convalescence. L'hiver suivant, reprise de la toux avec abondante expectoration muco-purulente ; depuis, la toux est revenue tous les hivers ; fatiguant beaucoup la malade. Etat général assez bon jusqu'à 18 ans. A ce moment, les règles apparaissent, 2 ou 3 mois après, anorexie persistante et fatigue générale. On la soigne 2 mois pour anémie. A 19 ans, fièvre typhoïde et congestion pulmonaire droite en même temps. Soignée à la Charité. Beaucoup de fièvre et expectoration abondante. Elle reste 3 mois à l'hôpital. 8 jours avant son départ, phlébite de la jambe gauche qui dura 2 mois. Jusqu'à 21 ans, état satisfaisant, sauf la toux qui persiste en hiver. A 21 ans, nouvelle congestion pulmonaire droite qui dura 2 mois, avec un peu de toux et de douleur, mais expectoration abondante. Les règles sont peu abondantes, durant 1 jour et très irrégulières, tous les 2 ou 3 mois. Depuis 15 jours, douleurs à la base du poumon droit, sans fièvre, mais toux légère et expectoration muco-purulente.

Examen : *Poumons* : *En avant.* SVR= partout sauf au sommet droit où S—. L'inspiration y est diminuée et l'expiration très prolongée.

Malloizel. 30

En arrière : Rien à gauche. Submatité au sommet droit, matité de la base droite ; avec V— et RO. Souffle léger de la 6e à la 10e épineuse avec légère égophonie ; mais en un point large comme la paume de la main siégeant juste sur l'angle de l'omoplate, souffle intense et rude, égophonie et pectoriloquie aphone. A gauche, légère égophonie scissurale et latéro-vertébrale. Ponction : 1/2 c.c. de liquide à la base.

22 juillet 1905. — A gauche, égophonie uniquement scissurale légère avec souffle hilaire à timbre pleurétique. A droite S — au sommet ; S — — à la scissure, S = au-dessous. S O depuis la 6e épineuse. Entre la 6e et la 8e épineuse, souffle pleurétique typique avec très belle égophonie et pectoriloquie aphone. Un souffle à caractère tubaire s'entend uniquement sur l'angle de l'omoplate. Au-dessous de la 8e épineuse souffle léger, mais plus d'égophonie.

23 juillet 05. — S — partout mais la matité augmente de haut en bas à droite. Le souffle tubaire s'entend sur toute la région occupée la veille par le souffle pleurétique, qu'on ne retrouve guère qu'au hile droit avec une bande descendante de bronchoégophonie scissurale. Les signes du poumon gauche diminuent d'intensité.

25 juillet. — La matité a diminué de hauteur. La bronchoégophonie et la pectoriloquie aphone restent nettes à la scissure, surtout à sa partie interne où on entend un très fort souffle.

28 juillet. — Le souffle se localise de nouveau à la base droite, surtout sur l'angle de l'omoplate où il est très fort. Quelques crépitations fines dans la base. Plus rien à gauche.

6 août. — La matité ne remonte plus qu'à 3 travers de doigt au-dessous de l'angle de l'omoplate. A ce niveau on perçoit un léger souffle, bien moins fort que précédemment. V — — à la base. La voix est nasonnée dans toute la matité. Bronchoégophonie scissurale.

14 août. — Le mieux s'accentue : la malade a pris un kg. et commence à se lever ; mais les mêmes signes persistent.

20 août. — Mêmes signes.

28 août. — Matité du 1/3 inférieur. Léger souffle entendu sur toute la hauteur de la matité, mais surtout en haut. Bronchoégophonie scissurale très nette. Bronchophonie au-dessous. Les signes du sommet n'ont pas varié. Sortie de la malade.

Revue fin avril 1906. Depuis sa sortie ; elle a eu fréquemment des points de côté, durant plusieurs jours, disparaissant spontanément. Ces douleurs ont été plus vives il y a 2 mois ; à ce moment, elle a commencé à tousser et elle tousse encore maintenant le matin et la nuit avec expectoration abondante. Elle a maigri notablement, a perdu l'appétit, a de fréquents maux de tête. Elle est restée 2 mois sans avoir ses règles. Depuis 3 mois les règles sont devenues plus régulières.

Examen des poumons :

En arrière : à droite. Sommet normal ; à gauche, au sommet tonalité un peu plus élevée et V —. Base gauche sonore : Submatité à la base droite depuis la 8ᵉ épineuse. A la base droite, le long de la colonne vertébrale et à l'extrême base, le murmure prend les caractères d'un petit souffle doux. Dans la zone mate et jusqu'au hile on entend une égophonie très franche, qui se retrouve un peu à la base gauche le long du Rachis.

En avant : à droite, submatité de 3 doigts au-dessous de la clavicule avec V +. Inspiration plus diminuée et expiration plus rude qu'à gauche. Pas de râles. Un peu de résonnance de la voix.

Recherches de laboratoire

Crachats : quelques rares bacilles de Koch typiques.

Cytologie : 21 juillet. 1/2 c.c. de liquide : nombreux globules rouges, macrophages isolés et en petits placards, le plus souvent au repos. Polynucléaires et lymphocytes très rares, exceptionnels.

28 juillet : 1/2 c.c. de liquide : Nombreux macrophages isolés de taille variable, souvent vacuolaires ou en karyokinèse ; quelques rares lymphocytes.

Spléno-pneumonies tuberculeuses avec bacillhémie.

OBSERVATION CXXI

Double pleuropathie tuberculeuse latente et minime avec poussées de fièvre, sans que la malade en ait conscience, chez une jeune fille hystérique. — Tuberculisation minime du cobaye, par 4 c. c. d'épanchement.

Résumé de l'observation clinique. Fr… Jeanne, blanchisseuse, 14 juillet 1905. Hôpital Broussais. Père tuberculeux, mère bien portante. De bonne santé antérieure, forte et robuste pour son âge, depuis 5 à 6 mois, elle a vu ses forces décliner, Il y a 15 jours, elle a eu quelques frissons suivis d'un point de côté droit. En même temps, céphalée, vomissements et diarrhée. Elle ne consulte pas et va travailler, mais est obligée de se coucher le 9. Les vomissements ont disparu, la diarrhée persiste. La douleur droite est moins intense ; la malade tousse un peu mais ne crache pas. Pas d'albumine.

Examen : *Poumons*. S — sous la clavicule gauche R = S = sous la clavicule droite et R —. En arrière : S — sur 3 doigts à la base droite, sur 2 doigts à la base gauche. V —. R = des 2 côtés. Egophonie très localisée à la scissure droite hier soir, mais a disparu ce matin : Ponction : On retire un peu de liquide aux 2 bases.

17 juillet. — La malade se trouve mieux, souffre moins, ne vomit plus, tousse peu, n'a pas de fièvre. La matité s'est accrue à droite. Matité absolue de 5 doigts et submatité de 3 doigts au-dessus ; à gauche, submatité de 3 doigts. Quelques légers frottements près du rachis à droite.

18 juillet. — La matité augmente légèrement et la douleur est augmentée T. 39° 7 à 11 heures sans aucun malaise,

19 juillet. — Frisson à 2 heures après-midi, suivi d'un stade de chaleur et de sueurs mais sans impression pénible ni lassitude consécutive. T. 39° : Ponction positive à droite : Liquide rosé. Albuminurie.

20 juillet. — T normale le matin. Aucun changement dans les signes physiques.

21 juillet. — Pas d'accès fébrile la veille. Plus de douleur. S = à gauche. La submatité diminue à droite.

22 juillet. — Pas d'accès mais T à 38° la veille au soir. Matité de 4 doigts à droite, de 2 doigts à gauche sans signes d'auscultation.

23 juillet. — Tonalité plus élevée au sommet droit en avant. V +. Inspiration diminuée et expiration prolongée. En arrière S = à gauche. S — à la base droite sur 4 doigts avec R — à l'extrême base. Inspiration longue et en plusieurs temps au sommet droit.

31 juillet. — Meilleur état. T. entre 37° et 38°. Ponction négative à droite.

2 Août. — Malade de plus en plus pâle, sans appétit. Rien de nouveau aux bases. Quelques frottements au sommet droit en avant et en arrière.

6 Août. — La malade sort toujours pâle. Mêmes signes au sommet droit. Plus rien aux bases.

Recherches de laboratoire. Pas d'expectoration.

Cytologie. 14 juillet. *1 c. c. à gauche.* Macrophages isolés quelques placards au repos ; quelques polynucléaires, rares lymphocytes.

2 c. c. à droite. Liquide très fibrineux, même formule, un peu de sang.

20 juillet : *à droite* : 6 c. c. Très nombreux globules rouges, nombreux macrophages isolés, bien colorés, quelquefois vacuolaires, petits placards de 2 à 3 cellules, souvent en train de s'isoler Polynucléaires assez nombreux, rares lymphocytes. Les polynucléaires, bien que quelquefois vacuolaires, ont conservé leurs granulations.

Inoculation au cobaye de 4 c. c. d'épanchement dans le péritoine le 20 juillet : poids 390 grammes. Sacrifié le 11 Octobre ; poids 400 grammes, ne présente pas au premier abord de lésions tuberculeuses, en particulier à la rate et à l'épiploon voisin de l'estomac, mais on trouve un gros ganglion mésentérique jaunâtre, entièrement caséeux. Sur les frottis, on a trouvé deux bacilles de Koch typiques.

Observation CXXII

Splénopneumonie tuberculeuse primitive, puis poussée bacillhémique, puis nouvelle splénopneumonie ; guérison apparente momentanée.

Résumé de l'observation clinique. Tet..., Louise 19 ans, couturière, 13 novembre 1904. Hôpital Broussais.

Père et mère bien portants ; 4 frères bien portants, 2 sont morts de méningite à 3 ans. Bien réglée, aucune maladie antérieure. sauf coqueluche et rougeole à 2 ans. Travaille depuis l'âge de 13 ans, dans un atelier de 250 mètres cubes où se trouvent 25 personnes. Il y a 3 semaines, après une période de surmenage et un refroidissement elle éprouve une faiblesse générale avec courbature, légère céphalée vespérale. Le sommeil est moins bon. Elle mange moins et transpire un peu la nuit. Pas de toux, ni de douleur localisée. Les règles arrivent le 4 novembre, pendant cette période ne durent que 3 jours et sont très pâles. Le 5 novembre, la lassitude augmente ; elle commence à tousser : toux sèche sans expectoration avec douleur rétro-sternale. Au bout de 2 jours, la toux devient plus grasse, sans expectoration et les sueurs augmentent.

Examen : Malade pâle, dit avoir maigri depuis le début de sa maladie.

Poumons. Légère submatité au sommet droit en avant avec résistance très nette au doigt dans la fosse sous-claviculaire. V + — Inspiration nettement diminuée. Râles de bronchite des 2 côtés.

En arrière ; au sommet droit, S — et résistance au doigt, V +, inspiration diminuée. A la base S — à partir de la 10ᵉ côte. Voix chevrotante aux 2 hiles et à droite le long de la colonne. Ponction à droite 1/2 c. c. de liquide.

14 novembre. — Mêmes signes, sauf que l'égophonie a disparu.

15 novembre. — Hier soir, à 4 h. 1/2 la température a atteint 40°,3 sans que la malade en ait conscience. Frottements très nets à la base droite ; et quelques-uns à gauche. Râles de bronchite très nombreux des 2 côtés. Pas d'égophonie. pouls 108. T. A. = 12,

16 novembre. — Pouls 108. Submatité très nette au sommet droit. Matité en S italique partant de la 9ᵉ épineuse, s'abaissant dans l'aisselle avec la 9ᶜ côte, pour se relever horizontalement en se dirigeant vers le mamelon suivant la 7ᵉ côte. Beaucoup moins de bronchite. R — — à la base droite. Au sommet, au hile et à la base, quelques crépitations fines qu'on retrouve dans la partie moyenne du poumon gauche ; poussée brusque de température à 4 heures, 39° 6 : sans signes fonctionnels.

18 novembre. — Pouls 104. Bronchite disséminée, quelques crépitations aux 2 hiles ; quelques râles inspiratoires fins et frottements expiratoires aux 2 bases près de la colonne. Pas d'égophonie.

19 novembre, — Pouls 100. Poussée à 38° 8 vers 5 heures, la veille sans aucun symptôme. Mêmes signes.

20 novembre. — Pouls 104. La submatité droite ne remonte plus qu'à la 10ᵐᶜ épineuse. Elle conserve la même forme. Submatité persistante au sommet droit. Les signes d'auscultation sont variables : Tantôt on n'entend plus que des râles sibilants, tantôt après la toux, on entend quelques crépitations fines prédominantes à la partie moyenne du poumon droit.

22 novembre. — En avant, S =, au sommet droit, mais la diminution de l'inspiration persiste. En arrière, légère submatité à la base droite. S — et inspiration — au sommet droit. Plus de râles de bronchite. Pas d'albumine. Depuis quelques jours, fièvre vespérale moins élevée avec température normale le matin.

25 novembre. — Mêmes signes en avant, la submatité semble diminuée au sommet droit en arrière, V= à la base, la submatité s'atténue aussi. Voix normale, aucun bruit adventice. T.A=14. Pouls, 104.

1ᵉʳ décembre. — S—V+R— très nettement au sommet droit en avant ; en arrière ; légère submatité de deux doigts à la base et au sommet. V + au sommet, V — à la base. R— au sommet et à la base.

4 décembre. — La température s'est élevée les soirs derniers, mêmes signes. Albuminurie notable.

6 décembre. — Légère résistance au sommet droit avec V = en avant ; en arrière, 3 doigts de submatité au sommet avec V nettement +. Inspiration légèrement humée, expiration prolongée ; S = R — à la base droite. Pas de râles, Beaucoup d'albumine.

9 décembre. — La submatité a reparu à la base depuis la 9ᵉ épineuse R s'entend mal partout. La voix chevrote un peu à droite le long de la colonne. S — R — au sommet droit. Ponctions : un peu de liquide mêlé à du sang, non examiné.

11 décembre. — S — V + R — au sommet droit en avant. En arrière, mêmes signes qu'en avant. Submatité très nette à la base avec V — et R — —. Pas de râles ni d'égophonie, albuminurie persistante. La température est montée en ligne droite jusqu'à 40° du 7 au 9, et varie maintenant entre 38°5 et 39°5.

12 décembre. — Pouls 120. Plus d'albumine. La matité remonte en arrière à la 8ᵉ épineuse. R — — à ce niveau. Légère égophonie sur toute la matité près du rachis.

13 décembre. — Egophonie moins franche. S moins mat depuis la 8ᵉ épineuse. R — — — à la base. Egophonie très nette à la scissure gauche.

15 décembre. — Submatité seulement depuis la 10ᵉ épineuse. Plus d'égophonie à droite, légère bronchoégophonie au hile gauche. Pas de bruits adventices.

18 décembre. — T descend en lysis avec grandes oscillations. Sonorité aux bases.

20 décembre. — Bases sonores. Les signes du sommet droit persistent. Plus d'albumine. Pouls 88.

26 décembre. — Pouls 80. Très bon état. Augmente de poids. Sommet stationnaire. Plus de fièvre.

Sort le 29. Mêmes signes au sommet droit.

Recherches de laboratoire. — *Crachats* : la malade n'a jamais expectoré.

Cytologie. — 13 novembre 1905. — 1 c.c. de liquide. Très nombreux macrophages gros, isolés, au repos, vacuolaires, quelquefois cependant avec inclusions ; très nombreux polynucléaires la plupart sains, d'autres avec diffusion nucléaire. Assez rares lymphocytes. Pas d'éosinophiles.

Spléno-pneumonies tuberculeuses analogues à la pleurésie.

OBSERVATION CXXIII

Spléno-pneumonies et pleurésie fugace, tuberculeuses chez un soldat à passé pulmonaire chargé (Observation recueillie à l'infirmerie du 103· de ligne, grâce à l'obligeance de MM. Speckhahn et Izaac.)

Résumé de l'observation clinique. Pot.., 21 ans, 17 juillet 1905. Ecole militaire.

Antécédents héréditaires. Père éthylique, a eu une pleurésie au régiment. Tousse souvent encore ; une sœur très souvent enrhumée, a eu il y a 11 ans une fluxion de poitrine. Depuis elle est restée très délicate.

Antécédents personnels : avant son entrée au régiment, était garçon de ferme. Il toussait depuis longtemps l'hiver sans arrêter son travail plus de 2 ou 3 jours. Cependant, ces 2 derniers hivers, il a eu 2 bronchites nécessitant la 1ʳᵉ 15 jours, la 2ᵉ un mois de repos complet. Depuis son arrivée au corps ; il a été exempt de service 3 jours en décembre 1904 pour laryngite aiguë. Le 29 décembre, il est envoyé au Val-de-Grâce pour rougeole ; il y reste 20 jours, puis part en convalescence un mois malgré une laryngite persistante. 2 jours après son arrivée chez lui, il souffre d'un point de côté droit, tousse et crache beaucoup ; il se plaint en même temps de sueurs nocturnes. Le médecin traitant ordonne de l'huile de foie de morue et ausculte fréquemment le sommet. Il reste

2 mois au lit. Il obtient 1 mois de prolongation de congé et durant ce mois se rétablit lentement, toussant toujours, transpirant moins. A sa rentrée au corps, il se présente à la visite et est traité à l'Infirmerie pour bronchite du 26 avril au 3 mai. Nouvelle laryngo-bronchite du 10 au 14 mai. Depuis, il a repris son service, transpirant beaucoup la nuit et souffrant du côté droit dès qu'il fait un effort violent.

Le 17 juillet. — Il vient à la visite se plaignant de tousser beaucoup depuis 3 jours et d'avoir un point de côté droit. T. 37° 3. On entend dans l'aisselle droite à la fin de l'inspiration des râles crépitants augmentés par la toux. De plus, à la base droite seule, matité légère avec R légèrement diminuée. Un peu de dyspnée. T. le soir 39°1.

18 juillet. — A gauche, en arrière S=V—R=au sommet, SOVORO à l'extrême base depuis la X° épineuse. Quelques crépitations le long de la scissure. Souffle pleurétique limité à un triangle inférieur latéro-vertébral depuis la 9° épineuse. Egophonie basilaire et latéro-vertébrale jusqu'au hile.

A droite : S=V+R+au sommet avec expiration très prolongée S- depuis la scissure. SO à la base, V— tendant vers VO à la base. Souffle pleurétique et égophonie dans toute la submatité. Râles crépitants dans l'aisselle.

En avant : S—V— au sommet gauche. S+V+ au sommet droit.

19 juillet. — A gauche, la matité de la base a disparu, il y a encore quelques crépitations scissurales et au hile l'inspiration prend le caractère du souffle pleurétique. A droite R+au sommet. SO et souffle pleurétique de la scissure à la base. Bande de bronchoégophonie uniquement scissurale. Râles crépitants dans l'aisselle. Le malade passe au Val-de-Grâce le 20 juillet. Là, la température tombe, les accidents disparaissent. Cependant, un mois après, le malade est mis en réforme temporaire pour induration tuberculeuse du sommet droit.

Recherches de laboratoire.

Cytologie 19 juillet : 4 c.c. de liquide à droite ; quelques gouttes seulement à gauche. Nombreux globules rouges, assez nombreux lymphocytes ; nombreux macrophages souvent très beaux et riches en inclusions, polynucléaires souvent avec début de pycnose ; quelques rares éosinophiles.

Observation CXXIV

Splénopneumonie tuberculeuse avec léger épanchement simulant une pleurésie
abondante.

Résumé de l'observation clinique ; Eif... Charles, 29 ans, serrurier, 15 mars 1905. Hôpital Broussais. Aucun antécédent héréditaire tuberculeux. Petits rhumes l'hiver avec expectoration matinale depuis 5 ans. Depuis 3 semaines, il se sent fatigué, mais
déjà depuis trois mois toussait un peu le matin. Il a commencé par
sentir un léger point de côté droit surtout nocturne. En même
temps, légère dyspnée d'effort et toux plus fréquente avec expectoration muqueuse.

Examen : *Poumons*. Au sommet gauche en avant. S— V — R—
expiration soufflante et prolongée, mais inspiration très diminuée.
Matité en arrière à gauche remontant à 4 travers de doigt au-dessus de l'épine de l'omoplate. Un souffle pleurétique caractéristique
s'entend fortement dans toute la moitié inférieure du poumon ;
surtout expiratoire, il a un timbre aigre. Ponction exploratrice
ramène un peu de liquide 10 c. c.

20 mars. — La matité remonte à l'épine de l'omoplate. Au-
dessus, skodisme avec persistance de vibrations. En avant, le
Traube est légèrement mat. Le cœur paraît un peu refoulé à droite
Le souffle a disparu à la base et se retrouve uniquement au sommet. En bas, silence complet. L'égophonie ne s'entend plus que
sur une bande nettement scissurale. En avant, même schéma au
sommet gauche avec quelques râles sous-crépitants.

21 mars. — Les signes ont encore augmenté. SO au sommet
gauche en avant. En arrière, matité du haut en bas, souffle, égophonie, pectoriloquie aphone à la scissure. Partout ailleurs,
silence absolu. Ponction : on ne retire que quelques grammes de
liquide citrin.

27 mars. — SO toujours en arrière, sauf à la base où on trouve
du skodisme. Léger souffle expiratoire hilaire avec égophonie
scissurale. Submatité dans l'aisselle suivant l'interlobe avec râles
crépitants au même niveau.

1er avril. — La matité est toujours absolue ; les vibrations nulles ces jours derniers sont à nouveau perçues. En avant, skodisme du sommet avec râles humides. Le souffle réapparaît derrière dans toute la matité.

4 avril. — La matité persiste mais moins accusée. Les vibrations sont presque normales. Le souffle est moins aigre. Quelques crépitants sur tout le trajet scissural ; râles humides au sommet en avant.

6 avril. — S — R+ au sommet gauche en avant ; quelques râles humides à la hauteur du mamelon.

En arrière S— V —·R— ; quelques crépitations disséminées.

15 avril. — Sort ; signes persistants au sommet ; S — V — R — à la base gauche en arrière depuis la 8ᵉ épineuse. Submatité du sommet et de la région hilaire en arrière à gauche.

Recherches de laboratoire.

Cytologie : 16 mars. — Liquide très fibrineux ; quelques macrophages isolés souvent vacuolaires, nombreux globules rouges ; prédominance des polynucléaires souvent altérés et vacuolaires. Lymphocytes un peu moins nombreux.

21 mars. — Lymphocytose presque pure et globules rouges.

Observation CXXV

Splénopneumonies et pleurésies bilatérales peut-être tuberculeuses avec infection atténuée du liquide par le « micrococcus catarrhalis ».

Résumé de l'observation clinique. Lau... Eugène, 33 ans, presseur, 17 février, 1905. Hôpital Broussais. Aucun antécédent héréditaire ou personnel de tuberculose ; cependant il dit avoir maigri sensiblement, avoir perdu ses forces, et tousse un peu depuis deux mois. Depuis 10 jours, il est plus fatigué. Le 8 février, au milieu de son travail, il a ressenti un point de côté léger. Deux jours après, il a eu quelques frissons et a dû s'aliter depuis 5 jours.

Examen : Malade de bon aspect général qui tousse un peu, ne crache pas et respire normalement au repos. Sueurs abondantes la nuit.

Poumons. Rien d'anormal en avant. Rien aux sommets en arrière ; à la base gauche, zone de matité uniquement postérieure remontant à la 9ᵉ côte. A la base droite, sonorité sauf le long de la colonne vertébrale sur un espace à peu près triangulaire s'étendant à quatre travers de doigt de la ligne médiane et remontant

à.la 9e côte. Respiration normale aux sommets. R — à la base
droite avec quelques frottements au-dessus de la matité. A la
partie moyenne du poumon gauche, souffle pleurétique qui s'entend aux 2 temps, large, étalé, sans râles. Egophonie et pectoriloquie aphone. A la base même on entend mal le souffle et l'égophonie — V — dans les 2/3 inférieurs du poumon gauche. Ponction positive à gauche, négative à droite.

20 février. — La matité gauche dépasse l'angle de l'omoplate et
atteint le bord supérieur de la 8e côte. Pas de matité dans l'aisselle
ni dans le Traube. Nouvelle ponction positive.

26 février. — Même état. Etat général excellent. Mêmes signes à
gauche. A droite, plus rien.

2 mars. — Nouvelle ponction positive.

6 mars. — Matité stationnaire, mais le souffle est moins intense
et l'égophonie à disparu.

10 mars. — Plus de souffle, ni d'égophonie — R—V— à la base.

11 mars. — Ponction négative. Signes stationnaires. Le malade
part à Vincennes. Rien d'appréciable aux sommets.

Recherches de laboratoire.

Cultures : à 3 reprises différentes il a poussé dans tous les tubes
le même élément ; microcoques en diplocoques, en forme de grains
de café ; associés souvent par 4 groupes de 2, donnant sur gélose
des colonies arrondies blanches laiteuses, et sur bouillon un trouble uniforme avec dépôt pulvérulent au fond. L'inoculation de
quelques gouttes de culture en bouillon à la souris est négative.

Inoculation au cobaye de 20 c.c. d'épanchement le 22 février :
Pas de tuberculose.

Cytologie : 18 février. — Prédominance des polynucléaires ;
lymphocytes un peu moins nombreux (40 pour 95 polys) ; nombreux macrophages bourrés d'inclusions phagocytaires, ou libres
sans inclusions, quelques éosinophiles.

22 février. — Liquide un peu louche. Même formule, mais les
macrophages sont moins beaux et souvent vacuolaires. Les lymphocytes sont aussi nombreux que les polynucléaires. Quelques
éosinophiles.

2 mars. — Lymphocytes extrêmement nombreux. Encore quelques gros mononucléaires, peu phagocytaires, quelques polynucléaires et éosinophiles.

Spléno-pneumonies tuberculeuses secondaires.

(a) forme corticale.
(b) points de côté fébriles.

Observation CXXVI

Poussée splénopneumonïque éphémère au cours d'une tuberculose chronique
classique.

Résumé de l'observation clinique . Mül... Alfred, 58 ans. Ebéniste, 21 décembre 1904. Hôpital St-Antoine. Aucun antécédent héréditaire ou personnel de tuberculose. Il y a 6 semaines, il se sentit fatigué, maigrissant de jour en jour. Depuis trois semaines, il tousse et a une expectoration muqueuse abondante.

Examen : *Poumon*. S —dans tout le poumon gauche en avant R+au sommet, R— à la base ; R soufflante au sommet droit. En arrière, à droite, souffle et gargouillement très localisé au sommet. S—V— dans tout le poumon gauche, tendant vers O à la base. Depuis la 8e épineuse, la matité est plus franche et on trouve du souffle et de l'égophonie à ce niveau. (La veille un examen du malade n'avait permis de déceler aucun signe pleurétique).

3 janvier. — Ponctions exploratrices négatives dans les 9e et 11e espaces intercostaux gauche. Les signes pleurétiques ont d'ailleurs diminué. Les vibrations quoique diminuées se perçoivent jusqu'à la base. R— à la base gauche, R+ au sommet. On trouve un peu de skodisme à la base, et par places on entend un souffle très lointain, quelques rares crépitants disséminés et des frottements en cuir neuf ; pectoriloquie aphone dans le 1/3 inférieur.

6 janvier. — La respiration s'entend beaucoup mieux. Bronphonie dans le 1/3 supérieur à gauche. Plus de frottements : encore quelques râles érépitants.

10 janvier. — Mêmes signes ; crépitants et frottements à la base gauche. Pas d'égophonie ; à droite, les signes du sommet s'étendent vers la partie moyenne. Bronchite diffuse. En avant à gauche, gros frottements dans les 2/3 inférieurs.

17 janvier. — Quelques frottements à l'extrême base droite.

27 janvier. — Frottements à gauche uniquement scissuraux. R—

à la base avec légère bronchoégophonie. Gargouillement au sommet droit.

30 janvier. — Mêmes signes. Le malade sort sur sa demande. *Recherches de laboratoire.*

Nombreux bacilles de Koch dans les crachats.

OBSERVATION CXXVII

Points de côté récidivants avec légère exsudation pleurale et herpès labial au cours d'une tuberculose chronique classique.

Résumé de l'observation clinique.

Poc.., 30 ans. ménagère. 23 avril 1906. Hôpital Broussais. A commencé à tousser il y a 2 ans. Légère hémoptysie il y 3 mois. Pas de règles depuis 4 mois, mais depuis 2 ans, il lui est arrivé souvent de rester 2 mois sans avoir ses règles. Amaigrissement de 15 kg. en 2 ans. Peu d'appétit. Depuis 3 mois, elle se plaint de points de côté extrêmement violents, survenant de temps à autre, toujours à gauche, durant 5 à 6 jours en moyenne et la forçant à arrêter son travail. A ces périodes, elle transpire beaucoup la nuit, tousse davantage et chaque fois des vésicules d'herpès apparaissent aux lèvres.

Le 25 avril, la malade ressent un de ces points de côté.

Examen : Submatité de 3 travers de doigt à la base gauche avec R —. Pas de râles. Bronchoégophonie scissurale et latéro-vertébrale, mais pas à la base. Au sommet gauche, matité et craquements humides. Induration au sommet droit. Température à type hectique 37°,4 39°. Régulièrement.

Le 29 avril, diminution de la douleur. La submatité a presque disparu.

Recherches de laboratoire.

Cytologie. 27 avril. 2 à 3 c.c. de liquide légèrement rosé sont retirés à la base gauche. Polynucléaires et lymphocytes en nombre à peu près égal ; macrophages isolés un peu moins nombreux le plus souvent au repos. Quelques rares éosinophiles.

Tuberculoses latentes réveillées par la fièvre typhoïde.

OBSERVATION CXXVIII

Fièvre typhoïde chez un scrofuleux évoluant d'abord sans signes pulmonaires notables, puis réveillant une tuberculose presque latente ; début périscissural des accidents tuberculeux.

Résumé de l'observation clinique. Ver... Albert, 17 ans ; 10 décembre 1904. Hôpital St-Antoine. Le père du malade est mort tuberculeux à 50 ans, après 1 an de maladie. Paralysie infantile dans l'enfance.

Examen : Se trouve au 13e jour d'une fièvre typhoïde typique avec taches rosées nombreuses, céphalée, diarrhée, grosse rate. Le séro-diagnostic est positif. L'état général n'est pas bon. Le faciès est émacié, le teint pâle ; le malade est blond, avec des lèvres épaisses et l'habitus extérieur du strumeux.

Poumons. Ne tousse, ni ne crache ; aucune bronchite, aucun signe d'hypostase. On trouve seulement au sommet gauche en avant et en arrière de la submatité, sans signes d'auscultation. Jusqu'au 23 décembre, on ne constate rien d'anormal.

Le 23 décembre. —Le malade se met à tousser, sans cracher ; le pouls remonte ainsi que la température. Matité du sommet gauche en arrière sans signes d'auscultation. Respiration granuleuse et quelques craquements à la région scissurale gauche ; au-dessous, la respiration est un peu soufflante. On entend également une respiration soufflante au sommet droit.

9 janvier. — On entend des craquements au sommet gauche en arrière ; on n'en entend plus à la scissure.

11 janvier. — On trouve de la submatité en avant et à droite, sans signes d'auscultation. En arrière, au sommet droit, respiration soufflante avec V +. A gauche ; submatité au sommet avec V — et R — ; on n'entend plus de craquements.

12 janvier. — A sa sortie ; l'état général est un peu meilleur ; il tousse encore, mais n'a jamais craché. Mêmes signes d'auscultation. Quelques craquements à la scissure gauche après la toux. On trouve en plus de la submatité à la scissure droite. Le malade a été ensuite perdu de vue.

OBSERVATION CXXIX

Fièvre typhoïde adynamique. — ¡Tuberculose pulmonaire latente, limitée et méconnue pendant la vie. — Mort au 39ᵉ jour. — Autopsie.

Résumé de l'observation clinique. Ben... François, 17 ans, papetier. 29 octobre 1904. Hôpital St-Antoine. Fièvre typhoïde adynamique avec tendance au collapsus par myocardite : décès par collapsus cardiaque le 39ᵉ jour. Jamais on n'avait constaté rien de particulier aux poumons. (Une de ses sœurs est morte tuberculeuse l'an dernier). Le séro-diagnostic a été positif au 1/50ᵉ instantanément.

Autopsie. Poumons adhérents aux 2 sommets et en arrière à gauche à la partie moyenne. Congestionnés dans leur ensemble, ils présentent des lésions tuberculeuses aux sommets surtout à gauche sous forme de tubercules ramollis dont les plus gros ont le volume d'une noisette. Aux bases noyaux disséminés, bien limités, d'aspect bronchopneumonique dans les 2 poumons. Péricholécystite purulente. Myocardite. Ulcération des plaques de Peyer presque cicatrisées.

Examen des coupes. Au niveau des foyers tuberculeux, infiltration lymphocytaire de la plèvre dont l'endothélium s'exfolie. Artérite des vaisseaux voisins. Les noyaux de la base sont des infarctus plus ou moins envahis par les polynucléaires. Au niveau d'un infarctus sous-pleural, la plèvre est œdémateuse, et renferme quelques polynucléaires et macrophages mobilisés. En d'autres points voisins, l'endothélium est très bien conservé, les cellules fixes se mobilisent, mais il y a peu ou point d'œdème. Les infarctus à ce niveau siègent à 1/3 de centimètre de la plèvre. Recherches des bacilles de Koch : positive dans les foyers supérieurs ; négative au niveau des infarctus où on retrouve ainsi que dans le pus péricystique un bâtonnet ressemblant au B. typhique.

Tuberculose laténte et pneumonie

OBSERVATION CXXX

Pneumonie et splénopneumonie avec association tuberculo-pneumococcique. Début apparent il y a 4 mois par hémoptysie. Traumatisme de l'épaule gauche il y a 2 jours.— Pleuro-pneumonie bilatérale à prédominance gauche avec pneumocoque virulent. — Signes persistants de splénopneumonie à la scissure gauche, avec bacilles de Koch dans les crachats.

Résumé de l'observation clinique. Lem..., Louis, 16 ans, opticien, 9 juillet 1904. Hôpital St-Antoine. Grand'mère maternelle et mère mortes de tuberculose. Aucune maladie antérieure. Vers le mois de mars, hémoptysie subite très abondante ; tout est rentré dans l'ordre en 2 jours. Depuis lors, ni expectoration, ni toux, ni amaigrissement. Il attribue son hémoptysie à des vapeurs d'acide nitrique. Le 7 juillet, en jouant il fut violemment projeté contre un mur sur l'épaule gauche. Aucun signe immédiat. Le lendemain, céphalée violente, diarrhée abondante ; ni toux, ni expectoration, cependant un crachat hémoptoïque ; anéantissement physique.

Examen le 10 juillet : Malade maigre, dyspnéique. Aucune ecchymose à la région du traumatisme. $S - V + R +$ au sommet droit en avant, avec quelques craquements au sommet. Souffle le long de la scissure droite en avant à caractère tubaire. $S - V == RO$ dans tout le poumon gauche ; avec souffle tubaire partout. En arrière ; $S = V = R ==$ au sommet gauche. Matité depuis la 6e épineuse, $V +$ à la partie moyenne, $V -$ à la base. Egophonie scissurale et au-dessous, souffle tubaire avec râles crépitants et quelques frottements. A droite, $S = V + R +$ au sommet. Egophonie scissurale, matité depuis la 8° épineuse avec $V =$ au-dessous. Souffle à caractère bronchique. Ponctions négatives aux 2 bases et à la scissure gauche.

11 juillet.— Dyspnée excessive, délire, pas d'expectoration. SO RO partout à gauche en arrière. $S -$ à droite $V +$ dans les 2/3 supérieurs des 2 poumons. $R +$ au sommet droit, RO partout ailleurs, râles crépitants dans les 2/3 inférieurs gauche avec souffle tubaire et bronchoégophonie latéro-vertébraux. Souffle tubaire sans râles à la base droite,

12 juillet. — Dyspnée persiste, plus de délire, quelques crachats congestifs, adhérents, ambrés.

13 Juillet. — S.O toujours à gauche et V +, souffle tubaire et gros sous-crépitants de retour à la base gauche. A droite, S — dans les 2/3 supérieurs. Quelques craquements au sommet. Souffle tubaire et râles de retour à la partie moyenne. Respiration plus facile. Meilleur état.

14 juillet. — Plus de souffle à gauche, quelques crépitants à la base. Bronchoégophonie scissurale avec quelques crépitants autour.

16 juillet. — Le souffle apparaît dans le 1/3 supérieur du poumon gauche ; bronchoégophonie dans les 2/3 supérieurs et autour de la scissure où on entend quelques râles crépitants. Plus de souffle à droite.

18 juillet. — L'égophonie et le souffle se précisent autour de la scissure gauche.

21 juillet. — Egophonie et le souffle à la scissure gauche et aussi un peu à droite au même niveau. A ce niveau, quelques râles de retour.

24 juillet. — Somnolence, peu d'appétit. Mêmes signes.

28 juillet. — Souffle intense scissural gauche. Ponction profonde et négative. Légère égophonie en ce point.

6 août. — Pouls rapide, diarrhée assez tenace ; R est toujours soufflante à droite ; à la scissure gauche, on entend toujours du souffle tubaire avec des sous-crépitants qu'on retrouve à la base.

13 août. — La température redevient normale ; R. soufflante et égophonie persistante à la scissure gauche. Ponction scissurale négative.

1er septembre. — Meilleur état ; a engraissé. Quelques craquements au sommet droit en arrière ; sous-crépitants aux 2 bases et à la scissure gauche où on retrouve encore du souffle. Sortie.

Recherches de laboratoire. Crachats.

12 juillet. — Une souris inoculée meurt en 24 heures de septicémie pneumococcique.

13 août. — On trouve dans l'expectoration muqueuse peu abondante quelques bacilles de Koch.

Observation CXXXI

Congestion pulmonaire à type pneumonique gauche chez un malade porteur d'une
tuberculose du sommet gauche. Réveil de la lésion tuberculeuse.

Résumé de l'observation clinique. Lec. Gustave, 43 ans, charbonnier, 5 Juin 1905. Hôpital Broussais, 5 de ses enfants sur 7 morts
de méningite tuberculeuse. Très alcoolique a eu une bronchite il y
a 8 ans qui aurait bien guéri. Très alcoolique (aveux et stigmates). Le 1er Juin, après avoir travaillé la veille sous la pluie, il est
brusquement pris d'un violent frisson et d'un point de côté siégeant
à gauche et en arrière. Il se soigne chez lui 4 jours.

Examen. T° 38°, 1, malade très trémulant, en imminence de
délire alcoolique. Submatité du sommet gauche avec inspiration
très diminuée par rapport au côté droit. Submatité du 1/3 inférieur
gauche avec V — R — et nombreux râles crépitants fins. Rien à
droite. Expectoration abondante, aérée, adhérente au vase.

7 juin. — Signes stationnaires, un peu de diarrhée.

8 juin. — La température monte. Bronchite bilatérale. Submatité plus étendue à la base gauche avec râles fins.

20 juin. — Défervescence brusque, on entend encore des râles
fins dans les 2/3 inférieurs du poumon gauche.

17 juin. — La convalescence continue, sans que cependant la
température redevienne tout à fait normale. Depuis quelques jours,
on entend un gros souffle dans l'aisselle gauche. Les signes du sommet n'ont pas changé.

22 juin. — Des 2 côtés en arrière, on entend des sibilances. Dans
l'aisselle de la partie moyenne du poumon gauche, on entend une
respiration emphysémateuse. Avec de nombreuses crépitations
fines. Au sommet gauche, en arrière, l'inspiration est un peu rude,
humée, et on entend quelques craquements à la partie externe ;
en avant, pas de bruits adventices.

8 juillet. — S — R — au sommet gauche. Sibilances nombreuses, dans tout le côté gauche. En avant, S — R — sous
la clavicule. Le malade sort.

Recherches de laboratoire. Crachats : à l'entrée, pas de bacilles ; pneumocoques et microbes divers.

Le 22 juin. — Quelques bacilles de Koch.

Tuberculose scissurale et péri-scissurale.

OBSERVATION CXXXII

Tubereulose pulmonaire au début, avec signes exclusivement localisés à la scissure interlobaire droite.

M. Cop. 46 ans, vient consulter à l'hôpital, parce que depuis un mois, il tousse un peu et se trouve fatigué. Aucun antécédent familial ou personnel de tuberculose. Il travaille à l'Hôtel de Ville dans un bureau où un de ses collègues, tuberculeux, tousse et crache depuis 4 ans. Lui-même tousse un peu depuis un mois d'une toux sèche, petite , fatigante et persistante ; il y a 15 jours, il aurait eu au réveil une hémoptysie évaluée à 1/2 verre qui s'arrêta vite. Aucune fièvre à ce moment. Très bon état général. Bon appétit ; amaigrissement peu marqué.

Examen. Les sommets sont absolument normaux. On perçoit uniquement quelques râles sous-crépitants sur tout le trajet de la scissure interlobaire supérieure droite, en avant et en arrière.

OBSERVATION CXXXIII

Ulcus stomacal ancien guéri. Fatigue et lassitude avec quelques crachats hémoptoïques. Tuberculose au début avec craquements scissuraux. 15 jours plus tard hémoptysie abondante fébrile. Poussée aiguë de tuberculose. Guérison.

Résumé de l'observation clinique. Mich. Charlotte, 18 ans, couturière, 21 juillet 1905. Hôpital Broussais. Aucun antécédent héréditaire et tuberculose. Il y a 2 ans, hématémèse abondante d' 1/2 litre, survenue brusquement sans aucun trouble stomacal. Depuis octobre dernier, elle se sent plus faible et perd ses forces. En février, un jour, après déjeuner ; elle expectore quelques crachats teintés de sang. Elle s'affaiblit progressivement et perd 10 kilogr. sans tousser. Le 5 juillet ; elle vient à la consultation des maladies de l'estomac. A l'examen, on trouve une légère submatité au sommet droit en arrière avec diminution légère de l'inspiration ; mais suivant le trajet des 2 scissures, la respiration est soufflante et tout autour on entend d'assez nombreux craquements fins. Dans la nuit du 28 au 29 juillet, la malade sans prodromes, se réveille et après une quinte de toux, expectore une notable quantité de sang vermeil. Examen : T. 39°. Submatité au sommet droit en avant avec expiration prolongée. Inspiration diminuée à gauche où l'on entend surtout dans le 2ᵉ espace intercostal des crépitations intermittentes. En arrière, submatité aux 2 sommets et surtout dans la fosse sus-épineuse gauche. Dans toute la poitrine et surtout au sommet gauche on entend de fines crépitations; plus grosses au sommet gauche où V +. Submatité légère de la base droite. La température tombe en 5 jours. Les crépitations disparaissent sauf au sommet gauche où elles prennent de plus en plus le caractère de craquements. Puis ceux-ci eux-mêmes s'atténuent, et la malade sort le 22 septembre en très bon état, ayant repris 9 kilogr. Décès en juin 1907 de tuberculose commune.

Observation CXXXIV

Tuberculose à début aigu périscissural gauche, aboutissant à la formation d'une cavité au milieu du poumon.

Résumé de l'observation clinique. Del... Eugène, 44 ans, forgeron, 21 janvier 1905. Hôpital St Antoine. Aucun antécédent héréditaire de tuberculose. Scarlatine dans l'enfance et rhumes fréquents l'hiver. A 18 ans, anasarque qui guérit en un mois, 2 pneumonies il y a 10 ans et 7 ans dont il s'est bien rétabli. Ethylisme certain (Aveux et stigmates). Le 12 novembre 1904, au milieu de son travail, il fut pris brusquement d'une courbature généralisée, avec un grand frisson et une fièvre intense. Depuis il n'a pas cessé de tousser et d'avoir la fièvre, il a de plus de l'œdème des jambes et du scrotum.

Examen 21 janvier : Œdème considérable des membres inférieurs et des bourses. Emphysème pulmonaire généralisé, plus marqués à gauche ; râles sous-crépitants périscissuraux à gauche.

22 janvier. — Souffle tubaire en bande transversale avec bronchophonie. S — V— dans la région scapulaire.

27 janvier. — Le souffle s'étend plus bas devenant tubo-cavitaire ; on entend des râles bulleux donnant l'apparence de gargouillement. Voix caverneuse.

28 janvier. — Souffle nettement amphorique à gauche Frottements et sous-crépitants à la base droite.

29 janvier. — On n'entend plus de souffle, mais seulement des râles sous-crépitants humides dans la région scapulaire gauche.

3 février. — Expectoration bronchitique muco-purulente : En arrière, à gauche, S— V = R + au sommet, S O R O. V — de la scissure à la base, sauf une petite zone dans l'aisselle où V + +. Souffle tubo-caverneux sur toute la matité franche. A droite, au-dessus de la 8e côte râles sibilants et ronflants, au-dessous râles sous-crépitants, frottements et léger souffle. Craquements au sommet gauche en avant.

5 février. — Le souffle gauche s'entend au hile près de la colonne, sur la largeur d'une paume de main; à ce niveau, craquements humides, pectoriloquie aphone. A droite, emphysème, plus de souffle à la base.

9 février. — Submatité à droite dans les 2/3 inférieurs, avec frottements. Point de côté droit au rebord costal.

17 février. — Craquements au sommet gauche ; souffle tubo-cavitaire dans le 1/3 moyen avec gargouillement dans l'angle vertébro-scissural. Frottements dans les 2/3 inférieurs. Bronchite à droite avec submatité partout et frottements à la base.

28 février. — Souffle amphorique et gros gargouillement dans l'angle vertébro-scissural.

7 mars. — Mêmes signes et gros frottements à la base gauche.

20 mars. — Très mauvais état : frottements rudes et râpeux. Mêmes signes. Sortie du malade.

Recherches de laboratoire.

Crachats. 5 février ; bacilles de Koch très nombreux et courts, non fragmentés.

OBSERVATION CXXXV

Pleurésie interlobaire gauche tuberculeuse très limitée, chez un tuberculeux ancien pleurétique droit.

Résumé de l'observation clinique. Let... Louis, 39 ans. 8 mai 1904. Hôpital St-Antoine. Un de ses frères est mort tuberculeux à 37 ans, il y a 3 ans. Rhumes fréquents dans l'enfance. Réformé en 1886, après 8 mois de service, à la suite d'une pleurésie droite. Depuis lors, il s'enrhume facilement et souffre fréquemment de la base du poumon droit. Il y a 6 semaines, au milieu de son travail il a éprouvé un malaise vague accompágné de frissons, s'est trouvé fatigué et s'est mis à tousser davantage. Il a remarqué que le décubitus latéral gauche augmentait la toux. Il continue néanmoins son travail. Il y a 8 jours, il est pris de fièvre et s'alite ; un médecin diagnostique une bronchite et l'envoie à l'hôpital.

Examen le 30 mai. — Malade amaigri, faciès pâle et fatigué.

Poumons : R = 35. En arrière, à gauche sonorité normale au sommet puis, à partir de la 2ᵉ épineuse matité suspendue superficielle, qui descend en suivant une courbe aboutissant à la ligne axillaire au niveau du 7ᵉ espace. En dessous, sonorité normale. En arrière, à droite S = au sommet. V + ; matité à la base à partir du 8ᵉ espace. Auscultation : respiration très soufflante partout à gauche surtout dans la zone de matité. Au niveau de la pointe de l'omoplate, on entend des râles sous-crépitants localisés.

En avant : à gauche : R soufflante et expiration prolongée au sommet ; à droite, en arrière, expiration prolongée au sommet R — — à la base. Rien en avant. Expectoration abondante, à odeur fétide, purulente ; surtout le matin et dans le décubitus latéral gauche. Toux sèche accompagnant l'expectoration.

31 mai. — La matité gauche s'est élargie et accentuée. En arrière à droite ; quelques craquements au sommet avec R +, frottements à la base ; à gauche ; quelques frottements et râles sous-crépitants au sommet. S — V — R extrêmement soufflante dans la zone scissurale. Quelques craquements au sommet droit en avant et frottements au sommet gauche. Ponction exploratrice scissurale profonde ramène un peu de pus.

1ᵉʳ juin. — Toux plus fréquente. Mêmes signes. Craquements à gauche, au niveau de l'épine de l'omoplate.

3 juin. — Crachats moins abondants et sans odeur.

4 juin. — Même matité suspendue avec signes physiques analogues. Un peu de submatité à la base gauche avec quelques frottements.

7 juin. — Crachats abondants et fétides (2 crachoirs), sans véritable vomique.

8 juin. — Quelques frottements au sommet gauche. R moins soufflante à l'interlobe. Moins de toux et d'expectoration.

14 juin. — R beaucoup moins soufflante au hile gauche, mais la matité est la même.

24 et 25 juin. — Quelques crachats sanguinolents. La matité suspendue persiste, moins nette. A ce niveau, R est toujours un

peu soufflante. L'expiration est prolongée au sommet gauche où on entend parfois quelques craquements. Gros frottements scissuraux et en dehors.

2 juillet. — Râles crépitants sur tout le trajet scissural gauche, 2 crachoirs expectorés en 24 heures.

3 juillet. — Expectoration moins abondante. Plus de râles.

6 juillet. — Bon état, mais le malade tousse encore beaucoup.

12 juillet. — Souffle et bronchoégophonie sur un point très limité au niveau des 3e et 4e espaces intercostaux gauches avec quelques râles sous-crépitants rares.

23 juillet. — Sortie du malade ; il persiste seulement de la submatité à la scissure gauche, sans bruits adventices, avec R=. Plus de craquements à gauche ou à droite.

Cytologie. Pus scissural retiré le 23 juillet. Nombreux polynucléaires le plus souvent pycnotiques ; cadavres de macrophages, nombreux microbes variés.

Pleuro-tuberculose chez un ancien pleurétique. Difficultés de l'examen clinique.

OBSERVATION CXXXVI

Affection à allures typhoïdes avec signes physiques localisés au poumon droit chez un malade ayant eu, 2 ans auparavant, une pleurésie droite ponctionnée. Reliquat de tuberculose du sommet droit après guérison apparente. — L'affection était probablement elle-même de nature tuberculeuse mais a évolué anormalement vraisemblablement à cause de l'ancienne atteinte qui avait laissé des lésions pachy-pleurales cicatricielles.

Résumé de l'observation clinique. Phi..., Pierre, 19 ans, boucher. 15 octobre 1904. Hôpital St-Antoine. Pas d'antécédents tuberculeux héréditaires. En octobre 1902, il a eu une pleurésie droite à début très lent qui le força à rester 3 mois au lit. On lui fit une ponction exploratrice qui confirma le diagnostic, Depuis il est bien portant et n'aurait eu aucun malaise.

Le 7 octobre 1904, en se réveillant, il est pris de céphalée avec courbatures et fatigue générale. Il continue à travailler, mais ressent, par moments, des frissons, de la fièvre. Il ne mange plus et se décide à rentrer à l'hôpital.

25 octobre 1904. — Céphalée, douleur épigastrique, fatigue généra-le. Ni épistaxis, ni insomnie, ni constipation, ni diarrhée. Langue sèche sur les bords, blanche au milieu. Ventre souple. Pas de taches rosées. La rate a une matité de 4 doigts. Pas d'albumine.

Poumons : Pas de toux, expectoration muqueuse banale. Matité de tout le poumon droit, plus accentuée au sommet et à la base. R. diminuée du sommet à la base sans aucun bruit adventice. Voix normale. Rien d'appréciable en avant.

22 octobre. — Un peu de cyanose des mains. La matité droite en arrière est surtout accusée à la base ; cependant, le sommet est submat en avant (signe nouveau). Rien à l'auscultation: Séro-diagnostic d'Eberth négatif à 1/40 en demi-heure. Mauvais état général.

26 octobre. — Pour la 1re fois, on entend quelques râles sous-crépitants à droite en dehors près de la ligne axillaire, le long de l'interlobe.

30 octobre. — Ponction exploratrice négative. Quelques sous-crépitants à la scissure ; S — V — R — partout à droite en arrière.

3 novembre. — Un peu de diarrhée. Mêmes signes, sauf que la respiration devient rude au niveau du foyer de râles scissuraux. La respiration est un peu plus forte qu'auparavant au sommet. Au contraire, la submatité et la diminution de V semblent s'y accentuer.

15 novembre. — Plus de température, bon état général. — S — V — R = dans tout le poumon droit en arrière et au sommet en avant ; plus de râles.

Recherches de laboratoire. Crachats uniquement salivaires ; n'ont pas été examinés.

Le 16 décembre 1904. Le malade revient se faire examiner, sans souffrir, par simple mesure de précaution.

A l'examen. En avant sous la clavicule droite. S — V + ; respiration granuleuse, un peu soufflante, et quelques craquements. Espace de Traube submat et sensible à la pression. En arrière, S — V — R — dans les 2/3 inférieurs avec quelques craquements un peu en dehors du hile. S — V + au sommet avec respiration un peu rude. Bon état général.

OUVRAGES ET ARTICLES A CONSULTER

ANATOMIE PATOLOGIQUE

Landouzy.— *Traité de médecine de Brouardel et Gilbert.* Art. *Pleurésies.*
Vermorel. — Recherches anatomiques et expérimentales sur l'inflammation pleurale. Th. Paris, 1890.
Péron. — (Pleuro-tuberculose ; anatomie et histo-bactériologie). Th. Paris. 1896, et *Pr. méd.*, 19 février 1898.

CYTOLOGIE

Articles de M. **Widal** et de ses élèves in *Soc. méd. hôp.*, 1900-1901, et *Soc. biol.* (mêmes années et suivantes).
Articles de MM. **Barjon** et **Cade** : in *Soc. Biol.*, 1901-1902.
Ravaut . — Le diagnostic des épanchements tuberculeux de la plèvre. Th. Paris, 1901.
Broden . — Recherches sur l'histogénèse du tubercule. *Arch. méd. exp.*, janvier 1892.
Dominici et **Rubens Duval**. — Histogénèse du tubercule. *Arch. méd. exp.*, 1906.
Bourla. — Virulence du pneumocoque dans certaines congestions pulmonai res. Th. Paris, 1902.
Caussade et **Laubry.** — *Soc. med. hôp.*, 1899. Même sujet.
Roux. — Congestions pulmonaires à pneumocoques. Th. Paris, 1899.
Lacapère. — Le macrophage. Th. Paris, 1902.
Gougerot. — (Loi des réactions pleurales). *Arch. méd. expér.*, 1905.
Burnet. — (Pleurésies à éosinophiles). Th. Paris, 1904.
Dominici. — Polynucléaires et macrophages. *Arch. méd. exp.*, 1902.

POINTS PARTICULIERS

Laënnec. — *Traité de l'auscultation médicale.* Ed. 1879, p. 50. (Egophonie).
Rénon. — Leçons cliniques sur les maladies du cœur et du poumon, 1906. (Pleurésie droite des cardiaques et congestions pulmonaires).

M. Bloch. — Les néoplasmes malins de la plèvre. Th. Paris, 1905. (Endothé-liome).

Malloizel et Lamunière. — Les hydrothorax bacillifères. *Tr. méd.*, 11 novembre, 1905.

Beaufumé. — L'hydrothorax unilatéral des cardiaques et des brightiques Th. Paris, 1907.

Lequyer. — Pneumonie et tuberculose. Th. Paris. 1901.

Jousset. — La bacillhémie tuberculeuse. *Sem. méd.*, 14 septembre 1904.

Sabourin. — Les embolies bronchiques tuberculeuses. Paris, 1906.

Sabourin. — Le point de côté scissural. *Rev. méd.*, 10 avril 1907.

Lesieur et Jaubert. — Formes cliniques des localisations respiratoires de la tuberculose post-typhique. *Pr. méd.*, 21 août 1907.

Mosny et Beaufumé. — Pleuro-tuberculose post-typhique. *Trib. med.*, 9 juillet 1904.

Widal et Faure-Beaulieu. — *Soc.méd. Hôp.*, 13 juillet 1906 (Eosinophilie pleurogène)

Widal et Faure-Beaulieu. — Histo-éosinophilie et éosinophilie sanguine *Soc. méd. hôp.*, 26 juillet 1907.

Œttinger et Malloizel. — *Ann. Mal. Vén.*, septembre 1906. (Même sujet et pleuropathie syphilitique).

Lépine. — Les incidents pleuro-pulmonaires au cours de la syphilis secondaire. Th. Paris, 1907.

Widal et Gougerot. — *Soc. Biol.* Juillet 1906. (Pseudo-pus-pneumonique).

Levaditi. — *Ann. Mal. Vén.*, août 1906. (Structure et bactériologie de la pneumonie blanche).

TABLE DES MATIÈRES

Angoulême. — Imprimerie L. Coquemard et Cie.

A LA MÊME LIBRAIRIE

Assicot (L.). Etudes des colobomes du nerf optique. 1902, in-8 de 132 pages avec 2 planches coloriées.		3 fr. 50.

Aubertin (Dr Ch.), ancien interne des hôpitaux de Paris. Les réactions sanguines dans les anémies graves symptomatiques et cryptogénétiques. 1905, 1 vol. in-18, 266 pages.		4 fr.

Audard (E.). Le drainage vaginal du péritoine avec l'hystérectomie abdominale totale pour annexites suppurées. Paris, 1903, 1 vol. in-8, 82 pages.		1 fr. 50.

Baudouin (M.). Femmes médecins d'autrefois. Paris, 1906, 1 vol. in-18, avec 9 planches hors-texte.		5 fr.

— Hystéropexie abdominale antérieure et opérations sus-pubiennes dans les rétrodéviations de l'utérus. Paris, 1890, in-8, 414 pages avec 22 fig.		10 fr.

— L'asepsie et l'antisepsie à l'hôpital Bichat. Service de chirurgie de M. le docteur Félix Terrier, professeur à la Faculté de médecine. Paris, 1890, in-8, 212 pages avec 10 fig. dans le texte et phot. hors-texte.		4 fr.

Bergouignan (P.). Le traitement rénal des cardiopathies artérielles. Avec préface de M. le Dr Huchard, médecin de l'hôpital Necker, membre de l'Académie de Médecine. Paris, 1903, 1 volume in-8, 212 pages.		6 fr.

Bernheim (S.). La tuberculose, ses causes, son traitement, les moyens de s'en préserver. 1900, 1 vol. in-12 de 314 pages, avec 45 fig. dans le texte.		4 fr.

Byla (P.). Les produits biologiques médicinaux albuminoïdes. Enzymes. Organothérapie. Formulaire pratique Paris, 1905, in-18 cartonné, 184 pages.		3 fr. 50.

Delaunay (P.), ancien interne des hôpitaux de Paris. Le monde médical parisien au XVIIIe siècle. Deuxième édition revue et augmentée. Paris, 1906, 1 volume in-8. VIII-480-XCIII pages, avec culs-de-lampe, médaillons et 3 pl. hors-texte. 15 fr.

Il a été fait un tirage sur papier de luxe :

Sur papier de Hollande à 25 ex. numérotés de 1 à 25		30 fr.
Sur papier du Japon à 10 ex. numérotés de I à X.		50 fr.

Delobel (P.). Iconographie topographique de l'oreille chez le nouveau-né. Préface de M. le Dr Chatelier. Paris, 1903, in-8, 151 pages avec 31 planches hors-texte.		6 fr.

Diederich. Chimie pastorienne. Action des diastases sur les fermentations industrielles. Paris, 1906, in-8, 192 pages avec 12 figures intercalées dans le texte.		4 fr.

Grullon (A.). Essai sur les phénomènes sympathiques de l'œil (troubles irritatifs et ophtalmie sympathique). Paris, 1902. 227 p. 5 fr.

Guermomprez, professeur à la Faculté de médecine de Lille. Etudes sur le traitement des fractures des membres. Paris, 1906, 1 fort volume in-8, broché, 25 fr. ; cart.		27 fr.

— L'Assassinat médical et le respect de la vie humaine. Paris, 1904, in-18, 292 pages. broché, 4 fr. ; cartonné		5 fr.

— La mécanothérapie et les blessés du travail. 1902, in-18, 167 pages avec gravures dans le texte.		3 fr.

— Pronostic et traitement des fractures de la rotule. 1902, in-18, 91 pages avec figures dans le texte.		2 fr.

— Luxation congénitale de la hanche. Simples aperçus. Paris, 1904, in-18, 45 pages		1 fr.

— Recherches historiques sur les fluctuations dans la part faite au massage et à la mobilisation pendant le traitement des fractures des membres. 1907, in-8, 106 pages.		2 fr.

— Gymnastique respiratoire pendant les mouvements. Paris, 1907, 1 vol. in-18, 470 pages avec 220 figures, cartonné.		5 fr.